DER EINFLUSS TIEFER ATMUNG AUF DEN HERZRHYTHMUS (SINUSRHYTHMUS) UND SEINE KLINISCHE VERWENDUNG

VON

DR. ALFRED PONGS †

PRIVATDOZENT FÜR INNERE MEDIZIN UND OBERARZT DER MEDIZINISCHEN UNIVERSITÄTS-KLINIK ZU FRANKFURT A. M.

MIT 160 KURVEN

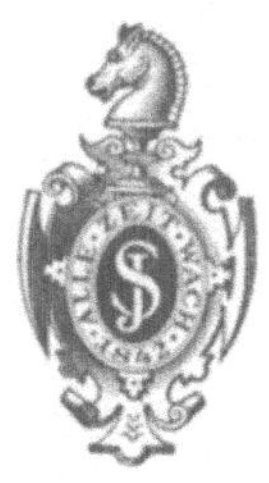

BERLIN
VERLAG VON JULIUS SPRINGER
1923

ISBN-13: 978-3-642-90256-7 e-ISBN-13: 978-3-642-92113-1
DOI: 10.1007/978-3-642-92113-1

Vorwort.

Alfred Pongs war eine Forschernatur, er ging aus von einer ursprünglich einfachen Fragestellung, ja einer skeptischen Nachprüfung gewisser Feststellungen Ehrenfried Albrechts über die Atmungsreaktion des Menschen, zu der ihn unser Zusammenwirken in Altona, insbesondere unser Interesse am Ausbau eines Status des vegetativen Nervensystems veranlaßt hatte. Er vertiefte sich mehr und mehr in das Problem und wandelte es so zu immer neuen Gestalten, daß er jahrelang, von 1913 an, sich fast ausschließlich damit wissenschaftlich beschäftigte. Unmittelbar bevor eine Grippepneumonie ihn am 2. Oktober 1921 jäh dahinraffte, hatte er erst dies Lebenswerk zum Abschluß gebracht.

Pongs war aber auch durch und durch Kliniker, so daß er im Sinne unserer jahrelangen Zusammenarbeit in Altona, Marburg und Frankfurt a. M. die Beziehungen zum Krankenbett nie aus den Augen verlor und vom kompliziertesten Problem, zu dessen Lösung er Tierversuche und mühselige Frequenzmessungen unermüdlich heranzog, doch stets den Weg zum klinisch Wesentlichsten der Analyse und Synthese am Krankenbett zurückfand, also diagnostisch und therapeutisch eingestellt blieb.

Er war zu gewissenhaft und zuverlässig exakt, um nicht das gesamte Material auch zahlenmäßig dem Nachprüfenden vorzulegen, zu eigenartiger Arbeiter, um die schwierigen Deduktionen, seiner Individualität entsprechend, dem Leser mühelos zu gestalten.

So ist es nicht die Publikation eines Assistenten, die der Chef gewissermaßen als klinischer Leiter unter seiner Mitverantwortung erscheinen läßt, auch nicht etwa nur ein Akt der Pietät, wenn sein Lebenswerk, das er druckfertig hinterließ, jetzt herausgegeben wird, es ist die Leistung eines selbständigen jungen Forschers, die ich nur einleiten möchte mit der Bitte, daß sie vor allem die lesen und klinisch dazu Stellung nehmen, die in ähnliche Fragen vertieft sind. Pongs würde auch während der Drucklegung noch viel gefeilt, manches wohl anders erfaßt haben, dem abgeschiedenen Mitarbeiter gegenüber fühlten wir uns nicht befugt, ändernd einzugreifen. Mag man vielleicht auch manches anders deuten, sein riesiges Tatsachenmaterial bleibt wertvoll genug, um es mitzuteilen, und wenn praktisch nichts bliebe als ein besseres Erfassen der Digitalisierung am Menschenherzen, mit der Konsequenz bis zur bestmöglichen Digitaliswirkung vorzudringen, wäre viel gewonnen, da die meisten Ärzte in Deutschland, man kann es, wie mir scheint, täglich erleben, trotz Ludwig Traube fast vergessen haben, wie große glückliche Digitalis-Wirkungen wir erzielen können, statt aus Angst vor der Kumulation dem Grundsatz „nil nocere" so weit nachzugehen, daß durch Unterlassung dem Kranken geschadet wird.

Wie berechtigte Kritik nach Studium des nicht leichten Werkes, das die Zeichen langer Entwicklung trägt, auch ausfallen mag, da es Werte enthält — auch ganz andere als die berührten — muss es erscheinen. Die Familie Pongs hat es in dankenswerter Weise ermöglicht, Privatdozent Dr. Westphal als Freund die Herausgabe besorgt.

Meinen Mitarbeitern und mir ist dieses Werk mehr: Ein zwar einseitiges, aber ganz charakteristisches Symbol, eines ehrlichen, begeisterten, ungewöhnlichen und reichen Menschen.

Frankfurt a. M., Herbst 1922.

G. v. Bergmann.

Inhaltsverzeichnis.

Theoretischer Teil.

Klinischer Teil.

Theoretischer Teil.

Erstes Kapitel.

Tiefatmungsprüfungen im Menschenversuch.

Einleitung.

Funktionsprüfungen des Herzens sind zum großen Teil Suffizienzprüfungen: Sie stellen dynamische Mehransprüche an das Herz und suchen sich der Leistungsgrenze zu nähern. Neuere, in ihrem Wert umstrittene Verfahren urteilen auf Grund des Blutdruckverhaltens in Maximum- und Minimumdruck, auf Grund von Füllungsverschiebungen usf. Immer noch aber behält die älteste und primitivste Probe ihr klinisches Recht. Die einfache Registrierung des Pulsfrequenzablaufes — eine Registrierung, die nur mittelbar auf die Qualität des Herzmuskels schließen läßt. In der Tat ist trotz aller Bedenken, die den psychischen Faktoren Rechnung tragen, die Suffizienzprüfung auf dem Umweg über Frequenzkontrolle in der Praxis auch heute noch ein recht brauchbarer Führer.

Man kann die reine Frequenzreaktion des Herzens auch in völlig anderem Sinne verwerten: Zur Analyse derjenigen Komponenten, welche die Herzfrequenz, d. h. in der Regel also die Sinusfrequenz, beherrschen. Es handelt sich um komplizierte Vorgänge. Die automatische Frequenzbildung des Sinusknotens wird gefördert durch den Sympathikustonus, gehemmt durch den Vagustonus. Analytische Prüfung würde heißen also eine Untersuchung des Einzelanteils, sei es des Sinusknotens, sei es des Förderungs- oder Hemmungsapparates. Gewisse Ansätze sind gemacht, sie liegen in der Ausübung des Vagusdruckversuchs, des Bulbusdrucks, der Atropinprobe. Hier einen Schritt weiterzugehen, ist Absicht der vorliegenden Arbeit. Sie verwendet respiratorische Auslösung, die quantitativ gestaltet werden kann. Es handelt sich um zwei voneinander unabhängige Frequenzreaktionen. Eine erste Reaktion benutzt Impulse, die vom Vagus aus bei tiefer Ein- und Ausatmung oder bei tiefer Einatmung, gefolgt von einem Dauerinspirium, die Sinusfrequenz bestimmen. Eine zweite Prüfung setzt Blutdruckschwankungen gleichfalls von der Lunge, richtiger gesagt, vom kleinen Kreislauf aus. Beide Reaktionen sind gebunden an das Intaktsein des vagischen Apparates. Klärung des Auslösungsmodus, Klärung der Abhängigkeit vom vagischen System sind Gegenstand eines I. theoretischen Teils.

Aber mit dieser Feststellung der vagischen Bedingtheit ist nicht allzu viel gewonnen, wie ein II. klinischer Teil zeigen wird. Vielfältig sind die Abhängigkeiten des vagischen Apparates, vielfältig die Einflüsse, die den Vagustonus als Leistung der Vaguszentren modifizieren: Er schwankt auf- und nieder je nach der Speisung aus der Peripherie — unterliegt nachbarlicher Einwirkung anderer Zentren, wie des Atem- und Vasomotorenzentrums — erfährt mächtige Hemmung, vielleicht auch Förderung vom Kortex her. Und jeder Anteil dieses Systems, jede Verknüpfung mit anderen Gebieten kann maßgebend sein für die Größe eines respiratorischen Ausschlags. Nicht minder ist mit dem Erfolgsorgan selbst zu rechnen, mit den Vagusendigungen im Herzen ebensowohl wie mit der Art, wie der Sinusknoten seinerseits auf die erteilten Impulse anspricht. So fällt der klinischen Untersuchung die Aufgabe zu, unter der Fülle des Möglichen das Für und Wider abzuwägen. — Die Schilderung des intakten Herzens mit den klinischen Varianten zentraler Tonusverschiebung, veränderter Automatie des Sinusknotens, wechselnder Sympathikuslage usf., füllt ein I. Kapitel. Ein weiterer Abschnitt geht aus von den Bedingungen des geschädigten Myokards. Jener erwähnte Gesichtspunkt, der die üblichen Funktionsprüfungen des Herzens leitet, die Frage nach der Suffizienz des Herzens, tritt auch bei dieser rein analysierenden Vagusprüfung nicht gänzlich zurück. Wir werden sehen, daß notorisch schlechte Herzen andere Ausschläge geben. Größeres klinisches Interesse beansprucht die Digitaliswirkung. Und hier ist es wiederum die analysierende Vagusprüfung, die uns fördert. Eintritt, Höhepunkt und Abklingen einer Digitalisierung äußern sich in diesen Vagusreaktionen feiner und zuverlässiger als in anderen klinischen Prüfungen. Der Praktiker am Krankenbette mag das ebenso nutzen, wie der Theoretiker, den Probleme wie individuelle Disposition oder Kumulierung interessieren. Nach der theoretischen Seite hin liegt der Wert der Digitaliskuren auch darin, daß sie wie eine besondere Funktionsprüfung des Herzens wirken. als Ergänzung anderer Begleitprüfungen, wie der Atropinprobe, des Vagusdruckversuches usf., und Aufschluß geben über jene Änderungen der Peripherie, die einen respiratorischen Ausschlag zu wandeln vermögen. In diesem Sinne ist die Digitalisierung schon im zweiten Kapitel nutzbar gemacht, während das eigentliche Digitaliskapitel das Wirkungsbild nur weiter ausbaut und zusammenfaßt.

Diese Arbeit ist begonnen 1913, sie erfuhr durch den Krieg mehrfach große Unterbrechungen. Der I. theoretische Teil ist bereits August 1919 als Habilitationsschrift erschienen. Einzelbeobachtungen sind veröffentlicht auf dem Naturforscher-Kongreß 1913, in der Medizinischen Klinik 1914, im Archiv für klinische Medizin 1916, in der Berliner klinischen Wochenschrift 1919, in den therapeutischen Monatsheften 1921. Äußere Umstände bedingen eine starke Einschränkung des Bildmaterials, die der Lektüre zu meinem Bedauern Abbruch tun.

Als respiratorische Arrhythmie bezeichnet man jene Schwankungen der Sinusfrequenz, die sich darzustellen pflegen als inspiratorische Beschleunigung und anschließende Verlangsamung, sei es auf der Höhe der Einatmung oder erst mit dem Ausatmen.

Bei graphischer Registrierung wird man eine Wellenfigur erhalten, die meist dem langsamen Anstieg einen jähen Absturz auf den tiefsten Punkt folgen läßt. Fügt man hinzu, daß Stillstand der Atmung nach oberflächlicher Ein- und Ausatmung jeweils verlangsamen kann[1]); daß es eine zeitliche Verschiebung im Auftreten der Reaktion gibt, ja paradoxe Reaktionen: Verlangsamung, wo man Beschleunigung erwartet und umgekehrt[2]) — so ist das Wichtigste zur Kennzeichnung bereits gesagt. Nur wird zu ergänzen sein: gleich tiefe reguläre Atmung kann graduell verschieden starke Pulsfrequenzausschläge der einzelnen Atemzüge auslösen, wechselvolle Wellenbilder hinterlassend[3]).

Weniger die Kompliziertheit dieser Pulserscheinungen als vielmehr die Fülle der Erklärungsmöglichkeiten ist es denn auch, die seit den klassischen Arbeiten E. Herings immer wieder zu Untersuchungen angelockt haben (ein Referat über die Literatur gibt Putzig)[4]) — das Hineinspielen all der Einflüsse chemischer und reflektorischer Art auf die Zentren des Kopfmarks, ihre Spannung und Entspannung. Der Niederschlag dieser Untersuchungen ist die allgemeine Annahme einer reflektorischen Übermittlung oder auch ein Festhalten an der alten Theorie Herings: inspiratorische Beschleunigung ist Nachlassen des Vagustonus vom Lungenvagus aus, anschließende Verlangsamung ein Rückkehren zum alten Tonus.

Die klinische Prüfung zog ihre Konsequenzen. Lommel[5]) registrierte den puls. resp. bei unbeeinflußter Atmung als Symptom von Vagolabilität; H. E. Hering[6]) ließ tief einatmen, um aus der auftretenden Beschleunigung das Vorhandensein eines Vagustonus zu erschließen; Eppinger und Heß[7]) verwandten tiefe In- und Exspiration zur Prüfung auf Vagotonie. H. E. Hering also und Eppinger und Heß übertrugen die Erklärung des puls. resp. auf den Tiefatmungsakt.

Auf viel breiterer Basis bauen sich Atmungsprüfungen auf, die Albrecht in einem geistreichen Buch „Die Atmungsreaktion des Herzens" (Jena 1910) in die Klinik einzuführen sucht. Er rückt Kreislaufsveränderungen in den Mittelpunkt der Betrachtung und erhofft die frühzeitige Diagnose von Herzmuskelschwäche. Ich berichte hier nur über das, was sich auf Frequenzänderungen bezieht. Albrecht läßt in einem Hauptversuch maximal inspirieren und den Atem möglichst lange anhalten: und schließt aus dem Erfolg des Inspirationsaktes (1. Phase) auf Erregbarkeitsgrade des Myokards, aus jedem Abweichen von der Ausgangsfrequenz während des Anhaltens (2. Phase) und nach-

[1]) Wenckebach, Die unregelmäßige Herztätigkeit etc. Berlin und Leipzig 1914.

[2]) Mackenzie, Diseases of the heart. London 1910. II. Ed.

[3]) v. Funke, Über minimale Schwankungen der Pulsperioden. Kongreß für innere Medizin. Wiesbaden 1914.

[4]) Putzig, Die Änderung der Pulsfrequenz durch die Atmung. Zeitschr. f. exp. Path. u. Therap. XI. Nr. 1.

[5]) Lommel, Klinische Beobachtungen über Herzarrhythmie. Arch. f. klin. Med. Bd. 72.

[6]) Hering, Die Unregelmäßigkeiten des Herzens. XXIII. Kongreß f. innere Med. 1906.

[7]) Eppinger und Heß, Die Vagotonie. Sammlung klinischer Abhandl. über Path. u. Ther. 9. u. 10. Heft, Hirschwald.

her (Nachwirkung) auf Herzmuskelschwäche. Die für oberflächliche Atmung auch von ihm zugestandene nervöse Ursache des puls. resp. wird abgelehnt. Hier die Gründe: das Atemzentrum könnte vom Gasgehalt des Blutes beeinflußt die inspiratorische Beschleunigung machen: diese Möglichkeit läßt sich durch geringe Versuchsänderung ausschließen, etwa wenn man dem Inspirationsakt eine längere Exspirationsphase vorausschickt. Oder aber die vom Atemzentrum geleitete Bewegung übt den Reiz aus: dann ist es unverständlich, meint Albrecht, warum die Phase 2 nicht in gleichem Sinne wirkt wie Phase 1, da doch die gleichen Muskel- und Nervenbahnen beteiligt sind. Das einzig Wirksame bei seiner Prüfung ist ihm vielmehr die mächtige Blutansaugung in Lungengefäße und dünnwandige Herzabschnitte hinein, die bei maximaler Inspiration unter dem Einfluß des erhöhten negativen Druckes erfolgen muß: eine Füllungsverschiebung, die den Herzmuskel in erster Linie treffen und vom Myokard aus charakteristische Reaktionen herbeiführen soll.

Mehrere Nachprüfungen Albrechts sind erschienen. Wesener (Goldscheidersche Klinik)[1]) fand 1912 unter Beibehaltung der Albrechtschen Untersuchungsmethode — Palpation und Auskultation — in dem geschilderten Versuch die mannigfachsten Frequenzveränderungen gleich häufig beim Gesunden wie beim Kranken, so daß er eine Beziehung zur Pathologie des Herzmuskels bestreitet. Putzig (Krausssche Klinik)[2]) bringt wertvolles Tatsachenmaterial bei zur Beurteilung der Albrechtschen Versuche, aber auch des puls. resp. bei oberflächlicher Atmung. Er beschreibt als normale Frequenzreaktion bei obiger Prüfung Pulsanstieg während des Inspirationsaktes und darüber hinaus gefolgt im Dauer-Inspirium von Verlangsamung, die in Beschleunigung übergeht; und unterscheidet zwischen Gesunden, bei denen die Beschleunigung überwiegt und anderen, bei denen die Verlangsamung vorherrscht. Die Dauer der Beschleunigungszeit als Folge des Inspirationsaktes war meist ebenso lang wie der Inspirationsakt selbst. Die Verlangsamung weicht oft recht schnell der Ausgangsfrequenz. Bei einem Basedow-Patienten gab der Inspirationsakt keine Reaktion, dann trat allmählich eine kräftige, in die Nachwirkungszeit reichende Verlangsamung ein. Weniger von Interesse sind hier die Untersuchungen über pulsus respiratorius bei oberflächlicher Atmung. — Putzig gibt seine Resultate in der Form wieder, daß er die Differenz zwischen größter Beschleunigung und stärkster Verlangsamung als Spannungsgröße bezeichnet und Beschleunigung wie Verlangsamung in Pulszahl pro Minute ausdrückt. Graphisch bedient er sich einer schematischen Darstellung, die in einem Koordinatensystem Beschleunigung und Verlangsamung mit Beziehung auf die Zeit ablesen läßt, ohne auf feinere Details einzugehen. Auf einzelne Befunde Putzigs wird wiederholt im Laufe der Arbeit hinzuweisen sein.

Was die Deutung anlangt, so greift Putzig zurück auf Tierexperimente der Literatur, deren Anordnung sich freilich mit dem Albrechtschen Versuch keineswegs deckt und kommt zu dem Schluß, daß „Nerven-

[1]) Wesener, Funktionelle Herzprüfung nach Albrecht. Inaug. Dissertation, Berlin 1912.

[2]) Putzig, s. oben.

einflüsse dominieren und wenigstens die Möglichkeit gegeben sei, mit Hilfe der Atmungsreaktion zu untersuchen, wie sich die nervöse Regulation des Herzens verhalte, und aus größerer Schnelligkeit der Reaktion Schlüsse auf Tonus und Erregbarkeit der Herznerven zu ziehen". — In einer späteren experimentellen Arbeit, die Putzig mit Blumenfeld zusammen 1914 erscheinen ließ (Klinik Kraus)[1]), ist es den Autoren nicht gelungen, jene Normalreaktion im Tierversuch vorzuführen. Sie erreichten lediglich die Heringsche inspiratorische Beschleunigung, die in einer inspiratorischen Dauerstellung sich konstant erhielt; ihre Deutung dieser Reaktion entfernt sich aber wieder von der Heringschen Hypothese, indem sie die durch die Atmung bewirkte Füllungsänderung des Herzens und die damit zusammenhängende Änderung des Blutdrucks als wesentliches Moment hinstellt.

Die kurze Schilderung der Albrechtschen Thesen in ihrem Gegensatz zur üblichen Auffassung des puls. resp. bei oberflächlicher Atmung — die so verschiedene Bewertung der Frequenzbewegungen hier bei oberflächlicher, dort bei tiefer Einatmung — gibt einen Teil der Fragen wieder, die ich nachfolgend zu beantworten suche. Werden noch immer Zweifel laut über die Natur desjenigen Reflexes, der bei oberflächlicher Atmung respiratorische Arrhythmie macht, weil hier schon heterogene Ursachen miteinander konkurrieren, so gilt das in vermehrtem Maße von jeder Tiefatmungsprüfung, mag sie nun in einfacher tiefer Respiration bestehen oder in irgendwelchen Modifikationen. Auch die am besten gestützte Hypothese Ewald Herings der inspiratorischen Beschleunigung vom Lungenvagus aus würde sich gesellende oder widerstrebende Wirkungen anderen Ursprungs verlangen, wollte man sie zur Erklärung heranziehen. Zu alledem kommt ein gewisses Versagen des Atropins gegenüber den Tiefatmungsausschlägen, wo wir doch gewohnt sind, den puls. resp. bei oberflächlicher Atmung schon nach geringen Dosen schwinden zu sehen: und immer weiter wird das Feld der Möglichkeiten. Der Sympathikuseinfluß, wie ihn H. E. Hering[2]) angibt, rückt auf den Plan, ja rein automatische Frequenzbewegungen finden sich im Repertoir physiologischer Versuchsergebnisse. Von hier ist der Schritt nicht mehr weit zu jener Differenzierung verschiedener Phasenwirkungen, wie sie Albrecht für seinen Hauptversuch verlangt. Neu also erhebt sich die Frage: was bedeutet für Tiefatmung der inspiratorische, was der exspiratorische Frequenzausschlag; und wie sind jene Abweichungen von der Ausgangsfrequenz zu werten, die bei inspiratorisch angehaltenem Atem in Erscheinung treten. Alles das ist in erweitertem Sinn respiratorische Arrhythmie. Theoretische Grundlagen und klinische Beziehungen dieser Art von puls. resp. zu klären, ist ein erstes Ziel dieser Arbeit. — Es ist in den folgenden Untersuchungen das entscheidende Gewicht gelegt gerade

[1]) Blumenfeld und Putzig, Experimentelle elektrokardiographische Studien über die Wirkung der Respiration auf die Herztätigkeit. Pflügers Archiv 1914, Bd. 155.

[2]) H. E. Hering, Über die Beziehung der extrakardialen Herznerven zur Steigerung der Herzschlagzahl bei Muskeltätigkeit. Pflügers Archiv, Bd. 60.

1. Folge:

Graphische Veranschaulichung der Frequenzbewegungen.

In der Abb. I und II ist jeder Einzelpuls auf Minutenfrequenz umgerechnet. Zeitlich entspricht die Entfernung der Vertikalen $^2/_{10}$ Minute.

Die Abb. III und IV, auf die Einheitsgröße der späteren Folgen verkleinert, geben die Frequenzwerte in $^1/_{10}$ Minutenfrequenz. Die Vertikalen liegen hier $^4/_{10}$ Min. auseinander.

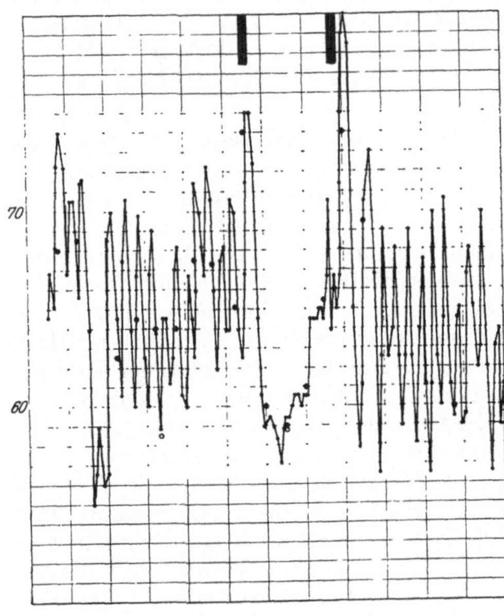

I. Puls. resp. bei oberflächlicher Atmung. Eingeschaltet ein Dauerinspiriumsversuch (D.-I.-Versuch), dessen Beginn und Ende durch schwarze Balken bezeichnet sind.

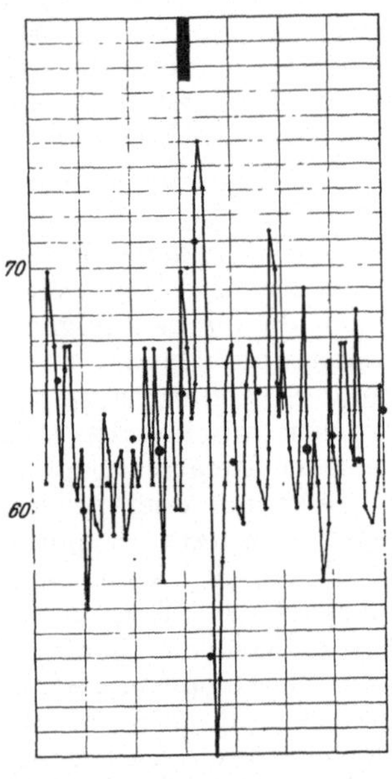

II. Puls. resp. b. o. A. Eingeschaltet tiefer Atemzug und entsprechend maximale Atemschwankung der Pulsfrequenz (M, A,). Der schwarze Balken entspricht dem Inspirationsakt.

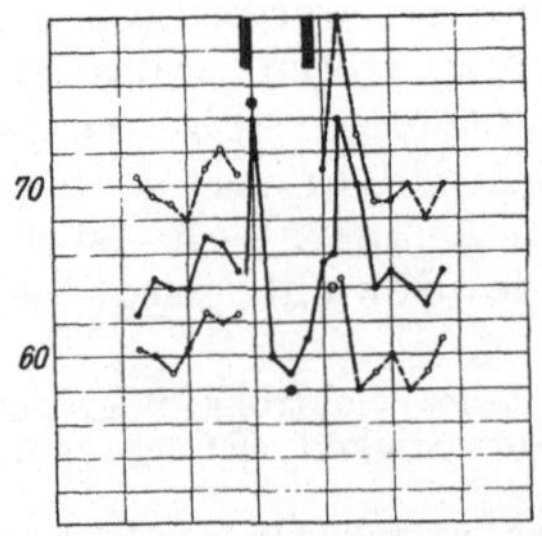

III. D.-I.-Versuch der Abb. I verkleinert und graphisch vereinfacht.

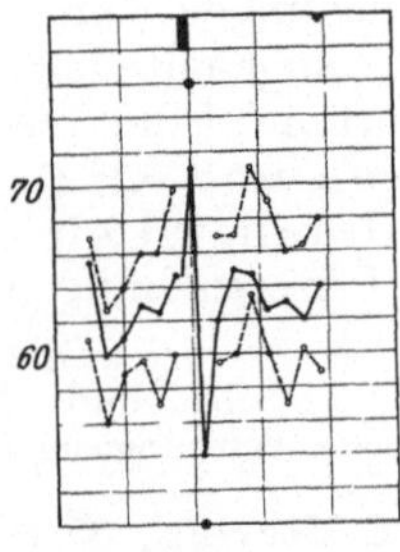

IV. M. A. der Abb. II verkleinert und graphisch vereinfacht.

auf die Tiefatmungsprüfung eines Dauerinspiriumsversuches ähnlich der Albrechtschen Anordnung, weil sie konstantere, ergiebigere Bedingungen schafft und sich im Tierexperiment leichter nachahmen läßt, überdies in ihren Ergebnissen auch über die einfache tiefe Ein- und Ausatmung aufklärt.

Eine zweite Aufgabe stellt der Valsalvasche Versuch. Die Erweiterung des Begriffs „respiratorische Arrhythmie“ darf nicht Halt machen bei dem Geschilderten: alles, was irgendwie am kleinen Kreislauf angreift, gehört hierher, und da ist der Valsalva die vornehmste Prüfung — eine Prüfung, die die gewaltigsten Ausschläge liefern kann, die wir an kurzzeitigen Kreislaufveränderungen überhaupt erleben; der Müllersche Versuch tritt an Bedeutung zurück. Die wenigen Worte, die Albrecht, befangen in seiner muskulären Theorie, der Valsalvaprüfung widmet, werden nicht entfernt den Schwierigkeiten gerecht, die sich der Beurteilung dieser Frequenzausschläge bieten. Aber auch das, was sonst an Arbeiten über den Valsalva in der Literatur vorliegt [Sommerbrodt[1]): Heringsche inspiratorische Beschleunigung die Ursache des Frequenzanstiegs; Knoll[2]): der Frequenzanstieg im Valsalva = zentripetale Erregung von Herzvagusfasern infolge Herzkompression; der Frequenzabfall nachher = postanämische und dyspnoische Erregung der Medulla oblongata] bringt keine endgültige Lösung. Wenn ich in einem Anhang auch die respiratorische Arrhythmie, wie sie im Valsalva zutage tritt, theoretisch und praktisch auszuwerten suche, so bin ich mir wohl bewußt, mehr durch ein reiches Tatsachenmaterial zur Deutung beizusteuern, als alle theoretischen Fragen voll zu erschöpfen. Was ich an Theoretischem beizutragen vermag, erwächst ganz vorwiegend aus den Ergebnissen des Dauerinspiriumsversuchs, dessen Anordnung auf die Valsalva-Betrachtung vorbereitet. Daher auch das Zurückdrängen des Valsalva-Beitrags auf einen letzten Abschnitt.

Die Wahl der Prüfungsarten ergibt sich zum Teil aus dem bereits Gesagten. Die Prüfung mit einmaligem tiefen Atemzug, der eingeschlossen ist in die Folge normaler oberflächlicher Atmungen, schlägt die vermittelnde Brücke zu den älteren Arbeiten über puls. resp. Ich betone ausdrücklich, daß respiratorische Arrhythmie bei oberflächlicher Atmung („puls. resp. b. o. A.“) oder allgemeiner gesprochen bei unbeeinflußter Atmung nicht Gegenstand der Arbeit ist, sondern lediglich Tiefatmungen. — Diese erste Prüfung nenne ich die Prüfung auf die maximale Atemschwankung des Pulses („M. A.“).

In das spezielle Gebiet Albrechtscher Untersuchungen führt hinein eine Nachahmung des Albrechtschen Hauptversuchs: tiefe Einatmung mit folgendem Dauerinspirium = D. I. v. („Dauerinspiriumsversuch“) — nicht freilich einem Dauerinspirium solange der Patient es eben auszuhalten vermag, sondern in Beschränkung auf höchstens 18 Sekunden (s. später).

[1]) Sommerbrodt, Die reflektorischen Beziehungen zwischen Lungen, Herz und Gefäßen. Zeitschr. f. klin. Med. 1881.

[2]) Knoll, Über die Folgen der Herzkompression. Lotos, Jahrb. f. Naturwissensch. 1888.

Zur Technik der Prüfungen ein kurzes Wort. Die Wahl gleicher Bedingungen ist selbstverständlich. Der völlig ausgeruhte Patient wird im Liegen untersucht. — Es gilt wirkliche Maximalausschläge zu gewinnen. Dem muß auch die Geschwindigkeit der Ein- und Ausatmung angepaßt sein. Man macht das Tempo der Ein- und Ausatmung eines tiefen Atemzuges zweckmäßig den Patienten vor: einen Inspirationsakt von 3—4 Sekunden Dauer, ein etwas kürzeres Exspirium. Wiederholte Prüfungen der maximalen Atemschwankung geben Gelegenheit zu zeitlichen Variationen. — Beim D.-I.-Versuch folgt auf die 3 Sekunden währende Einatmung das Einbehalten des Atems. Wichtig ist eine Orientierung über das Offenbleiben der Glottis: denn jeder hat unwillkürlich die Neigung, sich den Zustand des Dauerinspiriums zu erleichtern, indem er das Entweichen der Luft durch Glottisschluß verhindert; dann aber kommt ein leichter Valsalva zustande. Das zu vermeiden kann man in die Aufforderung zum Dauerinspirium eine Weisung einfügen, die den Glottisschluß unmöglich macht: Pat. soll nach beendetem Inspirationsakt dauernd noch ein wenig Luft durch die Nase nachsaugen. Man mag auch mit dem Finger den Stand des Pomum adami kontrollieren, mit dem Glottisschluß hebt sich ja der ganze Kehlkopf. Übrigens verrät sich der Valsalva durch den leicht ächzenden Ton, mit dem die Exspiration beginnt.

Eine dritte Prüfung ist der echte, mit kräftiger Muskelanspannung ausgeführte Valsalva, 6 resp. 12 Sekunden lang nach maximaler Inspiration. Albrecht hat nur ganz selten davon Gebrauch gemacht im Gedanken an eine mögliche Herzschädigung. Aber die Bedenken sind nicht zu groß; kaum ein Tag vergeht, an dem nicht jeder Mensch mehrere Male den Valsalva ausführt, sei es beim Heben irgend einer Last, sei es bei der Defäkation; schwerkranke Herzen oder Leute mit apoplektischem Habitus wird man natürlich ausschließen. Dem weiteren Einwand Albrechts, der Grad des Pressens entziehe sich der Kontrolle, läßt sich begegnen durch Anpressenlassen der Luft gegen ein Quecksilbermanometer; oder gegen eine Wassersäule — die riesige Ausschläge liefert — falls der Patient bis zu bestimmtem Druck pressen soll („dosierter Valsalva"). Das Pressenlassen gegen ein Manometer verbürgt eine völlige Gleichmäßigkeit der Ausführung, während bei Glottisschluß-Valsalva leicht Unterschiede resultieren: Patient preßt bald mehr mit der Thoraxmuskulatur, bald mehr mit Zwerchfell und Bauchmuskeln.

Nun liegt im Valsalva allerdings ein Moment, das über eine rein respiratorische Prüfung hinausführt. Die Muskelanstrengung wird so groß, daß auch der große Kreislauf mitbelastet wird. Schon deswegen wird eine Parallelprüfung notwendig, die über den großen Kreislauf orientiert. Aber auch aus einem anderen Grunde: Man wird ungern die Fühlung mit den übrigen Funktionsprüfungen des Herzens verlieren, die nun einmal am großen Kreislauf angreifen, Prüfungen wie das Ersteigenlassen von Treppen, Beobachten nach Kniebeugen und anderen muskulären Anstrengungen. Für die Auswahl einer derartigen muskulären Probe war bestimmend der Wunsch, das Herz nicht nur nach der Anstrengung beobachten zu können, sondern auch während der Prüfung selbst; und nebenbei das Bestreben, im Rahmen der bisherigen minutiösen Prüfungen zu bleiben. Ich lasse die Patienten 12 Sekunden lang mit äußerster Willensanspannung einen Dynamometer mit der linken Hand pressen, so kurze Zeit, daß Ermüdung und Ermüdbarkeit nicht mit hineinspielen und nur der psychische Aufwand maßgebend bleibt („Kraftprobe"). Die Atmung darf während des Pressens eine Veränderung nicht erfahren.

Das Pressen des Dynamometers bei offener Glottis stellt minimale Ansprüche ans Herz. Läßt man dagegen, wie jeder es unwillkürlich tun wird, mit der Kraftprobe zugleich den Valsalva machen, d. h. tief einatmen und nun gleichzeitig mit dem Pressen des Dynamometers die Luft im Thorax maximal komprimieren, so wird aus der geringsten Prüfung die allerschwerste Belastungsprobe des Herzens, die man überhaupt ausführen lassen kann.

Eine vollständige Serie von Untersuchungen besteht demnach aus

1. Dauerinspiriumsversuch
2. Valsalva
3. Kraftprobe
4. Kraftprobe plus Valsalva
5. Kontrollierendem Dauerinspiriumsversuch.

Die Prüfung auf maximale Atemschwankung läßt sich nach zwei Minuten Ruhepause jedem Versuch angliedern, so daß diese labilste Prüfung in fünf Resultaten vorliegt.

Im Verlauf der Arbeit wird sich die Notwendigkeit weiterer Prüfungen (der Atropinprobe, des Vagusdruckversuchs) ergeben.

Welche Ergebnisse eine derartige Folge von Untersuchungen liefert, darüber gibt — losgelöst aus allem klinischen Zusammenhang, gruppiert allein nach Erscheinungstypen — der folgende Abschnitt eine Übersicht.

A. Darstellungsart. Überblick über das Tatsachenmaterial.

Als Registrierungsmethode für die geschilderten Frequenzuntersuchungen kommt allein die Pulsschreibung in Frage. Eine erste Marreysche Trommel nimmt die Arterienpulse auf, eine zweite dient der Venenpuls- und Atemschreibung, indes die den Rezeptor haltende Hand zugleich den Kehlkopf kontrolliert. Ich habe als Instrumentarium den Mackenzieschen Tintenpolygraphen benutzt, der überaus angenehm ist für Untersuchungen am Krankenbett: das lästige Rußen fällt fort und die viele Meter langen Papierrollen erlauben eine ununterbrochene Schreibung selbst 20 Minuten lang.

Aber wie Überblick behalten über die Fülle meterlanger Kurven, wie sie lesen und anschaulich machen? Schon Lommel stieß auf diese Schwierigkeit bei seiner Arbeit über den puls. resp. Er half sich, indem er die kürzeste und längste Pulsstrecke des Sphygmogramms zwischen die Zirkelspitzen nahm und um 90° drehte. Durch Aneinanderreihen der Senkrechten in gleichen Abständen gewann er eine Kurvenlinie, auf der der schnellste Schlag zum Wellental, der langsamste zum Wellenberg wurde; die Kurve ließ sich eng zusammendrängen. Allein diese Darstellungsart ist ohne Zeitwert und reiht sich daher nicht ein in unsere

Vorstellungen von den Pulsfrequenzen. Wir sind gewohnt, in Minutenfrequenzen zu denken: diesem Bedürfnis muß die Wiedergabe Rechnung tragen. Ich folge daher dem Beispiel Putzigs und gebe die Pulsschwankung in Minuten-Frequenzen wieder, sei es zahlenmäßig, sei es graphisch, bei Eintragung in ein Koordinatensystem, bei dem die Werte der Ordinate

2. Folge:

Primärreaktion, 1.

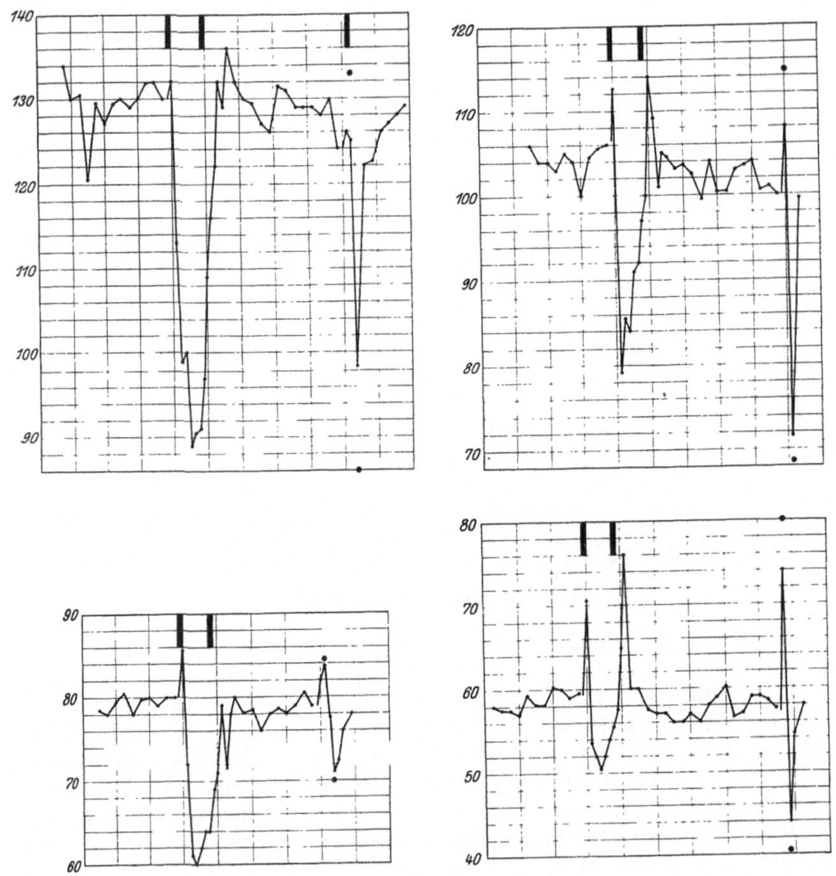

Häufigste Formen.

die Frequenzzahl in Minutenwerten wiedergeben, die der Abszisse die Zeit. Diese Kurven lassen also auf den ersten Blick die jeweilige Pulshöhe in Minutenfrequenz ablesen. Aber sie verfolgen, indem sie in der Abszisse auch die Zeit bringen, noch ein zweites Ziel: sie spiegeln zugleich in absoluter Treue die Form der Pulsbewegung wieder — das langsame Auftreten einer Pulsbeschleunigung etwa, das Plötzliche eines Frequenzabfalles. Und auf diese Pulsformen kommt es nicht unwesentlich an.

Eine solche exakte Wiedergabe der Pulsbilder der Frequenzbewegung hat zur Voraussetzung die Umrechnung der Einzelpulslängen auf Minutenfrequenz; die zeitliche Eintragung muß dann in dem Sinne erfolgen, daß die Abstände proportional sind den Pulslängen selbst. Die Pulslängen, die der Abb. 1 der 1. Folge zugrunde liegen, mögen als Beispiel dienen:

3. Folge:

Primärreaktion. 2.

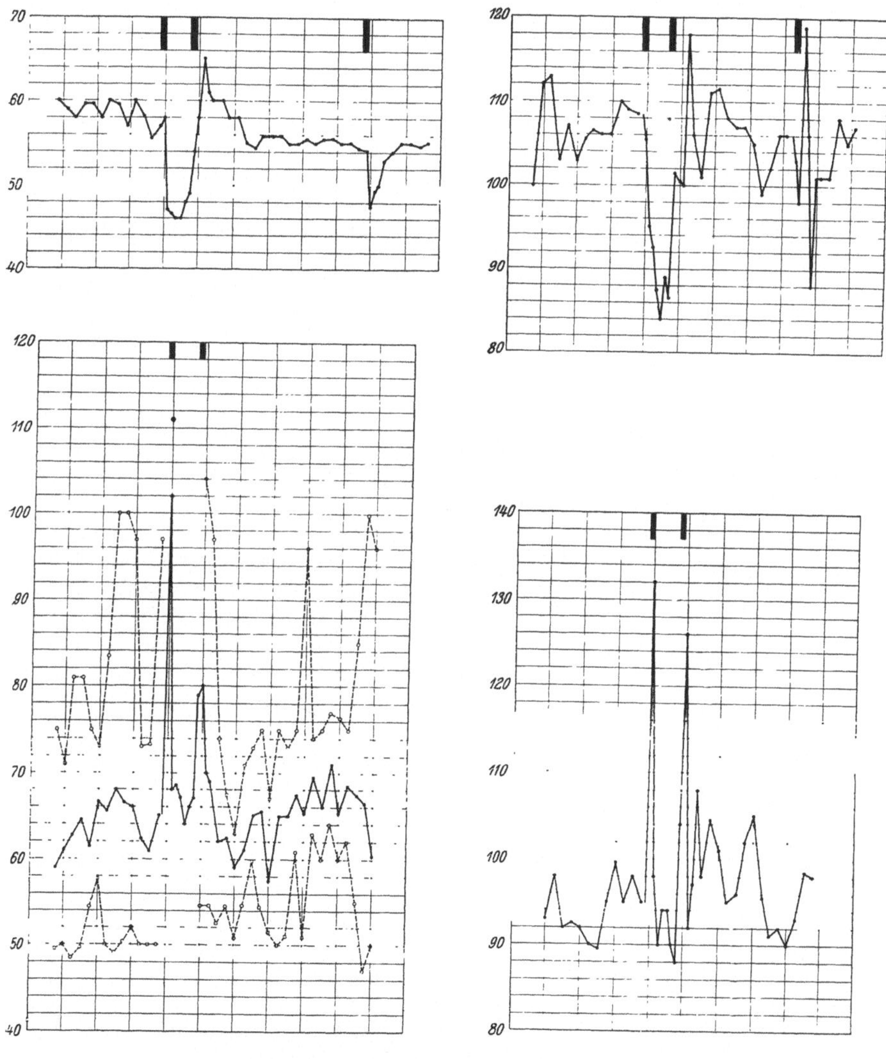

oben: Verlangsamungstypus.
unten: Beschleunigungstypus, links bei puls. resp. b. o. A.

sie entsprechen $^1/_5$ Sekundenwerten ($^1/_5$ Sekundenschreibung ist ja bei den Sphygmogrammen üblich). Es folgen einander die Pulslängen: 5,1, 4,65, 4,5, 4,6, 4,4, 4,15, 4,05, 4,15, 4,5 etc. Die zeitliche Aufreihung der auszurechnenden Minutenfrequenzen muß sich an diese Proportionen 5,1:4,65:4,5:4,6 etc. halten. — Das Umrechnen auf die Minutenfrequenz selbst vollzieht sich dergestalt, daß der Wert 300 (gleich 300/5 Sekunden, gleich 1 Minute) durch die obigen Pulslängen dividiert wird. Das Ergebnis sind die Minutenfrequenzzahlen: 58,8, 64,5, 66,7, 65,2, 68,2, 72,3, 74, 74,3 etc. — Am Schluß des Buches sind sämtliche Umrechnungen, die praktisch in Frage kommen, auf einer Tabelle vereinigt.

4. Folge.

Primärreaktion, 3.

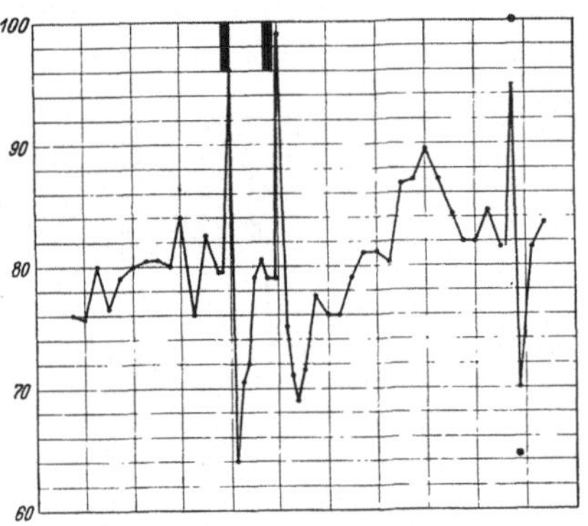

Zurückschnellen der Frequenz im Dauerinspirium.

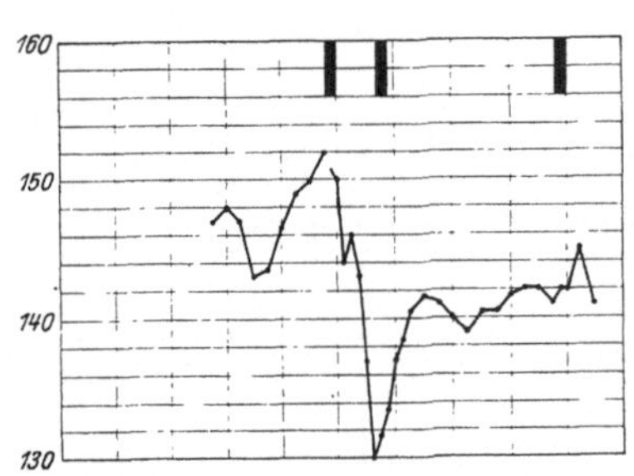

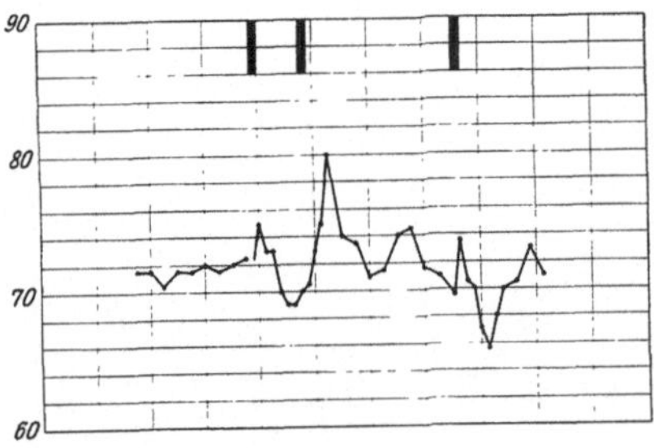

Träge Reaktionen.

In einer derartigen graphischen Darstellung ist die Ausdehnung der Abszisse beliebig variierbar — es muß nur an den Proportionen festgehalten werden. Wir können also die Strecke, die eine Minute bedeutet, wie einen Harmonikazug auseinanderziehen oder eng zusammendrängen, je nach den besonderen Erfordernissen. So wird es zur Veranschaulichung mancher Irregularitäten des Ausgangspulses (Digitalis-Wellung, Arrhythmia perpetua usw.) wünschenswert sein, eine langgedehnte Kurve zu nehmen; hier für die Wiedergabe der geschilderten Tiefatmungsprüfungen, die wir eingeschaltet sehen wollen in möglichst eine Minute Ausgangsfrequenz vorher und zwei Minuten nachher — hier ist das Zusammendrängen ratsam: und so sind die Abb. I und II der 1. Folge zu verstehen als starke Zusammendrängung der einzelnen Einzelpulsumrechnungen.

Von diesen Bildern veranschaulicht das erste den Frequenzablauf des Dauerinspiriumsversuchs eingeschaltet in einen puls. resp. bei oberflächlicher Atmung. Der erste schwarze Balken deutet den Inspirationsakt an (3 Sekunden lang), der zweite die Exspiration. Der Zwischenraum entspricht dem Dauerinspirium. Mit der maximalen Inspiration setzt starke Beschleunigung ein; im Dauerinspirium langsamer, regularisierter Puls. Das Exspirium macht wiederum Beschleunigung und läßt übergleiten zum Ausgangspuls. — Abbildung II veranschaulicht in gleicher Weise den Effekt der maximalen Atemschwankung. Hier ist nur der Inspirationsakt durch einen schwarzen Balken markiert.

Aber dieses exakte Verfahren ist so zeitraubend und umständlich, daß jede Untersuchung daran ersticken müßte. Läßt sich keine Vereinfachung durchführen? Das ist in der Tat möglich. Die Abbildungen III und IV demonstrieren, wie sich die gleichen Dinge in einfacher Weise wiedergeben lassen. Sie gehen aus von der Zeiteinheit, und zwar im wesentlichen von 6 Sekunden gleich $^1/_{10}$ Minute, so daß wir ohne jede Umrechnung, nur in stillschweigender Verschiebung des Kommas, in Minutenwerten ablesen können. Für die nachfolgenden Bilder ist an diesem Prinzip festgehalten. Die Pulsfrequenz vor dem Versuch (eine Minute) und nach dem Versuch (zwei Minuten) läuft ab als Aneinanderreihung von $^1/_{10}$ Minutenwerten. Für den Versuch selbst gilt zum wenigsten das Prinzip, auch hier wieder die Zeiteinheit zum Ausgangspunkt zu nehmen; nur daß die oft flüchtige Beschleunigung des Inspirationsaktes als Zweisekundenwert aufgefangen wird und umgerechnet auf Minutenfrequenz, und daß für Dauerinspirium und Nachwirkung meist Dreisekundenwerte, mit 2 multipliziert, aneinandergereiht werden. Vervollständigt man, wie es in den Bildern III und IV geschehen ist, derartige Kurven durch die jeweiligen Einzelschlagextreme — hier des puls. resp., dessen Einzelschläge zu einer Linie verbunden werden, dort des Dauerinspiriumsversuchs oder der maximalen Atemschwankung (die schwarzen Punkte oben und unten) — so enthält diese Wiedergabe in der Tat alles, was wir für unsere Formdarstellung brauchen. Erst im 2. Teil bei der zahlenmäßigen Schilderung ist auf das Einzelpulsverfahren zurückgegriffen.

Die Atemfrequenz ist nur bei Einzelpulsregistrierung mit angegeben, bei der vereinfachten Wiedergabe ist darauf verzichtet. — Wesentlich ist die Venenschreibung des zweiten Rezeptors. Sie hilft, andere Arrhythmie-Formen aufzudecken, die bei den Atmungsprüfungen auftreten können, wie Extrasystolie, partieller oder totaler Herzblock. Sie sind im klinischen Teil besprochen.

Nach diesen Vorbemerkungen gehe ich über zu den Abbildungen der 2. und 3. Folge, die das Ergebnis der verschiedenen Prüfungen in Kurvenform darstellen, vorerst in Übersichtstafeln, die sämtliche Möglichkeiten aus vielen Hunderten von Kurven registrieren. Das Ausrechnen der Kurven ist eine einfache Sache, die sich leicht den Laboratoriumsangestellten beibringen läßt, so daß eine Frequenzuntersuchung dieser Art in Wirklichkeit nicht mehr Zeit in Anspruch nimmt als eine der üblichen Funktionsprüfungen. — Die folgenden Erläuterungen betreffen im wesentlichen die Frequenzreaktionen beim Dauerinspiriumsversuch.

Ich unterscheide zwei Reaktionen: Erstens die sogenannte **Primärreaktion** — eine Reaktion, charakterisiert durch Beschleunigung als Effekt des Inspirationsaktes, Verlangsamung als Effekt des Dauerinspiriums, Beschleunigung und Rückkehr zur Norm als Effekt der Exspiration. Unterarten: ein Beschleunigungstyp, ein Verlangsamungstyp.

Zweitens die **Sekundärreaktion,** bei der lediglich während des Dauerinspiriums statt der mehr oder weniger andauernden Verlangsamung ein Anstieg über den Ausgangswert hinaus, reaktiv eine Verlangsamung eintritt. Der Ausdruck Sekundärreaktion ist darum gewählt, weil es sich um eine zweite später einsetzende Einwirkung handelt, die, wie wir nachher sehen werden, sich der zugrunde liegenden ersten Reaktion aufpfropft. — Über diese grobe Charakterisierung hinausgehend sei in den Tafeln veranschaulicht, welche Abwandlungen die Primärreaktion wie die Sekundärreaktion erfahren kann.

Die Abbildungen der 2.—4. Folge veranschaulichen, wie sich der Pulsablauf im größten Teil der Fälle während des Dauerinspiriumsversuchs verhält: Primärreaktion. Aus Folge 2 lernen wir als Normaltypus kennen das Ansteigen der Frequenz während des Inspirationsaktes und meist noch eine Sekunde darüber hinaus: diese Sekunde ist noch als inspiratorische Beschleunigung registriert; die Verlangsamung während des Dauerinspiriums, den reaktiven Anstieg mit der Ausatmung und eine Rückkehr zur Ausgangsfrequenz, bald in Wellenform, bald in trägem Absinken. Die Ausgangsfrequenzen betragen 130, 100, 80, 60, in etwas differierender Ausschlagsgröße. Je höher die Pulsfrequenz, um so größer die Neigung zur Verlangsamung, je niedriger der Ausgangswert, um so größer die Neigung zur Beschleunigung.

Folge 3 und 4 erläutern die Variationen. Was schon in Folge 2 hervortrat, daß, je höher die Pulsfrequenz ist, um so größer die Neigung zur Verlangsamung, steigert sich bei den Beispielen von 110 (3. Folge) und 145 (4. Folge) so weit, daß bereits inspiratorisch die Frequenz abfällt. Das Beispiel mit langsamer Pulsfrequenz von 60 Pulsen (3. Folge) zeigt hier einmal so gut wie keine inspiratorische Beschleunigung. Man kann das Fehlen der inspiratorischen Beschleunigung dadurch künstlich hervorrufen, daß man ganz langsam inspirieren läßt. In dem geschilderten Beispiel aber ist trotz schneller Inspiration keine inspiratorische Beschleunigung zu erreichen gewesen. Derartige Dinge, das Zurücktreten der Beschleunigung, eine erhebliche Verlangsamung andererseits berechtigen zu der Hervorhebung eines besonderen Typus, des Verlangsamungstypus, der dem Beschleunigungstyp gegenübergestellt sei. In diesem Beschleunigungstyp (3. Folge unten) gibt es nur eine inspiratorische und exspiratorische Beschleunigung, keine Verlangsamung dagegen im Dauerinspirium. Die Ausgangsfrequenz der beiden Beispiele ist hier 100, dort ein puls. resp. b. o. A. mit durchschnittlich 65 Pulsen und Schwankungen zwischen 50 und 100; das Dauerinspirium regularisiert.

Übergehend zu den Bildern der 4. Folge sehen wir da noch weitere Differenzen, die jetzt die Art der Verlangsamung in zweiter Phase anlangen. Statt des flachen tiefen Sattels der Bilder bisher ein gleichsam federndes Zurückschnellen zur Ausgangsfrequenz nach anfänglicher starker Verlangsamung und erst wieder eine Änderung mit dem Exspirationsakt (Beispiel mit 80 Pulsen). Und wenn im allgemeinen für die Primärreaktion charakteristisch ist das Plötzliche des Pulsanstiegs und Pulsabfalls, so läßt sich auch da wieder eine Abweichung anführen: Beispiel mit 70 und 145 Pulsen mit trägem Anstieg und Abfall.

Die 5. Folge stellt dieser ersten Erscheinungsart die erwähnte zweite Gattung gegenüber, bei der erst während des Dauerinspiriums eine Abweichung von dem bisher Betrachteten beginnt, so wesentlicher Art aber, daß eine Abtrennung als „Sekundärreaktion" nötig wird. Während des Dauerinspiriums, bald früher, bald später, steigt die Pulsfrequenz an, ev. weit über das Ausgangsniveau hinaus, nach der Exspiration besteht eine Neigung zu reaktiver Verlangsamung. Das Interkurrieren zweier Dinge, hier der Primär-, dort der Sekundärreaktion, äußert sich auch deutlich in der Wirkung der Exspiration. Es ist da nicht selten die ausgesprochene exspiratorische Beschleunigung wieder aufgepflanzt auf den Endwert des Dauerinspiriums. Die Mischung dieser zwei Reaktionen bedingt erhebliche Formdifferenzen, wie sie in den verschiedenen Typen der 5. Folge zutage treten (siehe auch 7. Folge). Und weiter zeigen die Beispiele, daß auch hier bald die Neigung zur Beschleunigung, bald zur Verlangsamung dominiert. Diese reine Frequenzbetrachtung unterschlägt allerdings ein charakteristisches Verhalten der Pulsgröße im Sekundärausschlag: ein Kleinerwerden des Pulses während der Beschleunigung, ein Größerwerden reaktiv.

Eben diese beiden Frequenzreaktionen, hier den reinen Primärtyp, dort die Aufpfropfung einer zweiten Reaktion, der Sekundärreaktion, fin-

5. Folge:
Sekundärreaktion.

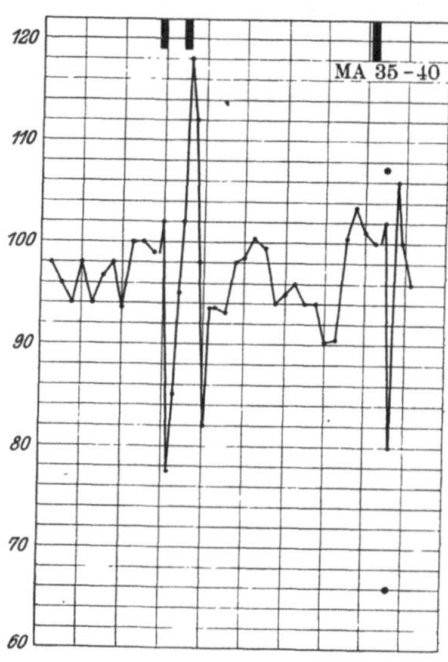

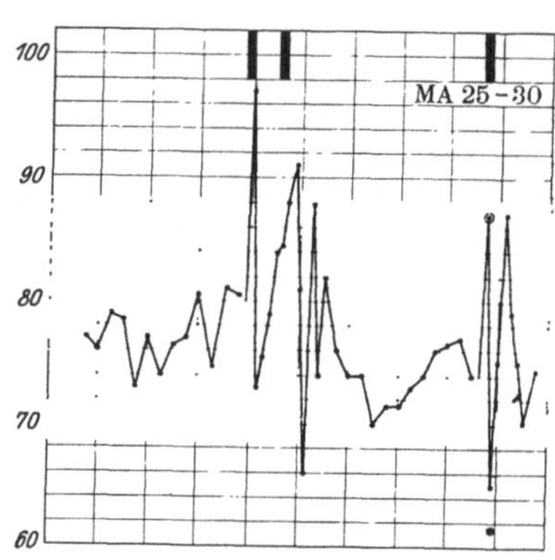

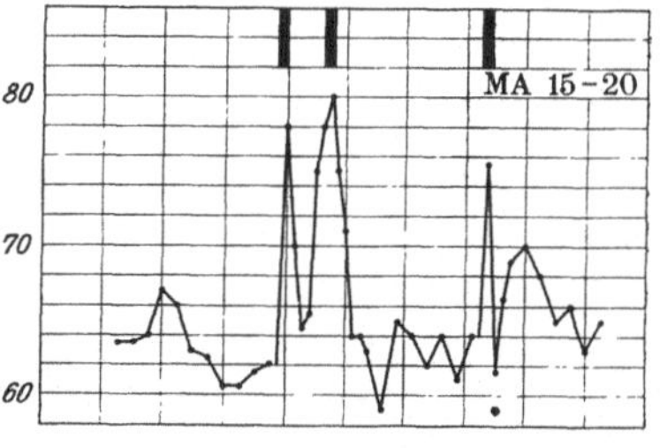

den wir auch im Valsalva. Nur kommt hier das Prinzip der Sekundärreaktion — ein Frequenzansteigen während des Pressens, eine reaktive Verlangsamung — weit energischer zur Geltung

Die 6. Folge zeigt den Primärtyp im Valsalva, die 7. den Sekundärtyp.

Den Ausfall der Kraftprobe brauche ich nicht durch eine Abbildung zu illustrieren: es treten bald stärkere, bald geringere Beschleunigungen auf, nie eine reaktive Verlangsamung. Wurde der Puls nach Muskelentspannung langsamer, so hatte der Patient doch Valsalva ausgeführt.

Die Kombination von Valsalva mit der Kraftprobe liefert wiederum eine Primär- und Sekundärreaktion.

Zum Schluß ein kurzer Nachtrag über die maximale Atemschwankung, die in zwei Registrierungsarten den meisten Kurven angefügt ist, sowohl ausgehend von der Zeiteinheit wie von der Pulseinheit in Angabe des schnellsten und langsamsten Einzelpulses. Von Interesse ist, daß die Ausschlagsgröße die beim Dauerinspiriumsversuch auftretenden Höchstwerte in der Regel übertrifft — dann wenn es sich um prompte Reaktionen handelt; während die träge Kurve im Dauerinspiriumsversuch meist vergesellschaftet ist mit einem kleineren maximalen Atmungsschwankungsausschlag. — Und weiter ist auf die Abarten des maximalen Atmungsausschlags bei Sekundärreaktion hinzuweisen: auf die nachfolgende träge Frequenzerhebung, die doch wohl mit den Ursachen jener Reaktion zusammenhängt.

Zusammenfassend läßt sich sagen, daß die geschilderten Prüfungsarten einer empfindlichen Pulsregistrierung klar umrissene Bilder liefern. In Frage steht die Natur der Pulsausschläge bei Tiefatmungen speziell beim Dauerinspiriumsversuch — alle anderen Prüfungen sind dem untergeordnet. Wir sahen, daß sich beträchtliche Differenzen zeigen, nicht nur in der Ausschlaggröße, sondern auch im Charakter der Reaktion: ein Primär- und ein Sekundärtyp ließen sich unterscheiden. Woher diese Frequenzausschläge? Ihre Ätiologie wird erst zu klären sein, bevor sich aus den Beziehungen zur Klinik Schlüsse ziehen lassen. Ich beginne den experimentellen Teil mit Versuchen am Menschen, um in einem späteren Kapitel mit Tierversuchen fortzufahren.

B. Versuche am Menschen.

In der Erklärung der auslösenden Momente, die eine Frequenzänderung bei tiefen Atemzügen bedingen, stehen die muskuläre und die nervöse Theorie einander gegenüber: Beide Theorien geben dem klinischen Experiment gewisse Handhaben.

Was zunächst die Albrechtschen Vorstellungen anlangt, die ein entscheidendes Gewicht auf Füllungsverschiebungen im Brustraum legen, so stellen sich demzufolge die Vorgänge bei Dauerinspirium etwa folgendermaßen dar:

In der ersten Phase des Versuchs, während der Inspirationsbewegung, muß mit Zunahme des negativen Thoraxdruckes eine Weitung aller zartwandigen Kreislaufteile statthaben, von den großen Venen angefangen bis zum rechten Vorhof, den Lungenkapillaren und -venen, dem linken Vorhof. Vermehrte Blutmenge fließt beiden Vorhöfen zu — denn der verringerte Widerstand der Lungenkapillaren läßt mehr Blut ins linke Herz dringen: und dieser „passive Füllungszuwachs“ vermittelt einen gesteigerten Kontraktionsreiz mit dem Ende, daß je nach dem Reizbarkeitsgrad des Herzmuskels eine größere oder geringere Frequenzbeschleunigung resultiert. Daher Albrechts Deutung der inspiratorischen Beschleunigung als eine Reaktion auf die Reizbarkeit des Myokards.

Während des Dauerinspiriums bleibt dann die Saugwirkung auf die dünnwandigen Hohlorgane und ihre vermehrte Füllung bestehen, aber von einem Füllungszuwachs und daher auch von einem weiteren Kontraktionsanreiz ist nun keine Rede mehr. Was jetzt zur Geltung kommt, sind vielmehr ungünstige Einflüsse schlechterer Herzernährung — sowohl als Folge verschlechterter Alveolarluft, wie des erschwerten Blutabflusses aus den Venen ins Herz. Das sind die Gesichtspunkte, aus denen Albrecht folgert: jeder Frequenzausschlag während des Dauerinspiriums verrät ein krankes Myokard.

Diesen Betrachtungen, die, jene Vorstellung Herings von dem Einfluß der Lungendehnung gänzlich vernachlässigend, die inspiratorische Beschleunigung lediglich auf den Füllungszuwachs des Herzens beziehen und die für Frequenzabweichungen in zweiter Phase auf den Blutchemismus zurückgreifen, diesen Betrachtungen will ich für die anschließenden Versuche die Gliederung entnehmen und in einem ersten Abschnitt die Frage der Thoraxweitung in ihrem Einfluß auf die Blutfüllungen erörtern, in einem zweiten Abschnitt die Frage der Gasverhältnisse, in weiterem Sinne den Einfluß veränderter chemischer Vorbedingungen. Leiten diese Dinge bereits über auf die nervöse Theorie — denn der veränderte Blutchemismus wirkt naturgemäß mindestens ebenso stark auf Zentren wie auf Herzmuskel — so stellt sich ein letzter Abschnitt ganz auf den nervösen Standpunkt in dem Versuch, durch Nervenlähmung die Ausschläge zu eliminieren.

1. Thoraxweitung.

(6. und 7. Folge.)

Die Zuspitzung der Frage: Frequenzausschlag infolge Ansaugung in den Thorax hinein — oder aber Frequenzausschlag infolge Lungenweitung — führt zu einer experimentellen Anordnung, in der der negative Thoraxdruck vertauscht wird mit einem Thoraxüberdruck. Läßt man durch ein weites Einlaßrohr von wenigstens 2 cm Durchmesser während der Inspirationszeit Überdruckluft von 5—15 mm Quecksilberdruck in den Thorax einströmen, mehr so daß der Brustkorb passiv sich weitet als daß er sich aktiv bei der Atmung beteiligt, und läßt diesen Druck wiederum 18 Sekunden auf die Lungen einwirken, so sind die Vorbedingungen Albrechts in ihr Gegenteil verkehrt, und zum wenigsten der inspiratorische Frequenzausschlag müßte kompensiert werden. Ich wähle unter 12 Versuchen je 2 Extreme für die Primärreaktion und 2 für die Sekundärreaktion, um den Einfluß dieser neuen Bedingungen zu zeigen.

1. Das Ergebnis ist für die Primärreaktion (6. Folge): je größer der angewandte Druck, je weiter der Thorax — um so mächtiger der Ausschlag, der seinen Charakter nur insofern ändert, als das dauernde Lasten des Drucks und das ständige Größerwerden des Brustkorbs während der 18 Sekunden die Frequenz immer weiter abfallen läßt und den Frequenzanstieg protrahieren kann. Die inspiratorische Beschleunigung — bei gleichem Tempo der Thoraxweitung — bleibt unverändert erhalten. Nun bringen die beiden Beispiele zugleich einen Vergleich dieser Überdruckversuche mit dem jeweiligen Valsalva, einem Valsalva vom Primärtyp. Der Valsalvadruck beträgt bei dem einen Patienten 80 mm Quecksilber, beim anderen 75 mm, die Ausschlagsgröße aber ist wenig anders wie beim Dauerinspiriumsversuch, beim Patienten Ka etwas kleiner. Was bedeutet das?

Wir gehen aus auf die Entscheidung, ob im D-I-Versuch die Blutfülle im Thorax den Frequenzausschlag bestimmt oder der Lungendehnungszustand: das Experiment muß also die eine der beiden Komponenten konstant zu halten trachten, wenn die andere geändert wird. Das gelingt in gewissem Grade, natürlich nur für die zweite Phase, in dem angewandten Valsalva nach maximaler Inspiration, der den Lungendehnungszustand gegenüber dem D-I-Versuch nicht wesentlich ändert, die Thoraxdurchblutung aber in gröbster Weise stört. Wenn trotzdem der Ausschlag gleich bleibt, so kann in diesen Beispielen — es sind Extreme des Primärtyps — nur der Lungendehnungszustand die Frequenz beherrschen. — Das findet seine Bestätigung in der Stufenfolge der Überdruckausschläge. Hier ist die ideale Forderung freilich nicht erfüllt: beide Komponenten ändern sich zugleich. Nicht nur dehnt sich die Lunge — der Widerstand im kleinen Kreislauf etc. wird mitbeeinflußt. Aber beeinflußt in dem eindeutigen Sinn der Vermehrung des Widerstandes, die wir soeben für diese Beispiele als unwirksam erkannten.

Beispiel Ka. Die Ruhefrequenz 70 des D-I-Versuchs und des Valsalva ist bei den Überdruckversuchen wohl aus psychischen Gründen erhöht (ungewohntes Atmen durch das Mundstück, Erwartung).

I. D-I-Versuch. Verlangsamungstypus. Keine inspiratorische Beschleunigung (cf. Valsalva). Verlangsamung um 17 Schläge vom Ausgangsniveau aus.

II. Überdruck 5 mm Hg. Ausgangsfrequenz ca. 78. Inspiratorischer Anstieg. Abfall um 20 Schläge, länger anhaltend als oben.

III. Überdruck 9 mm. Ausgangsfrequenz ca. 76. Inspiratorische Beschleunigung. Abfall gleichfalls um 20 Schläge pro Minute. Die gesteigerte Wirkung verrät sich in der protrahierten Rückkehr zur Ausgangsfrequenz.

IV. Energischer Valsalva 18 Sekunden 80 mm nach maximaler Inspiration. Inspiratorischer Anstieg hier deutlich. — Valsalvaaffekt: gleichfalls Verlangsamung, für die ganze Dauer, doch nur um 8 Schläge.

Beispiel Se. Ausgangsfrequenz unruhig, besonders bei den Überdruckversuchen.

I. D-I-Versuch: Beschleunigungstyp der Primärreaktion. Inspiratorischer Anstieg von 72 auf 93 = 21. Kurze Verlangsamung um 6 Schläge, federndes Zurückschnellen.

II. Überdruck 5 mm. Inspiratorischer Anstieg (von der Basis 70 zu nehmen) um 20 Schläge. Allmählich stärker werdende Verlangsamung um 6 Schläge.

III. Überdruck 15 mm. Ausgangsfrequenz ca. 74. Beschleunigung inspiratorisch um 16 Schläge (infolge des vorher künstlich erhöhten Niveaus: siehe den Ausklang) Verlangsamung während des Überdrucks bis auf 14 Schläge, reaktiv weiter absinkend.

IV. Energischer Valsalva 24 Sekunden lang; anfangs 75 mm, später nachlassend. Inspirationsanstieg 20. Verlangsamung um 8 Schläge. Ähnlicher Typ wie beim D-I-Versuch.

Ganz anders die beiden Beispiele für die Sekundärreaktion (7. Folge). Sie bringen im Überdruck eine Verdeutlichung diesmal der Sekundärmerkmale: des Frequenzanstiegs und der Pulsverkleinerung während der Dauerinspiriumsphase — der reaktiven Verlangsamung und Pulsverstärkung. Prinzipiell die gleiche Änderung des Bildes, nur auf einen höheren Grad getrieben, kennzeichnet dann auch den Valsalva: dergestalt, daß der hochfrequente Puls während des Pressens kaum mehr fühlbar ist und nachher der langsam gewordene überaus kräftig schlägt mit großer Amplitude. Kein Zweifel: die Komponente der Lungendehnung ist um ihre Frequenzwirkung gebracht durch den hier stärkeren Einfluß der zirkulatorischen Störung; und der Parallelismus lautet jetzt: Kreislaufhindernis — Frequenzeffekt.

Beispiel Cz. Ruhefrequenz ca. 100.

I. D-I-Versuch. Primärreaktion mit Andeutung von Sekundärausschlag. — Inspiratorischer Anstieg um 5 Schläge.

II. Überdruck 8 mm. Inspirationsanstieg 8 Schläge pro Minute, länger anhaltend. Deutliche Sekundärquote: starke Beschleunigung während der Druckeinwirkung, nachher Verlangsamung.

III. Valsalva 12 Sekunden 80 mm. Mächtige Beschleunigung und Verlangsamung! Die Ausgangsfrequenz ist nach 2 Minuten noch nicht wieder erreicht.

Beispiel Bo. Sehr unruhige Ausgangsfrequenz von ca. 130 Schlägen.

I. D-I-Versuch mit Sekundärreaktion. — Die hier starke inspiratorische Beschleunigung findet sich später beim Valsalva nicht mehr.

II. Überdruck 9 mm. Zunehmende Sekundärmerkmale.

III. Valsalva 6 Sekunden 70 mm Hg: eklatanter Sekundärausschlag.

Die hier gegebenen Beispiele für Primärreaktion und Sekundärreaktion sind nur die beiden Pole, zwischen denen die große Masse der zur Beobachtung gelangenden Frequenzausschläge gelegen ist. Ausführliches über das praktische Vorkommen, speziell der Valsalvaformen, folgt an anderer Stelle. Hier genügt das Aufstellen der Extreme, um die vorhandenen Tendenzen aufzuweisen. Sie lassen erkennen, daß die Frequenzreaktionen im Dauerinspiriumsversuch nicht abhängig sind vom negativen Thoraxdruck und seiner Saugwirkung; — weder wie Albrecht annimmt für die Entstehung der inspiratorischen Beschleunigung, noch etwa für den Frequenzausschlag während des Dauerinspiriums. Für die Primärreaktion kann ich mich vorläufig beschränken auf die Folge-

6. Folge: Überdruckversuche mit Primärwirkung.

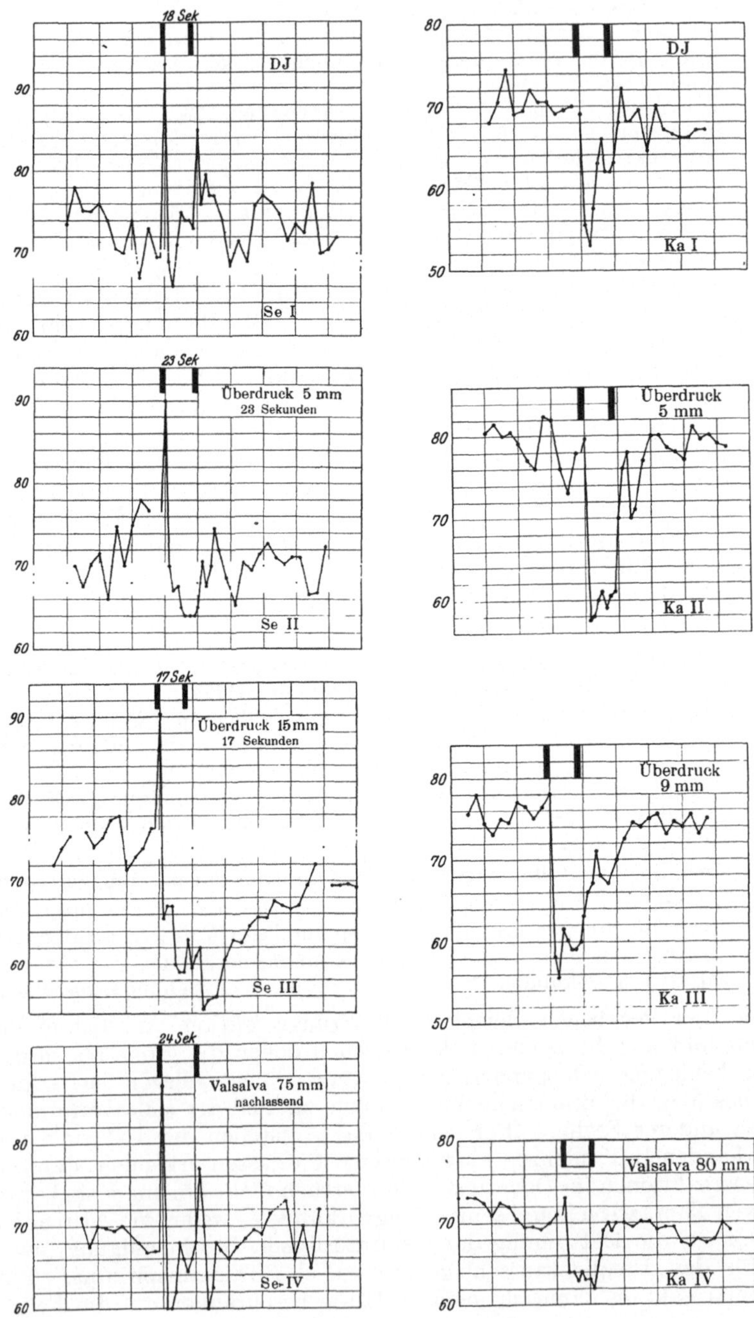

7. Folge:
Überdruckversuche mit Sekundärwirkung.

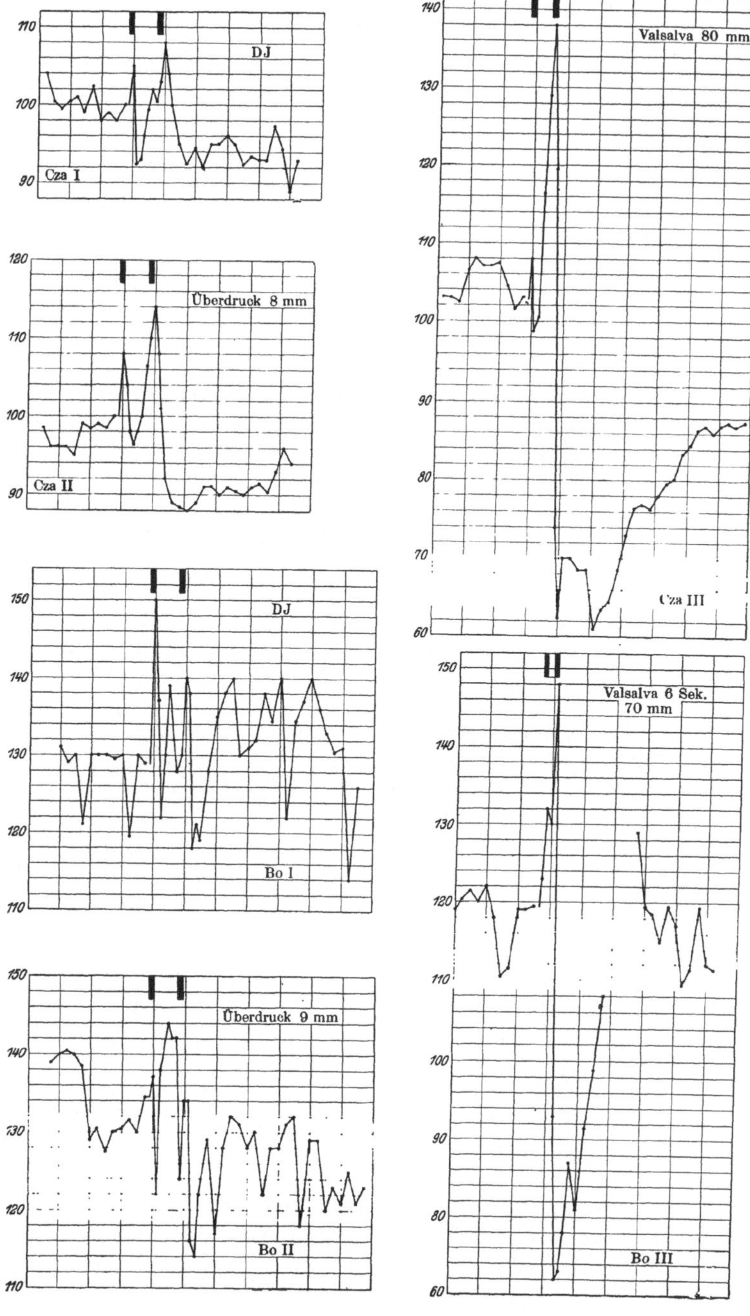

rung: sie steht in Proportion zum Lungendehnungszustand. Für die Sekundärreaktion dagegen mit ihrer offenkundigen Pulsverkleinerung und reaktiven Verstärkung gewinnen wir den Eindruck, daß der Albrechtsche Gedanke der Bedeutung von Füllungsverschiebungen doch einen berechtigten Kern habe, wenn auch in anderem Sinne als Albrecht gewollt hat.

2. Einfluß chemischer Bedingungen.

(8.—11. Folge.)

a) Eine zweite Reihe von Überlegungen, die für den puls. resp. bereits erörtert ist und nun aufs neue für Tiefatmungsversuche sich bietet, betrifft die chemischen Verhältnisse des Blutes und ihre Einwirkung, sei es im Albrechtschen Sinne direkt auf den Herzmuskel, sei es auf die Zentren der Medulla oblongata. Ich möchte hier mich nicht beschränken auf Änderungen der Atmungsgase, sondern hineinnehmen andere Änderungen im Chemismus des Blutes, die Frequenzalterationen zu setzen vermögen. Der Wert des Albrechtschen Hauptversuchs, den ich einleitend geschildert habe, liegt für unsere Betrachtung darin, daß er gegenüber der einfachen tiefen Ein- und Ausatmung den einzelnen Wirkungskomponenten zu einem gesteigerten Effekt verhilft, dadurch die Deutung erleichternd, und so rückwirkend beiträgt zur Klärung auch der einfacheren Atmungsprüfung. Daß der Dauerinspiriumsversuch im Tierexperiment technisch einfacher zu reproduzieren ist, daß er auf die Valsalva-Betrachtung vorbereitet, ist ein weiterer Vorteil. Nun aber liegt in dem Anhalten des Atems so lange der Patient es vermag ein Moment, das jede Schlußfolgerung beeinträchtigen muß: die Wirkung der nicht ausbleibenden Asphyxie. Asphyxieprüfungen kann man schließlich einfacher und reiner anstellen, etwa wenn man sauerstoffreie Gase einatmen läßt usw. Für die Anordnung des Dauerinspiriumsversuchs dagegen scheint eine zeitliche Beschränkung erwünscht, in der Gasänderungen eine Rolle nicht spielen.

Die hier folgenden Gasversuche haben darum weniger die Aufgabe zu zeigen, wieweit bei der Albrechtschen Anordnung des Dauerinspiriumsversuchs Sauerstoffmangel und Kohlensäureüberladung wirksam werden, etwa im Sinne der Herzschädigung usw., als vielmehr umgekehrt die Frage zu erörtern: wie lange kann ich ein Dauerinspirium ausführen lassen, ohne in dem Frequenzausschlag gestört zu werden durch die interkurrierende Asphyxie. Ich wiederhole: wenn eine Methode schon mit so viel Möglichkeiten der Frequenzbeeinflussung behaftet ist wie der Dauerinspiriumsversuch, erst recht wie der Valsalva, so ist der Ehrgeiz mehr der, überflüssige Faktoren auszuschalten.

Ich möchte hier im folgenden demonstrieren, daß bei Beschränkung auf 15—18 Sekunden zum wenigsten der Gesunde unabhängig von den Gasmischungsverhältnissen reagiert.

Das beweisen zunächst schon Einatmungsversuche mit reinem Stickstoff. Ich habe eine Anzahl von Herzgesunden und Herzkranken reinen Stickstoff einatmen lassen und fand erst jenseits 15—20 Sekunden eine Frequenzsteigerung. Schlagender wirkt die Gegenüberstellung von Dauerinspiriumsversuchen, in denen der tiefe Atemzug hier reinen Sauerstoff, dort reinen Stickstoff einsaugt oder drittens atmosphärische Luft. Der Unterschied der drei Kurven ist dann lediglich der, daß die Pulsbeschleunigung nach der Ausatmung ganz beträchtlich stärker wird, wie denn die Patienten auch gegen Ende des Dauerinspiriums bereits ein starkes Gefühl der Dyspnoe haben, ohne daß die Frequenz es anzeigt (s. 8. Folge); das gilt zunächst nur für die Primärreaktion. Was die Sekundärreaktion anlangt, so ist der

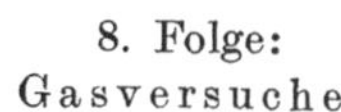

8. Folge:
Gasversuche.

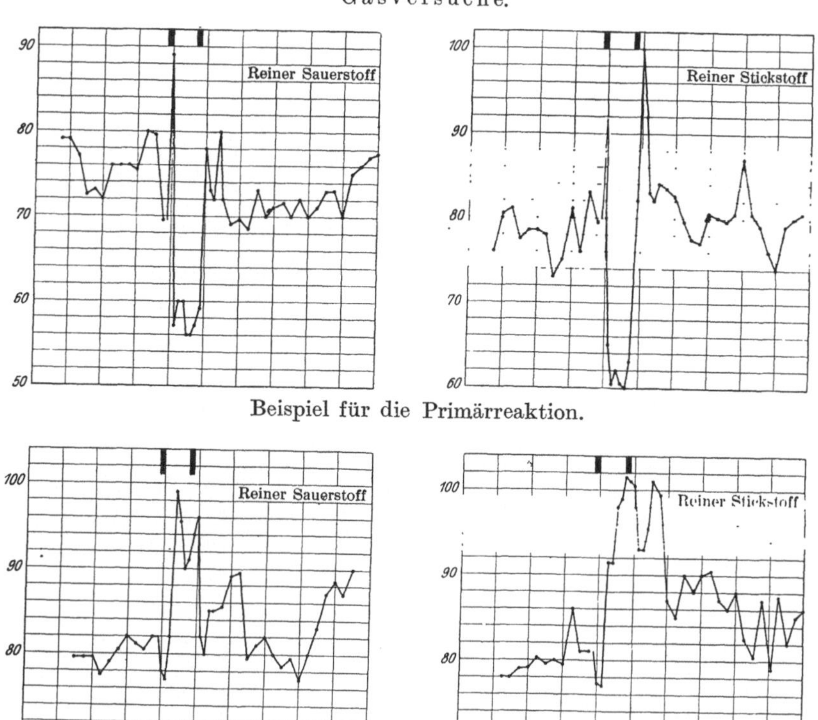

Beispiel für die Primärreaktion.

Beispiel für die Sekundärreaktion

Ausschlag wiederum der gleiche, ob atmosphärische Luft oder reiner Sauerstoff bei der Tiefatmung zur Verfügung stand. Reine Stickstoffatmung hat dagegen zur Folge, daß die reaktive Verlangsamung gestört wird durch asphyktisch tiefe Atemzüge; hier ändert die Ernährungsstörung den Frequenzablauf.

Diese letzten Sauerstoffversuche schalten einseitig den Faktor des Sauerstoffmangels aus; für die Frage der Kohlensäure-Überladung tut das isoliert eine Steigerung des Kohlensäuregehalts der Einatmungsluft. Man kann 5%, ja 10% Kohlensäure zugeben; der Effekt ist lediglich eine Beschleunigung der Pulsfrequenz infolge dyspnoischer Atmung, während der Dauerinspiriumsausschlag sich nicht zu ändern pflegt.

b) Haben die bisherigen Gasversuche lediglich die Bedeutung des Ausschlußmomentes, so sind Versuche mit künstlicher Frequenzänderung

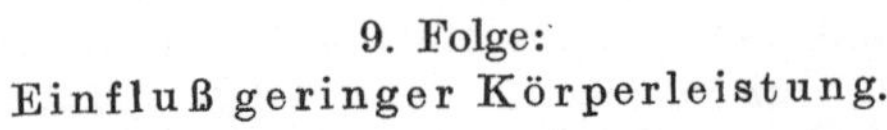

9. Folge:
Einfluß geringer Körperleistung.

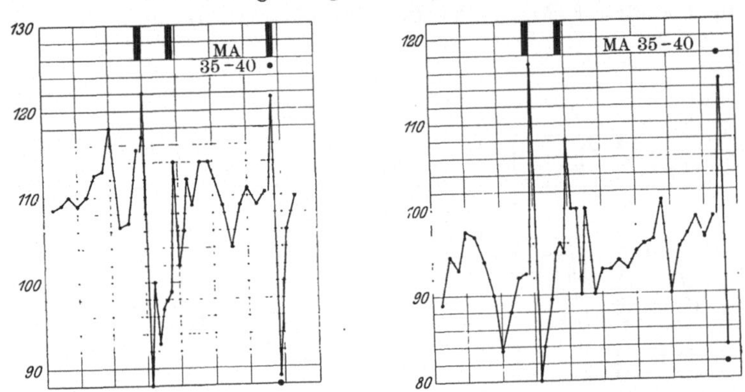

Primärreaktion links kurz nach dem Hinlegen, rechts 20 Minuten später.

10. Folge:
Einfluß erheblicher Körperleistung, 1.

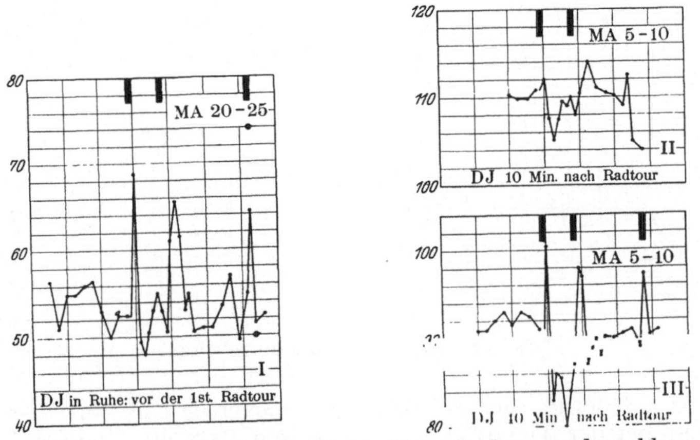

Primärreaktion vor einer einstündigen Radtour und nachher.

durch Körperarbeit direkt fördernd für das Verständnis unserer Ausschläge, — Frequenzsteigerungen, die ja zweifelsohne auch ein Ausdruck sind für veränderte chemische Vorbedingungen, sofern man nur nach der Anstrengung die beschleunigte und vertiefte Atmung abklingen läßt.

Das Ergebnis ist ein anderes für geringe und für erhebliche Anstrengung.

1. Schreibt man den Puls nach dem Hinlegen, nach kurzem Treppensteigen usw., sobald die Atmung ruhig geworden ist, so gibt es meist einen Verlangsamungstyp, der nach Abwarten völliger Ruhe in Be-

11. Folge:
Einfluß erheblicher Körperleistung, 2.

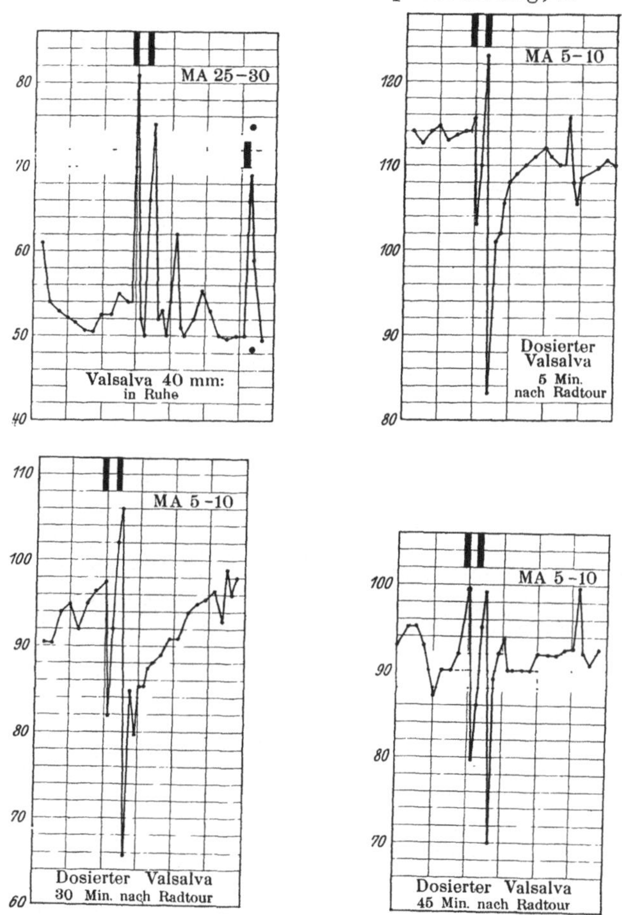

Sekundärreaktion (im dosierten Valsalva von 40 mm Hg) vor und nach der einstündigen Radtour.

schleunigungstyp übergehen kann, um bei erneuter künstlicher Tachykardie wiederzukehren. Das gilt für die maximale Atemschwankung wie für die Dauerinspiriumsausschläge, wie für den Valsalva. Die Ausschlagsgröße kann die gleiche bleiben — eine Steigerung ist indes nicht selten. Es ist als ob eine fest gefügte Ausschlagsform untertaucht in den ansteigenden Frequenzspiegel und erneut emporsteigt aus dem fallenden Frequenzniveau. Wenn etwas imstande ist, die Albrechtsche Phasendifferenzierung zu erschüttern, so ist es diese Konstanz[1]) (9. Folge).

2. Ganz anders nach erheblichen Anstrengungen. Wenn wir bisher aus den Abbildungen den Eindruck nahmen: die Pulsfrequenz an sich spielt für die Größe des Ausschlags so gut wie keine Rolle — für die Frequenzsteigerung nach erheblicher Körperleistung ist dieser Eindruck zu korrigieren. Wenn ich Versuchspersonen nach Radtouren untersuchte, so war für eine halbe Stunde und länger die maximale Atemschwankung so gut wie geschwunden, der Dauerinspiriumsversuch gab ganz geringen Ausschlag, nur beim dosierten Valsalva trat noch eine erhebliche Wirkung zutage. Ich lasse hier eine Vergleichskurve vor und nach einstündiger Radtour im Bild folgen (10. und 11. Folge).

Vorgreifend schließe ich eine Serie des dosierten Valsalva an, in dem sich der Sekundäranteil manifestiert; bei ruhigem Puls von 50 Beschleunigungstyp des Valsalva (6 Sekunden 40 mm Druck), 5 Minuten nach der Tour ein Verlangsamungstyp von offenbar vergrößertem Ausschlag, der sich auch nach 30 Minuten bei 90 Pulsen findet und erst nach 45 Minuten auf die Ausgangsgröße zurückkehrt (11. Folge).

3. Atropinversuche.

(12.—14. Folge.)

Eine dritte Möglichkeit des klinischen Experimentes bietet die Anwendung des Atropins und der Versuch, mit den beim Menschen zulässigen Dosen von 1—1 $^1/_2$, in Ausnahmefällen 2 mg den Ausschlag zu eliminieren, Dosen, die bei Gebrauch frischer, ungekochter Lösungen bereits ganz erhebliche subjektive Beschwerden auszulösen pflegen und auch dann beträchtliche Tachykardie machen, wenn nach 1 mg kaum Beschleunigung auftrat, in den relativ seltenen Fällen also einer gewissen Atropin-Immunität (Hering[2])). Wieweit freilich 1 $^1/_2$—2 mg Atropin die Vagusendigungen in Wirklichkeit zu lähmen imstande sind, darüber liegen Angaben nicht vor. Erwächst aus dieser Ungewißheit für die Atropinresultate dann, wenn sie die Ausschläge nicht aufheben, eine gewisse Kritik, so würde auf der anderen Seite eine Beseitigung der Frequenzbewegung möglicherweise in Analogie zu setzen sein zu der Wirkung jener künstlichen Tachykardie nach starken Anstrengungen, die ja die Ausschlagsgröße wesentlich herabsetzte, ohne daß Vaguslähmung erwiesen wäre. Kurven, in denen vor und nach Atropin die Tachykardie die gleiche war, vorher aber ein Ausschlag bestand, der nachher ausblieb, erbringt erst das Tierexperiment.

---

[1]) Goldscheider in seiner Diskussionsbemerkung zu meinem Wiesbadener Vortrag hebt hervor, daß wir es bei nervösen jugendlichen Individuen in der Hand haben, durch den Kunstgriff leichter Arbeitstachykardie bei angehaltenem Atem erhebliche Pulsverlangsamung herauszulocken. Es ist das teils eine Verschiebung des vorher bestehenden Beschleunigungstyps in einen Verlangsamungstyp, teils wirkliche Ausschlagszunahme.

[2]) H. E. Hering, Die Funktionsprüfung der Herzvagi beim Menschen. Münch. med. Wochenschr. 1910, Nr. 37.

Wichtiger im Menschenversuch als diese Lähmungswirkung des Atropins ist darum für die respiratorische Prüfung das Initialstadium einer Pulsverlangsamung, auf das u. a. Kaufmann und Donath[1]) hingewiesen haben. Daß sich diese anfängliche Bradykardie fast in allen Fällen findet, geht aus den später angeführten Atropinwerten hervor, zugleich auch, daß es sich um ganz erhebliche Frequenzsenkungen handeln kann, bis um 30 Schläge pro Minute. Auch nach 2 mg Atropin pflegt bei Jugendlichen dieser Frequenzabsturz da zu sein, nach wenigen Minuten einsetzend und oft 10—15 Minuten anhaltend. — Gab uns vorhin Körperarbeit die Möglichkeit, die respiratorischen Prüfungen bei künstlich erhöhter Frequenz und entspanntem Tonus vorzunehmen, so haben wir es jetzt in der Hand, den gesteigerten Vagustonus einwirken zu lassen, die Skala der Spannungen und Entspannungen voll ausnutzend. Wieweit es sich hier um zentrale,

12. Folge:
Primärreaktion unter Atropinwirkung.

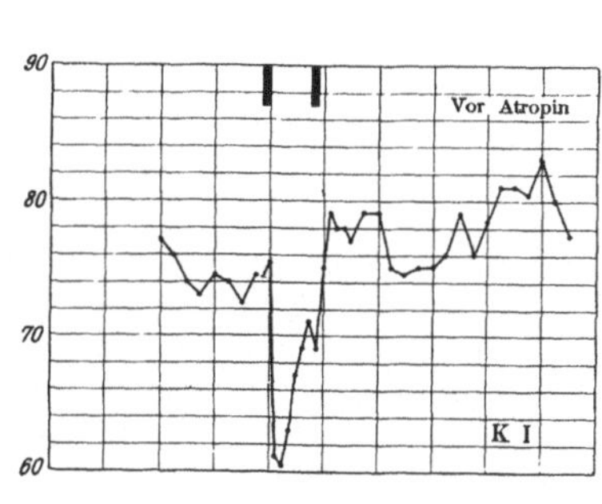

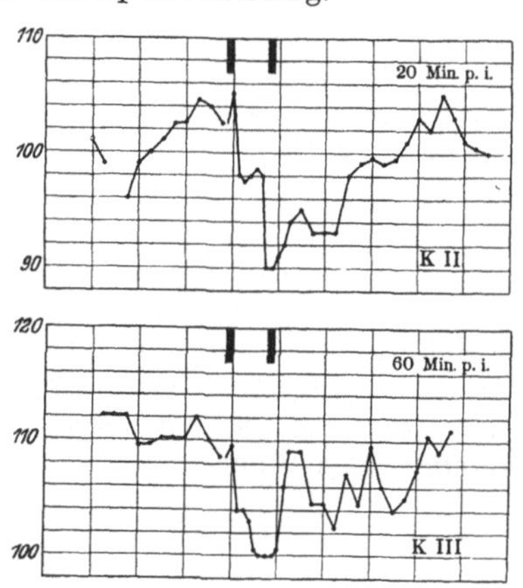

wieweit um periphere Tonussteigerung handelt, ist an anderer Stelle besprochen. — Hier die Veränderungen im Reiz- und Lähmungsstadium des Atropins.

Ich beschränke mich auf eine kurze Zusammenfassung der Ergebnisse und auf wenige charakteristische Kurvenbeispiele, um später im speziellen Teil auf diese Ausschläge ausführlicher zurückzukommen.

a) Im Reizstadium vergrößert sich die Empfindlichkeit manchmal nicht unerheblich, der Ausschlag der maximalen Atemschwankung und des Dauerinspiriums kann bis zu 50% zunehmen; daneben läßt sich nicht selten eine Wandlung des Gesamtausschlages feststellen im Sinne einer Verschiebung zum Verlangsamungstyp hin, umgekehrt aus dem Verlangsamungstyp in den Beschleunigungstyp.

---

[1]) Kaufmann und Donath, Über inverse Atropinwirkung. Wiener klin. Wochenschr. 1913, Nr. 29.

Kurven mit Sekundärquote verwandelten sich mehrfach während der Tonussteigerung in eine reine Primärreaktion.

b) Das Lähmungsstadium beseitigt in der Regel die maximale Atemschwankung völlig, Primär- und Sekundärreaktion im Dauerinspiriumsversuch wie im Valsalva blieben stets erhalten.

Charakteristisch für die Primärreaktion ist ein Trägerwerden und eine Verkleinerung des Ausschlags: langsamer steigt die inspiratorische Beschleunigung an, hält ev. mehrere Sekunden länger vor nachdem das Dauerinspirium begonnen und senkt sich langsam, den tiefsten Punkt nicht selten erst am Ende des Dauerinspiriums erreichend. Noch ein weiteres ist charakteristisch: die Neigung auf der Höhe der Atropin-Tachykardie eine Wandlung in den Sekundärtyp einzugehen und wenigstens reaktiv eine Verlangsamung zu zeigen.

Die Sekundärreaktion des Dauerinspiriums und Valsalva wird nach 1 mg, ja selbst nach $1^1/_2$ mg meist erheblicher im Lähmungsstadium: Der Primäranteil stumpft sich ab, und es bleibt nur ein langsamer, träger Anstieg, reaktiv abfallend in langdauernde Verlangsamung.

$1^1/_2$ bis 2 Stunden nach Atropin pflegt die Ausgangskurve annähernd wieder erreicht zu sein, erst wenn die Tachykardie abgeklungen ist.

Die Abbildungen veranschaulichen einige dieser Wirkungen. Das erste Beispiel zeigt Formveränderungen der Primärreaktion im Lähmungsstadium, die beiden anderen Beispiele Änderungen der Sekundärquote in beiden Stadien; hier nicht am D-I-Versuch selbst, sondern vorgreifend an einem dosierten Valsalva, der das Charakteristische stärker hervortreten läßt. Die beiden Valsalvaparadigmen stellen die starke und die geringe Sekundärempfindlichkeit im Atropinversuch einander gegenüber.

Beispiel K. für die Primärreaktion: (12. Folge.)

I. Vor $1^1/_2$ mg Atropin: Frequenz 75. Verlangsamungstyp. Langsames Wiederansteigen der Frequenz im Dauerinspirium.

II. 20 Minuten nach Injektion. Nach Frequenzanstieg auf 100 noch großer Ausschlag; treppenförmiger langsamer Abfall im Dauerinspirium, reaktiv protrahierte Rückkehr zur Ausgangsfrequenz (cf. die Tierkurve 15. Folge, II rechts).

III. Nach 1 Stunde bei Frequenz 110 noch immer träger Kurvenablauf, so daß der tiefste Punkt erst kurz vor der Exspiration erreicht ist.

Beispiel B. hochgradige Sekundärempfindlichkeit im Valsalva.

I. Valsalva 6 Sekunden 40 mm. Vor 2 mg Atropin. Ruhefrequenz ca. 87. Verlangsamungstyp. Die Primärquote wird schnell überwunden von einem sekundären Frequenzanstieg auf 108, dem langdauernde Verlangsamung bis auf 60 hinunter folgt. MA. im Anstieg 30—35.

II. Idem im Atropinreizstadium 15 Minuten post inj. Die Pulsfrequenz ist infolge Vagusreizung abgesunken auf ca. 65 Schläge. Darüber ist der Valsalvaausschlag in einen Beschleunigungstypus übergeführt worden.

III. Idem 26 Minuten post inj. Ausgangsfrequenz jetzt 102, im Anstieg begriffen auf 110. Die Primärquote des Valsalva ist verringert, die Sekundärquote mächtiger als in I. Eine MA. ist noch erhalten.

IV. Idem nach 60 Minuten. Frequenz ca. 125. Ein Primäranteil existiert nicht mehr; dagegen noch ein starker Sekundärausschlag.

13. Folge:
Sekundäranteil unter Atropinwirkung (dosierter Valsalva), 1.

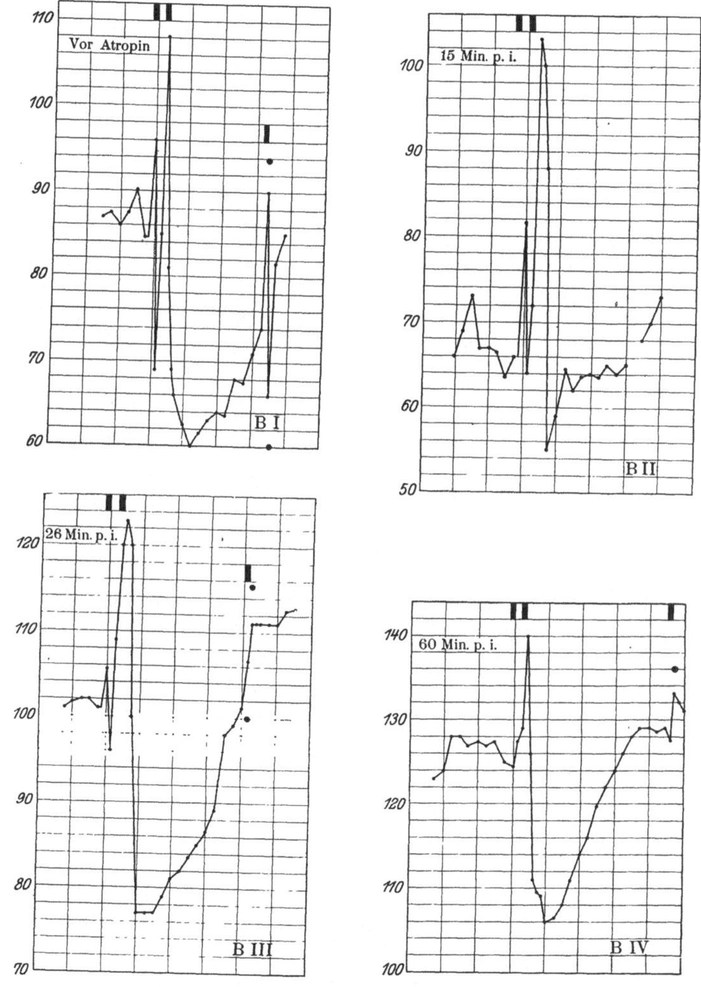

Patient B: Starke Sekundärempfindlichkeit.

Beispiel Na. Geringe Sekundärempfindlichkeit im Valsalva.

I. Valsalva 6 Sekunden 40 mm vor subk. Injektion von 2 mg Atropin Ausgangsfrequenz 75. Mäßiger Primärausschlag im Valsalva, geringe MA. Geringer Sekundäranteil: die reaktive Verlangsamung bleibt aus.

II. Idem 20 Minuten post inj. Frequenz gestiegen auf 80. Primäranteil fort, Sekundäranteil träge.
III. Idem 1 Stunde post inj. Frequenz ca. 82. Primärquote wieder angedeutet, auch in dem angeschlossenen D-I-Versuch kleiner träger Ausschlag. Verringerter Sekundäranteil.

14. Folge:
Sekundäranteil unter Atropinwirkung (dosierter Valsava), 2.

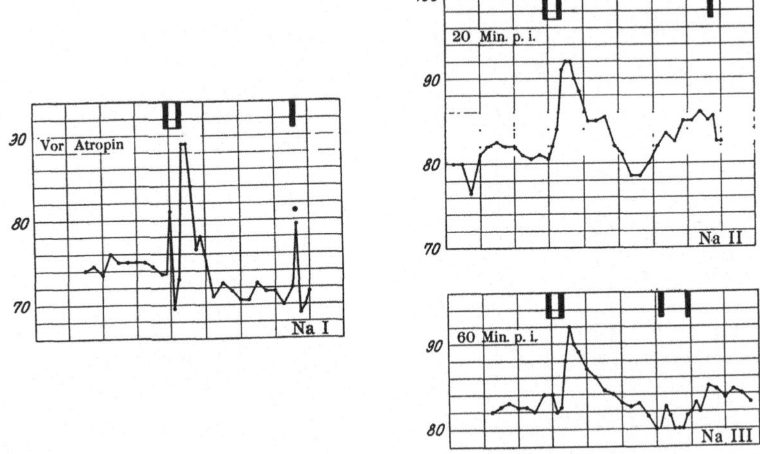

Patient Na: Geringe Sekundärempfindlichkeit.

Die Zusammenfassung dessen, was der Versuch am Menschen bieten kann, gibt uns gewisse Anhaltspunkte ätiologischer Art. Die Primärreaktion erschien abhängig vom Dehnungszustande der Lunge, die Sekundärquote wies Beziehungen auf zu Füllungsveränderungen; Atropin ließ auch nach $1^1/_2$—2 mg bei mächtiger Tachykardie den Primärausschlag in verringerter Größe bestehen, den Sekundärausschlag, vor allem des Valsalva, eher vergrößernd; künstliche Tonusschwankungen ließen die Kurvenform auf- und niedertauchen, die Ausschlagsgröße meist konservierend. Weitere Klärung kann nur das Tierexperiment bringen.

Zweites Kapitel.

Tierexperimente.

Einleitung.

Skizzieren wir noch einmal kurz die Zweiheit der Fragestellung, mit der wir ans Tierexperiment herantreten. Der Dauerinspiriumsversuch in seinen zwei Erscheinungstypen ist zu deuten. Eine Reaktion I (Primärreaktion), charakterisiert durch die Schnelligkeit der Frequenzbewegung, tritt auf zugleich mit dem Inspirationsakt: sehr schnell erfolgt ein Frequenzanstieg, meist 1—2 Sekunden über die beendete Inspiration hinaus, und es setzt dann für die Phase des Dauerinspiriums die Pulsverlangsamung ein. Mit der Exspiration geht selten eine kurze, weitere Verlangsamung einher, meist Beschleunigung und Abklingen zur Ausgangsfrequenz, in glatter Kurve oder in Wellenform. Die Reaktion II (Sekundärreaktion), ist offenbar weit träger in ihrem Charakter. Wir beobachten im Verlauf des Dauerinspiriums, meist im Anschluß an eine initiale Reaktion I ein Ansteigen der Frequenz, hinausreichend über den Exspirationsakt, gefolgt von reaktiver Verlangsamung. Schon die Versuche beim Menschen ließen den Schluß zu, daß Momente der Herz- und Arterienfüllung hier den Ausschlag geben.

Das Tierexperiment hat die Aufgabe, diese beiden Erscheinungstypen zu reproduzieren und auf ihren Auslösungsmechanismus zu untersuchen. Ich beginne mit einer Übersicht über die Literatur.

Die grundlegende Arbeit über den puls. resp. ist die zweite Mitteilung Ewald Herings aus dem Jahre 1871 [1]) über eine reflektorische Beziehung zwischen Lunge und Herz. Sie bringt uns Aufklärung über den inspiratorischen Anteil des puls. resp.: „Mäßige Aufblähung der Lunge vermehrt die Herzschläge". Durch Ausschluß anderer Faktoren (der veränderten Zirkulationswiderstände, der veränderten Bedingungen des Gasaustausches) kommt Hering zu der Hypothese, daß durch Aufblähung die sensiblen Nervenfasern der Lunge gereizt werden und so den Tonus des zerebralen Zentrums mindern; daß der zentrifugale Vagus mit im Spiele ist, konnte er definitiv beweisen, durch den Effekt von Vagusdurchschneidung und Atropin, sowie endlich durch die Tatsache, daß die Frequenzsteigerung nie über die Durchschneidungsfrequenz hinausgegangen ist. In seiner Schlußbemerkung gibt Ewald Hering gewisse Schwierigkeiten zu. Bei 30 Hunden gab es Versager: unter anderem Tiere, die keinen häufigeren oder sogar einen selteneren Herzschlag zeigten. Das war die Regel bei übermäßigem Aufblähen, „warum es aber bei manchen Tieren auch schon bei . . .mäßigen Aufblasungen eintritt . . . . weiß ich bis jetzt nicht genügend zu sagen".

Frédericq [2]), die Deutung der Experimente Herings bezweifelnd, stellt ihr seine These einer rein automatischen Aktion des Herzzentrums entgegen, des in enger wechselseitiger Beziehung zum Atemzentrum stehenden Hemmungszentrums, die sich als Asphyxiewirkung in Atembewegungen und parallelen Blutdruck- und Frequenzwellen äußert (Frédericqsche Erscheinung). Für eine Automatie des Vaguszentrums treten u. a. gleichfalls ein Verworn [3]) und zuletzt Carlo Foà [4]), der den Nachweis einer völligen Unabhängigkeit der Frédericqschen

[1]) Ewald Hering, Sitzungsberichte der kaiserlichen Akademie der Wissenschaften. Wien 1871, Bd. 64.

[2]) Frédericq, De l'influence de la respiration sur la circulation. Arch. de Biol. 1882.

[3]) Verworn, Zur Analyse der dyspnoischen Vagusreizung. Arch. für Anat. und Physiol. 1903, S. 65.

[4]) Carlo Foà, Periodische Automatie der herzhemmenden und des vasomot. Bulbärzentrums. Pflüg. Arch. Bd. 153.

Erscheinung von den Lungen- und Atmungsbewegungen in schöner Weise bei der Meltzer Auerschen Atmung zu demonstrieren vermag.

Foàs Ergebnisse klären das Phänomen weiter dahin, daß die Blutdruckwellen nicht Folge sein können der Frequenzbewegungen, vielmehr eine Parallelerscheinung darstellen; und konstatieren auch insofern eine gegenseitige Unabhängigkeit der Zentren, als sowohl Atem- wie Vaguszentrum außer Tätigkeit sein können bei noch erhaltenen Blutdruckwellen (Chlorallähmung).

Nun schließt diese Feststellung einer Automie in keiner Weise aus, daß unter anderen Bedingungen reflektorische Einflüsse in dies Spiel der Zentren eingreifen können, sei es Lungenvaguswirkung, sei es ein Reflexmechanismus anderer Art. Brody und Russel [1]) bestätigen die Heringsche These; bei den von Hering aufgewandten geringen Inspirationsdrucken sahen auch sie inspiratorische Beschleunigung auftreten, bei Atmung mit starkem Überdruck dagegen Verlangsamung, — sowohl bei kurarisierten wie bei nichtkurarisierten Tieren. Elektrische Reizung der einzelnen Vagusäste am zentralen Stumpf erwies die Lungenäste als die allerempfindlichsten, wirkend sowohl aufs Vagus- wie aufs Vasomotorenzentrum. — Auch Jappelli [2]) bringt Beweise für die Lungenvagustheorie: er kommt zu dem Schluß, daß beim Hunde die auf das herzhemmende Zentrum gerichteten Reize vor allem von der Lungenoberfläche her dorthin gelangen. Von anderen Reflexmechanismen werden angeführt die Muskelbewegungen zugleich mit der Atmung (Spalitta) [3]), wohl widerlegt durch Kurarisierungsversuche, erneut durch Blumenfeld und Putzig, ferner Füllungs- und Blutdrucksänderung (Blumenfeld und Putzig) [4]).

Diese letzte Arbeit von Blumenfeld und Putzig ist die einzige, die geradezu eine Nachprüfung des Albrechtschen Hauptversuches ins Auge faßt, sie sei darum ausführlicher zitiert. Gearbeitet ist mit künstlicher Atmung bei geschlossenem Thorax. Die Nachahmung des Dauerinspiriumsversuches wird erstrebt durch kontinuierliche Sauerstoffeinblasung bei verhinderter Exspiration unter einem Druck von 20 ccm Wasser: „dieser Versuch bewirkt bei den meisten Tieren eine starke gleichmäßige Beschleunigung ohne Frequenzschwankungen, wahrscheinlich durch direkte Reizwirkung auf das Herz". Auch nach beiderseitiger Vagotomie trat eine geringe Beschleunigung im Versuch auf; das spricht den Autoren weiterhin für einen direkt auf das Herz wirkenden Reiz. Die Frage nach der peripheren oder zentralen Auslösung des Pulsus respiratorius beantworten Blumenfeld und Putzig etwa wie vordem Lommel [5]): Beide Momente sind wirksam. Die primäre Automatie des Zentrums wird sekundär durch von der Peripherie aus-

---

[1]) Brody und Russel, On reflex cardiac inhibition. The Journal of physiol. 26, 1901.

[2]) Japelli, Sulla genesi delle modificacioni del ritmo cardiaco. Arch. di Fisiol. fasc. 5, 1908.

[3]) Spalitta, Sur les modifications respiratoires du rhythme cardiaque. Arch. Ital. de Biol. A. 35, 1901.

[4]) Blumenfeld und Putzig, Exper. electrokard. Studien über die Wirkung der Respiration. Pflüg. Arch. 155, 1914.

[5]) Lommel, a. a. O.

gelöste Reflexe modifiziert, doch bleibt die Tätigkeit des Zentrums erhalten. Als wesentlichster Punkt werden, wie erwähnt, angeführt die durch die Atmung bewirkte Füllungsänderung des Herzens und die damit zusammenhängenden Änderungen des Blutdruckes, sowie bis zu einem gewissen Grade die periodischen Schwankungen im Tonus des Gefäßnervensystems.

Wenn in den vorher genannten Arbeiten nur der Vagus herangezogen war für die Erklärung respiratorischer Frequenzschwankungen, so erwähnen Blumenfeld und Putzig also auch einen Beschleunigungsanteil, der nach Vagotomie bestehen bleibt. In gleichem Sinne hat sich vordem H. E. Hering ausgesprochen [1]). Bei Anwendung einer besonderen Methodik (Ausreißung der Akzessorii, Verschmähen des Atropins) sah Hering die Beschleunigung der Herzschläge nach Aufblasen der Lunge nicht gänzlich beseitigt. Er denkt an zentripetale Fasern, die nicht durch den Vagus gehen, resp. an die Nervi accelerantes. Damit ist also auch der Sympathikus in das Bereich der Betrachtungen gezogen. — An dieser Stelle sei auch die Beobachtung Herings angeführt, daß durch tiefes und beschleunigtes aktives oder passives Atmen die Frequenz der Herzschläge gesteigert wird und daß diese Steigerung zum Teil gebunden ist an die Integrität der Herzhemmungsfasern.

Diese Aufführung experimenteller Untersuchungen über den Pulsus respiratorius gibt, wenn sie auch auf Vollständigkeit nicht Anspruch erheben kann, wenigstens die Richtlinien wieder, in denen gearbeitet wurde. Ein vagischer Anteil steht unumstritten da; ob Reflex oder nicht, darüber herrscht Zweifel. Auf diesen Anteil des vagischen Systems wird im folgenden einzugehen sein in Ausschaltungsversuchen der einzelnen Glieder — der zentrifugalen Bahn, des Zentrums, wie eventuell zentripetaler Fasern, und weiter wird festzustellen sein, wie weit dem Vagus allein die Herrschaft zukommt, wie weit er sie teilen muß mit muskulären oder sympathischen Einflüssen.

Über diese Richtlinien hinaus aber weisen die früheren Arbeiten nicht. In Frage stehen ganz bestimmte Frequenzbewegungen, die bei der Sonderanordnung des Dauerinspiriumsversuches in Erscheinung treten; diese Frequenzausschläge sind auch in den darauf abzielenden Versuchen Blumenfelds und Putzigs keineswegs gewonnen worden. Und so wird der nächste Abschnitt, der einleitend die experimentelle Methoden behandelt, erst zu erweisen haben, ob sich die beiden Typen überhaupt im Tierexperiment wiedergeben lassen.

A. Tierexperimentelle Methodik, Reproduktion beider Reflexe.

Den Ausgangspunkt für das Tierexperiment muß eine Atmung bieten, die der oberflächlichen menschlichen Atmung in Parallele zu setzen wäre; nur daß man im Tierversuch zu künstlicher Respiration bei doppeltem Pneumothorax wird übergehen müssen, um die Möglichkeit

---

[1]) H. E. Hering, Über die Beziehung der extrakardialen Herznerven zur Reizung der Herzschlagzahl bei Muskeltätigkeit. Pflüg. Arch. Bd. 60.

von Atmungsmodifikationen in der Hand zu halten. Denkbar wäre als völliges Analogon zu den normalen Respirationsbedingungen eine Anordnung, bei der das Pneumothoraxtier in einen luftdichten Kasten hineingesetzt wird, aus dem lediglich das abgedichtete Trachealkanülenrohr herausragt. Dem wechselnden Dondersschen Druck im Thorax vergleichbar werden in dem Kasten abwechselnd ein stärkerer und ein schwächerer Grad von Luftverdünnung hergestellt und so respiratorische Atembewegungen der Lunge vermittelt. Auch darin ist die Vergleichbarkeit mit normalen Verhältnissen eine absolute, daß sämtliche Organe des Mediastinums den Wirkungen des schwankenden negativen Druckes in gleicher Weise ausgesetzt sind wie die Lungen.

Aber eben diese Mitbeeinflussung des Mediastinums, speziell des Herzens, ist ein Nachteil des Verfahrens, weil es gerade erwünscht sein muß, zu scheiden zwischen reiner Lungen- und reiner Herzwirkung. So erscheint diese mehr physiologische Anordnung unterlegen einer zweiten überdies viel einfacheren Methode, bei der nicht Lungendehnung durch Ansaugung zum Prinzip erhoben ist, sondern Lungendehnung durch Überdruckatmung. Die geschilderten Ergebnisse der Überdruckatmung beim Menschen berechtigen zu dieser an sich unphysiologischen Art der Respiration.

Eine Schwierigkeit ergibt sich daraus, daß bei Überdruckatmung infolge Änderung der Elastizitätsverhältnisse der Lunge eine allmähliche Vergrößerung des Lungenvolums zu befürchten ist, während sich in gleichem Maße die respiratorische Exkursion verringert: denn die in ihrer Elastizität geschädigte Lunge besorgt die Austreibung der eingepumpten Gasmenge immer träger und unvollständiger. Man geht dieser Schwierigkeit aus dem Wege, wenn man einen Respirationsapparat mit Doppelpumpenbetrieb benutzt. Von zwei parallel arbeitenden Pumpen, deren Fassung sich je nach der Größe des Tieres variieren läßt zwischen je 80 und 300 ccm, treibt die eine Luft hinein in die Lunge, die andere saugt sie wieder ab. Vier Ventile regeln Zu- und Abfuhr. Eine weitere Pumpe, von der gleichen Motorachse getrieben, erlaubt Gasmischungen in jedem gewünschten Verhältnis. So gelingt es, selbst bei mehrstündigen Experimenten, die Lunge in gleichem Elastizitätsgrad zu erhalten und überdies das respirierte Volum bei jeder beliebigen Mittellage zu beherrschen: unter der Voraussetzung, daß Zu- und Abfluß beliebig variierbar sind.

Die geschilderte künstliche Respiration erfordert eine Atmungsart, bei der sowohl Atemvolum, wie Atemfrequenz den physiologischen Verhältnissen des Tieres angenähert sind (meist 100—150 ccm Atemvolum bei 25—30 Atemzügen pro Minute). Den Druck wählt man zweckmäßig schwankend zwischen $\pm$ 0 mm Hg Exspirationsdruck und 2—3 mm Inspirationsdruck (zu messen bei Ausschaltung der Atmung in beiden Phasen). Nicht gerne höher, weil sonst die Lunge doch ihre Elastizität verliert. Zugeführt werden reiner Sauerstoff oder Gasmischungen, von denen später die Rede sein wird.

Bei dem narkotisierten Tier (Katzen mit Paraldehyd, Hunde mit Morphium; ev. Äther vor der Operation) wird nach Einführung der Trachealkanüle und künstlicher Respiration ein breiter Pneumothorax angelegt. Das gelingt fast ohne Blutverlust bei Anwendung mächtiger Klemmen, zwischen denen man zuerst beiderseits des Sternums große

15. Folge:
Beispiele für die Primärreaktion im Tierversuch.

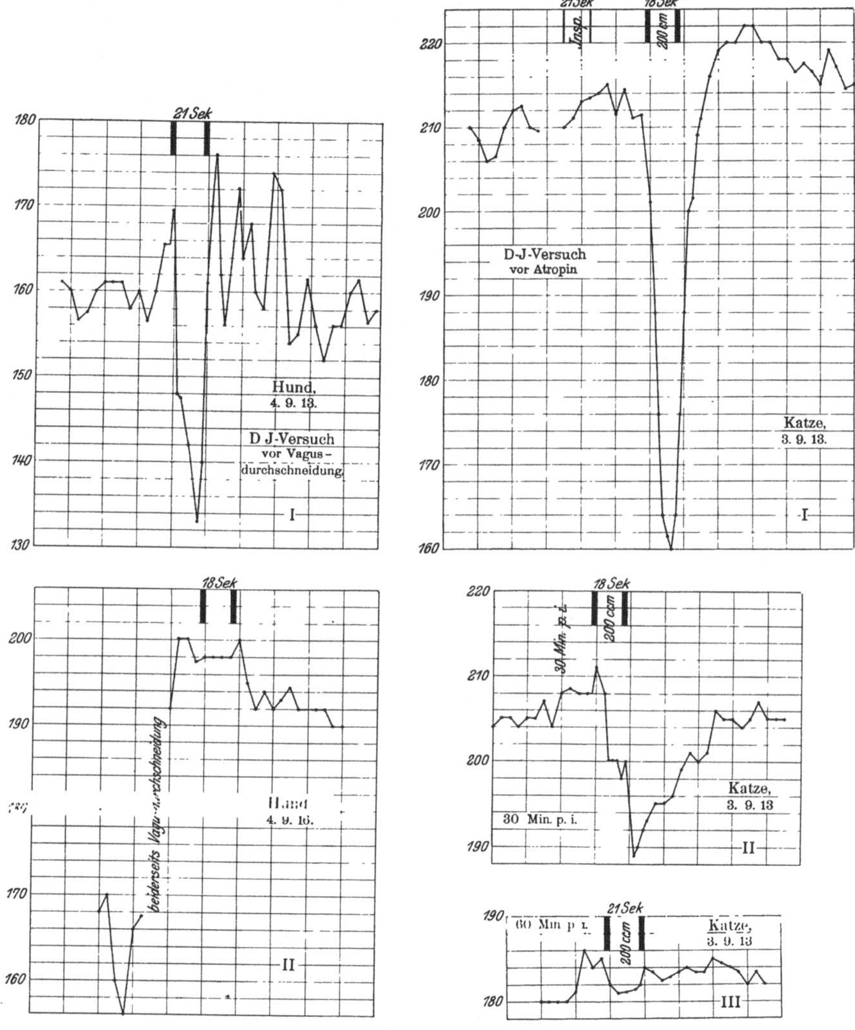

Katze von 3 kg, 3. 9. 13.

Langsames Schwinden eines Verlangsamungstypes nach 1 mg Atropin.

Hund von 12 kg, 4. 9. 13.

Primärreaktion beseitigt durch Vagusdurchschneidung.

Fenster anlegt, die sich nach Abquetschung des Sternums oben und unten leicht zu breiter Öffnung des Thorax verbinden lassen. Schonender ist es, die Sternumbrücke bestehen zu lassen und die Lunge in feuchten Kammern zu halten. Kurare ist nur in den ersten Experimenten gegeben. Von Bewegungen stört höchstens Zwerchfellkontraktion, die durch beiderseitige Phrenikusdurchschneidung ausgeschaltet wurde. Die Registrierung des Pulses geschah mit einem geschlossenen Luftsystem und Marreyscher Trommel: Man läßt die Herzspitze anschlagen gegen eine Kapselmembran, die den Impuls an den Schreiber weitergibt. Die Vorhofstätigkeit markiert sich zumeist mit. Perikardreizung ist nicht zu befürchten; die Herzspitze, die gewohnt ist gegen die Brustwand zu schlagen, kann unmöglich gereizt werden durch das Anschlagen gegen die zarte Gummi-

16. Folge:
Primärreaktion im Tierversuch, 2.
Katze, 5. 9. 13.

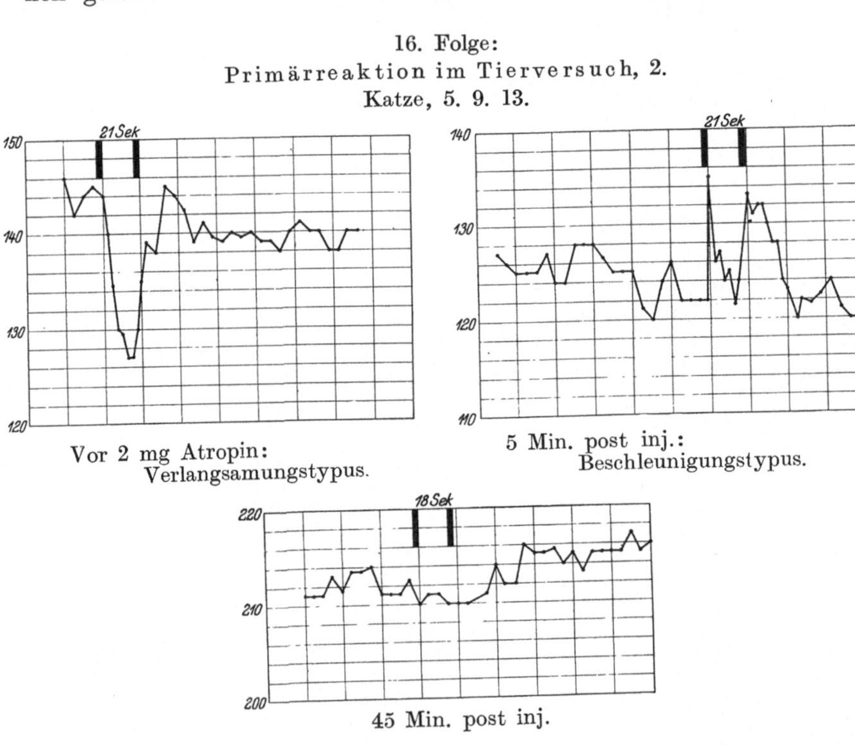

Vor 2 mg Atropin: Verlangsamungstypus.

5 Min. post inj.: Beschleunigungstypus.

45 Min. post inj.

membran. Das beweist auch der Kontrollversuch mit Arterienschreibung. Auch hier kommt der Mackenziesche Polygraph mit seiner einfachen Tintenschreibung sehr zu statten. Die Umarbeitung der Tierpulskurve ist natürlich dieselbe wie sie vorhin beim Menschen geschildert war.

Die Verhältnisse, die sich bei einem derart künstlich respirierten Tier dem Beschauer bieten, sind die mannigfaltigsten. Die Herzfrequenz ist jeweils hoch oder niedrig; bald liegt das Tier in völliger Apnoe da, bald erleben wir jenes wundervolle Phänomen der Synchronatmung, das spontane Mitatmen des Tieres in Form von Atembewegungen des Thoraxstumpfes, des Zwechfelles, der Bauchpresse — jenes Phänomen, das Hering und Bräuer zur Entdeckung der Selbststeuerung der Atmung durch die Lunge führte; dann wieder sehen wir statt der Syn-

17. Folge:

Beispiele für die Sekundärreaktion im Tierversuch, 1.

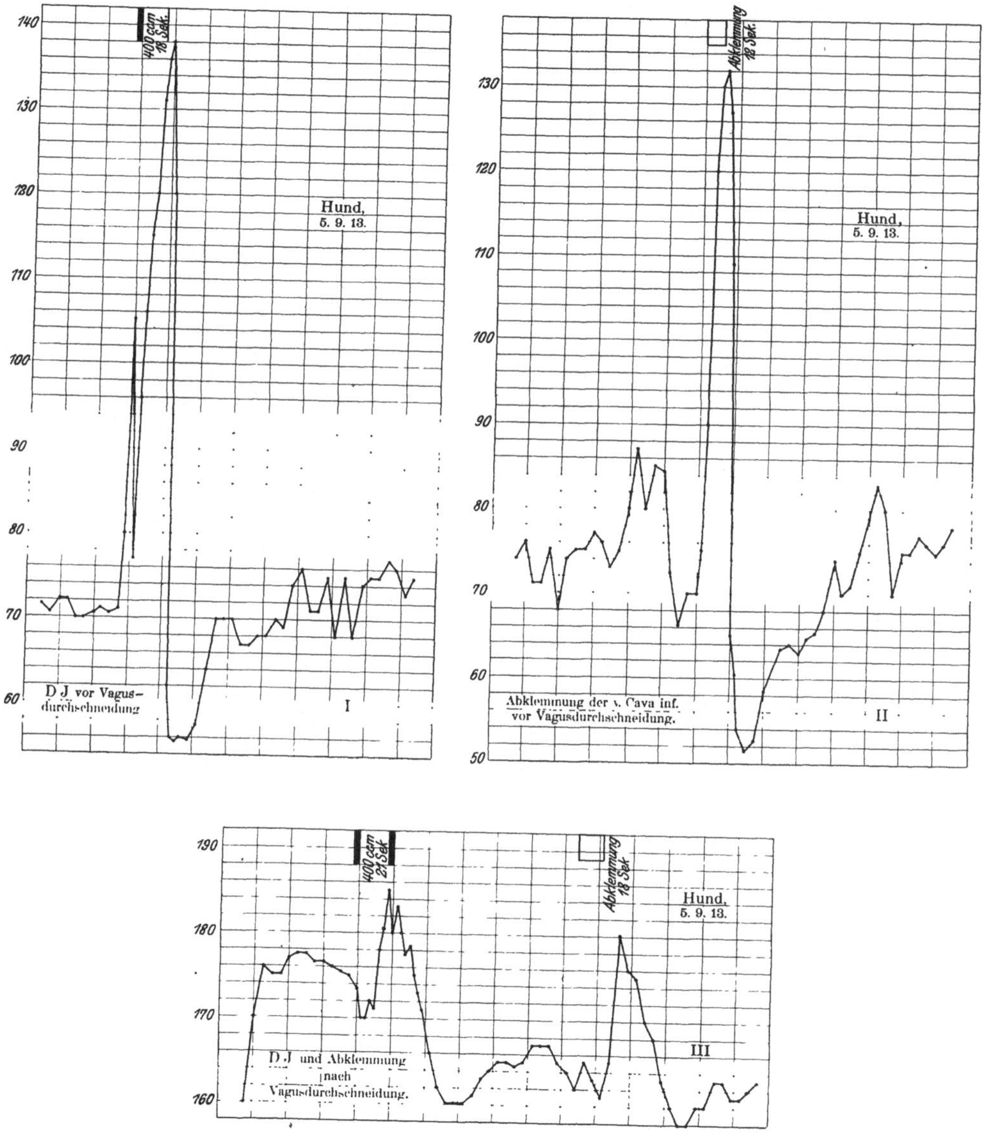

140
130
120
110
100
90
80
70
60
400 ccm 18 Sek.
Hund, 5. 9. 13.
D J vor Vagusdurchschneidung
I
130
120
110
100
90
80
70
60
50
Abklemmung 18 Sek.
Hund, 5. 9. 13.
Abklemmung der v. Cava inf. vor Vagusdurchschneidung.
II
190
180
170
160
400 ccm 27 Sek.
Abklemmung 18 Sek.
Hund, 5. 9. 13.
D J und Abklemmung nach Vagusdurchschneidung.
III

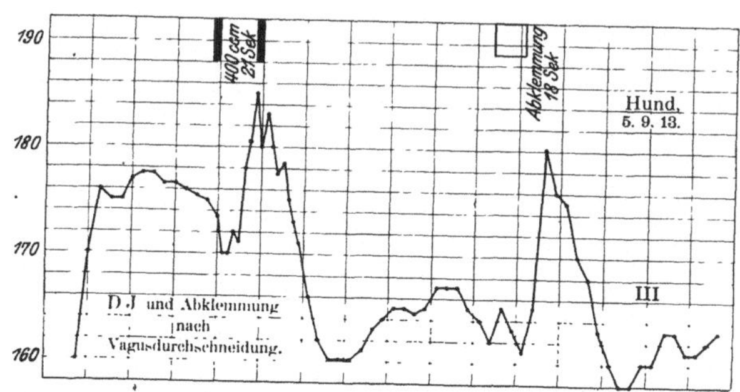

Hund von 8 kg, 5. 9. 13.

Der Sekundärausschlag des D.-I.-Versuchs und ein sehr ähnlicher Ausschlag nach Abklemmung der Vena cava inferior schwinden nahezu nach Vagusdurchschneidung.

18. Folge:

Beispiele für die Sekundärreaktion im Tierversuch, 2.

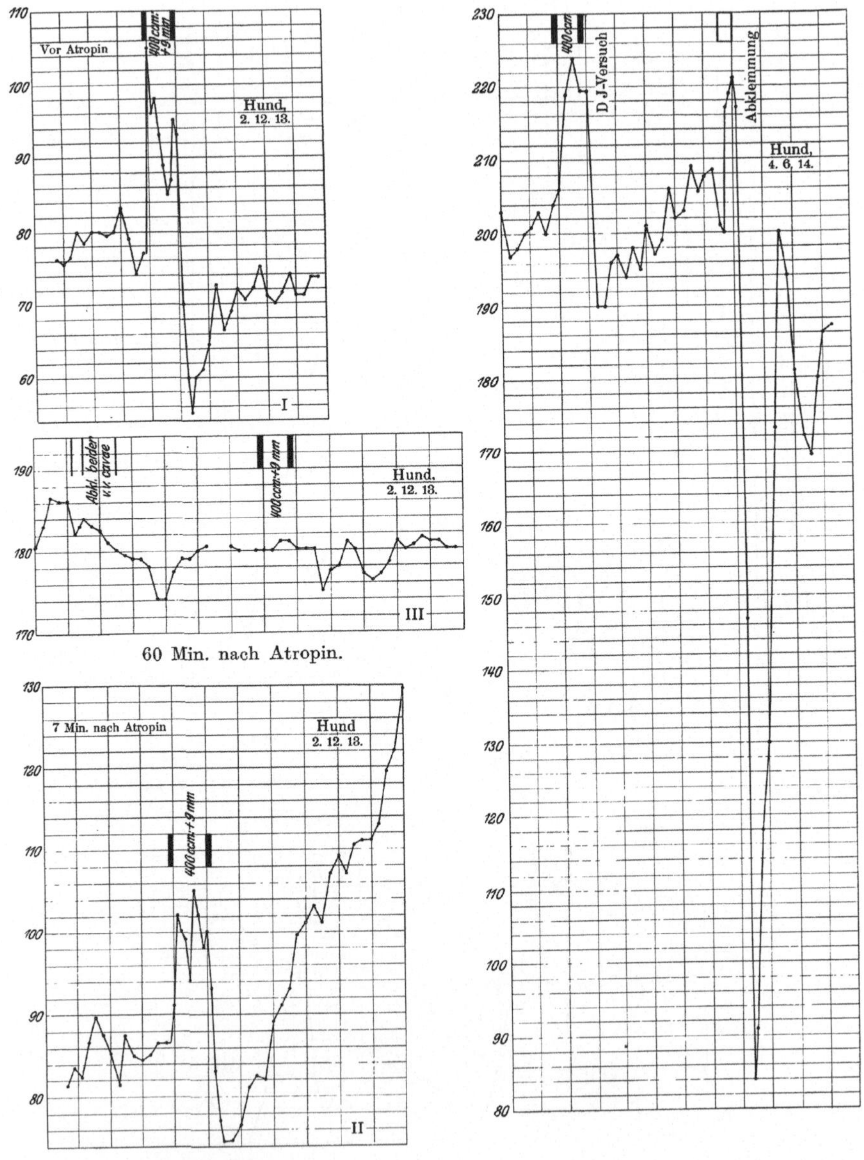

Hund von 6 kg, 2. 12. 13.
Völlige Beseitigung eines Sekundärausschlags durch 1 mg Atropin, 1 St. post injectionem (III). II = Sekundärreaktion im Frequenzanstieg.

Hund von 20 kg, 4. 6. 14.
Sekundärausschlag des D.-I.-Versuchs und Abklemmungsausschlag bei hoher Ausgangsfrequenz

chronatmung völlig unabhängig von den Lungenbewegungen langsame, ausgiebige Atmungsexkursionen der Atmungsmuskulatur, offenbar von einem Atemzentrum geleitet. Mit der Rumpfatmung einhergeht oft ein puls. resp., ob nun Synchronatmung besteht oder nicht.

Nehmen wir diese verschiedenen Pulsgrundlagen vorläufig einmal als gegeben hin und wenden uns zu der Nachahmung des Dauerinspiriumsversuchs als derjenigen Prüfungsart, deren ätiologische Klärung in erster Linie beabsichtigt ist. Das Atmungssystem wird ausgeschaltet; im Zeitraum von 1—2 Sekunden aus einer Pumpe 200—400 ccm der jeweiligen Gasmischung in die Lunge getrieben, nach 18 Sekunden „Dauerinspirium" abgesogen und die oberflächliche Atmung wieder eingeschaltet. Dieser Dauerinspiriumsversuch mit Überdruckluft ist völlig vergleichbar jenem beim Menschen.

Nun bietet sich beim Tier eine Möglichkeit, die wir beim Menschen nicht haben: wir können einen reinen Herzfüllungsversuch anstellen, um so gewisse Faktoren des Valsalva isoliert zu untersuchen. Es dient dazu die Abklemmung einer oder beider Venae cavae 12 Sekunden lang. Das Gemeinsame liegt in der Verminderung der Blutmenge, die in die Aorta einströmt; der Unterschied nicht nur in der Vermeidung jedes Druckes auf Herz und Perikard, in dem Ausbleiben der Lungendehnung: sondern vor allem im Sitz des Kreislaufhindernisses. Darüber mehr im Anhang.

Was ist das Ergebnis dieser Prüfung? Nun, die Abbildungen der 15.—18. Folge zeigen, daß sich alle Formen der Primärreaktion, die wir vorher beim Menschen erzeugen konnten, im Tierexperiment reproduzieren lassen, daß auch die Sekundärreaktion hier wiederkehrt. Die Form aber der Sekundärreaktion hat eine derartige Ähnlichkeit mit der Pulsform nach Abklemmung der Vena cava, daß eine gemeinsame Ursache überaus wahrscheinlich wird.

B. Die Primärreaktion und ihre Beziehungen zum Vagus.

1. Ausschaltung des zentrifugalen Vagus.

Betrachten wir zunächst die Primärreaktion und ihr Verhältnis zur Vagusinnervation in der erwähnten Dreiteilung: — zentrifugaler, zentripetaler Anteil, Zentrum, — so können wir, was die Untersuchung der zentrifugalen Bahn des Vagus anbetrifft, direkt anknüpfen an die Befunde beim Menschen. Der Versuch, durch Atropin den Herzvagus zum Schweigen zu bringen, war dort nicht einwandfrei gelungen. Wohl erfolgte nach Pulsfrequenzanstieg eine Minderung der Ausschlagsgröße, eine Formveränderung der Kurve, allein ein Zweifel blieb in der Deutung. War wirklich die Lähmung eine unvollständige und darum der Ausschlag nie zu beseitigen — oder trat nur jetzt nach Ausschaltung des Vagus in diesen modifizierten Ausschlägen die nackte Automatie oder Sympathikuswirkung zutage?

Aus diesen Zweifeln befreit uns das Tierexperiment. Hier können wir genügend große Dosen anwenden und uns überdies mit elektrischer Halsvagusreizung orientieren. Nach 3—4 mg resultiert völlige Vaguslähmung in wenigen Minuten sowohl beim Hund wie bei der Katze; nach 1 mg meist erst in einer Stunde, wenn sie überhaupt auftritt. Bei dieser protrahierteren Lähmung aber haben wir den Vorteil, auch auf alle jene Stadien fahnden zu können, die sich beim Menschenversuch geltend machen. — Und diese Versuche beweisen nun schlagend, daß der Vagus allein verantwortlich ist für die Frequenzalteration der Primärreaktion. Ist der Vagus tot, so bleibt jede Reaktion aus. Jene Formveränderungen der Kurve aber, die wir beim Menschen sahen, kehren in genau derselben Form auch beim Tier wieder, während der Übergangsstadien bis zur völligen Lähmung, so daß wir rückschließend beim Menschen von partiell atropinisiertem Herzvagus sprechen dürfen, wenn wir jene trägen Ausschläge finden.

Auch das Vagusreizstadium wird beim Tier beobachtet. Ausschlagsänderungen in diesem Reizstadium sind wiederum ganz analog denen beim Menschen. Bald werden die Exkursionen im ganzen größer, bald verschiebt sich der Ausschlag aus einem Verlangsamungstyp in einen Beschleunigungstyp. — Ein zweiter Modus der Vagusausschaltung im Tierexperiment ist die Durchschneidung des Halsvagus.

Aus meinem Kurvenmaterial wähle ich Beispiele, die ich bereits auf dem Wiesbadener Kongreß 1914 gezeigt habe, die aber in der Publikation nicht abgebildet sind (siehe 15. und 16. Folge).

4. IX. 1913. Hund, 12 kg, 6 ccm 2 % Morph. Äther. Doppelter Pneumothorax.

Dauerinspiriumsversuch vor und nach Vagusdurchschneidung.

Frequenzanstieg von 160 auf 200.

3. IX. 1913. Katze, 3 kg, 5 ccm Paraldehyd. Einseitiger Pneumothorax.

1. Dauerinspiriumsversuch vor Atropin . . . . bei 210 Pulsen
2. „ nach 30 Min. nach 1 mg Atr. „ 210 „
3. „ „ 1 Std. „ 1 „ „ „ 180 „

Vagi jetzt elektrisch unerregbar. Von vornherein also bestand Vaguslähmungsfrequenz.

5. IX. 1913. Katze, $3^1/_2$ kg, 6 ccm Paraldehyd. Doppelter Pneumothorax

1. Verlangsamungstyp vor Atropin (Freq. 140).
2. Beschleunigungstyp 5 Min. nach Inj. (Freq. 125)
3. Kein Ausschlag mehr nach Vaguslähmung.

2. Beziehungen zum zentripetalen Vagus.

Eine zweite Aufgabe gilt der Entscheidung: zentrale Reaktion oder Reflex. Wir werden nie von einer reflektorischen Frequenzänderung sprechen, wenn die chemischen Bedingungen des das Kopfmark durchströmenden Blutes beherrschend sind: diese Möglichkeit war schon im Menschenversuch ausgeschlossen. Aber darüber hinaus gab der klinische Versuch schon positive Anhaltspunkte, welcher Art die Reflexregulierung sein könne: das Gemeinsame, das nie fehlt bei der Entstehung der Reaktion, ist die Dehnung des Alveolarbaums. Die Überdruckversuche beim Menschen boten eine klare Illustration: je stärker der angewandte Druck um so stärker die Verlangsamung. Es besteht also ein Parallelismus zwischen Frequenzausschlag und Reizgröße = Dehnung der Alveolen.

Wie aber soll die Alveolardehnung diesen dominierenden Einfluß gewinnen ohne nervöse Übermittlung? Eine derartige nervöse Brücke ist ja nichts Unerhörtes. Wir wissen, daß es Lungenvagi gibt, wir erfahren von Brody und Russel, daß sie stärker reizbar sind als irgendwelche Fasern, die sonst im Nervus vagus verlaufen.

Der Beitrag des Tierexperiments zur Aufklärung über die Reflexnatur erstreckt sich also auf das direkte Aufsuchen der afferenten Fasern und Aufheben des Frequenzausschlags durch Ausschalten der Reizzufuhr. Nun ist die Durchschneidung beider Lungenvagi in allen ihren Ästen technisch kaum möglich. Ich habe an 5 Tieren versucht, indem ich die Thoraxfenster zu beiden Seiten der Wirbelsäule anlegte, die Lungenvagusfasern zu präparieren und nach elektrischem Reizversuch zu durchtrennen. Alle diese Experimente sind mißglückt. Bald wurden die Lungen zu sehr lädiert, bald stellte sich über dem Arbeiten am Vagus Vaguslähmungsfrequenz ein. Brody und Russell haben in der zitierten Arbeit unter einfacheren Bedingungen arbeiten können, weil sie sich auf einseitige Lungenvagusdurchschneidung beschränken konnten.

Doch gibt es eine andere Form der Ausschaltung der Lungenvagi: Novokaininjektion in beide Lungenhilus hinein; eine Form, die in unserem Fall genau soviel leistet wie die exakte Aufsuchung und Durchschneidung der Lungenäste: denn andere als Vagusfasern kommen unmöglich ätiologisch in Frage. Es ist mir bisher freilich nur an einem Hunde gelungen, einen klassischen Primärreflex durch diese Novokainisierung beider Hilus zu beseitigen. Es handelte sich um einen Canis mit ausgesprochenem Verlangsamungstyp ohne inspiratorische Beschleunigung, wie er sich ja auch bei Menschen findet. Die Abbildungen der 19. Folge zeigen die Parallelkurven und zeigen zugleich, daß die Pulsfrequenz genau die gleiche geblieben ist. Soviel vorerst die Reflexnatur der Primärreaktion.

Protokoll vom 12. V. 1914. Männlicher Hund, 7 kg. 1 Stunde vor Operation 7 ccm 2 $^0/_0$ig Morphium. Äther. Atmung eingestellt auf 100 ccm.

1. Kurve. Frequenz 165. Einblasen von 300 ccm (+ 6) verlangsamt in tiefem Sattel auf 96.

2. Kurve. Wiederholung bei 170 Pulsen: 300 ccm 18 Sekunden lang (+ 6) verlangsamt schon im Inspirationsakt auf 153, während des Dauerinspiriums auf 94 (s. Abbildung) 300 ein und aus macht dasselbe.

3. Kurve. Nach Novokaininjektion in den Lungenhilus (je 10 ccm 3 $^0/_0$ig) beiderseits: bei Frequenz 170 hat Dauerinspiriumsversuch mit 300 ccm (+ $5^1/_2$) keinen Effekt mehr, ebensowenig der Versuch auf maximale Atemschwankung mit gleichfalls 300 ccm (s. Abbildung).

4. Kurve. Inzwischen Anstieg der Frequenz auf 190: beide Halsvagi sind elektrisch stark reizbar.

5. Kurve. Wiederholung des Dauerinspiriums mit 300 ccm $5^1/_2$, wiederum kein Effekt.

Ich möchte an diesem Ort Gelegenheit nehmen zu einer weiter reichenden Betrachtung über die Einwirkung der Lunge auf die Herzschlagfolge — hinausgehend über die Sonderbedingungen des Dauer-

19. Folge:

Lungenvagusausschaltung.

Hund, 12. 5. 14.

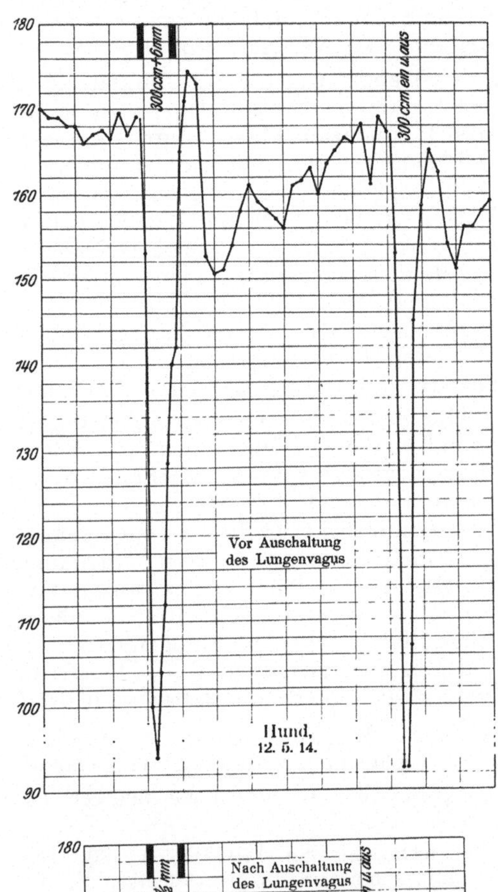

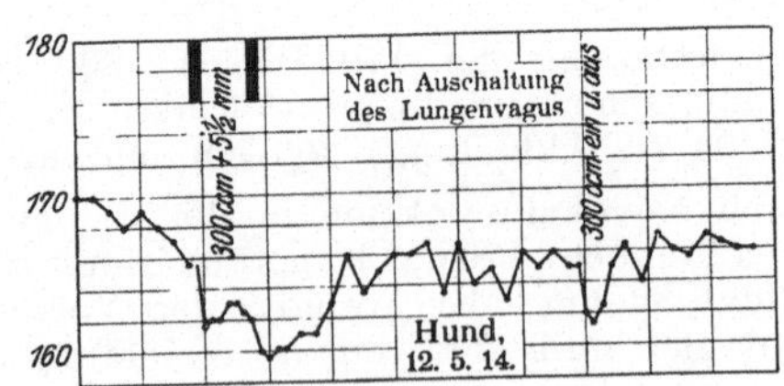

inspiriumsversuchs: kann die Lunge nicht auch Einfluß gewinnen auf die Bildung der Durchschnittsfrequenz? Die Versuche beim Menschen gaben zu einer derartigen Überlegung weit weniger Anlaß als gerade das Tierexperiment mit seinen beliebigen Variationen der Versuchsbedingungen — des gewählten Atemvolumens, der gewählten Mittellage. Vorhin sind als Grundlagen des Tierexperimentes angegeben 100—150 ccm Atemvolumen, Drucklage zwischen Inspirationsdruck + 2 und Exspirationsdruck ± 0; dabei Wahl einer Frequenz, die Luxusatmung sicherstellt. Ja, ist denn eine derartige Einstellung von vornherein Bürge einer Vergleichbarkeit mit den Bedingungen beim Menschen? Bedarf es nicht jeweils im Einzelexperiment einer Orientierung über die individuell richtige Einstellung; und worin äußert sich ein Abweichen vom Typus des Menschen? Diese Frage stellen, heißt zugleich sich fragen: Gibt es eine Beherrschung der Durchschnittsfrequenz von der Lunge aus?

Über die unmittelbare Vergleichbarkeit mit dem Menschenversuch gibt uns Auskunft das Stillstellen an der oberen oder unteren Grenze der Ausgangsatmung. Ich muß hier in Ergänzung der Versuche beim Menschen nachtragen, daß dort ein Anhalten des Atems nach oberflächlicher Ein- und Ausatmung in der großen Mehrzahl (bei fehlendem puls. resp.) keine oder nur ganz geringfügige Frequenzänderungen im Sinne einer geringen Verlangsamung bewirkt; bei ausgesprochenem puls. resp. eine etwas stärkere Verlangsamung, auch wohl ein Fortatmen des Zentrums, erkennbar an den fortlaufenden Wellen des puls. resp. Nun denn, diese „Indifferenzzone" für Lungenstillstand (wieder 18 Sek. lang) — im Gegensatz zur Verlangsamung der gedehnten ruhenden Lunge — muß sich auch im Tierexperiment finden. In meinem Material ist sie bei 27 Tieren geprüft: bei 16 vorhanden. Allein als einziges Kriterium der Vergleichbarkeit kann die Indifferenzzone nicht genügen.

Das wird begreiflich aus dem Beispiel des extremen Verlangsamungstypus, den wir vorhin in Folge 19 aber auch schon in Folge 15 sahen: eines Typus, bei dem auch der Inspirationsakt Verlangsamung macht. Die Vermutung liegt nahe, daß eine starke Verschiebung der respiratorischen Mittellage nach oben in den Bereich der kritischen Dehnungslage hinein den Einfluß des Dehnungsfaktors könnte triumphieren lassen über andere Faktoren, speziell über den der Lungenbewegung; und daß dergestalt eine Indifferenzlage geschaffen wird, weit verschieden von der beim Menschen. Das ist in der Tat möglich. Brat[1]) beschreibt Experimente, in denen übermäßige Lungendehnung bei fortgesetzter allerdings oberflächlicher Atmung die Pulsfrequenz herabgesetzt hat. — Indes diese Irreführung hat nur theoretisches Interesse, da man schon um die Lunge zu schonen keine so hohe Mittellage wählen wird.

Praktisch wichtiger ist eine andere Irreführung durch die Indifferenzlage. Beispiele, in denen im Exspirium die Lunge ein ganz geringes Volumen annahm, sei es daß der Druck wenig über 0 betrug, sei es, daß die Lunge durch exspiratorischen Unterdruck direkt zu völligem Kollaps ausgesogen wurde, ergaben extreme Verlangsamungen im exspiratorischen Stillstand (s. Protokoll 1). Das erinnert an die bekannte Tatsache, daß Lungenkollaps den Puls verlangsamen kann. In dem angeführten

[1]) Brat, Über eine reflektorische Beziehung zwischen Lungenbewegung und Herztätigkeit. Zeitschr. f. experim. Therapie u. Pathologie 1907.

Experiment war ein Einfluß auf die Höhe der Durchschnittsfrequenz im Sinne einer Verlangsamung nicht versucht. In einem zweiten Beispiel dagegen (s. Protokoll 2) glückte es, binnen weniger Sekunden die Durchschnittsfrequenz von 190 Pulsen auf 60 hinunterzuholen: lediglich durch Verschiebung der Mittellage zwischen + 4 und + 2 auf Werte zwischen + $^1/_2$ und ± 0 mm Quecksilber. Inspiratorischer wie exspiratorischer Stillstand änderten die Frequenz nicht, täuschten also eine normale Pulsgrundlage vor. — Aufklärend wirkt in solchen Fällen der Dauerinspiriumsversuch: statt der erwarteten Verlangsamung oder der Rückkehr zum Ausgangswert während des Dauerinspiriums verschiebt sich die Pulslage nach oben (s. Protokoll 3 und 4).

Gelingt es also unter gewissen Voraussetzungen von der Lunge aus eine niedrige Durchschnittspulslage zu gewinnen, so ist es nicht weniger möglich, in Ausnutzung der Lungenvagusempfindlichkeit gegen die inspiratorische Lungenbewegung die Durchschnittsfrequenzen künstlich zu erhöhen; hier wie dort im Festhalten an dem Prinzip der Luxusatmung (mindestens 100 ccm Atemvolumen, 30 Atemzüge pro Minute), so daß die Gefahr des insuffizienten Gasaustausches vermieden ist. — Ein erstes Beispiel (s. Protokoll 3) illustriert noch einmal in den ersten Kurven den langsamen Puls der zu tiefen Einstellung; und das Ansteigen der Frequenz sowie die erhöhte Lungenvagusempfindlichkeit bei höherer Mittellage; dann aber als Folge vermehrten Lungenvolumens einen Pulsanstieg, an dem die verstärkte Lungenbewegung wesentlichen Anteil haben muß. Beide Faktoren gemeinsam (Erhöhung der Mittellage, Verdoppelung des Atemvolumens gleich Verdoppelung der Bewegungsintensität) lassen in einem nächsten Experiment (s. Protokoll 4) die Pulsfrequenz sogar hinaufschnellen auf Vaguslähmungsfrequenz, wie die anschließende Vagusdurchschneidung beweist: von 80 auf 220. Auffallend ist bei diesem zweiten Experiment der wechselnde Effekt des inspiratorischen Stillstandes. Auf der Höhe der Vaguslähmungsfrequenz setzt er nicht die geringste Veränderung mehr — ein Beweis, daß weitergehende Änderungen von der Lunge aus eingetreten sein müssen (s. unten). Darin liegt eine weitere Kritik der Indifferenzlage, soweit sie vorhin als Kriterium für die Vergleichbarkeit mit dem Menschen angeführt wurde.

Ein drittes Beispiel endlich veranschaulicht eine durch inspiratorische Beschleunigung hoch gehaltene Durchschnittsfrequenz, bei der das Lungenvolumen nicht besonders groß, dafür aber die inspiratorische Empfindlichkeit stark ausgesprochen ist (s. Protokoll 5). Es handelt sich um ein Tier mit typischem puls. resp. Die spontanen Tendenzen des Atemzentrums treten rein zutage bei Stillstand im Exspirium: hier atmet das Tier im langsamen Rhythmus etwa 12 mal pro Minute, und respiratorische Pulswellen begleiten diese Rumpfatmung. In diese ursprünglichen Absichten des Atemzentrums mischt sich dann bei Wiedereinschaltung der Lungenbewegung der jeweilige Einfluß der Lungeninspiration und verhindert die Wellentäler. Daher die hohe Frequenz. Der inspiratorische Stillstand wirkt wie eine Primärreaktion, wie wir es gelegentlich auch beim Menschen sehen. — Wie schon die ersten Paradigmen zu der Annahme führten, daß von den Faktoren der Lungenbewegung nur der Inspirationsakt Einfluß hat, so haben wir auch hier nicht den Eindruck irgend einer spezifischen Exspirationswirkung von der Lunge aus. Das Zentrum besorgt die scheinbar exspiratorische Verlangsamung, höchstens daß man an ein Nachwirken des kurzen Dehnungszustandes auf der Höhe des Inspiriums denken könnte. Zur Ergänzung verweise ich auf ein späteres Protokoll, bei dem doch wohl eine spezifische exspiratorische Verlangsamung hervortritt (Canis vom 12. VI. 14).

Nr. 1 Protokoll vom 24. X. 1913. Apnoe, inspiratorischer Stillstand (+ $2^1/_2$) ändert an der Frequenz von 180 kaum etwas (Absinken um 10 Schläge). Dauerinspiriumsversuch mit 200 ccm (+ 8) verlangsamt auf 120 Schläge. Exspiratorischer Stillstand (—3!) verlangsamt dagegen auf 62 Pulse binnen 9 Sekunden.

Nr. 2 Protokoll vom 10. II. 1914. Hund 18 kg, 9 ccm $2^0/_0$ig M., kein Äther. Dauernd Atmung mit 150 ccm.

1. Kurve: Atmung bei hoher Mittellage, Pulsfrequenz 190. Stillstand im Inspirium (+ 4) macht initial leichte Beschleunigung, dann Abfall um 20 Schläge. — Stillstand im Exspirium (+ 2) verlangsamt sofort auf 130 Pulse. Die Frequenz hält sich noch länger tief.

2. Kurve: Verringerung der Mittellage bei gleichem Atemvolumen: die Frequenz sinkt ab auf 70. Stillstand im Inspirium (+ 1) verlangsamt, Stillstand im Exspirium (+ — 0) desgleichen um 5 Schläge pro Minute.

Nr. 3 Protokoll vom 28. II. 1914. Hund von $12^1/_2$ kg, 10 ccm $3^0/_0$ig M., Äther.

I. Serie: Änderung der Mittellage bei Atemvolumen 150 ccm.

1. Kurve: Pulsfrequenz 70. Inspiratorischer Stillstand (+ 2): unmittelbar Anstieg um 3 Schläge, dann wieder 70. Exspiratorischer Stillstand (+ $^1/_4$ mm) minimal verlangsamend.

2. Kurve: Abklemmung 12 Sekunden Anstieg auf 150, kurzer reaktiver Abfall. — Dauerinspiriumsversuch mit 200 ccm (+ 8 mm): im Inspirationsakt Anstieg auf 98 9 Sekunden lang. Dauerinspirium: 80.

3. Kurve: Erhöhung der Mittellage (Regulierung der Ventile) Anstieg der Pulsfrequenz auf 100, inspiratorischer Stillstand jetzt + $5^1/_2$ mm. Er macht initial Beschleunigung von 100 auf 110, dann Verlangsamung auf 94. Exspiratorischer Stillstand (+ 2 mm) verlangsamt sogleich auf 85. Mit Rückkehr zur alten Mittellage wieder Pulsfrequenz 70.

II. Serie: Vermehrung des Atemvolumens.

1. Kurve: Mit Vermehrung des Atemvolumens auf 250 ccm Anstieg auf 105 Schläge. Inspiratorischer Stillstand (+ 4) beschleunigt initial auf 120 Schläge, verlangsamt dann auf 90. Exspiratorischer Stillstand ist unterblieben. Dauerinspiriumsversuch mit 200 ccm (+ 7) beschleunigt initial auf 126 Schläge, läßt dann absinken auf 115, um während des Dauerinspiriums zu einer Beschleunigung auf 134 Schläge zu führen. Reaktiv Verlangsamung auf 90 Schläge und Nachschwingen. Bei Rückkehr zum Atemvolumen von 150 ccm wieder Verlangsamung auf 85 bis 90.

III. Serie: Vagusdurchschneidung.

1. Kurve: Nach Durchschneidung Anstieg der Frequenz auf 195. Vagusreizung beiderseits stark verlangsamend.

2. Kurve: Dauerinspiriumsversuch 200 ccm (+ $5^1/_2$) ohne Effekt. Abklemmung 18 Sekunden lang ohne Effekt.

Ergebnis: Überwiegen des Einflusses der inspiratorischen Beschleunigung. Es läßt sich die Pulsfrequenz in die Höhe treiben sowohl durch Änderung der Mittellage — je höher das Lungenvolumen wird, um so erheblicher wird bei gleichbleibendem Atemvolumen der Einfluß des Inspirationsaktes — wie durch Vermehrung des Atemvolumens (von 150 auf 250).

Der Übergang von Primärreflex zum Sekundärreflex (bei allerdings beträchtlicher Dehnungsdifferenz) deutet hin auf Abklemmungsempfindlichkeit, die ja auch in dem starken Effekt der Abklemmung der Vena cava hervortritt (s. unten).

Der Effekt des Ruhezustandes der Lunge in verschiedenem Dehnungsgrad tritt gegenüber der inspiratorischen Beschleunigung zurück. Stillstand bei + 2 mm bis + $^1/_4$ mm involviert eine Frequenz von etwa 70—80. Stillstand bei + 5 mm eine Frequenz von 100.

Nr. 4 Protokoll vom 12. XII. 1913, 8 Uhr p. m. Hund von 18 kg, 12 ccm 2 $^0/_0$ig M. Vor Operation 80 Pulse. Puls. resp. Atmung erst mit 150 ccm, dann mit 300 ccm bei einer Frequenz von 25 Zügen pro Minute.

I. Serie: Atmung mit 150 ccm.

1. Kurve: Synchronatmung und puls. resp. mit minimalen Differenzen; Frequenz 100. Inspiratorischer Stillstand (+ 1$^1/_2$ mm) läßt Atmung und puls. resp. völlig schwinden; initial Anstieg von 100 auf 107, dann Abfall auf 95 und Rückkehr zum Ausgang. — Exspiratorischer Stillstand verdeutlicht den puls. resp., läßt die Atmung erst im gleichen Rhythmus, dann langsamer bestehen, ändert an der Durchschnittsfrequenz nichts.

2. Kurve: Dauerinspiriumsversuch mit 200 ccm (+ 4 mm) macht Anstieg auf 160 Schläge 12 Sekunden lang, ein langsames Absinken folgt.

II. Serie: Atmung mit 300 ccm.

1. Kurve: Die Frequenz ist angestiegen auf etwa 180, Synchronatmung, kein Respiratorius. Inspiratorischer Stillstand (+ 4) schaltet die Spontanatmung aus, ändert die Frequenz kaum. — Exspiratorischer Stillstand (+ 3 mm) verlangsamt sofort von 192 auf 125. Aussetzen der Atmung. Nach Wiedereinschalten der künstlichen Respiration steigt die Frequenz langsam unter Auftauchen eines trägen puls. resp. an auf 160.

2. Kurve: Dauerinspiriumsversuch mit 200 ccm (+ 5$^1/_2$) läßt langsam ansteigen von 160 auf 210. Reaktiv Abfall auf 130 und mächtiges Nachschwingen in etwa 3 Wellen pro Minute zwischen 200 und 135. In den Wellentälern spärlicher puls. resp.

Abklemmung auf einem Wellenberg beschleunigt weiter und führt zu reaktivem Abfall auf 130. Die groben Wellen dauern weiter an.

3. Kurve: Noch immer die groben Schwingungen. Die Frequenz geht im Wellenberg hinauf auf 220, im Wellental hinab auf 160, etwa 3 Wellen pro Minute. Synchronatmung, puls. resp. in den Wellentälern. — Inspiratorischer Stillstand (+ 4), eingeleitet auf einem Wellenberg, hält die Frequenz oben und läßt sie nun nicht mehr absinken. Während des Stillstandes keine Atmung mehr. — Der exspiratorische Stillstand (+ 2$^1/_2$) verlangsamt binnen 6 Sekunden von 220 auf 120, läßt in weiteren 12 Sekunden wieder ansteigen auf 210. Im Wellental bestand träger puls. resp. Anschließend wieder mächtige Wellen, 3 pro Minute mit Wellenbergen bei 210, mit Wellentälern von erst 130, dann 140 Pulsen, bis im Laufe von 3 bis 4 Minuten die Frequenz oben bleibt bei 215 Schlägen.

4. Kurve: Abklemmung bei einer ruhigen Frequenz von 210 Schlägen 18 Sekunden lang: Anstieg auf 220, reaktiver Abfall auf 125 Pulse 10 Sekunden lang. Dem Wiederanstieg folgt nur ein träges Tal mit Absinken auf 195 Pulse; dann hält sich die Frequenz konstant wieder bei 210. — Dauerinspiriumsversuch mit 200 ccm (+ 6 mm) macht leichten Anstieg von 210 auf 220, reaktiv wieder lang dauernde tiefe Wellen mit Wellenbergen auf 210 hinauf, Wellentälern auf 115 hinunter.

III. Serie: Vagusdurchschneidung. Beide Vagi sind reizbar. Dauerinspiriumsversuch und Abklemmungsversuch haben keinen Effekt.

Ergebnis: Es gelingt, durch Erhöhung des Atemvolumens unter gleichzeitiger Einstellung auf hohe Mittellage den Puls bis zur Vaguslähmungsfrequenz hinaufzutreiben (220, bestätigt durch Vagusdurchschneidung). Freilich bleibt dabei eine gewisse Labilität. Nicht nur daß der Anstieg erfolgt unter groben Wellungen der Frequenzkurve; auch nachdem diese Wellungen geschwunden sind, gelingt es leicht, sie zurückzurufen, sei es durch exspiratorischen Stillstand, sei es in der Nachwirkung des Dauerinspiriumsversuches und der Abklemmung. Dieser Anstieg ist zurückzuführen auf die Empfindlichkeit gegen die inspiratorische Beschleunigung.

Nr. 5 Protokoll vom 29. X. 1913. Hund von 15 kg, 10 ccm 2 % M., etwas Äther vor der Operation. Atmung mit 150 ccm.

1. Kurve: Träger Puls. resp. zwischen 110 und 130 Pulsen, in den die frequenten Inspirationsakte der Lunge gleichsam ungewollte Beschleunigungszacken hineintragen. Inspiratorischer Stillstand (+ 4): schnelles Absinken der Frequenz auf 80. Aussetzen der Spontanatmung und völlig regelmäßiger Puls 12 Sekunden lang, dann Wiedereinsetzen eines spontanen puls. resp. — Anhalten im Exspirium (+ 3): Absinken der Durchschnittsfrequenz auf etwa 90, ungehinderte Entfaltung eines trägen puls. resp.

2. Kurve: Dauerinspiriumsversuch mit 200 ccm (+ 6) beschleunigt initial (5 Sekunden lang) auf 140 und führt dann in völlig regelmäßigem Puls zur Verlangsamung auf 80 Schläge.

Abklemmung 18 Sekunden lang beschleunigt auf 160 Pulse, macht reaktiv Abfall auf 90.

3. Kurve: Nach Vagusdurchschneidung steigt die Frequenz auf 160. Dauerinspiriums- und Abklemmungsversuch bleiben ohne Wirkung.

3. Beziehungen zu den Zentren der Medulla oblongata.

Die eben erörterte Frage einer Regulierung der Herzfrequenz durch die Lunge ist bereits von Henderson[1]) unter ähnlicher Steigerung von Atemfrequenz und Atemvolumen geprüft, indes in völlig anderem Sinne ausgelegt worden: als die alleinige Funktion des Kohlensäurespiegels im Blute. Wie die Hyperkapnie d. h. also erhöhte Kohlensäuretension die Pulse durch Reizung des Hemmungszentrums langsam werden läßt, sagt Henderson, so ist anderseits auch das Abfallen der Kohlensäuretension unter die Norm, die Hypokapnie und Akapnie infolge zu energischer Respirierung von ganz bestimmter Wirkung auf die Schlagfolge begleitet: sie treibt die Pulsfrequenz in die Höhe, sie verringert die Aktivität des Vaguszentrums. Nun ist freilich in den oben geschilderten Versuchen der Einfluß des einzelnen Inspirationsaktes und Exspirationsaktes als beschleunigend oder verlangsamend jeweils klargestellt, in diesen momentan einsetzenden Frequenzreaktionen, die ebenso zu verlaufen pflegen bei Kohlensäure-Beigabe zur Atemluft; und ein Wirkungsanteil des Lungenvagus erscheint damit gesichert, für den Einzelversuch wie auch für die Summenwirkung schnell sich folgender Inspirationsakte. Wie aber, wenn für den Wirkungsgrad dieser Lungenvagusimpulse nicht allein die Größe des zufließenden Reizes, sondern auch die Empfindlichkeit des empfangenden Apparates

[1]) Henderson, Acapnie and Shock. American Journal of Physiologie, 1898.

entscheidet? Dann gewinnt jeder Anhalt für eine Änderung dieser Empfindlichkeit ein gesteigertes Interesse: hier um so mehr, als in einem der Protokolle (4) die Differenz in der Wirkung des inspiratorischen Stillstandes nach längerer stark gesteigerter Respirierung durchaus für eine Änderung des Empfängers inzwischen sprechen würde. — Wir werden demnach anzunehmen haben, daß alles bisher aus den Lungenvagusversuchen Erschlossene zugleich in Abhängigkeit zu bringen sein wird vom jeweiligen Zustand des Empfangssystems. Nur wenn der Empfänger leicht anspricht auf die Beschleunigungsquote des Inspirationsaktes, bei einer gewissen tachykardischen Disposition also ist ein Hochtreiben der Pulsfrequenz durch häufige Inspirationen möglich; und der Grad der Pulsverlangsamung im Dauerinspirium ist nicht nur abhängig vom Dehnungsgrad der Lungenalveolen, sondern daneben auch von der Reizbarkeit der Zentren in der Medulla, vom Herzvagus und vom Herzmuskel selbst.

Diese Dinge in systematischen Experimenten klarzulegen, ist unsere nächste Aufgabe. Die gegebene Methodik ist ein Ausgehen von der geschilderten Luxusatmung mit ihrer doch wohl verminderten CO_2 Tension und Beifügung von CO_2 zur Atemluft bei Konstanz von Atemfrequenz, Atemvolum und Lungeneinstellung; mit dem Ende, daß eine Wirkungsskala sich ergebe, in die sich alle Zufälligkeiten der bisherigen Bilder einordnen lassen; die Apnoe als Ausgangsstadium, eine Synchronatmung mit oder ohne peripher bedingten pulsus respiratorius; ein zentral ausgelöster automatischer pulsus respiratorius; endlich gewisse Symptome tachykardischer und bradykardischer Disposition. Dies zur Klärung der Versuchsbedingungen. — Für die Beurteilung des Dauerinspiriumsversuches haben die Kohlensäureexperimente eine noch größere Bedeutung: sie orientieren über die nächste Station des Reflexsystems, über Atem- und Vaguszentrum als vermittelnde Brücke zwischen Lungenvagus und Herzvagus. Es ist der einseitige Weg freilich einer vorwiegenden Beeinflussung des Atemzentrums bei gewisser Schonung des Vaguszentrums, ein Weg, der versuchstechnisch sehr viel dankbarer und einfacher ist als das Arbeiten vorwiegend mit dem Vaguszentrum, wie es sich erreichen lassen müßte durch wechselnde Grade von Hirndrucksteigerung (einschlägige Versuche beim Kanis gelangen nicht). Es handelt sich darum eins der beiden Zentren, hier also das Atemzentrum, vorübergehend zu blockieren und dann wieder durch alle Übergänge hindurch in den höchsten Reizungsgrad überzuführen und umgekehrt, um während dieser Stadien die Einwirkung auf den D.-I.-Versuch zu verfolgen. Vollständige Lähmung des Atemzentrums, — sie ist nach Henderson bereits durch Akapnie zu erzielen, bis zu einem derartigen Grade, daß das Atemzentrum für direkte elektrische Reizung der Medulla unempfindlich wurde. Nur freilich führt diese extreme Respirierung zum Tode des Tieres — nicht durch Herzschädigung nach Hendersons Auffassung, sondern durch venöse Stase; das Herz bleibt intakt. Im folgenden ist die völlige Lähmung des Atemzentrums auf anderem Wege erreicht: durch Kombination von Hypokapnie mit Morphiumwirkung; die begleitende zentrale Vagusreizung stört ja nicht. Dann ist weiterhin das Atemzentrum durch Kohlensäure geweckt und nach Rückkehr zur reinen Sauerstoff-Atmung die Kohlensäurenachwirkung verfolgt.

Wie weit es sich bei diesen Versuchen um rein zentralen Angriffspunkt handelt, ist weiter unten betrachtet. Von der Kombination einer Hyper-

20. Folge:
Canis vom 6. 6. 14, Prot. 6.

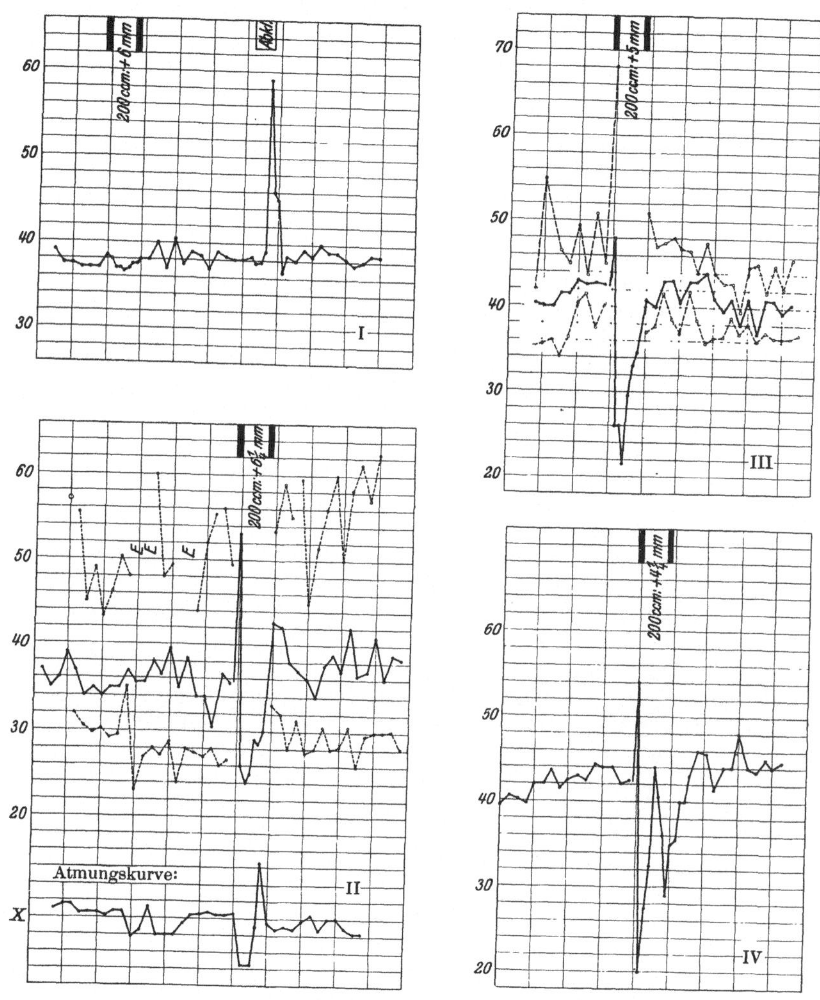

I Bei gelähmtem Atemzentrum kein Ausschlag im D.-I.-Versuch.
II Nach Aufwecken des Atemzentrums (CO_2) zentraler puls. resp. und Primärreaktion.
III In Nachwirkung der CO_2 noch geringer puls. resp.; kräftige Primärreaktion.
IV Bereits Apnoe und regelmäßiger Puls — aber noch kräftige Primärreaktion.

kapnie mit Sauerstoffmangel wissen wir (H. E. Hering), daß sie auch periphere Wirkungen entfaltet; von reiner Hyperkapnie und Hypokapnie ist derartiges meines Wissens nicht bekannt.

Das erste Experiment (s. 20. Folge) ist darum das Wichtigste, weil hier die Lähmung des Atemzentrums vollkommen gelungen ist. Völlig gleichmäßig läuft die Pulsfrequenz ab in der langsamen Folge von 40 Schlägen pro Minute, und aus dieser Regelmäßigkeit reißt weder das Stillstehen im In- und Exspirium noch der Dauerinspiriumsversuch mit 200 ccm heraus. Der Abklemmungsversuch macht späte Beschleunigung auf etwa 60 — immerhin eine deutliche Reaktion. Dies das erste Stadium von Kohlensäure.

Die Kohlensäure-Einschaltung ändert das Bild; das Atemzentrum erwacht, ein langsamer puls. resp. läuft der einsetzenden Rumpfatmung parallel, und jetzt löst der Dauerinspiriumsversuch einen klassischen Primärreflex vom Verlangsamungstyp aus. Immer dyspnoischer wird die Atmung, die Frequenzlage sinkt im Durchschnitt auf 20 pro Minute: in diesem äußersten Stadium der Dyspnoe richtet der Lungenvagus im Dauerinspiriumsversuch kaum mehr etwas aus. — Die Kohlensäure wird wieder ausgeschaltet; schnell ist die alte Frequenz von 40 wieder da, der Puls wird wieder völlig regelmäßig. Noch aber lebt das Atemzentrum, denn noch immer gibt es einen beträchtlichen Ausschlag im Dauerinspiriumsversuch.

Wir erleben also das zentrale Auslöschen des Reflexes, das Sensibilisieren des Zentrums für den Lungenvagus und dann wieder die Aufhebung durch extreme zentrale Reizung. Wesentlich ist die gleiche Höhe des Vagustonus zu Beginn und gegen Ende des Experiments. Im ersten wie im letzten Versuch ist die Pulsfrequenz die gleiche. So fehlt ein Anhalt, die auftauchende geringe tachykardische und starke bradykardische Disposition auf andere als zentrale Veränderung zu beziehen. Damit stellt sich die Primärreaktion unter gewissen Bedingungen also dar als reine Atemzentrumsreaktion.

Für die Frage eines puls. resp. des Ausgangsrhythmus bedeutsamer ist das folgende Experiment, das dem Beschleunigungstypus angehört (21. Folge). Gezeigt ist der fließende Übergang eines synchronen puls. resp. in die langsame automatische Atmung unter Kohlensäurewirkung und später wieder allmähliche Rückkehr zur Reflexsteuerung; und ferner das temporäre Überempfindlichwerden gegen den Beschleunigungsanreiz des Inspirationsaktes, indem zu Beginn der CO_2-Zufuhr wie zu Anfang der Nachwirkung die Durchschnittsfrequenz emporgetrieben wird; auf der Höhe der CO_2-Wirkung Pulsverlangsamung. Im D.-I.-Versuch vor CO_2, auf der Reizhöhe wie in jenem Überempfindlichkeitsstadium der Nachwirkung vorwiegend tachykardische Disposition, in II. Phase nur Regularisierung des Pulses in mittlerem Frequenzstand — wie wir es beim Menschen bei ausgesprochenem puls. resp. ja auch meist sehen.

Hier nun ein schroffer Gegensatz zwischen D.-I.-Versuch und Abklemmung auf der Höhe der CO_2-Wirkung. In welche Phase der Spontanatmung ein aufgezwungener Lungendehnungsakt auch fällt: ruckartig erfolgt die Lungenvagusbeschleunigung; und im Dauerinspirium selbst werden die Exkursionen des zentralen, automatischen puls. resp. zwar nicht aufgehoben, aber doch deutlich verringert. Man vergleiche damit den Abklemmungseffekt. Abklemmung der cava inferior, also Reduktion der Blutmenge auf die Hälfte, ändert weder an der Atemfrequenz noch an den Exkursionen des puls. resp. das geringste. So beweist auch dieser Versuch die Auslösung der Primärreaktion durch den Lungenvagus: denn welcher andere Faktor könnte noch im Spiele sein, nachdem Blutfüllungs- und Blutdruckverhältnisse sich als irrelevant erwiesen haben?

Es liegt nahe, die Steigerung der tachykardischen Disposition zu Anfang und Ende der CO_2-Wirkung auf zentrale Empfindlichkeitsänderung zu beziehen. Bewiesen ist das nicht.

Das dritte Beispiel (22. Folge) endlich soll in Ergänzung der Versuche am Menschen einen neuen Beleg geben für die Möglichkeit der Ausschlagsmodelung aus Verlangsamungs- in Beschleunigungstyp und vice versa. — Zu Beginn des Versuches bei 150 Pulsen eine gleichmäßige Empfindlichkeit gegen Beschleunigungs- wie Verlangsamungsimpuls: inspiratorischer Stillstand macht initial Pulsbeschleunigung, exspiratorischer Stillstand Pulsverlangsamung. Der regelmäßige Durchschnittspuls kappt die Ausschläge völlig. Dem entspricht durchaus die starke maximale Atemschwankung mit kräftigem inspiratorischem Anstieg und energischer exspiratorischer Verlangsamung — hier einer ganz spezifischen Verlangsamung; und endlich im D.-I.-Versuch wieder die starke Beschleunigung gefolgt von tiefem Verlangsamungstal.

Dies Gleichgewicht der Empfindlichkeit erfährt unter CO_2-Wirkung eine Störung. Erst Anstieg der Ausgangsfrequenz, — ein Sensibelwerden gegen inspiratorische Beschleunigung; — dann die übliche Senkung auf 110, reaktiv wieder eine hier besonders langdauernde Beschleunigung auf 180; dann erst Abstieg auf 110. D.-I.-Versuch bei schon deutlichem Reizpuls: nur noch bradykardische Disposition; bei Lähmungspuls von 180 desgl., bei 110 später fast nur inspiratorische Beschleunigung.

Auch hier sind zentrale Veränderungen der Empfindlichkeit mit Gewißheit festzustellen. Ob sie allein diese Differenzen der Disposition zu erklären vermögen, steht dahin.

Nr. 6. Protokoll vom 6. VI. 1914. Männlicher Hund von 10 kg Gewicht.

Eine Stunde vor der Operation 8 ccm $3^0/_0$iger Morphiumlösung. Vor der Operation Pulsfrequenz 40 bei puls. resp. Einstellung auf Atemexkursionen von 100 ccm.

1. Kurve: Nach Anlegung des Pneumothorax völlige Apnoe, Stillstand im Inspirium ($+ 2^1/_4$ mm): Keine Frequenzänderung, Stillstand im Exspirium (+ 1 mm): Keine Frequenzänderung.

2. Kurve: Einblasen von 200 ccm (+ 6 mm) ohne Effekt. Abklemmung der Vena cava inferior 12 Sekunden lang macht Frequenzanstieg, nach 9 Sekunden anhebend, auf 59 Schläge. Sehr schnelles Absinken. (S. Abb. I, Folge 20.)

3. Kurve: Nach Kohlensäure-Einschaltung ($3^0/_0$) Spontanatmung und puls. resp. Die Durchschnittsfrequenz sinkt etwas ab, von 38 auf 35. Das Tier atmet mit 12 Atemzügen pro Sekunde. Die Exkursionen liegen bei diesem puls. resp. zwischen 57 und 24. Einblasen von 200 ccm ($+ 6^1/_4$ mm) macht deutlichen Primärreflex. (Abb. II.) Einem inspiratorischen kurzen Frequenzanstieg auf 93 folgt die während des Dauerinspiriums anhaltende Pulsverlangsamung auf 23 Schläge. — Die Spontanatmung und entsprechende Pulsschwankung setzen nicht vollständig aus. Allein es verlangsamt sich die Atmung auf 5 Atemzüge pro Minute. — Nach der Einschaltung der künstlichen Atmung wieder die alten Werte von Atmung und puls. resp.

4. Kurve: Die Bedingungen bleiben konstant wie vorher: Durchschnittspuls ca. 38 Schläge. Frequenzausschlag zwischen 28 und 60. Abklemmung 12 Sekunden lang ändert weder Atemfrequenz noch Ausschläge des zentralen puls. resp. Nach Öffnung der Klammer freilich Tendenz zur Erhöhung der inspiratorischen Beschleunigung auf Maximalwert 75.

5. Kurve. Inzwischen ist der Durchschnittswert auf ca. 33 Pulse gesunken, die Atmung auf durchschnittlich 8 Züge pro Minute.

Inspiratorischer Stillstand (+ 2) macht in der Atmung keine erhebliche Differenz. Den Durchschnittspuls verlangsamt er auf etwa 20 Schläge.

Exspiratorischer Stillstand (+ 1) macht gleichfalls Pulsverlangsamung leichten Grades (unübersichtlich).

6. Kurve: Weiteres Absinken der Durchschnittsfrequenz auf 20 Schläge. Bei sehr unruhiger Atmung und starker Asphyxie im Einblasungsversuch wohl eine Hemmung des puls. resp. aber keine Verlangsamung der Spontanatmung und keine nennenswerte Herabsetzung der Pulsfrequenz im Durchschnitt; keine inspiratorische Beschleunigung.

Anschließend an Ausschaltung der Kohlensäure und Rückkehr zum reinen Sauerstoff nimmt der puls. resp. ab.

7. Kurve: Der Durchschnittspuls ist auf 42 zurückgekehrt. Die Atmung beträgt etwa 7 Züge pro Minute. Frequenzausschlag des pulsus resp. zwischen 37 und 50. Einblasen von 200 ccm (+ 5 mm Quecksilber) macht deutlichen Primärreflex. Der Inspirationsakt beschleunigt den Puls in einem Schlag auf 78 Schläge pro Minute, das Dauerinspirium verlangsamt auf 25 Schläge, die gegen Ende auf 34 ansteigen. Nachher wieder der geringe puls. resp. Die Atmung wird durch den Inspirationsakt angeregt, durch das Dauerinspirium verlangsamt auf 5 Atemzüge pro Minute. Als Nachwirkung kurze Zeit 20 Atemzüge pro Minute (s. Abb. III).

Stillstehen im Inspirium (+ 2) verlangsamt den Durchschnitt um ein weniges.

8. Kurve: Nach völligem Schwinden des puls. resp. bei Apnoe schöner Primärreflex (s. Abb. IV).

Nr. 7. Protokoll vom 13. VI. 1914, eingeteilt in eine Serie vor Kohlensäurezufuhr, eine zweite während der Kohlensäurezufuhr, eine dritte endlich der Kohlensäurenachwirkung.

Es handelt sich um einen 25 kg schweren etwa 10 Jahre alten Hund. der mit 6 ccm $3^0/_0$iger Morphiumlösung betäubt ist und während der Operation Äther bekam, dazu Novokaininjektion in die Interkostalnerven. Vor dem Äther betrug die Pulsfrequenz bei puls. resp. 60, nach dem Äther stieg sie auf 130. Die spätere Pulshöhe folgt unten. Die Atmung wurde eingestellt auf 150 ccm reinen Sauerstoff, 30 mal pro Minute ventiliert, die spätere Kohlensäurezufuhr betrug 3 ccm auf 150. Doppelter Pneumothorax, feuchte Kammer. Die Gesamtdauer des Experiments erstreckte sich auf 3 Stunden.

I. Serie: Vor Kohlensäurezusatz.

1. Kurve: Synchronatmung, Durchschnittsfrequenz 67, puls. resp. zwischen 59 und 75.

Inspirium (+ 3 mm) verlangsamt und verflacht den puls. resp. Atemfrequenz sinkend auf 10—13 pro Minute. Der Pulsdurchschnitt unbeeinflußt.

2. Kurve: Durchschnitt 70, puls. resp. zwischen 60 und 82. Anhalten im Exspirium (+ 2) verlangsamt die Atmung auf ca. 12 pro Minute; die Durchschnittsfrequenz steigt an, die Exkursionen des puls. resp. gehen auf 85: 110, auch nachher noch Neigung zur Pulsbeschleunigung für $^1/_2$ Minute.

3. Kurve: Wiederum Durchschnitt 70, puls. resp. zwischen 60 und 85. Einblasen von 400 (+ $6^1/_2$) macht Primärreflex: Inspiratorische Beschleu-

nigung auf 107 als Folge des Bewegungsaktes, Absinken der Atmungsfrequenz bis auf 10 pro Minute und Rückgang des puls. resp. auf Exkursionen zwischen 66 : 76 während des Dauerinspiriums; d. h. es wird eine Frequenz eingehalten, die etwa der Durchschnittsfrequenz entspricht. (21. Folge, 1, links.)

4. Kurve: Analoge Pulsgrundlage; Nachahmung des einmaligen tiefen Atemzuges (400 ccm ein und aus), macht inspiratorischen Anstieg auf 100, aber keine auffallende Pulsverlangsamung. Abklemmung 12 Sekunden lang macht Anstieg auf 120 Pulse, reaktiv kurzen Abfall auf 52. (1, rechts.)

II. Serie: Kohlensäureatmung (2%).

1. Kurve: Sehr schnell nach Einschalten der Kohlensäure weicht die Synchronatmung einer automatischen Atmung von 12 Atemzügen pro Minute; die Durchschnittsfrequenz steigt von 70 auf etwa 89, der puls. resp. auf Werte zwischen 60 und 130.

Inspiratorischer Stillstand (+ $4^1/_4$) beschleunigt die Atmung um ein weniges, ändert die Pulsexkursionen nicht.

2. Kurve: Die Atemfrequenz ist inzwischen gesunken, im Durchschnitt auf 68 Schläge, puls. resp. zwischen 43 und 120. Einblasen von 400 ccm (+ $6^1/_2$) macht inspiratorische Beschleunigung, absolut nicht höher als das Maximum zuvor, doch vermehrt in der Zahl der kurzen Schläge. Das Dauerinspirium verringert die Exkursionen erheblich und hält einen Durchschnitt von 66 Pulsen inne. Die Atmungsfrequenz, die vorher 6 pro Minute betrug, steigt an auf 16. (21. Folge, 2, links.)

400 ccm ein- und auspumpen in Nachahmung des tiefen Atemzuges macht wiederum charakteristische inspiratorische Pulsbeschleunigung: mehr kurze Schläge als je sonst; diesmal auch absolut ein höherer Wert: 136; aber dem Aussaugen entspricht keine auffallende Verlangsamung.

Der Dauerinspiriumsversuch fiel zufällig hinein in eine spontane Pulsbeschleunigung. Ein und aus von 400 ccm aber in die Mitte einer Pulsverlangsamung: trotzdem der inspiratorische Effekt!

3. Kurve: Durchschnitt jetzt 60, puls. resp. zwischen 40 und 120. Abklemmung 12 Sekunden hat keinen Einfluß! weder auf Atemfrequenz noch auf Exkursionen des Puls. resp. (2, rechts.)

III. Serie: Kohlensäure-Nachwirkung.

1. Kurve: Nach Ausschalten der Kohlensäure steigen Puls- und Atmungsfrequenz wieder an. Bei Atemfrequenz 10 Durchschnittsfrequenz 90, puls. resp. zwischen 52 und 145, Stillstand im Inspirium: Atmung verlangsamt, puls. resp. leicht eingeschränkt in den Exkursionen. Exspirium (+ $1^1/_4$) macht leichte Vermehrung der Atemzüge und stärkere Ausschläge des puls. resp.

2. Kurve: Die Pulsfrequenz ist wieder abgesunken, die Atmung beträgt 20 pro Minute. Der puls. resp. läuft mit der Spontanatmung, doch schleichen sich wieder synchrone Frequenzbewegungen ein. Pulsdurchschnitt 63, puls. resp. zwischen 51 und 85.

400 ccm (+ 6 mm) macht jetzt auf den Inspirationsakt hin etwas länger dauernde Pulsbeschleunigung. Das Dauerinspirium läßt die Atmung nahezu schwinden. Die fast gleichmäßige Frequenz liegt in Höhe von 60 Pulsen. (21. Folge, 3, links.)

400 ccm ein und aus macht wieder klassische inspiratorische Beschleunigung, nachher keine auffallende Verlangsamung.

Abklemmung unter gleichen Atmungsbedingungen; Frequenzdurchschnitt 68, puls. resp. zwischen 51 und 100 — macht Frequenzanstieg auf 120. (3, rechts.)

21. Folge, 1.

Canis vom 13. 6. 14, Prot. 7. I. vor Kohlensäurezufuhr.

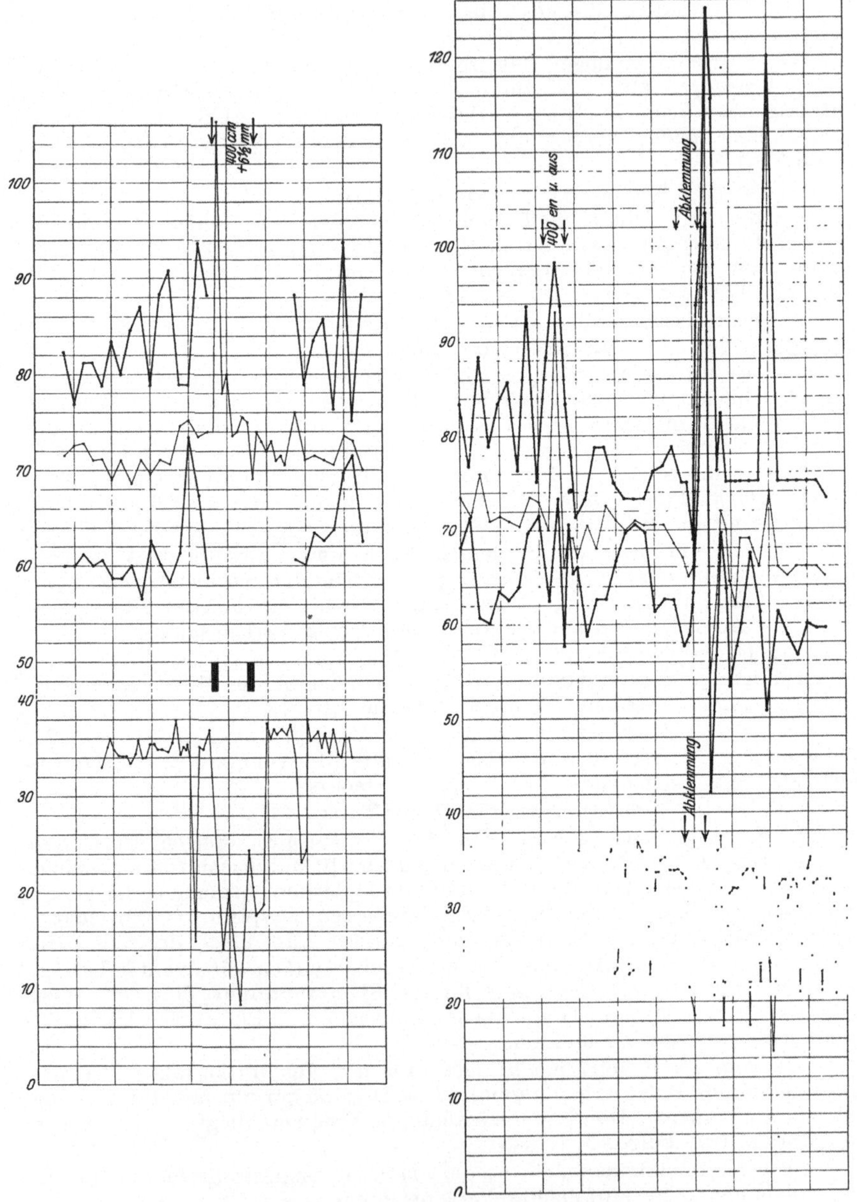

Synchrone Atmung (unterste Kurve), peripherer puls. resp.
Links: Beschleunigungstyp der Primärreaktion.
Rechts: Deutlicher Abklemmungsausschlag.

21. Folge, 2.
Canis vom 13. 6. 14. II. während der Kohlensäurezufuhr.

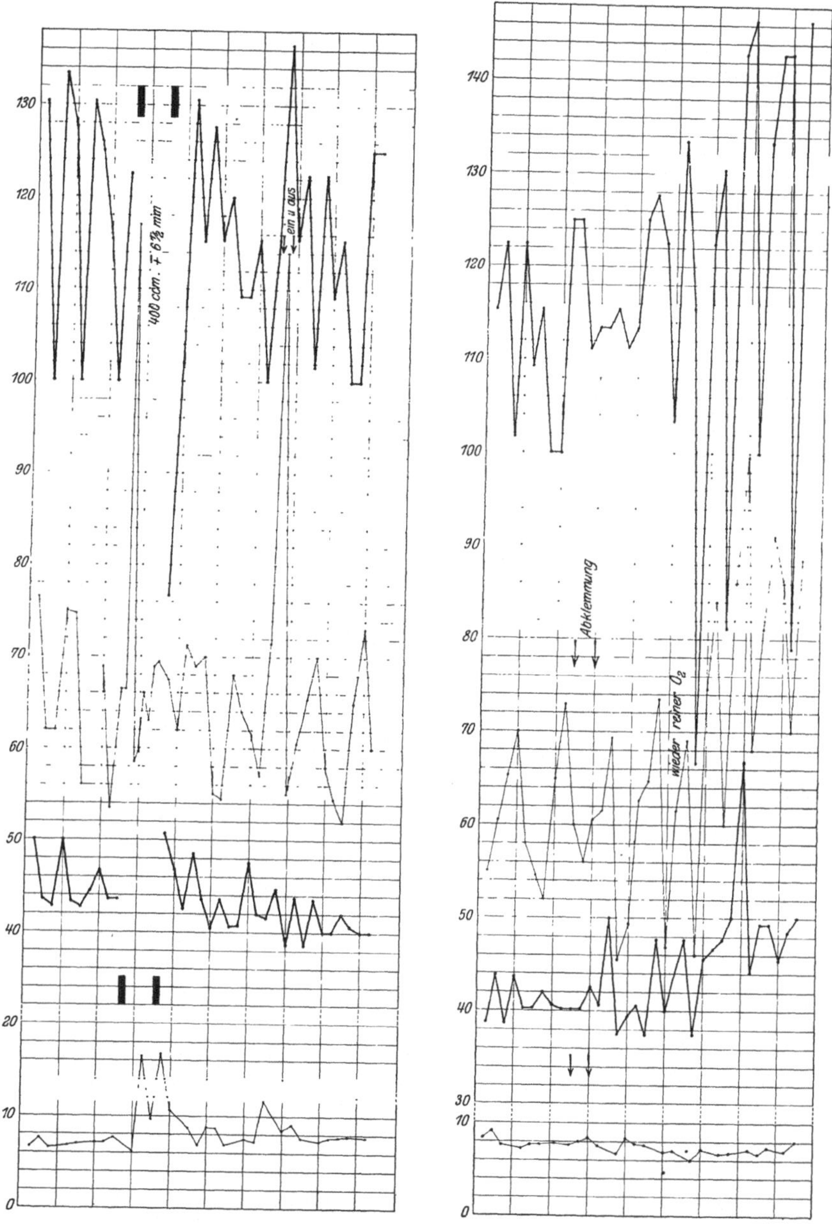

Langsame Atmung (unterste Kurve, zentraler puls. resp.
Links: Primärreaktion erhalten im D.-I. Regularisierung.
Rechts: Abklemmung ohne Einfluß!

21. Folge, 3.

Canis vom 13. 6. 14, Prot. Nr. 7. III. Kohlensäurenachwirkung.

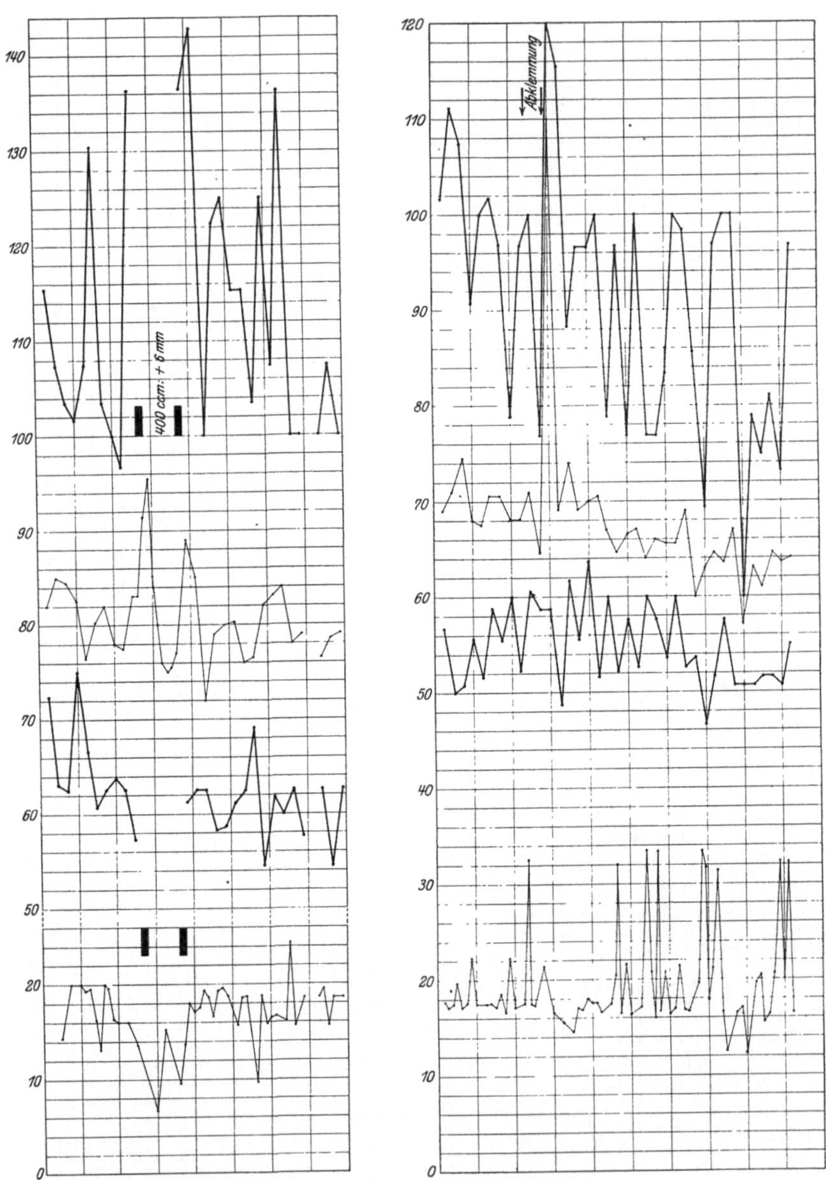

Gemisch von zentralem und peripheren puls. resp.

Links: Primärreaktion von sanftem Fluß; längere Beschleunigung, fast regelmäßig im D.-I.

Rechts: Bei Abklemmung wieder deutlicher Ausschlag.

Das Ergebnis ist also:

1. Einleitung von Kohlensäure vertauscht nicht nur die Synchronatmung mit einer sehr langsamen Spontanatmung, sie bewirkt auch eine Steigerung des Tonus; die Pulsfrequenz sinkt in der Kohlensäurephase ab von einem Durchschnittswert 67 auf 60. In der Nachwirkung Neigung zu Pulsanstieg und erst allmählich wieder Anfangswerte des Pulses.

2. Der Kohlensäureversuch hat eine Spontanatmung ausgelöst, die Charakteristika zeigt, wie sie von der Lunge aus nicht künstlich nachzuahmen sind. Wohl gelingt von der Lunge aus in allen drei Serien eine inspiratorische Beschleunigung, nicht aber eine exspiratorische Verlangsamung.

3. Ein Eingriff aber läßt sich in allen Phasen des Versuches, auch bei starker Tonussteigerung erzielen. Dieser Eingriff erfolgt so ruckartig, daß auch daraus schon die Reflexnatur erwiesen wäre. In welcher Phase der Pulsbewegung die Spontanatmung auch stehen mag: der Inspirationsakt macht mit einem Ruck eine spezifische Art von Pulsbeschleunigung.

Das Dauerinspirium ändert die Frequenz der Spontanatmung, ändert vor allem die Ausschlagsgröße des puls. resp. bis zu völlig regelmäßigem Puls. — Auch das bloße Anhalten in Inspirations- oder Exspirationsphase hat schon einen gewissen Einfluß auf Atmung und puls. resp., nicht bloß bei Synchronatmung, sondern auch bei der langsamen automatischen Atmung der Kohlensäurephase.

4. Der Effekt der Abklemmung schwindet so gut wie völlig auf der Höhe der Kohlensäurewirkung.

Nr. 8. Protokoll vom 12. VI. 1914. Hund von $7^1/_2$ kg. Terrierweibchen 3 ccm $3\,^0/_0$ige Morphiumlösung. 100 ccm Atmung 30 mal pro Minute.

I. Serie bei reinem Sauerstoff.

II. ,, Kohlensäurezuleitung ($2^0/_0$).

III. ,, Nachwirkung.

Vor der Operation, die unter Äther nach Novokainisierung vorgenommen wird, 60 Pulse (puls. resp.).

I. Serie: Apnoe. Fehlen eines Respiratorius bei Pulslage von ca. 150 Schlägen.

1. Kurve: Stillstand im Inspirium ($+ 2^1/_2$ mm) macht in den ersten 6 Sekunden Beschleunigung, die in weiteren 6 Sekunden zum Ausgang zurückkehrt.

Stillstand im Exspirium ($+ ^1/_4$ mm): sofort Verlangsamung auf 125 Schläge, allmählich zurückkehrend. Der Durchschnittspuls ist also gleichsam eine Resultante. (22. Folge, 1.)

2. Kurve: Einblasen 200 ccm (+ 6) macht klassischen Primärreflex: Anstieg von 150 auf 168 infolge des Inspirationsaktes, im Dauerinspirium Verlangsamung auf 100, langsame Rückkehr zur Norm. (II.)

3. Kurve: 200 ccm ein und aus machen als Effekt des Inspirationsaktes Anstieg von 140 auf 155, als Effekt des Exspirationsaktes Verlangsamung auf 120. — Abklemmung macht trägen Anstieg von 140 auf 160, in der Nachwirkung gefolgt von weiterem Anstieg, in den nächsten 12 Sekunden auf 175; langsamer Abfall auf 120.

II. Serie: Kohlensäure. Nach Einschaltung der Kohlensäure bei Ausgangspunkt von 120 Pulsen binnen 21 Sekunden Frequenzanstieg auf 150 Pulse, in weiteren 21 Sekunden Einstellung auf 110 Pulse. Bei Andeutung eines synchronen puls. resp. erfolgende Einblasung von 200 ccm (+ 5 mm Quecksilber) verlangsamt auf 60 Schläge bei jeglicher Ausschaltung von Atembewegungen; ohne inspiratorische Beschleunigung vorher. Mit dem Absaugen nach 18 Sekunden setzt ein energischer spontaner puls. resp. ein: Schwankungen zwischen 60 und 150. Nach Ausschaltung der Kohlensäure verringern sich schon nach 2 Minuten die Exkursionen des puls. resp. auf 100:150.

III. Serie: Kohlensäure-Nachwirkung. Einige Minuten nach Ausschaltung der Kohlensäure Pulsfrequenz ca. 170: Apnoe. Einblasen von 200 ccm (+ 6 mm) macht inspiratorisch minimale Beschleunigung, im Dauerinspirium Verlangsamung auf 120 Schläge für die ganze Zeit. Nachher wieder Rückkehr zur alten Frequenz. (III.)

Auf dem Abstieg von der Frequenz 170—180 Abklemmungsversuch: genau so ausfallend wie vorher.

Eine Viertelstunde später ist die Pulsfrequenz auf 110 gesunken bei Apnoe und fehlendem puls. resp. Jetzt macht Einblasen von 200 (+ 6) einen Primärreflex mit starker inspiratorischer Beschleunigung auf 163 Schläge 6 Sekunden lang, worauf wieder als Effekt des Dauerinspiriums Pulsverlangsamung folgt; diesmal nur auf 95.

Ergebnis: Es handelt sich diesmal um ein Tier, bei dem sowohl der Inspirationsakt seinen typischen Einfluß hat im Sinne einer Beschleunigung, wie der Exspirationsakt im Sinne einer Verlangsamung, wie endlich die ruhige Lungendehnung des Dauerinspiriums im Sinne einer starken Verlangsamung. Im D.-I.-Versuch geht jene besondere Verlangsamungswirkung des Ausatmungsaktes wie gewöhnlich verloren.

Daneben aber erreichen wir als Nachwirkung der Kohlensäure eine Verschiebung der Pulslage und damit zugleich eine Verschiebung der Kurvenform. Schon während der Kohlensäure-Einleitung war die inspiratorische Beschleunigung (bei Pulsfrequenz von 110) im Dauerinspiriumsversuch ausgeblieben. Sie bleibt gleichfalls aus in der Nachwirkung bei 180 Pulsen (obwohl die Vagus-Ausschaltungsfrequenz, wie es sich nach Atropin später zeigt, 220 ist). Umgekehrt ist in einer späteren Phase der Kohlensäure-Nachwirkung bei Pulsfrequenz 110 die Empfindlichkeit gegen den Inspirationsakt recht erheblich gesteigert: Anstieg auf 180.

Ich fasse zusammen: 1. Die Primärreaktion erwies sich als ein Reflex, dessen Bogen gebildet wird aus Lungenvagus als afferenter Bahn, Atmungs- und Vaguszentrum als Überleitung, und aus dem efferenten Herzvagus. Alle drei Glieder lassen sich einzeln ausschalten und der Reflex schwindet.

2. Die afferente Bahn trägt den Zentren mannigfaltige Impulse zu. Die verschiedenen Dehnungsgrade der ruhenden, das Erweiterungs- und das Schrumpfungsmoment der bewegten Lungen haben im Tierexperiment größere Wirkungsmöglichkeiten als im Menschenversuch. Intensität aber und Ausschlagsform einer Dauerinspiriums-Reaktion ändern sich mit der Lungeneinstellung. Bei Festhalten an einer Einstellung, die dem klinischen Versuch entsprach, differierten die Frequenzbilder des Reflexes je nach dem Zustande des Empfangsapparates.

3. Die Versuchsanordnung arbeitete vorwiegend mit wechselnden Zuständen des Atemzentrums. Lähmung inhibierte den Reflex, Reizung verschiedenen Grades ließ in drei Paradigmen die wichtigsten Ausschlagsformen des Menschenversuches vorüberziehen. Zu scheiden war zwischen den Bildern einer allein von der Lunge diktierten respiratorischen Arrhythmie und der Mischung mit selbständigen Einflüssen des intoxizierten Zentrums.

22. Folge:

Canis vom 12. 6. 14, Prot. 8.

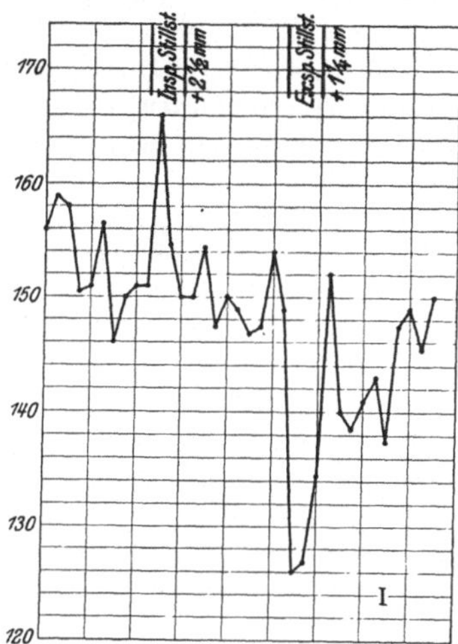

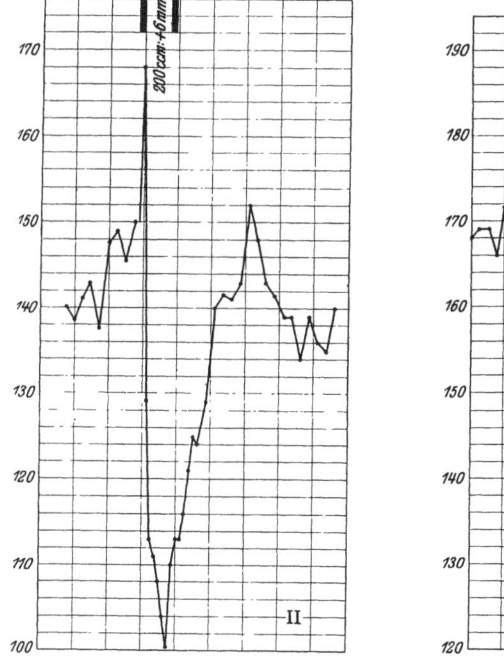

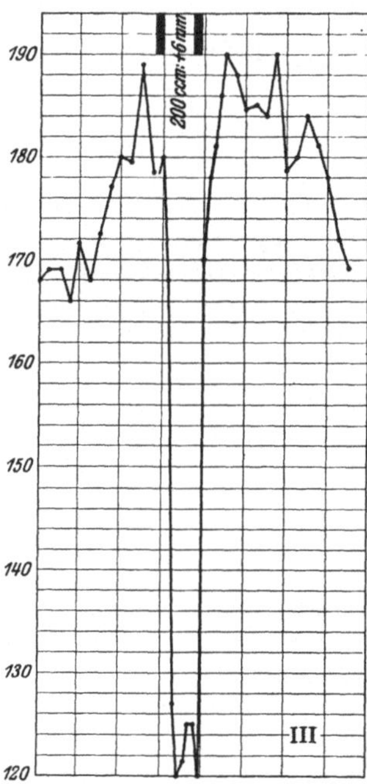

Abb. I und II: Vor Kohlensäurezugabe inspiratorisches und exspiratorisches Stillstellen bei oberflächlicher Atmung (I). Primärreaktion im D.-I.-Versuch (II).

Abb. III: Kohlensäurenachwirkung: jetzt Verlangsamungstyp im D.-I.-Versuch.

4. Die CO_2-Versuche änderten die Empfindlichkeit des Empfangsapparates in verschiedenem Sinne. Bei Übergang von Hypokapnie in die Pulsverlangsamung der CO_2-Reizung kam ein Stadium tachykardischer Disposition vor, bei Rückkehr zur reinen Sauerstoffatmung in viel stärkerem Maße. Während der CO_2-Reizung war bradykardische Disposition (im D.-I.-Versuch) das häufigste. Eine Verschiebung aus Verlangsamungs- in Beschleunigungstyp war Ausdruck dieser verschiedenen Disposition.

5. Es waren Anhaltspunkte dafür gegeben, daß diese veränderte Disposition von zentraler Änderung abhängt oder wenigstens mitbeeinflußt war.

6. Die Unabhängigkeit der Primär-Reaktion von der Herzfüllung ließ sich zwingend nachweisen durch Abklemmungsversuche der Cava inferior, also sehr energische Füllungsverschiebung: zu Zeiten der Kohlensäurereizung der Zentren, wenn der D.-I.-Versuch energisch eingriff in den Frequenz- und Atmungsablauf, blieb Ausschaltung der halben Blutmenge völlig wirkungslos.

7. Die Untersuchung des efferenten Herzvagus mit Hilfe des Atropins bestätigte die stumpfen Ausschlagformen des klinischen Versuches als Symptom beginnender Lähmung.

C. Sekundärreaktion und ihre Beziehungen zum Vagus.

Einleitung: Druckverhältnisse.

Wir haben gesehen, daß bei der Anordnung des Tierexperiments für den Dauerinspiriumsversuch und seine Frequenzreaktionen nur zwei Faktoren als wirksam angesprochen werden können: die Dehnung des Alveolarbaums und eine Abklemmung der Lungenkapillaren, sei es als Folge dieser Dehnung, sei es bedingt durch den erhöhten Alveolardruck. Die Weitung des Alveolarbaums hat gesetzmäßige Konsequenzen: der Ausdehnungsgrad bedingt einen bestimmten Stand der Pulsfrequenz. Alle Abweichungen von dieser bestimmten Reaktionsform stellten sich dar als eine gegen Ende des Dauerinspiriums einsetzende Pulsbeschleunigung (evtl. mit reaktiver Verlangsamung), aufgepflanzt auf die ursprüngliche Primärreaktion. Es liegt nahe, für diese Abweichung eben jeden zweiten Faktor verantwortlich zu machen: die Abklemmung der Lungenkapillaren.

Nun stecken in der Abklemmung der Lungenkapillaren zwei Wirkungskomponenten: einmal die Drucksteigerung im rechten Ventrikel und der Art. pulmonalis, zum andern die verminderte Füllung des linken Ventrikels. Eine Trennung dieser beiden Komponenten ist im Experiment nicht möglich, wohl aber gelingt es, den arteriellen Effekt der Füllungsminderung im großen Kreislauf auf anderem Wege zu erzielen: durch Abklemmung einer der Hohlvenen. Im Abklemmungsversuch wird die Aortenfüllung gleichfalls verringert, die Verhältnisse in der Pulmonalis dagegen kehren sich völlig um. Wenn trotzdem die Frequenzreaktion im Sekundärreflex die gleiche sein wird, so gestattet ein Analogieschluß die Füllungsbedingungen der Aorta resp. des großen Kreislaufs als entscheidend anzusehen und nicht die Druckverhältnisse im kleinen.

In einem früheren Abschnitt war schon darauf hingewiesen, daß die Sekundärtypen im Tierversuch in der Tat die Formgemeinschaft teilen mit den Kurven bei Abklemmung der Vena cava.

In Ergänzung wäre hier der Nachweis zu erbringen, daß diese analogen Frequenzausschläge sich in der Tat aufbauen auf den gleichen Füllungsgrundlagen in der Aorta. Statt der Registrierung der Füllungsänderung habe ich mich im nachfolgenden auf Blutdruckuntersuchungen beschränkt, die für unsere Zwecke ausreichen. Ein einziges Beispiel mag genügen.

Ein Pudel, untersucht am 11. VI. 14 (Protokoll 9, s. 23. Folge), zeigt. was die Frequenz anlangt, bei Abklemmung mächtigen Frequenzanstieg von 111 auf 220, der in den nächsten 6 Sekunden auf 245 steigt, um reaktiv langsam abzufallen. Die Druckkurve fällt während des Abklemmens kontinuierlich von 130 auf 75, steigt nach Öffnung der Klemme auf 180 und fällt dann allmählich ab. — Wie sieht die Reaktion II aus? Zunächst die Frequenz: mit dem Inspirationsakt Beschleunigung von 130 auf 167, dann im Dauerinspirium Abfall auf 130 wieder; und nun steigt während des weiteren Dauerinspiriums die Frequenz empor auf 153, fällt aber schon vor Schluß des Dauerinspiriums wieder ein wenig ab, mit Rückkehr zur alten Atmung reaktive Verlangsamung auf 89 und wellenförmiges Nachschwingen. Die parallele Druckkurve zeigt als Analogon zum Frequenzanstieg im Dauerinspirium die Drucksenkung von 130 auf 100. Wenn gegen Ende des Dauerinspiriums die Frequenz schon wieder etwas absank, so findet das sein Gegenstück in einem Emporklettern des Druckes gleichzeitig wieder auf 130. Es ist also der rechte Ventrikel mit dem vermehrten Widerstand fertig geworden. Reaktiv entspricht der Pulsverlangsamung ein Druckanstieg auf 145. — So vor Atropin. Nach 3 mg bleiben die Frequenzausschläge aus. Die Druckausschläge sind die gleichen geblieben wie vorher, nur daß jetzt nach Öffnung der Klemmen kein reaktiver Druckanstieg beobachtet wird.

Die ersten 3 Serien des Protokolls geben einen Kohlensäureversuch wieder, in dessen Verlauf sich die Sekundärreaktion im D.-I.-Versuch eingestellt hat.

Es ist erneut das Bild einer experimentell sich ändernden Empfindlichkeit gegen den Lungenvagus. Wiederum eine Beschleunigungswelle gleich nach Zuführung der Kohlensäure und in der Nachwirkung — eine Folge erhöhter Empfänglichkeit gegen den Beschleunigsanreiz (vgl. Protokoll 8); wiederum verstärkte iuspiratorische Beschleunigung im D.-I.-Versuch in einer späteren Phase der Nachwirkung: zugleich aber die Aufpfropfung der sekundären auf die primäre Reaktion. Diese Umformung geht parallel einer Steigerung der Abklemmungsempfindlichkeit (siehe weiter unten).

Nr. 9. Protokoll vom 11. VI. 1914. Pudel von 15 kg. 4 ccm 3⁰/₀ig Morphium, Äther. Feuchte Kammer, Stehenlassen der Sternumbrücke. Atmung mit 150 ccm. Später Einleitung von 3 ccm Kohlensäure. Puls vor der Operation 130.

I. Serie: Vor Kohlensäure.

1. Kurve: Pulsfrequenz 100. Andeutung eines synchronen puls. resp. Inspirium (+ $2^1/_4$ mm) hat kaum Effekt. Exspiratorischer Stillstand (+ $^3/_4$ mm) verlangsamt um 5 Schläge pro Minute. Dauerinspiriumsversuch mit 200 ccm (+ $4^1/_4$) löst im Inspirationsakt Beschleunigung auf 145 Schläge aus. Im Dauerinspirium minimale Verlangsamung.

23. Folge, 1.
Canis vom 11. 6. 14, Prot. 9.
Vor Kohlensäurezufuhr.

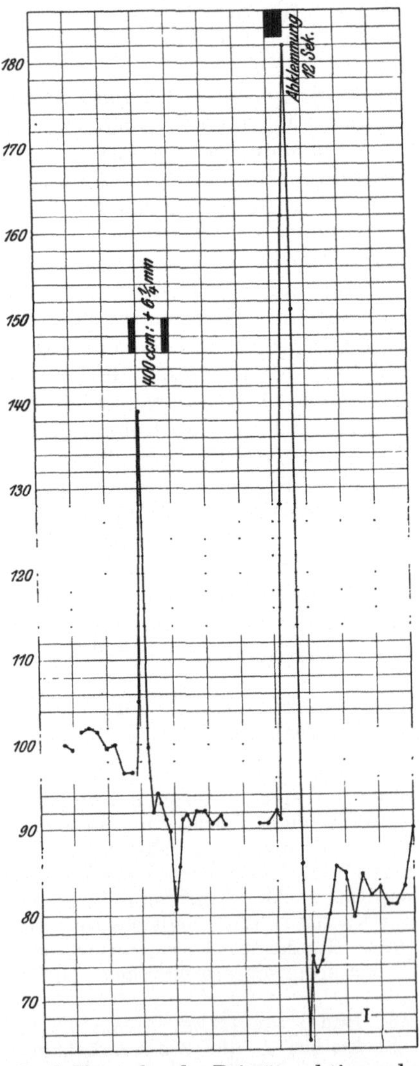

D.-I.-Versuch als Primärreaktion ablaufend, starker Abklemmungsausschlag.

2. Kurve: Dauerinspiriumsversuch 400 ccm (+ $6^1/_4$). Im Inspirationsakt gleich hoher Anstieg, im Dauerinspirium Verlangsamung um 5 Schläge, um weitere 10 Schläge mit der Exspiration. — Ein und aus von 400 ccm machen bei 90 Pulsen Frequenzschwankung zwischen 114 und 72. — Abklemmung 12 Sekunden macht Frequenzanstieg von 90 auf 190, sofortige reaktive Verlangsamung auf 65. (23. Folge, 1.)

II. Serie: Atmung mit 2% Kohlensäure.

1. Kurve: Die Pulsfrequenz steigt in der nächsten Minute bei Synchronatmung und lebhaftem puls. resp. an auf durchschnittlich 135 Schläge. Dauerinspiriumsversuch verlangsamt den Puls um 20 Schläge und beseitigt den Respiratorius, der nachher zurückkehrt. Nach dem Versuch tritt langsame Spontanatmung ein (16 Atemzüge pro Minute).

2. Kurve: Durchschnittsfrequenz 100, Atemfrequenz 16. Puls. resp. centr. zwischen 110 und 87. — Dauerinspiriumsversuch mit 400 ccm (+ 7) macht inspiratorischen Anstieg auf 140, während des Anhaltens Ausschaltung des puls. resp. und Absinken der Durchschnittsfrequenz um 6 Schläge, nach Exspiration unter erneutem puls. resp. weitere Verlangsamung (puls. resp. zwischen 110 und 52).

400 ein und aus machen inspiratorischen Anstieg auf 150 Schläge, keine exspiratorische Verlangsamung.

3. Kurve: Durchschnittsfrequenz 95, Respiratorius zwischen 110 und 85, Atmung 17 Züge pro Minute.

Abklemmung beschleunigt die Atmung auf 30 Züge pro Minute. Der puls. resp. liegt dabei zwischen

23. Folge, 2.

Canis vom 11. 6. 14. Prot. 9. Kohlensäurenachwirkung.

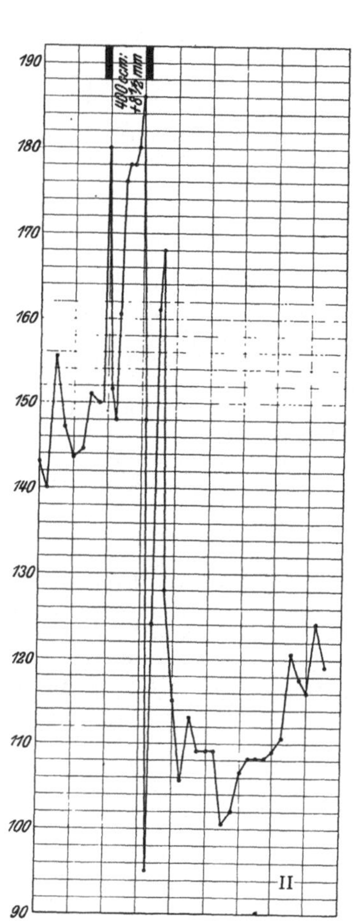

III: Abklemmungsausschlag verstärkt.

II: Entsprechend Auftauchen einer Sekundärquote im D.-I.-Versuch.

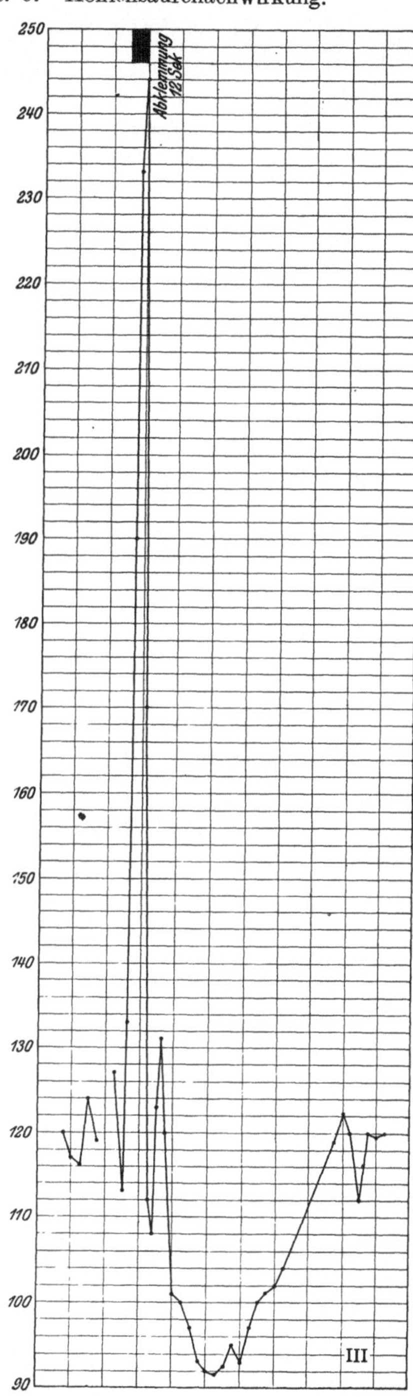

97 und 150, reaktiv bei Verlangsamung der Durchschnittsfrequenz zwischen 100 und 40.

III. Serie: Nachwirkung der Kohlensäure.

1. Kurve: Nach Ausschaltung der Kohlensäure kehrt die Synchronatmung wieder, die Pulsfrequenz steigt mächtig an auf 240 Schläge binnen 3 Minuten.

2. Kurve: Inspirium (+ 3 mm) macht Verlangsamung von 240 auf 200, Exspirium (+ 1) verlangsamt auf 171 Schläge. Ein freilich sehr kurz darauf folgender Dauerinspiriumsversuch (400 ccm: + 8 mm) beschleunigt mit dem Inspirationsakt, verlangsamt im Dauerinspirium auf 180.

3. Kurve: 6 Minuten nach Ausschaltung der Kohlensäure fällt die Frequenz spontan ab auf 160 Schläge. Stillstand im Inspirium (+ 3 mm) macht jetzt minimale Verlangsamung.

4. Kurve: Bei 160 Pulsen Dauerinspiriumsversuch mit 200 ccm (+ 5 $^1/_2$) macht typischen Primärreflex: der Inspirationsakt beschleunigt auf 180, das Dauerinspirium verlangsamt auf 140.

5. Kurve: Dauerinspiriumsversuch mit 400 ccm bei 160 Pulsen beschleunigt inspiratorisch auf 190, verlangsamt auf 142 bei Beginn des Dauerinspiriums, dann aber steigt die Frequenz im Sekundärtypus auf 170 und reaktiv treten starke Verlangsamungswellen auf. Das gleiche im Kontrollversuch (23. Folge 2, Abb. II), der abgebildet ist.

6. Kurve: Abklemmung bei 130 Ausgangsfrequenz beschleunigt auf 240 Schläge, verlangsamt reaktiv auf 90 (Abb. III). 400 ccm ein und aus machen beträchtliche Beschleunigung ohne reaktive Verlangsamung.

IV. Serie: Druckversuche. Gegenüberstellung von Druckkurven und Frequenzkurven.

1. Kurve: Dauerinspiriumsversuch mit 400 ccm macht klassischen Sekundärreflex. Die Druckkurve zeigt einen Abfall von 130 cm Wasser auf 100, reaktiv einen Anstieg auf 145 und anschließend ein Pendeln.

2. Kurve: Gegenüberstellung von Frequenz- und Druckverhältnissen im Abklemmungsversuch: Anstieg von 120 Pulsen auf 240 in 12 Sekunden, die Pulsfrequenz geht reaktiv freilich nicht mehr so tief herunter.

Druckkurve: Abfall von 130 cm Wasser auf 75, reaktiver Anstieg auf 180.

3. Kurve: 10 Minuten nach 3 mg Atropin: die Pulsfrequenz steht jetzt bei 220 Schlägen. Dauerinspiriumsversuch mit 400 ccm (+ 7 $^3/_4$) ändert die Frequenz nicht. Der Druck sinkt in den ersten 12 Sekunden auf 90 und steigt dann wieder an; bei Ausatmung beträgt er 143 und geht schnell zum Ausgangspunkt zurück.

4. Kurve: Abklemmung 12 Sekunden ändert die Frequenz nicht, der Druck läßt sie abfallen von 130 auf 55; kein reaktiver Anstieg, Wiederholung bestätigt dies.

5. Kurve: Druckkurve der Arteria pulmonalis: im Dauerinspiriumsversuch: bei 400 ccm Anstieg von 23 cm Wasser auf 27.

Ich will hier noch kurz über Druckversuche berichten, die bei den Tieren vom 12. und 13. VI. 1914 ausgeführt wurden (s. die Protokolle) und die die Verschiedenartigkeit der Druckreaktion bei den einzelnen Tieren deutlich hervortreten lassen: Alle Möglichkeiten sehen wir vertreten. Zunächst der Abklemmungseffekt vor und nach Atropin: am 12. VI. analog dem geschilderten, am 13. VI. in der Frequenz die übliche Ausschlagsform, im Druck dagegen kaum eine Senkung! Hier hat irgend eine reflektorische Umschaltung stattgehabt. Das ändert sich erst nach Atropin. Gleichfalls große Differenzen zeigt der Primärreflex hier in seiner Druckwirkung. Am 12. vor Atropin ist die Beschleunigung des Inspirationsaktes begleitet von Drucksenkung, am 13. von Druckanstieg!

Paralleluntersuchungen endlich des Druckes in der Aorta und in der Pulmonalis illustrieren in dem Protokoll vom 6. VI. (ohne Atropin) das entgegengesetzte Verhalten des Pulmonaldruckes zum Aortendruck im Dauerinspiriumsversuch. Das gleiche zeigt nach Atropin ein Tier vom 8. VI.

Fußend auf diesen Grundlagen der Druckexperimente werde ich mich auch für die Sekundärreaktion auf reine Frequenzuntersuchungen beschränken, obwohl hier weit schwierigere Zirkulationsverhältnisse im Spiele sind. Wichtiger noch ist eine zweite Folgerung, die sich aus der engen Verwandtschaft der Zirkulationshemmung in Lunge und Hohlvene ergibt: daß wir fortab den Abklemmungsversuch als Analogon der Füllungsquote des Dauerinspiriumsversuchs setzen können. Der Abklemmungsversuch aber hat den großen Vorteil, daß er völlig vergleichbare Zirkulationsänderungen setzt bei allen Versuchstieren: immer wird etwa die Hälfte des Zirkulationsquantums ausgeschaltet. Es läßt sich also in exakter Weise die Empfindlichkeit gegen Füllungsstörungen von Tier zu Tier und bei langdauernden Versuchen in verschiedenen Versuchsstadien prüfen.

Anhang zum Protokoll Nr. 8 vom 12. VI. 1914. $12^1/_2$ kg.

1. Kurve: Ein Primärreflex vom Beschleunigungstyp: ausgiebiger inspiratorischer Anstieg von 110 auf 160, anschließend im Dauerinspirium Verlangsamung auf 95 — entspricht geringer arterieller Drucksenkung während der inspiratorischen Beschleunigung (von 140 ccm Wasser auf 130), gefolgt im Dauerinspirium von Rückkehr zur Norm, in der Nachwirkung von abermaligem Absinken auf 130. Im ganzen ist die Druckbewegung minimal.

2. Kurve: Abklemmung der Vena cava inferior bewirkt Frequenzanstieg von 110 auf 195 (6 Sekunden nach Öffnen der Klemme) und langsame Rückkehr zum Ausgang.

Der Druck fällt ab von 135 auf 80, steigt in 21 Sekunden auf 170 und kehrt erst in 2 Minuten zum Ausgangsdruck zurück.

3. Kurve: Nach 3 mg Atropin sinkt in der nächsten Minute der Druck von 135 auf 115, steigt dann wieder auf 130 an.

200 ccm Einblasung (+ $5^1/_2$ mm) läßt den Druck auf ca. 103 absinken während des Dauerinspiriums; dann binnen $^3/_4$ Minuten Rückkehr auf 125. Die Pulsfrequenz bleibt absolut unbeeinflußt auf 210.

Abklemmung der Vena cava inferior läßt den Druck auf 60 abfallen, mit Öffnung der Klemme binnen 24 Sekunden auf 125 zurückkehren: jetzt kein reaktiver Druckanstieg mehr. — Auch hier bleibt die Pulsfrequenz unbeeinflußt.

Ergebnis: 1. Vor Atropin weit geringerer Druckausschlag im Dauerinspiriumsversuch; das Vagusreizstadium balancierte.

2. Vor Atropin nach der Abklemmungsdrucksenkung reaktiver Druckanstieg, der nach Atropin ausbleibt.

Anhang zum Protokoll Nr. 7 vom 13. VI.

1. Kurve: Die Frequenzgrundlagen eines Dauerinspiriumversuches sind die folgenden: Durchschnittsfrequenz 63, puls. resp. zwischen 55 und 100.

400 ccm Einblasung (+ $5^1/_2$ mm) macht für 6 Sekunden beschleunigte Pulse als Effekt des Bewegungsaktes, dann im Dauerinspirium gleichmäßigen Puls von 58 Schlägen, nachher Rückkehr zum Ausgang.

Die Druckverhältnisse schwanken von vornherein etwas, sie pendeln um 140 herum. Mit dem Einblasungsakt einher geht Druckanstieg auf 145, während des Dauerinspiriums Druckabfall auf 135, nachher wieder Pendelbewegung um 140 herum. Hier liegen die Druckausschläge innerhalb der normalen Druckexkursionen.

2. Kurve: Wiederholung des D.-I.-Versuches.

400 ccm (+ $5^1/_2$) machen in der Frequenz dasselbe Bild, im Druckverhalten parallel dem inspiratorischen Frequenzanstieg einen Druckanstieg von 140 auf 155, der diesmal über die spontanen Druckschwankungen beträchtlich hinausgeht.

3. Kurve: Bei 62 Durchschnittsfrequenz puls. resp. zwischen 50 und 75 Abklemmung: Die Frequenz steigt an in 12 Sekunden auf 118 Pulse, sinkt dann schnell ab (binnen 3 Sekunden). Der Druck pendelt vorher zwischen 135 und 140; während der Abklemmung sinkt er auf 125 nur; in den nächsten 6 Sekunden nach Öffnung der Klemme steigt er reaktiv auf 160, dann wird er wieder normal. — Wiederholung 2 Minuten später gibt etwas größere Exkursionen, im wesentlichen dasselbe Bild.

4. Kurve: Nach 5 mg Atropin erfolgen binnen einer Minute sehr lebhafte Atembewegungen (Reiz des Atemzentrums). Die Pulsfrequenz steigt an auf 280 Pulse.

Einblasen von 400 ccm (+ $6^1/_2$ mm) macht einen Frequenzanstieg auf 290 Pulse; nachher Abfall auf 275 in der Nachwirkung. Der Druck fällt nach Einblasen in den ersten 6 Sekunden von 160 auf 130, kehrt während des Dauerinspiriums aber wieder zurück auf 160. Diesem Moment der Rückkehr entspricht jene leichte Pulsbeschleunigung; während 6 Sekunden nach Absaugen der Druck auf 180 anschnellt (nur für 6 Sekunden). Damit einhergeht jener leichte Frequenzabfall.

Abklemmung macht gleichfalls Frequenzausschlag: langsamen Anstieg nach 5 Sekunden auf 285. In den ersten 6 Sekunden nach Öffnung der Klemme auf 292, dann absinken; der Druck sinkt mit Abklemmung auf 95, steigt nach Öffnung der Klemme (parallel dem Frequenzanstieg) auf 165.

Ergebnis: 1. Diesmal macht der Inspirationsakt vor Atropin Druckanstieg, der umgekehrt nach Atropin einem beträchtlichen Druckabfall weicht.

2. Bei diesem Tier hat bei intaktem Vagus die Abklemmung der Vena cava inferior einen nur minimalen Druckabfall zur Folge, dagegen reaktiven Druckanstieg. Nach Atropin eklatanter Abfall im Versuch, so gut wie kein reaktiver Anstieg.

3. Der Frequenzausschlag (Sekundärtyp) ist angesichts der riesigen Frequenz von 280 Schlägen verschwindend. Er erklärt sich aus der Kürze der Lähmungszeit: die Versuche sind zu schnell nach der Injektion ausgeführt.

Anhang zum Protokoll Nr. 6 vom 6. VI. 1914.

Parallele Kurven des Aorten- und Pulmonaldrucks bei Einblasungsversuch: Der Aortendruck sinkt von 110 auf 60, um reaktiv auf 140 anzusteigen nach Absaugen. Der Pulmonaldruck steigt zu analogen Zeiten von 12 vorher auf 20 gegen Ende des Versuches und fällt dann wieder ab.

Analoge Kurven liefert ein Hund vom 8. VI. nach 3 mg Atropin.

400 ccm Einblähung bewirkt Abfall des Aortendruckes von 100 auf 70 während des Dauerinspiriums. Dann Rückkehr zur Norm; parallel steigt der Pulmonaldruck von 21 auf 30.

1. Ausschaltung des zentrifugalen Vagus.

Wieder ist die erste Aufgabe des Tierexperiments, den zentrifugalen Vagus auszuschalten und den Einfluß dieser Vagusausschaltung auf die Sekundärreaktion im engeren Sinne, auf Füllungsänderungen des großen Kreislaufs in weiterem Sinn festzustellen.

Daß die Durchschneidung des Halsvagus Sekundär- und Abklemmungsausschlag nicht völlig zu beseitigen braucht, zeigen die Kurven vom 5. IX. 1913 (s. 17. Folge). Drei weitere Beispiele finde ich unter meinen Protokollen, in denen gleichfalls nach Vagusdurchschneidung geringe Schwankungen zurückbleiben (nicht stärker als ein Pendeln um 5—10 Schläge), und erst Injektion von Novokain in die Umgebung der Nervenstämme vernichtet den letzten Rest eines Ausschlages. Nur bei einem Tier genügte die Vagusdurchschneidung, um auch für Abklemmung beider Venae cavae jedes Abweichen von der geraden Pulslinie zu verhindern. So geringfügig die Frequenzbewegungen nach Vagusdurchschneidung an sich sind; der Novokainerfolg beweist, daß noch Nerveneinflüsse bestehen bleiben, sei es von einem nicht durchschnittenen kleinen Vagusast, sei es vom Sympathikus aus.

Wieder hilft nur das Atropin. Ich schildere zunächst die Wirkung kleiner Atropindosen im Tierversuch, wiederum um in Fühlung zu bleiben mit den Atropinbeobachtungen beim Menschen. Wir werden sehen, daß hier wie dort bis zu beträchtlichen Pulssteigerungen hinauf die Frequenzausschläge erhalten bleiben, nur daß wir im Tierversuch den Nachweis erhaltener Vagusreizbarkeit mit Hilfe elektrischer Reizung erbringen können.

Nr. 10. Protokoll vom 24. II. 1914. Hund von $12^1/_2$ kg.

1 Stunde vor Operation 10 ccm 3 $^0/_0$ig M., kurz vorher Äther. Atmung mit 150 ccm 30 mal pro Minute.

1. Kurve: Frequenz in leichten Schwankungen um 67 Pulse. Inspiratorischer Stillstand (+ 2) macht initial leichten Anstieg auf 71, exspiratorischer Stillstand (+ $^1/_2$) Verlangsamung auf 60.

2. Kurve: Dauerinspiriumsversuch mit 400 ccm (+ 6) bei 63 Pulsen macht klassischen Sekundärreflex aufgepflanzt auf primären Anfang. Abklemmung 12 Sekunden lang läßt ansteigen auf 155 Pulse. Beide Male reaktiv leichte Verlangsamung.

3. Kurve: Injektion von 1 mg Atropin. 3 Minuten nachher ist die Frequenz 60. Dauerinspiriumsversuch mit 400 ccm (+ 6): Sekundärreflex wie vorher. 5 Minuten post injectionem Abklemmung: Anstieg auf 158, reaktive Verlangsamung auf 40.

4. Kurve: 10 Minuten p. i. Frequenz 67. Dauerinspiriumsversuch mit 400 ccm (+ $5^1/_2$): starker Sekundärreflex; Abklemmung 13 Minuten p. i. Anstieg auf 174. Beide Male leichte reaktive Verlangsamung.

5. Kurve: 20 Minuten p. i.: Beginn des Frequenzanstiegs (auf einer Strecke von 10 Minuten von 80 aufwärts auf 130). Der Puls macht große Spontanwellen. Dauerinspiriumsversuch mit 400 ccm (+ 6) 20 Minuten p. i. macht gewaltigen Anstieg, viel stärker als je zuvor mit leichter reaktiver Verlangsamung. Abklemmung 25 Minuten nach Injektion läßt ansteigen von 110 auf 195 Pulse. Reaktive Verlangsamung und Nachschwingen.

6. Kurve: 25 bis 40 Minuten nach Injektion steigt die Frequenz langsam weiter an von 135 auf 150.

Dauerinspiriumsversuch mit 400 ccm (+ 5 1/2 mm) 30 Minuten p. i. macht Sekundärreflex; Abklemmen 33 Minuten p. i. läßt ansteigen von 148 auf 209. Beide Male analoges Abschwingen.

7. Kurve: Bis 45 Minuten p. i. Weiterklettern des Pulses auf 170. — 400 ccm (+ 6) 40 Minuten nach Injektion: wieder Sekundärausschlag von erheblicher Größe. Abklemmung bedingt Anstieg von 160 auf 208.

8. Kurve: Die Pulsfrequenz ist bei 200 angelangt. Die Vagi werden durchschnitten: beide sind noch reizbar, wenn auch nur wenig. — Dauerinspiriumsversuch mit 400 ccm (+ 6) ändert die Frequenz nicht mehr. Ebensowenig Abklemmung 12 und 18 Sekunden lang.

9. Kurve: Abklemmung beider Venae cavae 18 Sekunden lang läßt die Frequenz absinken von 194 auf 183 für eine Zeit von 12 Sekunden.

Ergebnis: Die Abklemmungsempfindlichkeit erscheint die gleiche vor Atropin wie in den Lähmungsstadien bis zu einem Frequenzanstieg auf 160 Pulse. Der Ausschlag im Dauerinspiriumsversuch wird dagegen größer: offenbar wird mit fortschreitender Vaguslähmung unter den gleichen Bedingungen weniger Blut durch die Lungen gepreßt und die Aortenfüllung verringert.

Wie in diesem Versuch, sind in sechs weiteren Kontrollexperimenten die Frequenzausschläge nach Füllungsverschiebung, speziell nach Abklemmung der Vena cava inferior, durch Atropin zum Schweigen gebracht. Schlagender noch als diese Ausschaltung der halben Blutmenge muß eine Abklemmung beider Venae cavae die nervöse Natur der Frequenzbewegungen illustrieren, wie sie bereits in der letzten Kurve des obigen Protokolls angegeben war: erst war die Vena cava inferior abgeklemmt, dann mit Zeitverlust von 6 Sekunden auch die superior, beide zusammen für 18 Sekunden: dort freilich mit dem Ergebnis einer Verlangsamung um 10 Schläge. Wie kommt diese wenn auch geringe Verlangsamung zustande? Darauf gibt uns das nachfolgende Protokoll Antwort. Es handelt sich um ein Tier mit Sekundärreaktion, bei dem der Vagus mit großer Atropindosis schnell gelähmt wurde.

Nr. 11. Protokoll vom 14. V. 1914. Hündin 10 kg. 1 Stunde vor Injektion 15 ccm Morphium. Äther. Puls vor dem Äther 60 Schläge pro Minute.

1. Kurve: Pulsfrequenz bei Atmung zwischen + 1 mm Inspirium, + 1/4 mm Exspirium 90, bei Erhöhung der Mittellage (Inspirium + 7 1/2, Exspirium + 4 1/2) Anstieg der Frequenz auf 160. Mit Rückkehr zu den alten Werten alte Pulsfrequenz.

2. Kurve: Dauerinspiriumsversuch 400 ccm (Einblasung + 5 1/4) macht Sekundärreaktion mit reaktiver Verlangsamung, 400 ccm ein und aus macht maximale Atemschwankung zwischen 80 und 130 mit reaktiver Pulsbeschleunigung (Sekundärtypus der M. A.).

3. Kurve: Abklemmung 12 Sekunden lang bei 110 Pulsen läßt ansteigen auf 204 Schläge; reaktive Pulsverlangsamung.

4. Kurve: Injektion von 4 mg Atropin: im Anstieg bewirkt Einblasen von 400 ein und aus nur noch minimale Pulsschwankung. Dauerinspiriumsversuch mit 400 ccm (+ 5 1/4) macht träge Pulsbeschleunigung gegen Ende, gefolgt von leichter reaktiver Verlangsamung. Abklemmung bei 170 Pulsen 12 Sekunden lang (5 Minuten p. i.): Anstieg auf 234 Schläge; reaktiv Verlangsamung.

5. Kurve: 400 ccm ein und aus bleiben ohne Effekt. Dauerinspiriumsversuch 400 ccm (+ 5 1/4) ohne Effekt.

6. Kurve: Abklemmung beider Venae cavae 18 Sekunden lang + 9 Sekunden alleinige Abklemmung der Vena cava inferior ist ohne Frequenzeffekt.

7. Kurve: Erneute Abklemmung beider Venae cavae 18 Sekunden + 6 Sekunden macht reaktiven Pulsanstieg von 220 auf 228 Schläge. Auch spontan kommen Schwankungen vor, z. B. zwischen 222 und 229.

8. Kurve: 2 mg Suprarenin intravenös läßt die Frequenz auf 270 binnen 2 Minuten ansteigen, dann fällt sie allmählich in gerader Linie ab. Während des Abfalls macht Abklemmung beider Venae cavae 18 Sekunden lang + Abklemmung der Inferior 6 Sekunden lang nicht die geringste Abweichung der Frequenzlinie, obwohl der Versuch in kurzen Intervallen wiederholt wird.

9. Kurve: Die Vagi werden frei präpariert. Sie sind elektrisch unerregbar. Jetzt macht bei Frequenz von 210 eine Abklemmung beider Venae cavae 18 Sekunden (+ 6 Sek. V. cava inf.) reaktiv eine Pulsverlangsamung von 210 auf 206 24 Sekunden lang.

Ergebnis: 1. Ein Tier, das gegen Abklemmung überaus empfindlich ist, zeigt auch im Dauerinspiriumsversuch eine lebhafte Füllungsreaktion, aufgepflanzt auf den Lungenvagusreflex. Die Form von Pulsanstieg mit reaktiver Verlangsamung ist identisch.

2. Nachahmung eines einmaligen tiefen Atemzuges: ein- und auspumpen von 400 ccm ohne Pause, läßt eine starke maximale Atemschwankung des Pulses entstehen, gefolgt von einer trägen Frequenzerhöhung, wie wir sie analog auch beim Menschen mit Sekundärreaktion sahen.

3. 3 mg Atropin beseitigen jegliche Frequenzausschläge. Imponierend wirkt die Abklemmung beider Venae cavae: wie beim extremen Valsalva wird das Herz von Schlag zu Schlag kleiner, der Füllung beraubt, die Frequenz aber verläuft in gerader Linie.

4. Das Bild ändert sich bei Wiederholung des Versuchs wenige Minuten später. Jetzt gibt es einen leichten Frequenzanstieg nach Öffnen beider Klemmen. Aber diese Reaktion schwindet wieder nach Suprarenin und erweist sich damit als eine rein muskuläre Frequenzbewegung, ebenso wie der reaktive Frequenzabfall $^1/_4$ Stunde später, nachdem die Suprareninwirkung wieder abgeklungen ist. — Wir sehen also, daß sowohl Pulsbeschleunigung, wie Pulsverlangsamung bei Abklemmung beider Venae cavae als Symptome einer bereits geschwächten Muskelkraft auftreten können.

5. Der Frequenzanstieg auf Suprarenin hin liefert den Beweis, daß der Sympathikus noch intakt sein muß, daß also jenes Schwinden der Frequenzausschläge nicht etwa bedingt sein konnte durch eine zufällige Läsion der Nervi accelerantes.

Die einzige Ausnahme also, in der gänzliche Vagusausschaltung die Frequenz nicht konstant zu halten vermochte, betraf die bereits absterbenden Herzen. Sie verraten sich schon in spontanen Schwankungen der Vaguslähmungsfrequenz. Man darf nicht verkennen, daß diese Ausschaltung beider Venae cavae für ein bereits geschwächtes Myokard eine extreme Schädigung bedeutet. In drei Experimenten kam es über den Versuch zum Exitus des Tieres. In zwei weiteren finde ich reaktiv eine Verlangsamung bis zu 30 Schlägen pro Minute $^1/_2$—1 Minute lang. Wie das Protokoll zeigt, genügen energische Herzmittel, um die muskuläre Unempfindlichkeit wiederherzustellen (siehe auch Folge 18, 2. XII. 1913).

Große Atropindosen beseitigen also Frequenzausschläge selbst derartiger Füllungsänderungen wie sie nach Abklemmung beider Caven resultieren (die Azygos gibt noch Blut her: also völlig leer schlägt das Herz nicht).

2. Beziehungen zu einer zentripetalen Bahn.

Die Rückführung der Frequenzausschläge der Reaktion II und der Abklemmung auf die Füllungsverschiebungen der Aorta legt den Gedanken nahe an eine reflektorische Beziehung auch dieser Frequenzbewegung: um so mehr als Füllungsreflexe bereits bekannt sind. Vom Nervus depressor wissen wir, daß er übermäßige Drucksteigerung in der Aorta reflektorisch mit einer Erschlaffung des Gefäßsystems beantwortet, während er umgekehrt Druckminderung korrigiert mit einer Konstriktion der Vasomotoren, und auch Frequenzausschläge vom Depressor aus sind bekannt. Indes sind diese Frequenzausschläge völlig entgegengesetzt den hier geschilderten, so daß ein Kausalzusammenhang unmöglich ist.

Dagegen ist von physiologischer Seite die Vermutung ausgesprochen (Pagano [1]), daß eine Blutdrucksenkung Frequenzzunahme, Blutdrucksteigerung Frequenzabnahme in sich schließe als Folge einer Reflexwirkung von der Carotis communis aus, die nach Exstirpation des sympathischen Ganglions derselben Seite ausbleibe. Siziliano [2]) spricht von einem dauernden Reflexeinfluß der gespannten Arterie auf das Hemmungszentrum. Eigene Untersuchungen in dieser Richtung habe ich nicht unternommen. Ob es sich hier im eigentlichen Sinne um einen Blutdruckreflex handelt oder vielmehr um einen Füllungsreflex, sei dahingestellt. Ich muß diese Frage nach einer reflektorischen Regulierung der Reaktion offen lassen.

Ein dritter Nerv kommt in Frage, sobald wir vom Sekundärtyp des D.-I.-Versuchs auf einen Valsalva dieses Typus übergehen. Die Versuche beim Menschen zeigten uns ja eine Reaktion II als die häufigste Form des Valsalva; und nun läuft ja auch der Endeffekt aller der Zirkulationshemmnisse, die sich im Valsalva einstellen, gleichfalls hinaus auf eine extreme Minderung der Aortenfüllung. Dem vermehrten Widerstand in den Lungenkapillaren gesellt sich hier das Abklemmen der Vorhöfe und ihrer Zuflüsse, die Hinderung der ventrikulären Diastole. Die gemeinsame Ausschlagsform, wie wir sie finden bei diesem Valsalvatyp und den geschilderten Abklemmungsversuchen der unteren Hohlvene läßt mich in dem Gemeinsamen der verminderten Aortenfüllung den ätiologischen Faktor sehen auch für den Valsalva, gleichviel ob nun diese Reaktion auf einem Reflexwege abläuft oder nicht. Indes steht diese Auffassung im Widerspruch zu der Hypothese Knolls [3]), die allgemein angenommen ist, daß die Kompression des Herzens und Reizung eines Vagusastes — das ist der dritte Nerv — der Frequenzbeschleunigung im Valsalva zu beschuldigen sei. Ich will hier über die Experimente Knolls kurz berichten.

---

[1]) Pagano, zitiert nach Nagels Handbuch der Physiologie 1908. B. Hofmann, Die Innervation des Herzens und der Blutgefäße.

[2]) Siciliano, zitiert nach Nagels Handbuch der Physiologie 1908. P. B. Hofmann, Die Innervation des Herzens und der Blutgefäße.

[3]) Knoll, Über die Folgen der Herzkompression. Lotos, Jahrb. f. Naturwissensch. 1888.

Die Beobachtung Einbrodts[1]), daß das lebende Herz schneller schlage, wenn man es zwischen den Fingern drückt, konnte Knoll dahin ergänzen, daß schon ein sanfter Druck bedeutenden Frequenzanstieg machen kann bei geringer begleitender Blutdrucksenkung: auch nach Entfernung des parietalen Perikards. Auf die gleiche Erregung sensibler vagischer Herznerven bezieht er die Frequenzsteigerung, die sich einzustellen pflegt bei Anfüllung des Perikards mit Luft bis zu einem Grade, der den arteriellen Druck so gut wie beseitigt; so daß also Füllungs- und Druckreaktionen ausgelöst wurden genau wie bei Abklemmung der Cava inferior. Welche Rolle die Herzkompression bei den Knollschen Beschleunigungen daneben spielt, ist kaum zu entscheiden.

3. Beziehung zu den Kopfmarkzentren.

Eigene Experimente über den Frequenzeffekt zentraler Zirkulationsänderung im Tierexperiment und seine Ursachen sind durch den Krieg unterbrochen, so daß ich mich hier beschränken muß auf Literaturangaben, und nur kurz als Vermutung das angeben kann, was sich bereits aus dem vorliegenden Material ableiten läßt. Die Einflüsse, die sich bei Abklemmung der Cava inferior geltend machen können in der Medulla oblongata sind einmal die Wirkung der verminderten Ernährung: Sauerstoffmangel oder Kohlensäureüberladung, angreifend sowohl am Vaguszentrum wie am Vasomotorenzentrum, wie endlich am Akzeleratorenzentrum, zum anderen die an die Füllungsdifferenzen sich anschließende Blutdrucksenkung und Blutdrucksteigerung in ihrer mittelbaren Einwirkung auf das Vaguszentrum (eventuell auf dem Umweg über das Vasomotorenzentrum).

Um mit dieser mechanischen Wirkung der Füllungsverschiebung zu beginnen, mit der Blutdruckwirkung also, so wissen wir, daß Blutdrucksenkung die Pulsfrequenz erhöht, Druckanstieg das Hemmungszentrum reizt (François Franc u. a.). Nun ging schon aus den 3 Druckexperimenten vom 11. 6. 14, 12. 6. 14 und 13. 6. 14 hervor, daß die Füllungsabnahme um die Hälfte nicht einfach mechanisch auch den Blutdruck halbiert: nur nach Atropin sind die Abfallzahlen groß, also nach Lähmung des Vasomotorius.

Canis	11. 6. 14	Abfall	von	130	auf	55,	reaktiv	130	ccm Wasser
,,	12. 6. 14	,,	,,	125	,,	60,	,,	125	,, ,,
,,	13. 6. 14	,,	,,	160	,,	95,	,,	165	,, ,,

Vor Atropin lauten die Zahlen dagegen:

Canis	11. 6. 14	Abfall	von	130	auf	100,	reaktiv	145	ccm Wasser
,,	12. 6. 14	,,	,,	135	,,	80	,,	170	,, ,,
,,	13. 6. 14	,,	,,	135	,,	125	,,	160	,, ,,

Hier findet also Druckkorrektur statt (dyspnoische Vasokonstriktorenreizung?). Trotzdem wird man berechtigt sein, den Frequenzanstieg

[1]) Einbrodt, Über den Einfluß der Atombewegungen auf Herzschlag und Blutdruck 1860.

auf diese Druckminderung zu beziehen. — Reaktiv erfolgt vor Atropin ein Druckanstieg, der nach Atropin ausbleibt. Auch dieser Druckanstieg, der wiederum auf die Frequenz zurückwirkt, wird zum Teil mechanisch bedingt sein. Die lange Dauer des Druckanstieges beim Canis vom 12. 6. 14 (2 Minuten lang) erfordert freilich noch andere Erklärungsmomente.

Zweitens: unter den nutritiven Einflüssen der Füllungsverschiebungen kommt die größte Bedeutung zu nicht der Ernährungsstörung selbst für die Zeit ihrer Dauer, als vielmehr dem Wiederbeginn der Arterialisierung. S. Mayer [1]) fand nach Verschließung der vier Hirnarterien auf 10—20 Sekunden als Reaktion auf den frischen Blutstrom die gleiche Erregung terminaler Nervensubstanz wie in anderen Gehirnprovinzen so auch im Kopfmark: Vasomotorenzentrum und Vaguszentrum wurden energisch gereizt. Auf diese Vagusreizung führt Knoll die reaktive Verlangsamung nach Herzkompression und nach dem Valsalva zurück.

So weit die Literatur. — Es sei hier eine Besprechung der CO_2-Versuche angeschlossen, deren Beziehung zu den Kopfmarkzentren bereits erörtert war. Vorwiegend sehen wir das Atemzentrum getroffen, außerdem nahm während der Zuleitung der CO_2 der Vagustonus zu, und vom vasomotorischen Zentrum ist das gleiche anzunehmen (Henderson). Im Übergang von Hypokapnie zur Hyperkapnie und umgekehrt gab es eine Phase erhöhter Lähmbarkeit. Ob es sich hier ausschließlich um zentrale Wirkungen handelt, ist nicht sicher zu entscheiden; daß aber zentrale Wirkungen vorliegen, dafür dürfte genügend Anhalt gegeben sein.

Ich betrachte zunächst isoliert die Abklemmungskurven bei einer Dauer von 12 Sekunden; Kurven, die ihrem Typus nach bisher geschildert wurden als ein Ansteigen der Frequenz während des Abklemmens der Cava inferior und als ein reaktives Absinken unter die Ausgangsfrequenz nach Klemmenöffnung, ein Typ, wie er sich unter 28 Experimenten 17 mal findet. Die übrigen Beispiele zeigen ein Fortdauern des Frequenzanstieges noch bis maximal 12 Sekunden über die Klemmenöffnung hinaus und dann erst die reaktive Verlangsamung; oder aber ein völliges Ausbleiben des Pulsabfalles.

Diese Differenzen im Ausfall werden verständlich bei Betrachtung der Kohlensäureversuche. Ich zitiere ein Experiment vom 10. 6. 1914, in dem bei 12 Sekunden langer Abklemmung ein Anstieg von 110 auf 240 bewirkt wird, dieser höchste Punkt von 240 aber erst 12 Sekunden nach Klemmenöffnung erreicht ist und reaktiv nur ganz träge die Kurve sich senkt. So ist es vor Kohlensäure und in der Nachwirkung (170 auf 240). Während der Kohlensäureatmung dagegen gibt es eine Verlangsamung im Moment der Klemmenöffnung vom üblichen Typus. Die Ausschlagsgröße ist jetzt beträchtlich verringert (110 auf 135, reaktiv 92).

[1]) S. Mayer, Über ein Gesetz der Erregung terminaler Nervensubstanzen. Sitzungsberichte der Kaiserlichen Akademie der Wissenschaften. Wien. Mathem. naturwiss. Klasse. 81. Bd. Jahrg. 1880.

Die Formdifferenzen erklären sich also aus einer Überempfindlichkeit gegen die Lähmungsquote, die bei starker tachykardischer Disposition es zur Pulsverlangsamung überhaupt nicht kommen läßt.

Das Beispiel zeigt aber noch ein weiteres: daß auch die Ausschlaggröße sich (vermutlich von den Zentren aus) modifizieren läßt. Vier weitere Experimente bringen die Bestätigung.

Abklemmung 12 Sek.

<table>
<tr><th></th><th>vor CO_2</th><th>während CO_2</th><th>nach CO_2-Zufuhr</th></tr>
<tr><td>11. VI. 1914</td><td>90 auf 190
reaktiv 65</td><td>95 auf 150
reaktiv 40 puls. resp.:</td><td>130 auf 240
reaktiv 90</td></tr>
<tr><td>6. VI. 1914</td><td>40 auf 59
reaktiv 40</td><td>110: 85 | 150: 97 | 100 : 40
28: 60 | 28: 60 | 28 : 60</td><td>nicht geprüft</td></tr>
<tr><td>13. VI. 1914</td><td>70 auf 120
reaktiv 52
60: 77 | 96: 125 | 42: 76</td><td>40: 120 | 40: 120 | 38: 110</td><td>55: 100 | 58: 120 | 48: 88
späteres Stadium:
56 auf 110
reaktiv 50</td></tr>
<tr><td>12. VI. 1914</td><td>140 auf 175 (träge)
reaktiv 120</td><td>nicht geprüft</td><td>von 110 auf 195
lange hoch
keine Verlangs.</td></tr>
</table>

Wir sehen hier durchweg als Wirkung der Kohlensäurereizung eine Verringerung der Abklemmungsempfindlichkeit, die so weit geht, daß im Experiment vom 6. VI. ein Effekt gar nicht mehr zu erkennen ist, am 13. VI. nur eine minimale reaktive Verlangsamung bestehen bleibt; umgekehrt ist in der Nachwirkung die Neigung zur Beschleunigung extrem. Die verschiedene Empfindlichkeit wird vielleicht am deutlichsten beim Vergleich von Tieren mit gleicher Pulsgrundlage:

von	70	Pulsen	auf	105	am	2.	XII.	1913	
			,,	120	,,	13.	VI.	1914	(reakt. 52)
			,,	132	,,	5.	IX.	1913	(,, 51)
,,	90	,,	,,	140	,,	28.	II.	1914	(,, 75)
			,,	190	,,	11.	VI.	1914	(,, 65)
,,	110	,,	,,	170	,,	29.	X.	1913	(,, 91)
			,,	240	,,	14.	V.	1914	(,, 90)
,,	200	,,	,,	225	,,	4.	VI.	1914	(,, 84)
			,,	240	,,	20.	III.	1914	(,, nihil.)

Eine zweite Aufgabe wird sein, die Abklemmungskurven in eine engere Beziehung zur Reaktion I und Reaktion II zu stellen als es bisher geschehen ist. Zunächst zur Reaktion II. Mein Material besteht in 11 Tierexperimenten, deren Vergleichskurven eine schlagende Ähnlichkeit erkennen lassen; 3 sind reproduziert (siehe 16. Folge, Canis vom 5. IX. 13 17. Folge, Canis vom 4. VI. 14; 23. Folge, Canis vom 11. VI. 14). Unter diesen Tieren hatten drei hohe Pulsfrequenzen nahe der Vaguslähmungsfrequenz, zwei davon zeigten recht beträchtliche reaktive Verlangsamung. — Sonst finden wir Ausgangsfrequenzen in allen Stufen bis hinab zu 80 Pulsen. — Einer ausführlichen Besprechung bedarf hier lediglich das eben zitierte Experiment vom 24. II. 14, das die Reaktion II im Vergleich zur Abklemmungskurve unter Atropin zeigt. Der Abklemmungsausschlag ändert sich, wie eben schon angedeutet, nicht, die Reaktion II dagegen nimmt gewaltig zu, obwohl die physikalischen Voraussetzungen der Lungenversuche, wie die Druckwerte zeigen, absolut die gleichen bleiben bis zum Ende des Versuches. Woher diese Empfindlichkeitssteigerung, die nicht unmittelbar zentral sein kann, denn sonst müßten ja auch die Abklemmungskurven eine Steigerung erfahren? Als Erklärungsmöglichkeit erwähne ich Änderungen in der Qualität des Herzmuskels, speziell des rechten Herzens dergestalt, daß gegen den gleichen Widerstand im gleichen Kreislauf das atropinisierte Herz nicht mehr die gleiche Kraft aufbringt, so daß also eine größere Füllungsdifferenz im großen Kreislauf sich ergibt.

Endlich der Vergleich zwischen Reaktion I und Abklemmungseffekt. Es finden sich unter 17 Tieren 8 mit hoher Ausgangsfrequenz, speziell 3 mit Vaguslähmungsfrequenz. Auch bei diesen Beispielen schließt die hohe Ausgangsfrequenz beim Abklemmungsversuch nicht die klassische reaktive Verlangsamung aus.

14. XI. 1913 von 180 auf 210, reaktiv 115.

5. XI. 1913 von 200 auf 208, reaktiv 155, Lähmungsfrequenz 210.

Doch zeigt sich bei drei Tieren, daß die Reaktion I vorhanden sein kann und zwar ganz erheblich (5. XII. 1913), während Abklemmung nicht den geringsten Einfluß hat. Einmal sogar Abklemmung beider Venae cavae. — Ein Tier vom 8. VI. 1914 ist mit Physostigmin behandelt und hat (elektrisch) extrem reizbare periphere Vagi. Aber auch bei den anderen Tieren ergibt sich aus dem Ausfall der Reaktion I, daß der periphere Vagus intakt sein muß und ebenso Atem- wie Vaguszentrum. Lähmung des Vasomotorenzentrums liegt nahe, soweit nicht doch während der Abklemmung (zentrale oder periphere) Vaguslähmung eingetreten ist.

Was die niedrigeren Ausgangsfrequenzen anlangt, so läßt sich generell sagen, daß sich bei Tieren, die für den Lungenvagusreflex stark empfindlich waren, selten eine starke Abklemmungsempfindlichkeit vorfand; und daß andererseits bei einer Steigerung der Abklemmungsempfindlichkeit in der Nachwirkung der Kohlensäure bei 2 Tieren eine Umwandlung aus der Reaktion I in die Reaktion II zu beobachten war.

Damit bestätigt sich, was wir in den Menschenversuchen bereits erlebten: die Reaktionstypen stellen an sich nichts Starres dar, sondern lassen sich modeln, ineinander überführen durch Änderung bestimmter Versuchsbedingungen.

Für die Beurteilung der beiden Reaktionen ergaben sich in diesem Abschnitt folgende Gesichtspunkte:

1. Die inspiratorische Beschleunigung der Primärreaktion tritt auf sowohl unter gleichzeitigem Druckanstieg wie unter Druckabfall: so daß auch aus diesem Grunde eine Abhängigkeit von Füllung und Druckverhältnissen unwahrscheinlich wird.

2. Die Druckverhältnisse in der Aorta während der Sekundärreaktion decken sich mit denen des Abklemmungsversuches. Der Abklemmungsversuch ist also versuchstechnisch ein Äquivalent für die Sekundärreaktion des D.-I.-Versuches mit dem Vorteil der quantitativen Dosierbarkeit.

3. Ausschaltung des Herzvagus brachte auch die Abklemmungsausschläge zum Schwinden.

4. Eine Empfindlichkeitsänderung des Empfangssystems unter CO_2-Wirkung änderte Ausschlagsgröße und Form der Abklemmungsausschläge. Diese Skala der Ausschlagsformen erläuterte die wechselnden Befunde bei Vergleich von Tier zu Tier.

Klinischer Teil.

Einleitung.

Die ersten beiden Kapitel gaben — nur registrierend, ohne jeden klinischen Hinweis — Überblick über die Fülle der Ausschlagbilder, wie sie die Sinusfrequenz bei den geschilderten Tiefatmungsprüfungen liefert, und suchten den Auslösungsmechanismus zu klären. In diesem zweiten Teil gilt das Interesse gerade jenen bisher vernachlässigten klinischen Voraussetzungen — Voraussetzungen wie Ausgangsrhythmus, Körperbeschaffenheit, Alterslage, nervöse Disposition usw., um mit denjenigen Daten zu beginnen, die schon bei klinisch intakten Herzen betrachtet sein wollen; aber weiterhin auch den Bedingungen einer verschlechterten Herzmuskelqualität verschiedenster Ätiologie. Die folgenden Kapitel tragen diesen Aufgaben Rechnung: Ein erstes über das normale oder nur wenig veränderte Herz, ein zweites über grob veränderte Herzen mit Einschluß des Infektionsherzens, während in einem letzten Kapitel unter den pharmakologischen Beeinflussungen die Digitaliswirkung herausgegriffen ist zu einer umfassenderen Darstellung. — Diese zunächst der Statistik dienenden Angaben bemühen sich zugleich auch um eine klinisch praktische Ausbeute. Und naturgemäß ist da, wo es sich um die Deutung der Ergebnisse handelt, eine Rückkehr zu theoretischen Überlegungen nicht zu umgehen gewesen. Nachdem bisher der Auslösungsmechanismus besprochen war, bleibt weiterhin zu klären, welcher Anteil der Wirkungskomponenten jeweils bei der Ausschlagsbildung entscheidend ist, beim normalen, wie beim pathologisch veränderten Herzen.

Zur Frage der Deutung seien die bisherigen Ergebnisse kurz wiederholt, hier unter dem Gesichtswinkel: Wie weit mag die Klinik ein Interesse an den Dingen nehmen. Der in den Mittelpunkt gestellte D.-I.-Versuch, unter den Begleitproben vor allem der Valsalva, ließen zwei Reaktionsformen erkennen, die als eine früh einsetzende I.-Reaktion (Primärreaktion) und als eine später sich aufpfropfende Sekundärreaktion gekennzeichnet wurden. Gezeigt war die Abhängigkeit sämtlicher Frequenzbewegungen vom vagischen System. Bei der ersten Reaktion (Primärreaktion) handelte es sich um einen Lungenvagusreflex, der, über Atemzentrum, Vaguszentrum, efferenten Herzvagus dem Erfolgsorgan zustrebend, in jedem Teil der Bahn Empfindlichkeitsänderung erfahren kann. Die Reaktion bestand auf den Inspirationsakt hin in Beschleunigung und in Verlangsamung während des Dauerinspiriums, meist in jähem Übergang aus dem schnellsten ins langsamste Tempo.

In Versuchen, die im wesentlichen am Atemzentrum angriffen, ließen sich Ausschlagsgröße und Form modeln, die Ausschlagsform im gleichen Sinn wie unter Atropinverlangsamung (des Reizstadiums) und Bewegungstachykardie: Es trat jeweils eine Beschleunigungs- oder Verlangsamungstendenz hervor — hier einen Beschleunigungstypus, dort einen Verlangsamungstyp der Primärreaktion setzend. Auffallend war dieser Wechsel zwischen Beschleunigungs- und Verlangsamungstendenz vor allem im Übergang von Hypokapnie in Hyperkapnie und umgekehrt. Empfindlichkeit gegen den Inspirationsakt trieb dank der Summenwirkung oberflächlicher Inspirationsakte die Pulsfrequenz in die Höhe — auf einer bestimmten Frequenzhöhe angelangt aber war die Neigung zur Verlangsamung wieder stärker: Umwandlung von Beschleunigungs- in Verlangsamungstyp bei Frequenzanstieg (im D. I Versuch, aber auch schon bei Stillstellen der oberflächlichen Atmung). Daneben gab es eine andere Umformung: Die abnehmende Empfindlichkeit gegen die Einatmung bei zunehmender Hyperkapnie, die zunehmende Empfindlichkeit gegen Ausatmung ließ im Exspirium (Experiment vom 12. VI. 1914) die Frequenz wieder absinken — dementsprechend Verlangsamungstypus im D.-I.-Versuch. In diesem Versuch Umformung aus einem mittleren Typus bei hoher Frequenz in einen Verlangsamungstypus bei langsamerer Frequenz. Beide Arten der Umformung waren auch im Atropinreizstadium gefunden worden. Endlich ist als Möglichkeit in Betracht zu ziehen — ein Beispiel fand sich schon unter den Atropin-Paradigmen, so in den Bildern der 12. Folge — daß bei Auf- und Niedersteigen der Frequenz jeweils ein Verlangsamungstyp bestehen bleibt oder auch ein Beschleunigungstyp konserviert wird. Es bedarf weiterer Klärung, wie weit diese Neigung zu Tachykardie oder Bradykardie im D.-I.-Versuch lediglich als eine Funktion der Wirkungsbreite des Atemzentrums gegenüber dem Vaguszentrum anzusprechen ist — wie weit daneben eine periphere Disposition sich durchsetzt. Hier sind zugleich die klinischen Voraussetzungen der einzelnen Typen im Auge zu behalten. Periphere Empfindlichkeit war mit Bestimmtheit maßgebend für eine besondere Kurvenform, für den trägen Ablauf des Atropinlähmungsstadiums mit seinem länger dauernden inspiratorischen Anstieg und dem langsamen Abfallen in die tiefste Talsenkung. Ob eine analoge Ursache vorliegt bei allen stumpfen Formen des Lungenvagusreflexes, ob sonst eine Beziehung besteht zwischen krankhaften Veränderungen des Herzens und Abstumpfung der Kurvenform, wäre hier zu betrachten.

Die gleichen Bedingungen des D.-I.-Versuchs ließen eine zweite Erscheinungsform des Frequenzablaufes zutage treten.

Sekundärreaktion = Reaktion II. Früher oder später während des D.-I.-Versuches wandelt sich die Verlangsamung in eine Beschleunigung über den Ausgangswert hinaus, reaktiv folgt nach der Ausatmung ein Frequenzabsturz. Der Tierversuch deutete diese Sekundärreaktion als eine Folge der Füllungs- und Druckverschiebung im großen Kreislauf. Auch hier ein Beschleunigungs- und Verlangsamungstyp, auch hier die Verschiebung bei künstlicher Frequenzsenkung und Frequenzbeschleunigung. Nun kommt diese Sekundärreaktion im D.-I.-Versuch nur selten zur Beobachtung (unter den 68 Patienten der folgenden Tabelle nur 9mal), während die Füllungsquote im Valsalva dominierend wird. Es ist deshalb die Sekundärquote des D.-I.-Versuches zugleich mit dem Valsalva besprochen, ausführlicher im eigentlichen Valsalva-anhang. Es soll in den nächsten Kapiteln ganz vorwiegend der Lungenvagusreflex betrachtet werden, wie er am deutlichsten im D.-I.-Versuch und in der maximalen Atemschwankung hervortritt. Ein dosierter Valsalva ist bereits hin und wieder als Empfindlichkeitsprüfung gegen Druckverschiebungen angewandt, die Resultate des Valsalva-Abschnitts vorwegnehmend.

Für die Darstellung der Ergebnisse des klinischen Teiles kam aus praktischen Gründen ganz ausschließlich die zahlenmäßige Schilderung in Frage — eine Wiedergabe, die für eine statistische Zusammenfassung große Vorteile hat, für die Formcharakterisierung einer Frequenzbewegung freilich der Anschaulichkeit entbehrt; hier wird es für den Leser zweckmäßig sein, die Daten in ein Koordinaten-System einzutragen. Wo es auf die Kennzeichnung des Ausgangsrhythmus ankam oder des Frequenzablaufs während der Dauer der Atmungsversuche, sind jene Umrechnungen auf Minutenfrequenz aneinandergereiht, die vom Einzelpuls oder von Minutenbruchteilen ausgehen (1/10, 1/20, 1/30 Minuten-Werte); eventuell mit Angabe der oberflächlichen Atmung dergestalt, daß auf der Höhe der Inspiration ein „I." oder „Insp." vermerkt wurde. Statistischen Angaben dient die Registrierung des schnellsten und langsamsten Pulsschlages im D.-I.-Versuch und maximaler Atemschwankung, wie es die Frequenzbilder der ersten Folge schon angedeutet haben. Angegeben also ist die Ausgangsfrequenz, der schnellste Schlag auf der Höhe einer Beschleunigung, der langsamste eines Frequenzabsturzes — und die resultierende Ausschlagsbreite, sei es im direkten Subtraktionswert, sei es (wie in den Tabellen zur leichteren Übersicht) in einer gewissen Schwankungsbreite; also etwa statt 22 : 20—25. In den Tabellen ist zur weiteren Vereinfachung auch auf die Gegenüberstellung von D.-I.-Versuch und maximaler Atemschwankung verzichtet, von der bereits gesagt war, daß bei schnellem Frequenzumschlag die maximale Atemschwankung meist größere Werte liefert, bei trägem Umschlag geringere; und es ist jeweils lediglich gegeben der größte erreichte Wert, wie er in mehreren Kontrollprüfungen vorlag. — Für den Valsalva ist eine kompliziertere Zahlenfolge erforderlich:

1. Die Zeitdauer des Pressens.
2. Die Ausgangsfrequenz.
3. Der Primäranteil in Extremen.
4. Der Sekundäranteil in Extremen; bei Überwiegen der Verlangsamung während des Pressens selbst ist ein „P" zwischengeschaltet. (P = Primärwirkung).
5. Die Dauer der jeweiligen Verlangsamung bis zur Rückkehr zur Ausgangsfrequenz (in Minutenbruchteilen).
6. Der aufgewandte Druck im Thorax (in mm Hg).

Als Beispiel Nr. 16 der I. Tabelle (abgebildet 27. Folge, Nr. 1, Pat. Klu.). Die Werte sind:

12 Sekunden,
85 Ausgangsfrequenz,
105—101 Primäranteil (schnellster und langsamster Schlag),
125— 58 Sekundäranteil ,, ,, ,, ,,
1,0 = Dauer der Verlangsamung: 1 Minute,
80 = Druck in mm Quecksilber.

Eine exaktere Wiedergabe der Abbildungen wäre auch hier gegeben in einem Aneinanderreihen der 1/10 Minutenfrequenzen. Ausgangsfrequenz (1/10 MF) 84,5 86,4 86 81,4 83 84,1 87,1 86 87 81,2 76 89,5. Inspirationsakt (umgerechnet aus 1/30 MF) 105, Valsalva 12 Sekunden (umgerechnet aus 1/20 MF umger.) 102,4 64,1 58 69 57,9 61 (weiter in 1/10 HF) 64 65,7 67,4 70 72 76 80,9 80,5 90,4 91 usw.

Es seien an dieser Stelle kurz auch die weiteren Daten der Tabelle besprochen, über die später ausführlicher zu reden sein wird. Die Angaben über Atropinwirkung (nach in der Regel 1 mg subkutan als Standarddosis) enthalten Ausgangsfrequenz und Schlagzahl sowohl der Verlangsamung wie der Beschleunigung; bei dem erwähnten Pat. Nr. 16 sind das die Zahlen 83, 13/45, d. h.: nach 1 mg Atropin geht die Frequenz erst von 83 auf 70 herunter, also um 13 Schläge pro Minute, ehe sie auf 115 (70+45) ansteigt. — Die Kraftprobenwerte notieren Ausgangsfrequenz+Frequenzzunahme, bei dem betreffenden Patienten 80+27 (110). Der eingeklammerte Wert 110 bedeutet die erreichte Dynamometerzahl.

Das Vagusdruckergebnis endlich (abgekürzt „Vag.“ für rechtsseitigen Vagusdruck), wie es in den Protokollen angegeben ist, verzeichnet Ausgangsfrequenz und Wert des Frequenzabfalls (auf die langsamste erreichte Einzelperiode der Sinusfrequenz). Vag. 78 —5 heißt demnach: im Vagusdruckversuch rechts sinkt die Frequenz von 78 auf 73, d. h. um 5 Schläge.

Erstes Kapitel.

Normale oder nur wenig veränderte Herzen.

Die folgenden Erörterungen greifen auf Abbildungen des theoretischen Teils zurück, in denen die häufigsten Erscheinungsformen der Primärreaktion wiedergegeben sind. In einigen Bildern konnten die Haupttypen charakteristisch gezeigt werden. Bei mittlerer Frequenzlage von 80—90 sahen wir dabei hier einen reinen Beschleunigungstyp mit seiner ausschließlich inspiratorischen Exkursion, dort einen überwiegenden Verlangsamungstyp: Nach minimalem inspiratorischem Anstieg ein kräftiges Tal. Die übrigen Bilder sind zum Teil Abwandlungen dieser beiden Gegensätze: Der Verlangsamungstyp häufig bei hoher Frequenz, der andere mehr bei langsamer. Dem tiefen, flachen Verlangsamungstal im Dauer-Inspirium stand gegenüber das federnde Zurückschnellen. Außerdem gab es träge Formen des Ablaufs.

A. Ausgangsrhythmus.

Die Rhythmusunterlage der Tiefatmungsversuche war fast durchgehend ein Abweichen von der geraden Linie des völlig regelmäßigen Pulses. Die betreffenden Frequenzschwankungen beruhen teils auf dem eingangs der Arbeit geschilderten Puls. resp. b. o. A., teils auf Exkursionen anderer Art, wie sie Hüsler, Janowski, von der Mühl, von Funke, Pick, Mosler beschrieben haben.

Zur Charakterisierung des Puls. resp. b. o. A. sei auf Abb. 1 verwiesen mit ihren meist konstanten Schwankungen um 10 Schläge bei regelmäßiger Atmung. Die erste Strecke zeigt zugleich jene Besonderheit, auf die von Funke[1]) aufmerksam gemacht hat: Trotz gleich tiefer Atmung einmal ein geringerer Pulsfrequenz-Ausschlag eines Atemzuges. Derartige graduelle Unterschiede können in viel stärkerem Maße hervortreten. — In den Tabellen ist ein Puls. resp. b. o. A. nur dann angegeben, wenn erhebliche Ausschläge vorlagen. In den minimalen Differenzen, die sich nur mit Schreibung feststellen lassen, wird die resp. Arrhythmie b. o. A. bei fast allen Menschen nachweisbar (Wenckebach)[2]), verdeckt eventuell durch Tachykardie.

Eine Beziehung zum Tiefatmungsausschlag zeigt sich in der Nachwirkung. In Abb. 1 wurden die Ausschläge größer (so auch in Putzigs Befunden), zum Teil sicherlich infolge vertiefter Atmung. In einem zweiten Beispiel ließ die resp. Arrhythmie nach, unterdrückt von größeren Wellen. Das ist der häufigste Befund.

Unter den Abbildungen des zitierten Funkeschen Vortrags (Über Schwankungen der Pulsperioden) findet sich als Abart des Puls. resp. eine Frequenzwellung, in der ein Verlangsamungstal die Einwirkung eines oder zweier Atemzüge ausläßt oder ihnen doch nur eine winzige Zacke gestattet. Diese Wellenform sei hier als eine kurzfristige, einen und mehr Atemzüge überspringende Wellenbewegung abgesondert. Sie gewinnt im folgenden bei Besprechung künstlicher Frequenzbeeinflussungen Bedeutung. In der Nachwirkung des D.-I.-Versuchs und des Valsalva sehr häufig, fand sich diese Abart bei normalen Individuen in Ruhe nur selten, bei 6 Patienten (Nr. 1, 10, 12, 13, 25, 27). Drei Beispiele seien hier wiedergegeben, zugleich mit einer zugehörigen Valsalva-Welle: eine gewisse Verwandtschaft ist in diesen Paradigmen unverkennbar.

1. Beispiel:

Nr. 1. Du. Einzelschlagfrequenz 88 (J) 84 75 82 (J) 70 65 63 (J) 73 76 80 (J) 82 75 77 (J) 75 75 75 (J) 68 71 (J) 73 71 77 (J) 88 77 82 (J). Ein Atemzug ist übersprungen. Dem entsprechen fortschwingende Wellen 1 Minute nach dem Valsalva, die hin und wieder auch 3—4 Atemzüge auslassen:

93 90 (J) 80 73 78 (J) 80 78 80 84 (J) 80 73 88 (J) 85 82 80 80 (J) 78 75 76 (J) 76 72 76 (J) 78 77 82 (J) 90 92 90 93 (J) 73 64 74 (J) 71 73 77 (J) 76 78 88 (J).

[1]) Über minimale Schwankungen der Pulsfrequenz, Wiesbaden 1914, Kongreß für innere Medizin.

[2]) Die unregelmäßige Herztätigkeit usw.

2. Beispiel:

Nr. 25 He. 100 (J) 100 100 100 93 (J) 93 90 83 88 (J) 83 88 93 (J) 96 96 100 (J) 98 100 usw.

Nach Valsalva:

90 84 78 (J) 70 69 71 (J) 72 71 77 (J) 90 90 80 (J) 73 77 77 (J) 78 84 90 (J).

3. Beispiel (ein Beispiel für langsame Pulsfrequenz). Patient Di. Nr. 13.

72 72 (J) 70 77 82 (J) 78 71 66,5 (J) 64 64,5 70 (J) 71,4 73 68 (J) 64 72 74 (J).

Am nächsten Tage fehlen diese Wellen, sie werden durch den Valsalva ausgelöst. 1 Minute nachher:

62,5 68 (J) 71 76 71 69 (J) 60 59 60 60 62 (J) 64 69 71 72 (J).

Als zweite Gruppe von Sinus-Irregularität sondert von Funke ab ein periodisches An- und Abschwellen der Pulswellenlänge, von der Respiration völlig unabhängig, etwa 15—20 Pulse umfassend. Sie wird zurückgeführt auf Blutdruckwellen. Auch Pick[1]) hat Wellen dieses Charakters beschrieben. Darüber mehr bei der späteren Literaturbesprechung. — Eine regelmäßige Wellung dieser Zeitdauer fand ich bei Gesunden nicht; vielleicht gehören aber die vorhin geschilderten Wellen hierher.

Ungemein viel häufiger als derartige kurzfristige Schwankungen sind lang hingezogene Frequenzbewegungen — ja es zeigt ein Hinblick auf die Bilder des ersten Kapitels, die mit $^1/_{10}$ Minuten-Registrierung grobe Wellen sehr deutlich wiedergeben, daß ein Auf und Nieder der Ruhefrequenz geradezu die Regel ist. Wir sehen da Wellen von wechselnder Ausschlagsgröße und einer Zeiterstreckung zwischen 0,2 bis zu 1 Minute — Wellen, von denen hier in Ergänzung der Bilder zu sagen ist, daß sie auch beim gleichen Menschen von Mal zu Mal, von Tag zu Tag die größten Differenzen aufweisen, was Amplitude und Zeitdauer anlangt. Wir finden sie bei niedriger und hoher Frequenz (10. Folge bei 50, 5. Folge bei 60, dann in großer Auswahl bei Frequenzlage bis hinauf zu 140: „langfristige Wellen").

Diese Wellen werden verstärkt in Nachwirkung der Atmungsversuche, vor allem bei Sekundärreaktion des D.-I.-Versuches und des Valsalva: Hier können Verlangsamungstäler auftreten bis zu einer Dauer von 2 Minuten und länger, die dann kleinere Wellen völlig unterdrücken.

Endlich bezeichnet Rihl als eine Abart des Puls. resp. (b. o. A.) gewisse durch das Exspirium ausgelöste Vorhofs-Irregularitäten, die über den Begriff der Sinusarrhythmie bereits hinausführen und die doch hier eine ausgiebige Besprechung verlangen, weil sie späterhin bei den Tiefatmungsausschlägen des pathologischen Herzens und des digitalisierten Herzens erhebliche differentialdiagnostische Schwierigkeiten machen werden. Es handelt sich um jene periodischen Vorhofsarrhythmien, die Wenckebach[2]) in einer

[1]) Pick: Über periodische Schwankungen der Herztätigkeit. Wiesbaden 1909, Kongreß f. innere Medizin.

[2]) Beiträge zur Kenntnis der menschlichen Herztätigkeit, I u. III. Virchows Arch. f. pathol. Anat. u. Physiol., Physiol. Abtlg. 1906; Physiol. Abtlg. 1908, Supplement.

Aufsatzreihe der Jahre 1906—08 beschrieben hat als sinoaurikulären Block als ersten Typus und als einen zweiten Typ von Vorhofssystolenausfall, gedeutet als Reizbarkeitsstörung; Wenckebach trennt davon ab eine dritte Form periodischer Vorhofsarrhythmie ganz ähnlicher Art, bei der nun doch die Rhythmusstörung im Sinus begründet ist. Ich beginne die Schilderung mit diesem Typus 3 Wenckebachs, der Gelegenheit gibt, ein Wenckebachsches Diagramm zu erörtern, das die Entstehung des Sinusrhythmus erläutert. Wie Engelmann findet Wenckebach die vier Grundqualitäten des Herzens innerhalb weitester Grenzen voneinander unabhängig, die Qualität der Aufstapelung des Reizmaterials, die Qualität der Reizbarkeit, der Kontraktilität und der Reizleitung. Jede Systole vernichtet alle 4 Qualitäten, die Regenerierung dann findet jeweils für alle vier Eigenschaften in unabhängiger Weise statt. Wählt man graphische Darstellung, so sind vier Kurven aufzuzeichnen mit der Tendenz zum Anstieg auf ein gewisses Niveau, aber ohne direkte mathematische Beziehung zueinander. Nun ist in dem Wenckebachschen Diagramm das Zustandekommen einer Herzkontraktion vom Sinusknoten aus so dargestellt, daß die Kurve der Reizbarkeit und jene des Reizbildungsvermögens aufeinander zustreben und im Moment des Sichbegegnens eine Explosion auslösen. „Der Funke wird in das Pulver geworfen, die Explosion findet statt.“ Was in diesem Moment an Kontraktilität vorhanden ist, bestimmt die Kraft der Systole, — was an Leitungsvermögen angewachsen ist, bestimmt die Schnelligkeit der Reizwanderung. Nach diesem Schema muß Sinusarrhythmie ebenso möglich sein bei Schwankungen der Reizbarkeit wie bei Schwankungen der automatischen Tätigkeit des Schrittmachers. Das Paradigma jenes III. Typus einer periodischen Vorhofsarrhythmie, hier also einer echten Sinusarrhythmie, bot eine Patientin, bei der in regelmäßigen Intervallen von 18 Schlägen eine kurze Pause auftrat, meist länger als dem Halbierungswert entsprach: nach Digitalis nahm die Frequenz der langsamen wie der schnellen Perioden ab, stärker die der langsamen Perioden. Hier gab es Pausen von sehr verschiedener Länge, berechtigend zu dem Schluß, daß ein regelmäßiger Sinusrhythmus in dieser Zeit nicht vorhanden war. Während der Digitaliswirkung bestand starke Empfindlichkeit für Vagusdruck. Wenckebach bringt diese Form der Sinusarrhythmie in Parallele mit den Lucianischen Perioden des zweiten Stadiums der CO_2-Vergiftung, er nimmt rhythmische Schwankungen der Sinusautomatie an (Lehrbuch S. 196).

In Kontrast nun zu dieser echten Sinusarrhythmie treten andere periodische Vorhofsarrhythmien, die mit „Reizübertragungsstörungen“ (Winterberg) zwischen Vorhof und Kammer unverkennbare Ähnlichkeit haben. Im Typus 1, dem sinoaurikulären Block Wenckebachs, fand sich bei normalem Vorhofkammerintervall der gleiche in regelmäßigen Pausen intermittierende Arterienpuls, der Wenckebach vordem auf die Spur der Überleitungsstörungen im Hisschen Bündel geführt hatte. Diese Vorhofsarrhythmie wird wie folgt geschildert: „Die erste Periode einer Pulsgruppe ist bedeutend länger als die folgenden; innerhalb der Gruppe wächst aber die Periode wieder an bis zur Intermission, welche kürzer ist als die doppelte Periode.“ In Umrechnung auf Minutenfrequenz würden die Einzelperioden des Sinusrhythmus, der hier partiell blockiert ist, in Wenckebachs Beispiel 89 betragen; die zugehörigen Vorhofsperioden geben folgende Zahlen: 76 89 88 85 84 (Pause) 51 76 89 usw. Es handelt sich im Sinne von Engelmann und Gaskell um Reizleitungsverlangsamung, wie Wenckebach annimmt. Die erste Systole nach der langen Pause hat die Leitung am meisten gestört — daher die langsame Periode 76; die weiteren Perioden vermögen die Dauer der Reizleitung nur wenig mehr zu verlängern (Engelmann). Charakteristisch für diese Arrhythmie des sinoaurikulären Blocks ist es, daß die langsame Periode immer oberhalb des Halbierungswerts gelegen ist, ferner die Mitbeteiligung anderer Perioden am Arrhythmiebild, und endlich die Möglichkeit, durch Verlängerung einer Intervallzeit (wohl nicht über $^1/_4$ Sekunde hinaus) das Rhythmusbild zu erklären. Der Grundrhythmus bleibt erhalten.

Der zweite Typus Wenckebachs entspricht einer Reizübertragungsstörung zwischen Vorhof und Kammer, bei der die Vorhofsfrequenz ohne jede Intervallverlängerung sich der Kammer mitteilt, bis plötzlich, eventuell periodisch, ein Kammerschlag ausfällt. Daher das Bild der exakten Frequenzhalbierung. So tritt auch im Vorhofsrhythmus exakte Frequenzhalbierung auf. Das hierher gehörige Beispiel Wenckebachs (Abb. 1a auf Tafel 2) gibt in Minutenfrequenz-Umrechnung folgende Zahlen:

139 144 148 139 67,4 139 142 136 67 150 138 139 130 66,7 130.

Wenn Wenckebach dort wie hier eine Reizbarkeitsstörung annimmt, dort der Kammer, hier des Vorhofs, so liegt die Vorstellung einer Sinustätigkeit zugrunde, die durch Begegnung der Reizbarkeitskurve mit der Kurve des Reizmaterials zu einer wirklichen Systole des Sinusknotens führt, und konsekutiv zur Vernichtung des Reizmaterials: So nur ist eine exakte Frequenzhalbierung infolge mangelnder Reizübertragung auf den Vorhof verständlich.

Die angeführten Deutungen Wenckebachs für den ersten und zweiten Typus finden ihre wichtigste Stütze in der völligen Analogie mit Reizübertragungsstörungen zwischen Vorhof und Kammer. Immerhin gibt es auch Warmblüterexperimente, die für Blockphänomene oberhalb des Vorhofs sprechen. Am absterbenden Kaninchenherzen, berichtet H. E. Hering[1]), geht öfters die Pulsation der oberen Hohlvene derjenigen des Vorhofs voraus, auf mehrere Cavapulsationen folgte erst eine Vorhofspulsation. Auch am absterbenden Hundeherzen sah Hering die Cava superior isoliert pulsieren. Dem stehen freilich elektrokardiographische Untersuchungen von Ganter und Zahn[2]) entgegen, nach denen die primäre Reizbildung beim Säugerherzen auf das Gebiet des Sinusknotens beschränkt bleibt. Und so würde die Frage doch wieder spezieller lauten: Gibt es einen Block zwischen Sinusknoten und Vorhof, obwohl doch beide in breiter Kommunikation miteinander stehen? H. Straub[3]) sucht aus diesen Bedenken heraus die Arrhythmiebilder allein auf das Verhältnis zwischen Reizstärke und Reizbarkeit bei wechselnder Latenzdauer zurückzuführen.

Wenckebach hat die Typen 1 und 2 so scharf auseinandergehalten, wohl um die genetischen Differenzen hervorzuheben — de facto kommen jene Reizübertragungsstörungen zwischen Sinus und Vorhof ebenso gemeinsam nebeneinander vor wie zwischen Vorhof und Kammer. Und so ist denn in der Literatur[4]) auch nie mehr jene scharfe Trennung durchgeführt

[1]) Korreferat „Über die Herzstörungen usw.". Deutsche patholog. Gesellschaft 1910, S. 36.

[2]) Experimentelle Untersuchungen am Säugetierherzen usw. Pflügers Arch. f. d. ges. Physiol. Bd. 145.

[3]) Über partiellen Sinus-Vorhofblock beim Menschen. Dtsch. med. Wochenschr. 1917. Heft 44.

[4]) Rihl, Beiträge zur Kenntnis der Überleitungsstörungen. Dtsch. Arch. f. klin. Med. Bd. 94. — Ribold, Reizleitungsstörungen zwischen der Bildungsstätte usw. Zeitschr. f. klin. Med. 1911. Bd. 73. — Hewlett, Digitalisheartblock. Journ. of the Americ. med. assoc. 1907. Bd. 48. — A. W. Meyer, Über Reizleitungsstörungen im menschlichen Herzen. Dtsch. Arch. f. klin. Med. Bd. 104. — Rihl u. Walter, Überleitungsstörung vom Reizursprungsort zum Vorhof unter Einfluß von Vaguserregung. Zeitschr. f. exp. Pathol. u. Therap. 1918. Bd. 19.

worden, resp. es findet sich unter der Überschrift „Sinoaurikulärer Block“ unter Umständen auch der zweite Typus vor — so in der Rihlschen Arbeit des deutschen Archivs oder bei Rihl und Walter. Ja ein Nebeneinander von echter Sinusarrhythmie mit den Typen 1 oder 2 scheint mir nicht selten zu sein.

Erschweren schon diese Übergänge eine sichere Diagnosenstellung, so muß erst recht störend werden die Komplikation mit Sinusextrasystolie in Bigeminieform, die ja doch elektrokardiographisch die gleichen Bilder liefert. Ich möchte hier auf den Fall 2 Straubs (a. a. O. Abb. 4) verweisen, bei dem Vorhofsarrhythmien mit Schwankungen zwischen einer Minutenfrequenz von 67 und 113 erklärt werden durch Annahme einer hypothetischen Sinusfrequenz mit Schwankungen zwischen 118 und 162. Für die späteren Betrachtungen ergibt sich daraus die Notwendigkeit einer sicheren Handhabe, um wirkliche Sinusarrhythmie scheiden zu können von Reizübertragungsstörungen, zumal ja doch das Dauerinspirium mit seiner Vagusreizung recht komplizierte Bedingungen schafft. Aber auch für den gewöhnlichen Puls. resp. b. o. A. kann die Differentialdiagnose wichtig werden. Ich erblicke den geeignetsten Modus zur Erklärung — das sei hier schon vorausgeschickt — in einer Stufenfolge der Beeinflussung durch Digitalis, so daß ich an Hand einer ganzen Skala von Rhythmusbildern nachträglich das einzelne Bild verstehen läßt.

Soviel über die Rhythmus-Unterlagen der Tiefatmungsprüfungen. Es wird später auf einige dieser Schwankungen zurückzukommen sein. Hier bei Betrachtung der Primärreaktion scheint es vorerst, als ob Wellen der kurzfristigen oder langfristigen Art für die Größe des Tiefatmungsausschlages keine Rolle spielen; während hochgradiger Pulsus respiratorius b. o. A. naturgemäß mit starkem Tiefatmungsausschlag verbunden ist. Nun also das Statistische über diese Tiefatmungsausschläge selbst.

B. Altersskala und ihre Beziehungen zum Nervensystem.

Eine erste Aufgabe der Statistik über Häufigkeit und Vorbedingungen der Tiefatmungsausschläge wird darin bestehen müssen, den Nachweis zu bringen einer gewissen Regelmäßigkeit der Maximal-Ausschläge bei gleichen Individuen von Mal zu Mal, von Tag zu Tag: Denn nur dann hat eine klinische Betrachtung Wert, wenn sie sich stützen kann auf eine konstante Unterlage zum wenigsten der individuellen Daten. Nun ist bereits im ersten Kapitel angeführt, daß allein die Dauer des Ruhezustandes (alle Patienten werden unter möglichst vergleichbaren Ruhebedingungen untersucht) das Auf- und Niedertauchen der Ausschlagsform zu Wege bringt: daß mithin der jeweilige Beschleunigungs- oder Verlangsamungsgrad keineswegs der gleiche bleibt. So muß es also die gesamte Ausschlagsbreite sein, die der Forderung der Konstanz genügt, der Subtraktionswert, der in den Tabellen in abgerundeten Zahlen angeführt ist.

Die Entscheidung darüber, ob diese Fixierung der Ausschlagsbreite wirklich individuell gleichmäßige Werte liefert, läßt sich nur an Hand großen Materials herbeiführen. Das erwähnte Vorkommen gradueller Differenzen der Pulsfrequenzausschläge von Atemzug zu Atemzug bei gleichtiefer, regulärer Atmung könnte zunächst auch auf starke Differenzen der Maximalschwankung schließen lassen. In der Tat sind bei atypischem Ausgangsrhythmus stärkere Differenzen festzustellen. Doch auch hier kommt man immer wieder bei Ausführung wiederholter Prüfungen unter den angegebenen Kautelen zu Maximalwerten, die bei monatelanger Kontrolle annähernd die gleichen bleiben. Ich verweise hier auf die späteren Protokolle, in denen derartige Zahlenreihen gegeben sind. Die Patienten der Tabelle 1 sind durchgehend an mehreren Tagen untersucht — sie zeigten sämtlich diese Regelmäßigkeit der Ausschlagsgröße. Die Unabhängigkeit vom jeweiligen Frequenzstand sei durch eine kurze Aufstellung illustriert (die eingeklammerten Werte beziehen sich auf künstliche Frequenzbeeinflussung, von denen später die Rede sein wird). Es haben die gleichen Ausschlagsgrößen:

Nr.	1	bei Frequenz	80 und 100	(Atropin 85),
,,	2	,, ,,	90	(Atropin 65),
,,	10	,, ,,	70, 80, 90	(Atropin 60),
,,	13	,, ,,	60, 70,	
,,	19	,, ,,	95 (110 Bewegungstachykardie),	
,,	22	,, ,,	70, 80	(Atropin 60),
,,	26	,, ,,	66, 75	(CO_2 85)
,,	31	,, ,,	53	(CO_2 66)
,,	34	,, ,,	63	(Atropin 53),
,,	42	,, ,,	55, 75,	
,,	59	,, ,,	55, 70,	
,,	60	,, ,,	65, 77.	

Man erkennt in der Tabelle die vorwiegende Tendenz eines Auf- und Niedertauchens des Ausschlags gerade bei jugendlichen Patienten. Mit zunehmendem Alter tritt eine gewisse Starre hervor: Dauernd ein Beschleunigungstyp — dauernd ein Verlangsamungstyp beim selben Patienten. Es ist das eine Beobachtung, die ich auch Fällen entnehme, die nicht in die Tabelle aufgenommen wurden.

Diese Daten betreffen zunächst die individuelle Konstanz. Wie steht es beim Vergleich von Mensch zu Mensch?

Nun, auch da findet sich in gewissen Grenzen, wenn auch nicht völlige Identität, so doch eine große Verwandtschaft der Ausschlagsbreite; auch da eine Bekräftigung dessen, daß die Ausschlagsgröße den verschiedensten Pulsfrequenzen gegenüber standhält. Einige Beispiele aus den Altersgruppen werden das bestätigen. Wir finden in dem Tabellenteil „20.—29. Jahr“ den häufigsten Ausschlag 35—40 bei den Pulsfrequenzen

90	(Nr. 14)
120	(,, 15)
73	(,, 17)
105	(,, 18)
75	(,, 26)
75	(,, 27)

oder die Werte 15—20 in der Gruppe 40.—59. Jahr bei Ausgangsfrequenz

75 (Nr. 45)
72 („ 49)
98 („ 54)
70 („ 55)
80 („ 58).

Eine solche Vergleichbarkeit der Werte beobachten wir allerdings nur bei Zusammenfassung gewisser Altersstufen. Ich habe getrennt Kinder unter 15 Jahren (die nicht in die Tabelle aufgenommen wurden): Hier ist die häufigste Ausschlagsgröße 40—60; und die Abteilungen 15.—19. Jahr, 20.—29., 30.—39., 40.—59., 60.—79. Jahr. Der jeweilige häufigste Ausschlagswert beträgt

unter 15 Jahren	40—60
15.—19. Jahr	30—50
20.—29. „	20—40
30.—39. „	20—35
40.—59. „	15—20
60.—79. „	10—15.

Diese Zahlen lassen eine Altersskala erkennen, die von einem Höhepunkt der Ausschlagsgröße 40—60 in den Jahren vor 15 in ziemlich gerader Linie abfällt bis zu der geringeren Exkursion des Seniums: Eine Skala, die in den jeweiligen Altersstufen nicht allzu große Schwankungsbreite aufweist; und doch sind es Menschen der verschiedensten Voraussetzungen: Der Schwächliche steht neben dem Muskelstarken, der Herzgesunde neben dem initial am Myokard erkrankten, das normale Nervensystem neben der schweren Neurose.

Betrachten wir die Schwankungsbreite der einzelnen Altersstufen einmal mit dieser letzten Fragestellung, mit der Beziehung zum nervösen Begleitbild. Über die klinischen Unterlagen einiger Neurosen sind im Valsalvaanhang weitere Angaben gemacht (Nr. 2, 15, 16, 20, 24, 25, 27, 30, 36, 47, 49); die Tabelle begnügt sich mit abgekürzten Notizen: „N.“ allein bedeutet ausgesprochene Neurasthenie mit lebhaften Sehnenreflexen, Lidflattern usw., ein zugefügtes „V“ deutet auf gleichzeitige Übererregbarkeit des vegetativen Nervensystems mit den klinischen Symptomen etwa eines starken Dermographismus, einer Neigung zu feuchten Händen und Füßen, mit Blähhals, Glanzauge usw., kurz jenen Symptomen, die im Status des vegetativen Nervensystems die erhöhte Empfindlichkeit des Vagus, wie des Sympathikus charakterisieren. Ein Durchsehen der Tabelle zeigt bis zum 35. Jahr hinauf keinerlei Beziehung zwischen Ausschlagsgröße und diesen Nervensymptomen, während das in höherem Lebensalter doch wohl hervortritt.

Die Potatoren Nr. 52 (Schr. 51jährig), Nr. 53 (Ko., 52jähr.), der 40jähr. Cl. Nr. 42, der Neurastheniker Op. Nr. 48, Patienten mit jener Überempfindlichkeit im vegetativen Nervensystem, haben besonders kräftige Ausschläge. Gleichfalls einige ältere Unfallsneurotiker, die hier nicht mit angeführt wurden.

Vielleicht ist hier eine Bemerkung über jene vegetativen Neurosen mit extremer Frequenzeinstellung von Interesse. Bradykardische vegetative Neurosen (Nr. 4 mit Frequenz 50, Nr. 12 mit 65, Nr. 23 mit 56, Nr. 31 mit 53) nennen Eppinger und Heß Vagotoniker — die tachykardischen pflegen mehr Verwandtschaft zum Basedow und zur Sympathikus-Überempfindlichkeit zu haben. (Die Diagnosen Basedowoid bei Nr. 11 mit Frequenz 90, Nr. 16 mit 85, Nr. 18 mit 105, Nr. 20 mit 80, Nr. 36 mit 65; drei Basedow-Patienten der Protokolle würden hierher gehören.) Nun auch bei dieser Art der Aussonderung ergibt sich keine Abweichung vom Altersüblichen. Noch eine letzte Bemerkung über hohe Pulsfrequenz bei Fiebernden; Pat. Nr. 33 ist ein Beispiel mit 140 Puls. Im Fieber untersucht sind unter den Nephritikern (s. die folgenden Protokolle) Pat. Rehbold bei Frequenz 90, unter den Diphtherieherzen des dritten Kapitels Pat. Bähr. Die Kurvenform ist eine träge (vgl. die Abb. Folge 4, die vom Pat. Nr. 33 stammt), der Ausschlag verringert; bei maximaler Atemschwankung eine weit stärkere Reduktion noch als im D.-I.-Versuch.

C. Künstliche Frequenzschwankungen.

Es ist bisher ausgegangen lediglich von der postulierten Ruhefrequenz der Patienten, deren wechselnde Einstellung von Tag zu Tag in ihren Ursachen überaus schwer zu übersehen ist. Nunmehr ein Wort über künstliche Frequenzschwankungen.

Hier läßt sich anknüpfen an Versuche des ersten Kapitels (Atropinwirkung, Bewegungstachykardie, Pulsbeschleunigung bei Tachypnoe), die nunmehr ausführlicher betrachtet seien in Berücksichtigung auch des Ausgangsrhythmus. Ich sehe von der Atropinwirkung vorerst ab, die später unter den Begleitprüfungen abgehandelt ist. Die Kontrollprüfung des rechtsseitigen Vagusdrucks ist in diesen Untersuchungen schon angewandt.

1. Eine rein vagisch bedingte Frequenzsteigerung war uns bereits im Tierexperiment begegnet bei sehr energischer Respirierung. Hypokapnie ist die Folge. Sie macht beim Menschen Schwindelgefühl und Übelkeit und setzt damit den Versuchen ein schnelles Ende. Immerhin gelingt es meist, auf hohe Frequenzen zu kommen; so stieg z. B. bei einem 33jährigen binnen 0,7 Minuten nach 11 kräftigen Atemzügen die Ausgangsfrequenz von 55 auf 93. Der Tiefatmungsausschlag sank von vorher 35/40 auf 20 herab. Putzig sah gleichfalls Verringerung nach Tachypnoe.

Während des Frequenzanstiegs und -abfalls kommt es häufig zu Wellenbewegungen. Das Protokoll eines 25jährigen gesunden Mannes nachfolgend zur Illustrierung.

Eine erste Untersuchungsserie erreicht Frequenzanstieg durch beschleunigte, kaum vertiefte Atmung. Hier muß nach 2 Minuten ausgesetzt werden wegen Vertigo. Die Pulsfrequenz ist über einer Respiration 50 bis 70mal in der Minute auf ca. 75 gestiegen, die maximale Atemschwankung bei Frequenzhöhe 70 verringert.

Vorher:	Atemfrequenz	22	45	M.A.	75—43 = 32
bei	„	60	70	M.A.	75—49 = 26

Die Pulsbeschleunigung vollzog sich unter Wellenbewegungen von folgendem Rhythmus (Einzelperioden):

75 74 71 68 62 62 63 72 74 65 59 58 59 60 66 73.

In Ruhe wieder 47 M.A. 73 – 41 = 32
47 D.I. 70 – 40 = 30.

Milde Tachypnoe von 30 vertieften Atmungen führt zu gleichem Ergebnis: Wieder die Frequenzwellen, wieder Verringerung des Ausschlags (ohne Trägerwerden der Kurven). Valsalva 40 mm 6 Sekunden bei Frequenz 60 bis 65 60 71/49 P. 82/52 0,2.

Reaktiv findet sich eine kräftige Anstiegswelle über $^1/_2$ Minute hinreichend. Nachwirkung in $^1/_{20}$ resp. $^1/_{10}$ Minutenfrequenz:

$^1/_{20}$ M. F. 74 55 52 53 60 63,5 62,5 58
$^1/_{10}$ M. F. 62 66 70 74 68 62 usw.

Zum Vergleich Erinnerung an das Tierexperiment vom 12. XII. 1913, Protokoll Nr. 4 (S. 45). Dort unter energischer Respirierung Frequenzanstieg von 100 bis auf 210 (Vagusausschaltungsfrequenz 220). Riesige Wellenbewegungen begleiten den Anstieg, um sich auf der Höhe erst allmählich zu verlieren: Sie sind dann durch Atmungsversuche und Abklemmung zurückzurufen. Abklemmung macht weniger ausgiebige Wellen als der Dauer-Inspiriumsversuch. Stillstellen auf der Höhe des Inspiriums versagte zum Schluß. — Diese Wellen bei Tier und Mensch werden mit Blutdruckwellen dritter Ordnung zusammengebracht, die durch Tachypnoe ausgelöst oder gesteigert werden (von Funke), durch Atemmodifikation (Stillstellen im Inspirium oder Exspirium) desgleichen.

Der hier angestellte Valsalva ist freilich nicht imstande, ähnliche Wellen auszulösen.

Die komplizierende Hypokapnie einer Überventilierung der Lunge läßt sich ausschalten durch Kohlensäurezusatz. In den Tabellen sind zwei Beispiele angegeben, in denen 10 % Kohlensäure der Atemluft beigefügt waren: Jetzt stellte sich beschleunigte Atmung als Dyspnoewirkung ein. Bei dem einen Patienten stieg die Frequenz in 2 Minuten von 75 auf 90, bei Atemfrequenz 30 pro Minute; die Ausschlagsgröße im Dauer-Inspiriumsversuch bei Ausgangsfrequenz 85 (nach $1^3/_4$ Minuten) blieb die gleiche. Das war ebenso der Fall im zweiten Beispiel: Mit Anstieg der Pulsfrequenz von 53 auf 66 binnen 2 Minuten unter Atemfrequenzzunahme auf 33. In diesem wie in anderen Beispielen kam es nie zu einer Frequenzsenkung infolge Hyperkapnie, wie im Tierexperiment. Auf Bedingungen, unter denen auch beim Menschen jene Bradykardie zustande kommt, ist später eingegangen.

Weit schwieriger zu beurteilen ist die Bewegungstachykardie. Hier handelt es sich um komplexe Wirkungen. Wir wissen dank den Arbeiten von Reid Hunt[1]) und Gasser und Meek[2]), daß die entscheidende Rolle bei der Arbeits-Tachykardie dem Nachlassen des

[1]) Direct. and reflex acceleration of the mammalian heart. Americ. Journ. of physiol. 1899. Bd. 2.

[2]) Study of the mechanism by which muscular exercise produces acceleration of the heart. Americ. Journ. of physiol. 1914. Bd. 34.

Vagustonus beizumessen ist, daß daneben aber ein — von H. E. Hering [1]) sogar in den Vordergrund gerückter — Akzeleransanteil sich geltend macht. Überdies kommt es auch nach Vagus- und Akzeleransdurchschneidung beiderseits noch zu einem geringen Beschleunigungseffekt nach Muskelleistung (H. E. Hering). — Auch über den Auslösungsmechanismus dieser Frequenzreaktionen liegen experimentell gestützte Angaben vor: Sensible Reize fließen den Zentren der Medulla von der Muskulatur aus zu (Johansson [2])). Wesentlicher aber ist die unmittelbare Herzbeschleunigung nach Muskeltätigkeit durch assoziierte Innervation vom motorischen Kortex her, und zwar die Mitbeteiligung des Hemmungszentrums beim Wellenimpuls im Sinne einer Depression (Johansson, Martin und Gruber) [3]). Auch zum Atemzentrum hin irradiieren Impulse der Hirnrinde, seine Erregbarkeit steigernd [4]) (Krogh und Lindhard).

Endlich muß man für die nach Ausschaltung der extrakardialen Herznerven erfolgende Akzeleration eine direkte Einwirkung von Stoffwechselprodukten auf die im Herzen gelegenen nervösen Zentren oder auch die Reizbildungsstätten selbst annehmen (Johansson). Eine Erklärung, die nach Athanasiu und Carvallo [5]) nur für den stark ermüdeten Körper gelten soll.

Bereits in den ersten klinischen Untersuchungen über Muskelarbeit und Herzättigkeit (Christ [6]), Staehelin [7])) ist angegeben, daß als Nachwirkung geringgradiger Anstrengungen kurz nach dem Abklingen der Pulsbeschleunigung ein Absinken der Frequenz unter den Ausgangsstand nicht selten gefunden wird, eine Bradykardie, die nur wenige Minuten anzuhalten pflegt. Jaquet [8]) vermutet die Ursache in einer Ermüdung der Akzeleratoren in Anlehnung an Versuche Reid Hunts [9]). Hunt hatte festgestellt, daß nach wiederholter Erregung der Akzeleratoren sehr oft die Pulsfrequenz absinkt, selbst wenn die Vagi durchschnitten waren; Vagusreizung nach wiederholter Erregung der Akzeleratoren wirkte auf den Puls stärker verlangsamend als vorher.

Als Paradigma einer erheblichen Bewegungstachykardie waren im ersten Kapitel in 11. und 12. Folge die Wirkungen einer einstündigen, anstrengenden Radtour dargestellt, — Wirkungen auf D.-I.-Versuch und M. A. in Folge 11, auf den Valsalva in Folge 12. In Zahlenwerten ausgedrückt, verhalten sich die Ausschlagswerte wie folgt:

---

[1]) Beziehungen der extrakardialen Nerven zur Steigerung der Herzschlagzahl bei Muskeltätigkeit. Pflügers Arch. f. d. ges. Physiol. 1895. Bd. 60.

[2]) Skandinav. Arch. f. Physiol. 1895. Bd. 5.

[3]) On the influence of muscular exercise on the actitivity of bulbar centres. Americ. Journ. of physiol. 1913. Bd. 32.

[4]) Regulation of respiration during the initial stages of muscular work. Americ. Journ. of physiol. 1913. Vol. 47.

[5]) Athanasiu und Carvallo, Travail musculaire et rhythme du coeur. Arch. internat. de physiol., Série 5, 1898. t. X.

[6]) Christ, Einfluß der Muskelarbeit auf die Herztätigkeit. Dissertation. Basel 1894.

[7]) Staehelin, Einfluß der Muskelarbeit auf die Herztätigkeit. Dissertation. Basel 1897.

[8]) Jaquet, Muskelarbeit und Herztätigkeit. Basel, Friedrich Reinhardt, 1920.

[9]) Reid Hunt (a. a. O.).

Vor der Radtour: 50 D.-I.-V. 78 — 49 = 29.
52 M. A. 77 — 44 = 33.

Valsalva 40 mm 6 Sekunden 52 81/50 P. 75/49.

D.-I.-V. nach 10 Minuten.	110 112 — 105 = 7 M.A. (träger Kurvenablauf)	110 115 — 106 = 9
D.-I.-V. „ 40 „	91 100 — 78 = 22 M.A.	89 98 — 90 = 8
D.-I.-V. „ 60 „	90 102 — 75 = 27 M.A.	87 100 — 76 = 24.
Valsalva „ 5 „	114 115/103 132/55	
„ „ 30 „	95 98/78 106/51	
„ „ 45 „	90 98/74 98/54	

Also Abnahme der Primärempfindlichkeit für lange Zeit unter Auftauchen träger Kurven wie im Atropinlähmungsstadium; beträchtliche Steigerung des Sekundärausschlages im Valsalva unter Verschiebung in Verlangsamungstypus.

Bei einer Untersuchung in größerem Umfang erwies sich diese Ausschlagsumänderung nach energischer Körperbeanspruchung als abhängig von der Leistungsfähigkeit des Herzens. Trotz großer individueller Differenzen ließ sich folgende Regel aufstellen: Je schwächlicher, je weniger trainiert der Untersuchte, um so leichter kommt es zu den Lähmungsausschlägen, wie diese Formen schlechthin bezeichnet seien. Je besser durchgebildet die Körpermuskulatur, je stämmiger ein Mensch, um so größer die Tendenz, die Ausschlagsgröße zu behalten, oder sie zu vergrößern. In dem angeführten Beispiel handelte es sich um einen hochgeschossenen, wenig trainierten Menschen von durchaus normalem Herzen, wie denn alle diese Untersuchungen nur für normale Herzen gelten. Man vergleiche die obigen Daten mit den nachfolgenden Protokollen von zwei Radfahrern der Marburger Radfahrerkompagnie, die nach einer 50 km-Radtour — sie nahm 3 Stunden in Anspruch — einen nur wenig veränderten und zwar vergrößerten Ausschlag zeigten trotz stundenlangen Frequenzanstiegs.

Auf dem Turnplatz behielten geübte Läufer nach einem 10 bis 30 Minuten währenden Dauerlauf gleichfalls ihre Tiefatmungsausschläge bei, bei den körperlich weniger geeigneten, schwächlicheren Turnern zeigten sich bereits jene Lähmungssymptome, die hier auch im Vagusdruckversuch nachweisbar waren. Darauf wird später einzugehen sein. Lähmungsausschläge im Vagusdruckversuch sind weiter unten beschrieben.

Oberjäger T. H., 27jähr.

Vorher:	65	D.-I.-V.	85 — 49 = 36	
	63	D.-I.-V.	82 — 45 = 37	
	63	M.A.	83 — 49 = 34	Vag. 65 — 0
5 Min. nach Ankunft:				
	101	D.I.-V.	103 — 65 = 38	Vag. 99 — 17
		M.A.	103 — 70 = 33	
10 Min.	93	D.-I.-V.	107 — 68 = 39	
15 „	93	D.-I.-V.	100 — 60 = 40	
20 „	89	D.-I.-V.	92 — 50 = 42	Vag. 98 — 31
30 „	81	D.-I.-V.	88 — 43 = 45	
45 „	80	D.-I.-V.	89 — 50 = 39	
60 „	78	D.-I.-V.	82 — 41 = 41	Vag. 74 — 13

Jäger Br., 23jähr.

Vorher:	56 D.-I.-V.	76 — 43 = 33	
	58 M.A.	76 — 40 = 36	Vag. 58 — 8
5 Min. nach Ankunft:			
	90 D.-I.-V.	100 — 68 = 32	träge Vag. 88 — 37
10 ,,	87 D.-I.-V.	98 — 47 = 51	Vag. 89 — 45
15 ,,	80 D.-I.-V.	96 — 48 = 48	
30 ,,	75 D.-I.-V.	88 — 46 = 42	
45 ,,	70 D.-I.-V.	83 — 44 = 39	
60 ,,	69 D.-I.-V.	82 — 42 = 40	

Über das Wesen der Ausschlagszunahme, wie sie in diesen letzten 2 Beispielen zutage tritt, gibt Auskunft die Untersuchung nach geringfügigen Körperanstrengungen. Die mildeste Form von Muskelarbeit war gegeben in Anwendung der Kraftprobe. Die Einwirkung auf Tiefatmungsversuche 1 oder 2 Minuten nachher ist aus den Protokollen Schmidt, Grieg, Marosoff, Frau Linne usw. der Digitalisabschnitte zu ersehen. In der Regel ist jetzt die maximale Atemschwankung verstärkt, oft ganz erheblich.

Einen stärkeren Grad von Körperbeanspruchung bedeuten 25 Kniebeugen, wie man sie als Funktionsprüfung in der Klinik gerne ausführen läßt. Ich lasse hier 4 Beispiele folgen. Die untersuchten Personen — Herzgesunde mit teils schwächlicher, teils kräftiger Muskulatur — wurden erst nach mindestens 10 Minuten ruhigen Liegens geschrieben und der Ausschlag erst eine Zeitlang im Ruhezustand notiert. In den ersten beiden Paradigmen ist ein reaktiver Reizzustand bereits in dem Absinken der Pulsfrequenz erkennbar, insofern als in den ersten Minuten nach den Kniebeugen die Frequenz deutlich unter das Ausgangsniveau des Ruhepulses hinunterging. Diesem Reizzustand entspricht dann auch Ausschlagszunahme.

Beispiele 3 und 4 eines 30jährigen und 65jährigen Mannes lassen nur andeutungsweise den Reizzustand erschließen.

Frl. Sachs: Chlorose. 19jährig, schmächtiges, hochgewachsenes Mädchen.

Nach 10 Min. Liegen:

86 D.-I.	100 — 77 = 23	Vag. 90 — 19
89 M.A.	96 — 72 = 24	

20 Min. nach dem Hinlegen:

85 D.-I.	96 — 65 = 31
82 M.A.	95 — 61 = 34

30 Min. nach dem Hinlegen:

82 D.-I.	92 — 61 = 31	
79 M.A.	88 — 59 = 29	Vag. 87 — 15

25 Kniebeugen: nach 18 Sek. ($^1/_{10}$ M.F.) 98 95 85 (Beginn von Frequenzwellen: Puls. resp. zwischen 83 und 62) 80 74 75 75.

Nach 1 Min.	(75)	M.A.	90 — 51 = 39	Vag. 74 — 15
,, 3 ,,	70	M.A.	93 — 51 = 42	
,, 5 ,,	79	M.A.	88 — 59 = 29	
,, 10 ,,	79	M.A.	88 — 57 = 31	Vag. 95 — 24
,, 20 ,,	85	M.A.	89 — 62 = 27	
,, 30 ,,	76	M.A.	86 — 61 = 25	Vag. 88 — 15
,, 60 ,,	74	M.A.	85 — 59 = 26.	

67 Kniebeugen (bis Erschöpfung) nach 24 Sek.: 103 86 80 77,5 (Beginn von Puls. resp.) 73 76

nach 1 Min. (76) 90 — 53 = 37
„ 3 „ 73 90 — 52 = 38
„ 5 „ 80 92 — 61 = 31 Vag. 82 — 11
„ 10 „ 80 89 — 62 = 27

Ergebnis: 1. Initial kleinere Ausschlagswerte. 2. Auf die Bewegungstachykardie nach den Kniebeugen folgt für einige Minuten eine Frequenz von 70, während vorher in halbstündiger Ruhe die Frequenz nicht unter 79 gefallen war. 3. Entsprechend im Tiefatmungsversuch nach Kniebeugen stärkere Verlangsamungsgrade; im Gesamtausschlag Zunahme nach Bewegung. 4. Vagusdruckverlangsamung analog sich ändernd; hier absolut genommen geringerer Grad der Verlangsamung.

Bärmann, 20jähr. Guter Turner, kräftig entwickelte Muskulatur.

Nach ½stündigem Liegen:

62 D.I.-V. 76 — 57 = 19 Vag. 69 — 16
62 M.A. 76 — 59 = 17

5 Minuten später

62 M.A. 77 — 52 = 25 Vag. 71 — 20

10 Minuten später

59 M.A. 78 — 53 = 25

25 Kniebeugen nach ¾ Min. ($^1/_{10}$ M.F.) 55 53

Nach 1 Min. 53 M.A. 73 — 45 = 28
„ 5 „ 54 M.A. 73 — 44 = 29
„ 15 „ 58 M.A. 73 — 49 = 24
„ 30 „ 59 M.A. 75 — 51 = 24

Erneut 25 Kniebeugen. Nach 20 Sek. ($^1/_{10}$ M.F.) 69 63 58 55 53

Nach 1 Min. 53 M.A. 71 — 43 = 28 Vag. 53 — 10
„ 20 „ 61 M.A. 74 — 47 = 27 „ 60 — 14

Ergebnis: 1. Trotz längerem Liegen anfangs geringere Ausschläge als später. 2. Frequenzsenkung nach Kniebeugen in Reaktion auf anfänglichen Anstieg, beide Male. 3. Dementsprechend im D.-I. nach Kniebeugen stärkere Verlangsamungsgrade; im Gesamtausschlag Zunahme nach Bewegung. 4. Vagusdruckverlangsamung analog D.-I.-Verlangsamung.

Konrad Schmidt. Muskulöser, stattlicher Mensch.

Nach $^1/_4$ Stunde ruhigen Liegens:

52,5 D.-I. 80 — 50 = 30
52 M.A. 71 — 45 = 26

Nach 10 Min.

46 M.A. 72 — 43 = 29 Vag. 50 — 5

50 Kniebeugen. Nach 12 Sek. ($^1/_{10}$ M.F.) 73 64 63 54 58 51 51

nach 1 Min. (51) M.A. 77 — 45 = 32
„ 3 „ 47 M.A. 74 — 42 = 32
„ 5 „ 48 M.A. 73 — 44 = 29 Vag. 47 — 4
„ 10 „ 48 M.A. 71 — 44 = 27 „ 50 — 6
„ 15 „ 48 M.A. 73 — 44 = 29

50 Kniebeugen: Nach 12 Sek. ($^1/_{10}$ M.F.) 76 70 67 62,5 57,5 52 52 54 52

nach 1 Min. (50) M.A. 74 — 37 = 37 Vag. 51 — 5
„ 3 „ 48 M.A. 73 — 43 = 30 „ 49 — 6
„ 5 „ 47 M.A. 71 — 44 = 27
„ 10 „ 49 M.A. 72 — 46 = 26 „ 47 — 3

Ergebnis: 1. Keine Ausschlagsänderung während längerer Ruhe. 2. Keine manifeste reaktive Frequenzsenkung; 3. wohl aber nach 50 Kniebeugen stärkere exspiratorische Verlangsamung auf tiefen Atemzug und Ausschlagszunahme. 4. Vagusdruckverlangsamung analog Tiefatmungsverlangsamung.

Noack, 65jähr., noch leistungsfähiger Arbeiter mit peripherer Arteriosklerose, nicht erhöhtem Blutdruck, normal großem Herzen.

Nach 10 Min. Liegen:

61 D.-I. 76 — 70 = 6 in trägem Ablauf.
67 M,A. 73 — 69 = 4 Vag. 66 — 16
Kraftprobe 68 6 mit trägem Abfall.
66 D.-I. 73 — 65 = 8

20 Min. nach dem Hinlegen:

65 D.-I. 73 — 64 = 9 Vag. 63 — 8

30 Min. nach dem Hinlegen:

65 D.-I. 74 — 64 = 10
64 M.A. 73 — 65 = 8

25 Kniebeugen; nach 18 Sek. ($^1/_{10}$ M.F.) 85 95 80,3 76,5 73 70 69
nach 1 Min. (69) 76 — 72 = 4 (träge)
„ 1½ „ 2 Ventrikelextrasystolen; hinterher Vagusdruck nach erstem langsamen Schlag (51,7) E; dann 48 im langsamen Abklingen.
„ 3 „ 61 73 — 65 = 8
„ 5 „ 62 D.-I. 72 — 62 = 10
„ 10 „ 60 D.-I. 68 — 60 = 8
„ 20 „ 60 D.-I. 72 — 61 = 11 Vag. 60 — 49 mit nachschwingender Welle.
„ 30 „ 61 D.-I. 71 — 62 = 9

35 Kniebeugen bis Ermüdung: nach 12 Sek.: 111 104 98 90 82 79 75 74
nach 1 Min. (74) D.-I. 83 — 73 = 10
„ 3 „ 64 73 — 65 = 8
„ 5 „ 62,5 70 — 62 = 8
„ 10 „ 60 70 — 61 = 9

Ergebnis: 1. Dauernd geringe träge ablaufende Altersausschläge. 2. Minimale reaktive Frequenzsenkung. 3. Geringfügiges Zunehmen des T.-A.-Ausschlages. 4. Vagusdruckverlangsamung analog, aber weit stärkerer Verlangsamungsgrad als im Tiefatmungsversuch erreicht wird.

Im auffallenden Gegensatz zu der Ausschlagszunahme nach Kniebeugen steht es, daß einzelne Patienten (auch nach längerem Liegen) anfangs etwas geringere Ausschläge zeigen als 10 oder 20 Minuten später. Man wird diese Differenzen, die sich gerade bei erster Untersuchung gelegentlich feststellen lassen, nicht in Beziehung zur Körperbewegung setzen dürfen etwa im Sinne einer Nachwirkung, und nach anderen Gründen suchen müssen. Aufgeregte Patienten, vor allem wenn die Aufregung mit Tachykardie verläuft — das ist wohl der Schlüssel — lassen die initiale Ausschlagsverkleinerung deutlicher erkennen. Hier scheint es sich also um eine psychische Quote zu handeln.

Gerade nach geringfügiger Körperarbeit besteht bekanntlich die Neigung zu mächtigen Wellenbewegungen des Sinusrhythmus. Ein Beispiel für derartige (kurzfristige) Wellen in ihrer Beziehung zur Tiefatmungsprüfung, von dem gleichen 25jährigen Manne stammend, dessen Reaktionen auf erhebliche Anstrengung in Folge 11 und 12 geschildert sind.

Vor dem Versuch: 47 D.-I. 70 — 40 = 30
45 M.A. 75 — 43 = 32

Nach 25 Kniebeugen Frequenzanstieg auf 107, schneller Abfall, Rückkehr auf ca. 50 binnen 5 Minuten. In den ersten Minuten nach dem Hinlegen gesteigerter

Ausschlag: nach 2 Minuten M.A. 92 — 48 = 44
,, 3 ,, M.A. 85 — 47 = 38

Bereits $^1/_4$ Minute nach dem Hinlegen stellt sich jenes Phänomen der Frequenzwellung ein, für 4 Minuten etwa anhaltend, beginnend mit Schwankung zwischen 91 und 50, die sich allmählich verringern; ein tiefer Atemzug beherrscht die Wellen. Hier die ersten Frequenzwellen:

88 92 (Insp.) 90 88 96 (Insp.) 88 50 (Insp.) 55,5 71 93 (Insp.) 96 83 51 (Insp.) 50 55,5 (Insp.) 55,5 57 84 (Insp.) 95 84 51 (Insp.) 51 56 (Insp.) 63 77 82 90 (Insp.) usw.

Zur Klärung, ob auch hier im Sinne Staehelins und von Funkes an Blutdruckwellen zu denken ist, wird Valsalvaprüfung ausgeführt, nachdem zuvor in weiteren Kniebeugen bis zur Erschöpfung ein Frequenzanstieg auf 150 erreicht ist. Binnen 5 Minuten sinkt nach dem Hinlegen die Frequenz auf ein Niveau von 80, das sich mehr als $^1/_4$ Stunde hält, jetzt ohne Wellenbildung der Pulsfrequenz. In der Tat lassen sich im Valsalva 1 Minute nach dem Hinlegen bei Frequenz 100 mächtige Wellen zwischen 115 und 42 erzielen, die dreimal auf- und niederschwanken; ebenso 2 Minuten später.

Valsalva 1 Minute nach Hinlegen 40 mm 6 Sekunden 100/52 115/42 in Wellen.

Einzelschlagfrequenz nach Ausatmung:

113 115 115 113 105 (J) 51 61 90 100 (J) 98 100 102 (J) 95 59 50 (J) 57,6 68 (J) 70 88 105 (J) 103 105 102 95 (J) 42 51 (J) 71 74 100 (J) 93 93 96 (J).

Aber auch die maximale Atemschwankung, die wiederum stark zugenommen hat (nach 2 Minuten: 100 — 53 = 47), ist gefolgt von Wellen. Nach 4 und 6 Minuten sind Ausschläge der M. A. und Wellen wesentlich kleiner.

Nach 4 Minuten bei 85 Pulsen 96 — 71 = 25,
nach 6 Minuten 98 — 65 = 33.

Eine letzte Art, die Beziehung zwischen Muskelarbeit und Tiefatmungsausschlag zu prüfen, und zwar während der Körperleistung selbst, ist der Vergleich der Reaktionen im Liegen und im Stehen. Daß hier wirklich Muskelarbeit die Ursache abgibt, wird freilich bestritten. Erlanger und Hooker[1]) erklären die Änderung der Pulsfrequenz im

[1]) Erlanger und Hooker, John Hopkins Hospital Reports 1904. Bd. 12.

Stehen und Liegen für abhängig von dem vermehrten Blutstrom in die unteren Körperregionen unter Einwirkung der Schwerkraft. Doch halten andere Autoren, wie Jaquet, wie es scheint, an der früheren Auffassung fest. — In den späteren Protokollen ist hin und wieder von diesem Vergleich der Reaktionen im Liegen und im Stehen Gebrauch gemacht. Der D.-I.-Versuch liefert in den ersten Minuten des Stehens träge Frequenzumschläge, bald unter Zunahme, bald unter Abnahme der Ausschlagsgröße. Die individuellen Variationen sind recht große.

Zusammenfassend und diese Daten ergänzend sei hervorgehoben, daß geringfügige Körperarbeit in so minimaler Dosierung, wie sie die Kraftprobe verlangt, sich bereits in einem reaktiven Reizzustand äußert in Ausschlagszunahme 1—2 Minuten nach der Muskelleistung. Nach Kniebeugen kann sich dieser Reizzustand im Absinken der Pulsfrequenz verraten in mächtiger Zunahme der Ausschlagsgröße, der hin und wieder parallel geht ein Auf- und Niederwogen des Frequenzniveaus (kurzfristige Wellen, die ein paar Atemzüge überspringen können); und weitergehend in einem Absinken unter das Ausgangsniveau (vgl. die erwähnten Befunde Staehelins) mit entsprechender Neigung der Vagusreizversuche zu stärkerem Verlangsamungsausschlag — im Vagusdruckversuch, ebenso wie in den Tiefatmungsprüfungen. Dies ist die Reaktion bei mäßigen Anstrengungen, bei Trainierten auch noch bei erheblicher Körperleistung. Sie fällt bei Jugendlichen in allen ihren Äußerungen kräftiger aus als im Alter.

Weniger gut trainierte Herzen antworten auf maximale länger dauernde Beanspruchung mit einem Schwinden der Ausschläge für gewisse Zeit. Ein Übergangsstadium sind träge Kurven im D.-I.-Versuch; ähnliche Kurven, wenn auch gerne mit vergrößertem Gesamtausschlag, liefert der stehende Mensch. Bevor die vor dem Versuch festgestellte Ausgangsgröße erreicht ist, kann sich ein Stadium der verstärkten Exkursionen einschieben.

Was die Deutung anlangt, auf die später im Zusammenhang mit anderen Beobachtungen näher eingegangen ist, so sei hier schon der Hinweis gestattet, daß angesichts dieser erhöhten Reaktion schon nach der minimalen Leistung einer Kraftprobe wohl weniger an ein Versagen der Akzelerantes als an eine Vagusreaktion zu denken ist.

3. In Parallele gestellt mit dieser Einwirkung körperlicher Anstrengung sei der Einfluß des Adrenalins, der gleichfalls Vagus und Sympathikus gemeinsam beeinflußt, wenn auch in anderem Sinne. Die Nervi accelerantes werden in ihren intrakardialen Endigungen gereizt, der Vagustonus während der Blutdrucksteigerung zentral erhöht: Im praktischen Effekt überwiegt bald jene Pulsverlangsamung durch Vagusreiz, bald die Sympathikusbeschleunigung. Einige charakteristische Beispiele sollen demonstrieren, daß mit Ansteigen der Pulsfrequenz zunächst einmal eine beträchtliche Steigerung des respiratorischen Spielraums eintreten kann — dergestalt, daß die Verlangsamungswirkung die gleiche bleibt bei weit stärkerer inspiratorischer Beschleunigung; und weiter soll gezeigt werden, daß auf der Höhe einer Beschleunigung die Ausschlagsgröße wieder beträchtlich abnehmen kann. Bei geringer Wirkung kommt es wohl auch nur zu einer Umwandlung des Beschleu-

nigungstypus in den Verlangsamungstyp bei gleichbleibender Ausschlagsgröße.

Das gleiche Auf- und Niederwogen der Pulsfrequenz mit Übergehen mehrerer Atemzüge, wie wir es bei Tachypnoe gesehen haben nach Körperbewegung, läßt sich auch nach Adrenalin gelegentlich beobachten, ohne daß sich hier in dem betreffenden Beispiel im Valsalva Ähnliches erzielen ließ. Im Tierexperiment sind stärkere kurzfristige Schwankungen des Blutdrucks nicht bekannt.

1. Beispiel: Munk, 25jährig.

Nach 1 mg Adrenalin steigt die Pulsfrequenz von 73 in wenigen Minuten auf 84 ca. 15 Minuten lang, um dann allmählich abzufallen. Dabei Blutdruckanstieg von 55/110 mm Hg auf 60/135. Noch nach $\frac{1}{2}$ Stunde ist der Druck nicht ganz abgefallen. Subjektiv nur motorische Unruhe, objektiv leichter Tremor. Vorher:

	73	D.-I.-V.	89 — 71 = 18	Vag. 81 — 14
Nach 5 Min.	84		89 — 70 = 19	„ 85 — 21
„ 15 „	84		92 — 71 = 21	„ 78 — 18
„ 30 „	74		90 — 72 = 18	

Der respiratorische Spielraum bleibt also bei Frequenzanstieg und Blutdruckanstieg der gleiche. Vagusdruck macht stärkere Verlangsamung, sie nimmt eher zu.

2. Beispiel: Konrad, 21jährig.

Nach 1 mg Adrenalin schnellt die Frequenz von 51 in der ersten Minute auf 70 hinauf, fällt in der zweiten auf 59 zurück und erhebt sich aufs neue binnen $^1/_4$ Stunde auf etwa 70 für die Dauer einer Stunde. Der Blutdruck steigt in wenigen Minuten von 60/130 auf 65/175 mm Hg, nach 1 Stunde ist er noch erhöht (65/150). Subjektiv wird eine Wirkung nicht empfunden, objektiv ist nur geringer Tremor festzustellen.

Vorher:	51	77 — 50 = 27	
	50	74 — 48 = 26	Vag. 52 — 7
nach 10 Min.	66	82 — 56 = 26	„ 63 — 15
„ 30 „	67	92 — 67 = 25	„ 70 — 18
„ 60 „	70	93 — 65 = 28	„ 83 — 30

Die Tiefatmungsprüfung behält (trotz des Blutdruckanstiegs) ihre Größe bei, auch die Neigung zum Beschleunigungstyp bleibt. Dementsprechend ist im Vagusdruckversuch, der annähernd auf gleiche Verlangsamungswerte kommt, unter Adrenalin der Verlangsamungsgrad 45 nicht mehr erreicht.

3. Beispiel: Bärmann, 20jährig.

3 Minuten nach 1 mg Adrenalin Anstieg der Frequenz von 54 auf 61, nach 10 Minuten unter Wellenbildung auf 90. Dann hält sich die Frequenz für $^1/_4$ Stunde bei 60, um für eine weitere $^1/_2$ Stunde unter Wellenbildung bei etwa 80 zu bleiben. — Der Blutdruck steigt von 55/125 in 5 Minuten auf 70/185 mm Hg, fällt dann ganz allmählich ab; Ausgangswert nach 50 Minuten erreicht. Subjektiv: Herzklopfen, nach 10 Minuten Übelkeit. Objektiv: Geringer Tremor.

Vorher:	54	76 — 51 = 25	
	54	75 — 50 = 25	Vag. 59 — 10

nach 5 Min.	61	77 — 52 = 25		
„ 10 „	93	96 — 63 = 33		
„ 15 „	60	92 — 52 = 40		
„ 20 „	60	96 — 53 = 43	Vag. 59 — 4	
„ 25 „	60	96 — 51 = 45		
„ 30 „	80	(Wellen!) 96 — 55 = 41		
„ 40 „	80	„ 93 — 58 = 35		Vag. 84 — 22
„ 50 „	84	92 — 58 = 34		
„ 60 „	76	90 — 60 = 30		

Hier energische Zunahme der Ausschläge unter gleichzeitigem Auftreten von Frequenzwellen, die sich bereits nach 10 Minuten zeigen, am stärksten nach etwa $^1/_2$ Stunde ausgebildet sind. Unter Adrenalin wird allmählich der Verlangsamungsgrad im D.-I.-Versuch ein geringer — ganz analog im Vagusdruckversuch, der ziemlich parallele Verlangsamungswerte erzielt. Der Blutdruck ist wieder beträchtlich erhöht. Ein direkter Parallelismus zwischen Blutdruckhöhe und respiratorischem Ausschlag besteht nicht.

Ein Beispiel der Wellenbildung:

61,8 (I.) 72 82 (I.) 80 78 73 (I.) 53,5 58,8 (I.) 58,8 61,8 61,8 (I.) 78 88 (I.) 85 78 73 (I.) 53 58 59,4 (I.) 61,8 71,4 (I.) 80 88 88 (I.) 55,5 57,6 (I.) 59,4 61,8 (I.) 63,8 72 (I.) 78 89 89 (I.).

Gelegentlich auch ein plötzliches Verlangsamungstal nach einem längere Zeit regelmäßigen Rhythmus:

77 82 82 (I.) 78 82 85 (I.) 80 75 80 (I.) 53,1 58,2 (I.) 61,2 72 (I.) 77 78 88 (I.) 80 76 usw.

Im Valsalva ließen sich derartige Wellen nicht auslösen.

4. Beispiel: Stark, 20jährig. Basedowoid.

Auf 1 mg Frequenzanstieg von 85 auf 103 nach 2 Minuten, in 10 Minuten Abfall zur Norm. Der Blutdruck (60/120 mm Hg) wird kaum beeinflußt. Nach $1^1/_2$ mg Frequenz-Anstieg von 85 auf 132 in 3 Minuten; in $^1/_4$ Stunde ist die Frequenz wieder abgesunken. Jetzt länger dauernder Blutdruckanstieg auf 75/155. Subjektiv Gefühl, als ob das Herz aussetzt (keine Extrasystolen) und Gefühl der Unruhe. Objektiv Blässe, zunehmender Tremor.

Vorher:		85	100 — 58 = 42
2 Min. nach	1 mg	105	111 — 58 = 53
5 „ „	1 „	105	107 — 61 = 46
20 „ „	1 „	87	100 — 57 = 43
3 „ „	1½ „	132	136 — 120 = 16
6 „ „	1½ „	110	113 — 61 = 52
10 „ „	1½ „	110	113 — 61 = 52
15 „ „	1½ „	96	107 — 59 = 48
30 „ „	1½ „	91	105 — 55 = 50

Nach 1 mg, also zugleich mit Frequenzanstieg, Ausschlagszunahme, veranlaßt durch stärkere inspiratorische Beschleunigung. Nach 1½ mg auf der Höhe der Wirkung zuerst beträchtliche Abnahme des Ausschlags, nachher Zunahme. Eine derartige Verringerung der Ausschläge sieht man vor allem bei wirklichen Adrenalin-Empfindlichen, bei denen für $^1/_4$ Stunde der Ausschlag nahezu schwinden kann, dabei keine träge Verlangsamungskurve. Der Vagusdruckversuch blieb in diesem Stadium ohne Wirkung.

Insgesamt also bald fehlende Beeinflussung, bald energische Modifikation des Tiefatmungsausschlages: Eine eventuelle erhebliche Ausschlagszunahme, die auf der Wirkungshöhe wieder einer Verringerung weichen kann. Die späteren Protokolle machen von dieser Einwirkung des Adrenalins gelegentlich in dem Sinne Gebrauch, daß bei latenter Neigung zu Ausschlagszunahme (als Digitalisfolge) Adrenalin diese größeren Ausschläge bereits manifest werden läßt.

Die Bedeutung der Adrenalinuntersuchungen liegt auf theoretischem Gebiet. Unsere bisherigen Kenntnisse von der Adrenalinwirkung erlauben nur den Schluß, daß die gelegentliche kräftige Zunahme des Tiefatmungsausschlags entweder Folge ist der zentralen Vagusreizung, dank der Blutdruckerhöhung — oder aber verursacht ist durch die Reizung der Sympathikusendigungen im Herzen. Was die Beziehung zwischen Blutdrucksteigerung und Ausschlagvermehrung anlangt, so habe ich in keinem Fall gesehen, daß verstärkter respiratorischer Ausschlag ohne jenen Blutdruckanstieg auftrat; andererseits fehlte ein direkter Parallelismus im Sinne einer absoluten Abhängigkeit vom jeweiligen Blutdruckstande. Und es wird überdies aus den späteren Hirndruckprotokollen hervorgehen, daß Reizung des Vaguszentrums den respiratorischen Spielraum durchaus nicht ohne weiteres zunehmen läßt. — So ist auch an die erwähnte zweite Möglichkeit zu denken. Der Modus freilich, wie der Sympathikus eine reine Vagusreaktion verändern kann, wäre erst noch zu klären. Man darf vielleicht annehmen, daß bei starker Sympathikusladung die refraktäre Phase für Vaguslähmungsimpulse verkürzt ist.

4. Eine letzte Art künstlicher Frequenzbeeinflussung ist in den nachfolgenden 5 Nephritikerprotokollen geschildert, bei denen sich als Folge der dreitägigen Hunger- und Durstkur nach Volhard Bradykardie einstellte. Welches sind die Ursachen dieser Bradykardie? Gegen zentrale Zunahme des Vagustonus läßt sich anführen, daß eine Mehrleistung in Inanitionszuständen nicht zu erwarten ist. Für eine Abnahme des zentralen Akzeleranstonus würde vielleicht das gleichzeitige Absinken des Blutdrucks sprechen. Geht man von den Qualitäten der Peripherie aus, so käme in Frage Überempfindlichkeit der Vagusendigungen im Herzen oder Herabsetzung der Reizbildungsfähigkeit im Sinusknoten. Winterberg[1]) in einer Besprechung der Ödembradykardie schließt eine derartige Übererregbarkeit der Vagusenden aus durch Vagusdruckversuche und kommt seinerseits zu dem Schluß, daß die Ödembradykardie als eine echte Sinusbradykardie infolge Ernährungsstörung des primären Reizbildungszentrums im Herzen anzusehen ist. Ich habe mich im folgenden dieser Deutung angeschlossen.

Auf die 5 Protokolle ist später in einer ausführlichen Zusammenfassung der Einzelergebnisse näher eingegangen. Hier sei nur schon vorweggenommen, daß bei 2 Patienten die Tiefatmungsausschläge trotz kräftiger Frequenzverschiebung die gleichen blieben, bei den anderen 3 während der Bradykardie sich die Ausschläge verkleinerten. Bei zwei Patienten traten wieder atypische Wellenbewegungen unabhängig von der Atmung auf.

---

[1]) Wien. klin. Wochenschr. 1917. Nr. 45.

Protokoll Nr. 1, Patient Wolff.

26jährig. Glomerulonephritis mit mäßigen Ödemen. Blutdruck bis zum 31. I. leicht erhöht (100 : 140 mm Hg). Herz nicht vergrößert. Kräftiger stattlicher Mann.

Der 23., 24. und 25. I. sind Hunger- und Dursttage, erneut der 27., 28. und 29. I. Ausgezeichneter therapeutischer Effekt.

25. XII.	40	60 — 37 = 23	37 1 mg 3/161	Vag. 37 — 2,5
	37	57 — 35 = 22		
5 Min. n. Atr.	35	58 — 35 = 23		„ 34 — 3
	anschließend Abfall auf 34, dann Anstieg			
26. XII.	40	65 — 40 = 25		„ 38 — 1
	39	59 — 35 = 24		
29. XII.	Puls. resp. b. o. A.			
	43	60 — 38 = 22	44+12 (85)	„ 43 — 0
	44	60 — 37 = 23		
5. I.	75	75 — 53 = 22	76+13 (95)	„ 72 — 1,5
	68	75 — 49 = 26		
7. I.	83	85 — 62 = 23	82 1 mg 14/14 84+9 (95)	„ 85 — 5
	84	88 — 62 = 26		„ 80 — 4
16. I.	77	82 — 59 = 23	76+10 (100)	„ 77 — 23

Protokoll Nr. 2, Pat. Voß.

21jähriger Mann, kräftig gebaut, wohlgenährt. Akute Glomerulonephritis. Gesichts- und Beinödem. Blutdruck 90 : 145 mm Hg. Herz nicht dilatiert.

Pat. hat bei Bettruhe Pulsfrequenz von 70—80. An den Hunger- und Dursttagen vom 19., 20. und 21. I. Absinken auf 40—45.

21. XII.	47	63 — 42 = 21	1 mg Atropin	
Puls. resp. b. o. A.	45	62 — 42 = 20	45 4/30	Vag. 45 + 1
1 mg Atr. n. 5 Min.	41	60 — 37 = 23		
n. 7 „	Anstieg.			
24. XII.	68	75 — 55 = 20		Vag. 66,5 — 5,5
	64	76 — 56 = 20		„ 79 — 19
	(Frequenz vorher durch tiefe, schnelle Atmung hoch getrieben: Rückführung!)			
26. XII.	Flache, Minuten dauernde Wellen zwischen 60 und 70.			
	70	76 — 56 = 20	1 mg Atropin	Vag. 66 — 2
	65	76 — 57 = 19	65 9/20	„ 73 — 12,5
5 Min. n. Atr.	68	80 — 60 = 20		„ 68 — 6
10 „ „ „	66	76 — 56 = 20		„ 61 — 2
15 „ „ „	56	75 — 55 = 20		„ 58 — 2
	(Lang hingezogene flache Wellen zwischen 56 und 60.)			
20 „ „ „	Beginn der Lähmung.			

Protokoll Nr. 3, Pat. Rehbold.

25jährig. Von kräftigem Körperbau. Ren gratulatus, chronische Urämie (Cephalea). Arterielle Hypertension. Cor renale mit starker Hypertrophie des linken Ventrikels.

Es wird versucht, den Blutdruck, der unter Bettruhe von 200 mm Hg auf 185 abgesunken ist, durch dreitägige Hunger- und Durstkur weiter herunterzudrücken. Er fällt aber nur auf 170 mm ab; unter Zunahme der Kopfschmerzen am 3. Tage.

15. I. 1. Hungertag.

Leichte Abstumpfung der Ausschlagsform; allmählicher Übergang in Beschleunigung und Verlangsamung.

	71	95 — 70 = 25		
	78	100 — 72 = 28	74+11 (60)	Vag. 80 — 8
	Vals. 76	6 Sek. 20 mm	98/75 93/65 0,6 Min.	

2. Hungertag.

16. I.	70	90 — 66 = 24	76+16 (80)	Vag. 72 — 4
	70	95 — 69 = 26		

3. Hungertag.

17. I.	55	75 — 56 = 19	55 1/17 55+11 (80)	Vag. 57 — 4
	59	76 — 53 = 23		,, 60 — 5,5
5 Min. n. 1 mg	57	76 — 53 = 23		,, 57 — 4
10 ,, ,, 1 ,,	54	75 — 51 = 24	Frequenzumschlag	
15 ,, ,, 1 ,,	54	75 — 51 = 24	brüsker	,, 54 — 3
		Beginn der Lähmung.		
30 Min.	70	76 — 65 = 11	träge Kurvenform	,, 73 — 5
40 Min. Vals.	70	6 Sek. 20 mm: 82/81 88/63 0,5 Min.		
60 Min.	70	85 — 70 = 15	träge Kurvenform	Vag. 77 — 4
18. I.	62	82 — 53 = 29	60+8 (90)	,, 63 — 6
	60	78 — 52 = 26		
Vals.	60	6 Sek. 20 mm: 80/62 71/53 0,5 Min.		
19. I.	Attacke von Gelenkrheumatismus mit Fieber bis 40,3, 5 Tage anhaltend.			
20. I.	Temperatur 39,5.			
	90	95 — 77 = 18	träge Form 90+8 (80)	Vag. 91 — 35
	90	95 — 77 = 18		
Vals.	93	6 Sek. 20 mm 98/90 111/82 0,3 Min.		
		1,5 mg		
30. I.	75	90 — 65 = 25	75 3/44 71+8 (95)	Vag. 77 — 3
	75	88 — 66 = 22		,, 77 — 9
		träger Frequenzumschlag.		
5 Min. n. Atr.	78	96 — 68 = 28	Übergang brüsker	,, 73 — 4
nachher	72, dann Anstieg.			
40 Min. Vals.	113	6 Sek. 20 mm 118/119 122/104 0,7Min.		,, 114 — 3
45 ,, D.-I.	114	(113) — 103 = 11		
60 ,,	106			
		1 mg		
31. I.	69	82 — 57 = 25	62 7/18 64+12 (90)	,, 72 — 10
	64	83 — 58 = 25		
10 Min. n. Atr.	55	74 — 50 = 24		,, 60 — 0
		1 mg		
23. III.	71	90 — 68 = 22	71 3/17	,, 72 — 0
10 Min. n. Atr.	72	91 — 65 = 26	schnellerer Frequenzumschlag	,, 73 — 3
12 ,, ,, ,,	68, dann Lähmung.			

Protokoll Nr. 4, Pat. Burk.

21 jähriger muskulöser Mensch. Am 18. Januar erkrankt mit Anschwellung des Gesichts und der Beine, Kopfschmerzen, Kurzatmigkeit. Acht Tage später Verschlimmerung unter Auftreten von Durchfällen, Erbrechen.

Am 8. II. Amaurose.

Status am 9. II. Starke Ödeme des Gesichts, geringe Schwellung der unteren Extremitäten, Herz nicht vergrößert, systolisches Geräusch an der Spitze, Blutdruck 80/125. Im Urin sehr viel Eiweiß, massenhaft hyaline und granulierte Zylinder, reichlich Erythrozyten. Augenhintergrund völlig normal. Amaurose besteht noch zwei Tage.

Der Blutdruck erhebt sich an einzelnen Tagen auf 150 Maximum (11. und 12.), fällt dann aber auf Werte bis zu 115 ab. Indikation, Herzmittel zu geben, war nicht gegeben.

Eine Hungerkur wird eingeleitet vom 9. bis 11. II. inkl., also 3 Tage.

11. II. 1919	Kräftiger Puls. resp. b. o. A., schneller Frequenzumschlag.			
	1 mg Atropin.			
	45	64 — 37 = 27	42 0/9 Vag. 50—1,5 m. Nachschwing.	
M.A.	41	67 — 39 = 28	in flachen Wellen.	
M.A.	43	68 — 42 = 26	nachschwingend	Vag. 40 — 3
15 Min. n. Atr.	45	71 — 40 = 31		,, 44 — 4
M.A.	45	72 — 39 = 33		
60 ,, ,, ,,	50	76 — 44 = 32	in etwas träger Form	,, 52 — 9
M.A.	52	70 — 46 = 24	träge Verlangsamung	
15. II. 1919	Flacher Puls. resp. b. o. A. Schnelle Reaktionen.			
	40	56 — 37 = 19	44+20 (124)	Vag. 40 — 0
	44	59 — 41 = 18		
M.A.	41	56 — 39 = 17	mit langem Tal	
n. Kraftpr. M.A.	44	59 — 37 = 22		
18. II. 1919	Flacher Puls. resp. b. o. A. Träger Kurvenverlauf.			
	60	75 — 51 = 24	62+27 (120)	Vag. 59 — 14
	60	75 — 53 = 22		
M.A.	60	72 — 52 = 20		

Der Puls. resp. b. o. A. zeigt meist den üblichen Verlauf. Hier ein Beispiel:

54 55,5 59,4 (Insp.) 55,5 54 59,4 (Insp.) 57,6 50 56,9 60,5 (Insp.) 61 59,4 57 58,8 (Insp.) 60 56,6 51 55,5 (Insp.) 53 55,5 57,6 (Insp.) usw.

Während regelmäßiger Atmung kommen aber auch Wellenbewegungen vor, die in der Respiration allein ihre Erklärung nicht finden:

64,5 (Insp.) 60 58 58,8 61,2 (Insp.) 57,6 55,5 59,4 64 (Insp.) 60 57 58,8 (Insp.) 57 50,4 53 59,4 (Insp.) 61,2 62,5 67,4 72 (Insp.) 74 70,8 70 65,2 71,4 (Insp.) 71 70 61,8 66,7 71,4 (Insp.) usw.

Die gleiche Disposition zu besonderen Wellenbewegungen zeigt sich nach maximaler Atemschwankung (mit trägem Frequenzumschlag) und nach Vagusdruck. Wiedergabe in $^1/_{10}$ Min.-Werten:

Vor M.A.: 64 64 58 62 64 59,5 64; Insp.-Akt: Träge auf 72; Exspiration und Nachwirkung: 56,5 52 55,5 57,5 55 56 57 58,5; vor Vagusdruck: 58,5 59 61 63 59; Druck 7 Sekunden lang: 50; Nachwirkung: 48 50 50,5 55 59 54 50 60 61,3 63.

Also die gleiche Spätsenkung, die gleiche Wellung hinterher.

20. II. 1919	Geringer Puls. resp. (b. o. A.), träger Frequenzumschlag.			
	1,5 mg Atropin			
	61	75 — 51 = 24	60 10/35 62+25 (120)	Vag. 53 — 3
	67	75 — 52 = 23		,, 60 — 9
M.A.	63	74 — 51 = 23	mit Tal von 0,2 Min.	
	Abfall nach Atropin in weithingezogenen Wellen:			

In $^1/_{10}$ Min. Frequenz 56,3 53 47,5 46 60 54 56,5 54 usw., dabei deutlicher Puls. resp. b. o. A.

5 Min. n. Atr. 50 71 — 43 = 28
10 ,, ,, ,, 51 74 — 43 = 31 Vag. 47 — 5.
30 ,, ,, ,, 82 82 — 72 = 10 träge ,, 84 — 7 träge

Vergleich zwischen D.-I.-Versuch und Vagusdruck nach 10 Min.

Vorher ($^1/_{10}$ Min.) 52 48 49 50 52,5 53 48; Vagusdruck 6 Sek. (Einzelschlag) 43 43,4 45 42; reaktiv 44 47 43 51 49 45 50 47,6 50 usw.

Vorher ($^1/_{10}$ Min.) 51 52 51,5 52 54 57; Insp.-Akt (Einzelschlag) 63 71 74; Dauerinsp. (Einzelschlag) 45 43 43 43 45,5 51. — Jetzt also sehr schnell einsetzende Verlangsamung — auf den gleichen Grad — hier wie dort.

Vergleich nach 30 Minuten in $^1/_{10}$ Minuten Frequenz.

Vorher ($^1/_{10}$) 83 85,5 85,5 85 85,5; Vagusdruck ($^1/_{10}$) 80; reaktiv ($^1/_{10}$) 81,5 82 81 82 82; Insp.-Akt ($^1/_{20}$ M.F.) 82; D.-I. ($^1/_{10}$) 81 74 72 Exp. 78,5 82,5 usw.

22. II. 9 am Langhingezogene Wellenbewegungen der Ausgangsfrequenz, zwischen 60 und 74. Puls. resp. b. o. A. Beispiel der Wellen (Einzelschlag).
77 (Insp.) 75 72 75 77 (Insp.) 74 73 70 61,2 (Insp.) 64 64 61 71 (Insp.) 73 74 74 75 (Insp.) 77 72 74 usw.
65 77 — 54 = 23 } in träg. 64+26 (105)
65 76 — 53,5 = 22,5 } Umschl. Vag. 60 — 0

25. II. 10 am. 74 85 — 60 = 25 in träg. Kurve 70+19 (111)
Vag. 68 — 15
70 82 — 58 = 24 Anstieg verspät.
M.A. 69 80 — 58 = 22 Anstieg in 0,2 Min.

1. III. 9 am. Puls. resp. b. o. A.
62 88 — 58 = 30 schnelleres Umschl. Vag. 58 — 5,5
66 82 — 55 = 27 ,, ,, schnell einsetz.
n. Kraftpr. M.A. 67 78 — 53 = 25 mit Tal v. 0,2 Min., Anstieg verspätet.
M.A. 70 82 — 60 = 22 mit Tal v. 0,2 Min.

4. III. 10 am. Puls. resp. b. o. A.
58 78 — 51 = 27 } schneller Umschlag Vag. 52 — 4
M.A. 57 76 — 50 = 26 } mit lang. Tal

6. III. 9,30 Geringer Puls. resp., schnelle Frequenzreaktionen.
70 95 — 65 = 30 Vag. 79 — 7
67 90 — 60 = 30
M.A. 70 95 — 60 = 35 Tal 0,2 Min. ,, 70 —
M.A. 71 88 — 60 = 28

Protokoll Nr. 5, Pat. Grieg.

33jährig, untersetzter, muskulöser Mann, wohlgenährt. Nach Furunkulose leichte Nephritis, die chronisch geringe Eiweißausscheidung macht. Im Sediment spärlich Erythrozyten. Sonst völlig normaler Organbefund, vor allem normale Herz- und Gefäßverhältnisse.

Untersucht ist während einer Volhardschen Hunger- und Durstkur, die den Puls von 60 auf 40 absinken läßt und während zwei Digitaliskuren; davon ist später gehandelt. Hungertage sind der 8., 9. und 10. Januar, die erste Digitaliskur beginnt am 23. I. Bis dahin ist vorerst hier berichtet:

Wirkung der Hunger- und Durstkur.

9. I. 1919. 2. Hungertag. Frequenz 60 — 50 mit zeitweiliger Verlangsamung auf 46. Puls. resp. b. o. A. Manchmal weitergreifende, flache Wellen. Beispiel in Einzelschlagfrequenz

55,5 (Insp.) 55 52,6 55,5 (Insp.) 51,3 56,6 (Insp.) 50 51,3 (Insp.) 51 51 51 (Insp.) 49,6 51,7 (Insp.) 50 51,7 (Insp.) 50 51,7 (Insp.) 50 53 (Insp.) 51 57 58 (Insp.)

1,5 mg Atr.

58 67 — 47 = 20 50 4/40 Vag. 46 — 4
50 63 — 44 = 19
M.A. 48 60 — 43 = 17 mit langer Senkung
5 Min. n. Atr. 46 60 — 43 = 17 es folgt Anstieg Vag. 53 — 4
(Bereits im Anstieg.)

10. I. 1919. 3. Hungertag. Puls. resp. b. o. A.

1 mg Atr.

45 60 — 40 = 20 45 4/25 45+16 (95) Vag. 46 — 3
45 58 — 40 = 18
Vals. 6 Sek. 40 mm 43 56 + 42 P. 60/41 0,1 Min.
5 Min. n. Atr. 41—45 51 — 35 = 16 Vag. 44 — 7
10 ,, ,, ,, 45 58 — 37 = 20 ,, 50 — 8
20 ,, ,, ,, 64 64 — 53 = 11 träge ,, 60 — 9 träge

Vergleich zwischen Vagusdruck und D.-I.-Versuch im Reiz- und Lähmungsstadium des Atropins:

1. Reizstadium: 4 Min. Vag.: Vorher ($^1/_{10}$ M.F.) 44 44; Druck 6 Sek. (Einzelschl.) 42 37 38,5 39,5 43; nachher ($^1/_{10}$ M.F.) 40 42 45 usw..

5 Min. D.-I.-Versuch. Vorher: ($^1/_{10}$ M.F.) 44 45; Insp.-Akt.: (Einz.) 51; Dauerinsp.: 35,3 40 39,8 37,5 37 37 37,5 38,2 40,5 .....

2. Lähmungsstadium: 20 Min. Vag. Vorher 60 62,7 ($^1/_{10}$ M.F.); Druck 6 Sek. (Einz.) 63 62,5 58,8 57 51,3 51 51 reaktiv $^1/_{10}$ M.F. 53,5.

22 Min. D.-I.-Versuch vorher ($^1/_{10}$ M.F.) 64 64; Insp.-Akt: 64 64 64; Dauerinsp. 60 58,6 58 57 56,6 53 53 53,5 usw.

15. I. 1919. Ausgangsfrequenz erst regelmäßig bei 60; nach längerer Ruhe bei nicht ganz regelmäßiger, oberflächlicher Atmung Wellenbildung der Pulsfrequenz, die nur zu geringem Teil von der Atmung beeinflußt wird:

56,6 55,5 (Insp.) 51 53,1 56,9 (Insp.) 53,5 57 59,4 (Insp.) 57 50,4 49 (Insp.) 49 50 49,6 (Insp.) 49,2 52,6 53,5 59,4 (Insp.) 62 60 59,4 (Insp.) 57,6 53,1 58,8 59,4 (Insp.) 57,6 56,6 60 (Insp.)

1 mg Atr.

60 62 — 43 = 19 60 10/24 60+22 (80) Vag. 61 — 19
mit langsamem Anstieg.
60 62 — 45 = 18 Vag. 55 — 12
mit Wellung hinterh.
M.A. 65 65 — 45 = 20 mit langem Tal.
Vals. 6 Sek. 40 mm 60 63/44 P. 74/42 0,8 Min.

Bei Absinken der Frequenz 3 Min. nach Atropin die gleichen Wellen.

68 (Insp.) 64 60 58,8 (Insp.) 55,5 49,5 51,3 (Insp.) 54 56,9 57 (Insp.) 58,2 57 56,6 60 (Insp.) 51,7 52,6 (Insp.) 50 50 56,9 (Insp.) 57 58,2 58,8 60 (Insp.).

5 Min. n. Atr. 53 61 — 42 = 19
6—8 ,, ,, ,, 51
10 ,, ,, ,, 59 65 — 48 = 17 (bereits im Anstieg) Vag. 60 — 12
30 ,, ,, ,, 80 85 — 75 = 10 ,, 82 — 7
Vals. 6 Sek. 40 mm 86 86/76 P. 81/72 0,7 Min.
60 Min. 84 (78) — 73 = 11 (träge; insp. Senkung) ,, 82 — 22
träge

20. I. 1919. 11 am. Nach dem Hinlegen erst hohe Frequenz:

89 89 — 53 = 36

Nach längerer Ruhe:

80 84 — 52 = 32 82+21 (100) Vag. 82 — 31

73 76 — 49 = 27

M.A. 80 82 — 53 = 29

Vals. 6 Sek. 40 mm 73 76/49 P. 93/73.

23. I. 1919. 2 pm. Von einer ca. 20 Min. lang regelmäßigen Frequenz von 80 aus sinkt das Frequenzniveau ohne besonderen Anlaß ab auf ca. 70 unter Wellenbewegungen, deren Täler bis auf 50 hinunterreichen. Nachher immer wieder Rückkehr auf 80.

Beispiel einer Welle:

72 (Insp.) 70,8 68,2 63,8 65,2 (Insp.) 58,8 58,8 64,5 68 (Insp.) 63,8 65 70 (Insp.) 65,9 64,5 69 (Insp.) 61,2 50,4 59,4 (Insp.) 58,8 60 65,2 (Insp.) 61,8 61,2 60 .....

1 mg

80 80 — 50 = 30 80 20/26 82+19 (90) Vag. 84 — 26

85 85 — 51 = 34

M.A. 84 84 — 53 = 31 Wellen auslösend „ 85 — 30

73 75 — 48 = 27 (25 Min.)

Nach Atropin langsames Absinken auf 60 unter gelegentlicher Wellenbildung wie oben.

10 Min. n. Atr.	80	80 — 51 = 29		Vag. 81 — 27
20 „ „ „	76	77 — 48 = 29		
25 „ „ „	60			
30 „ „ „	60—70	74 — 47 = 27	Absinken auf 60 Täler bis 52	„ 72 — 28
40 „ „ „	76	76 — 49 = 27		„ 79 — 26
50 „ „ „	85	85 — 61 = 24		
60 „ „ „	86	89 — 63 = 26		„ 82 — 29

D. Hirndruckwirkungen.

Eine besondere Form der Pulsverlangsamung bei intaktem Herzen findet sich bei Hirndrucksteigerung. Die Arbeiten Lommels[1]) und Wenckebachs[2]) über diese Art von Bradykardie werden später ausführlicher besprochen, hier bereits die Notiz, daß Lommel eine erhebliche Zunahme respiratorischer Ausschläge bei unbeeinflußter Atmung festgestellt hat, daß Wenckebach dem gegenüber betont eine Irregularität, die nichts zu tun hat mit der Atmung, die vielmehr unregelmäßig periodisch verläuft. Es handelt sich um zwei Gruppen von Erscheinungen, die sich je nach der stärkeren Beteiligung des Atemzentrums trennen lassen.

1. Hirndrucktonie ohne erkennbare Beeinflußung des Atemzentrums.

Ich schicke voraus einen Beispielfall, der seinem Pulscharakter nach im Sinne Wenckebachs als Typus anzusprechen ist für Hirndruck-Bradykardie.

[1]) Lommel, Klinische Beobachtungen über Herzarrhythmie. Dtsch. Arch. f. klin. Med. Bd. 72.

[2]) Wenckebach, Die unregelmäßige Herztätigkeit usw.

Beispiel 1. 38jährige Frau (Frau Herbener), gravida im 8. Monat, wird völlig benommen eingeliefert, mit Nackenstarre, Babinski beiderseits, beschleunigter Atmung, langsamem Puls von den nachfolgenden Qualitäten, Temperatur 38,5, Blutdruck 70/140. Lumbalpunktion im Liegen 27 cm. Neuritis optica mit verwaschenen Rändern rechts. Die Familie erzählt, daß Kopfschmerzen seit 2 Monaten bestehen, gleichzeitig seitdem auch gelegentlich Krampfanfälle aufgetreten sind. Kurz nach der Untersuchung setzen Wehen ein, während des Partus Abfall der Frequenz auf 40, nachher sogleich Anstieg auf 120 und weiter 140. Exitus am nächstfolgenden Tag. Bei der Sektion fanden sich multiple tuberkulöse Herde teils in der Hirnrinde, teils in den großen Stammganglien. Normaler Herzbefund.

Die Pulsfrequenz verläuft in Einzelschlagfrequenz wie folgt:

56,6 (Inspirium) 59,4 68 70 (Inspirium) 53,1 62,5 (Inspirium) 55,5 70 (Inspirium) 62 70 (Inspirium) 68 51,7 (Inspirium) 56,6 60 (Inspirium) 60 61 69 (Inspirium) 57 62,5 (Inspirium) 58,8 71 (Inspirium) 51 63 (Inspirium) 59,4 64,5 (Inspirium) 71 ....

Ein anderes Stück:

70 (Insp.) 70 64,5 (Insp.) 60 58,8 (Insp.) 61,8 75 (Insp.) 51 66 (Insp.) 58 64,5 (Insp.) 65,9 72 (Insp.) 49 60 (Insp.) 53,5 68 (Insp.). Mehrfach kommt es bei besonders tiefen Atemzügen zu größeren Differenzen, so zu 88 — 50 = 38, 84 — 48 = 36, 82 — 51 = 31, 94 — 54 = 40.

Willkürliche Tiefatmung ist bei der Benommenheit der Patientin nicht zu erreichen.

Es sind also sanfte Wellen des Pulses, in die der oberflächliche Inspirationsakt wohl einzugreifen vermag, ohne sie aber zu beherrschen. Bei unwillkürlicher Tiefatmung kommt es zu Ausschlägen, die die Alterswerte einer 38jährigen übersteigen.

Zweites Beispiel. August W., 23jährig. Meningitis tuberculosa. Mit Temperaturen zwischen 38,5 und 39,3 und völlig regelmäßigem, langsamem Puls von 60. Kopfschmerzen seit 14 Tagen. Seit 8 Tagen häufig Erbrechen. Habitus phthisicus, leichter, einseitiger Spitzenbefund. Kernig positiv, Nackenstarre, Drucksteigerung des Liquors auf 24. Sehr schneller Deszensus. Vom 3. Tag ab Bewußtlosigkeit, Cheyne-Stokessche Atmung, Hochschnellen der Pulsfrequenz auf 100, dann 110. Bei der Sektion wird schwere tuberkulöse Meningitis mit hochgradigem Ödem der Hirnsubstanz gefunden.

Der Puls ist bei einer oberflächlichen Atmung (26mal pro Minute, also etwas beschleunigt) völlig regelmäßig. Auf den Inspirationsakt hin träger Anstieg, der während des Dauerinspiriums bis auf 78 geht und sich dann auf 70 dauernd hält bis zur Ausatmung. Hier ein Dauer-Inspiriumversuch in $^1/_{10}$, resp. $^1/_{20}$ Minutenfrequenz:

$^1/_{10}$ M. F. 60 60,5 60,5 62 61 61 61 61 61 61.

Inspiriumsakt	($^1/_{20}$ M. F. umgerechnet) 71	
Dauerinspirium	($^1/_{20}$ M. F. ,,) 78	70
Exspirium	($^1/_{20}$ M. F. ,,) 69	usw.

Keine Empfindlichkeit gegen Vagusdruck, keine Frequenzsenkung nach 1 mg Atropin, nach 7 Minuten Lähmung und Anstieg auf 110.

Drittes Beispiel. Patient Kiesel. Ein 17jähriger Matrose erleidet am 18. Juni 1916 eine Commotio cerebri, ist eine Stunde bewußtlos, erbricht, behält Kopfschmerzen für einige Tage; man findet bei dem normal entwickelten, kräftigen Menschen Nackenstarre, Kernig, Temperatur 38,8. Die Pulsfrequenz sinkt ab auf 43, ist nahezu regelmäßig, mit geringem Puls. resp. bei unbeeinflußter Atmung. Keine Wellen anderer Art. Im Dauer-Inspiriumsversuch Verlangsamung auf maximal 38. Nach 1 mg Atropin kein Absinken der Pulsfrequenz, Ansteigen der Atemfrequenz von 18 auf 21, und jetzt im Dauer-Inspiriumsversuch Pulsverlangsamung auf 15! — Nach Abklingen der meningitischen Symptome steigt die Frequenz wieder an auf 50—60. Jetzt erneut 1 mg Atropin. Auch diesmal im Reizstadium keine Frequenzsenkung. Eine auffallende Verlangsamung im Dauer-Inspirium bleibt jetzt aus!

Beispiele der Dauerinspiriumversuche in Einzelschlagfrequenz am 18. VII. und 5. VIII:

18. VII. 1916. Dauer-Inspiriumsversuch vor Atropin bei Freq. 43.
Atemfreq. 18; Insp.-Akt 49,2 53,1 46,1; Dauer-Insp. 43,8 44,8 38,9 38,9 usw. nach 15 Min. Freq. 40; Atemfr. 21; Insp.-Akt: 49,6.
Dauer-Insp. 16,4 25,2 14,9 33 34 24 (kein Block), nach 20 Min. Freq. 40; Atemfr. 19.
Insp.-Akt 53,1 48.
Dauerinsp. 32,6 31,6 22,7 34 35,3.

5. VIII. 1916. Dauerinspiriumsversuch vor Atr. b. Fr. 50; Atemfr. 15; Insp.-Akt 70 74 69; Dauerinsp. 50,8 50 49,2 48,8 48 48,5; nach 15 Min. Freq. 47; Atemfr. 15. Insp.-Akt 73,2 73 64,5; Dauerinsp. 50,8 50 49,2 49,2 48,8 48 48,5, nach 15 Min. Freq. 47; Atemfr. 15. Insp.-Akt 73,2 73 64,5.
Dauerinsp. 43,8 48,4 45,5 44,4 44,8 46,5 47,5, nach 20 Min. Freq. 49; Atemfr. 15; Insp.-Akt 65,2 74 72.
Dauerinsp. 59,4 50,4 47 47 46,5 45,1 45,8 45,5.

Die beiden letzten Beispiele zeigen also bei scheinbar reiner Reizung des Vaguszentrums statt des zu erwartenden Altersausschlags — es handelt sich um einen 21-Jährigen und einen 17-Jährigen — einen geringeren Tiefatmungswert bei regelmäßiger Bradykardie, der im Beispiel 3 nach Abklingen der Kommotionserscheinungen zur Norm zurückkehrt. Dieser Pat. Kies. ist von besonderem Interesse für die Beurteilung der Atropinwirkung. Im Stadium der Kommotionsbradykardie macht das Atropinreizstadium Beschleunigung der Atemfrequenz und im D.-I.-Versuch eine erhebliche Pulsverlangsamung, die sich nach Abklingen des zentralen Reizzustandes in einem zweiten Atropinversuch nicht mehr nachweisen lassen. Ich habe darin seinerzeit einen bündigen Beweis erblickt für den zentralen Angriff dieser Atropindosis, und zwar auf Atem- und Vaguszentrum. Doch läßt sich nicht ausschließen, daß während der Phase der zentralen Vagotonie auch für periphere Vaguswirkungen abnorme Bedingungen gegeben sein können.

4. Beispiel: Karl Schm., 21jährig.

Patient ist am 24. Juli 1920 nach schwerer Erkältung mit Ohrensausen links, Kopfschmerzen in Stirn und Hinterhaupt erkrankt. Wenige Tage später Lähmung der l. Gesichtshälfte. Vom 3. Aug. ab heftiges Erbrechen, abnehmendes Hörvermögen l., verschwommenes Sehen. Mit diesen Beschwerden kommt Pat. am 10. Aug. in Klinikbehandlung.

Befund: Schlanker, leidlich genährter mittelkräftiger Mensch mit normalem Zirkulationsapparat und auch sonst normalem Organbefund. Temperatur dauernd normal. Pulsfrequenz am 10. und 11. zwischen 40 und 50.

Nervensystem: L. facialis und Stirnfazialis gelähmt. Augenbewegung intakt. Pupillen weit, die r. größer als die l., beide träge reagierend. Augenhintergrund: normale Papillen, Gefäße etwas erweitert. Kein Nystagmus. Zunge gerade herausgestreckt. Patellarreflexe positiv, Achilles pos., kein Babinski. Fußklonus beiderseits, Bauchdecken- und Kremasterreflex vorhanden. Romberg pos. Geringe Ataxie beim Gehen. Normale Miktion. Liquordruck nicht erhöht. Wa. im Liquor negativ, im Blut schwach positiv.

Behandlung zunächst antiluetisch mit 6 g Jodkali tägl. und mit Hydrag. salicyl. intramuskulär. Die Annahme eines luetischen Prozesses hat sich indessen nicht bestätigt.

Im weiteren Verlauf stellt sich allmählich Lähmungsfrequenz des Pulses ein bis zu 160 am 28. und 29. 8. Pat. bleibt dauernd bei Bewußtsein, hat zeitweilig heftigen Kopfschmerz. Vom 19. ab Doppelsehen, Abduzensparese beiderseits. Nach den ersten 5 Tagen ist bereits Nackenstarre und Kernig aufgetreten. Die Patellarreflexe werden vom 22. ab beiderseits schwächer.

Am 27. 8. beide Pupillen völlig starr. Parese des Gaumensegels, Flockenlesen. Leichte Benommenheit. Am 29. Delirieren. Rasseln über beiden Unterlappen, Schwächerwerden des Pulses. Exitus am 29. abends. Die Diagnose Enzephalomeningitis wird bei der Sektion bestätigt.

10. 8. Bei der Aufnahme wird ein leicht unregelmäßiger Puls von ca. 42 Schlägen pro Minute beobachtet, der sich bei Schreibung analysieren läßt als eine Interferenz des Sinusknotens und des Aschoff-Tawaraknotens. Die respiratorische Prüfung gibt Exkursionen vom Beschleunigungstyp, mit einer dem Alter entsprechenden Ausschlagsgröße. Mit jeder Akzeleration schwindet dann die Interferenz des Aschoff-Tawaraknotens, die sich nur geltend macht bei Absinken der Frequenz unter 37. Ein geringer Puls. resp. b. o. A. löst im Exspirium die Interferenz chronisch aus. Einschlägige Bilder derartiger Interferenzen sind bereits publiziert von Weyl und von Gauter; meine Kurven decken sich völlig mit denen Gauters, auf dessen Abbildungen und Deutung hier verwiesen sei. Charakteristisch ist die gleichbleibende Form der Vorhofzacke im Elektrokardiogramm, wenn sie immer näher an R. heranrückt, um schließlich mit R. zu verschmelzen.

Ich gebe hier den Vorhofsrhythmus wieder in Einzelperiodenumformung, anschließend in Klammer das zugehörige Vorhofskammer-Intervall, bezogen auf $^1/_5$ Sek. 49,2 (0,8) 41,9 (0,8) 56,6 (0,8) [Insp.] 50 (0,8) 37,5 (0,1) 51,3 (0,9) [Insp.] 37,3 (0) 44,8 (0,8) 49,6 (0,8) [Insp.] 42 (0,8) 42,2 (0,8) 42,4 (0,8) [Insp.] 37,3 (0,1); Inspirationsakt 53,5 (0,8) 73 (0,8) 75 (0,8); D.-I.

50,4 (0,8) 44,4 (0,8) 36,8 (0) 45,8 (0,8) 43,8 (0,8) 43,8 (0,8) 50,4 (0,8) 51,3 (0,8) 50 (0,8) 44,8 (0,8) 43,4 (0,8) 49,2 (0,8) 49,6 (0,8) 56,9 (0,8); Exspiration usw. Im Dauerexspirium also Wellenbildung; bei Wiederholungen finden sich daneben regelmäßiger Frequenzablauf.

Die maximale Atemschwankung bietet keine Abweichung vom üblichen:

M.A.: 45 (0,8) 47 (0,8) [Insp.] 36,8 (0) 41,1 (0,1) 41,9 (0,2) 50,8 (0,8) [Insp.] 37 (0,1) 41,9 (0,3) 42,9 (0,6) 55 (0,8) [Insp.] 37,5 (0,2) 39,2 (0,2) 44,1 (0,5) 50,8 (0,8) [Insp.] 37 (0) 49,2 (0,8) 39,5 (0,4) 37,5 (0,2) 42,9 (?) 70,8 (0,8) 75 (0,8); Exspiration 41,7 (0,5) 48,4 (0,8) 58,8 (0,8) [Insp.] 36,6 (0) 57,6 (0,8) 48,4 (0,8).

Im Vagusreizstadium nach $^1/_2$ mg Atropin keine Verlangsamung, keine Änderung der Interferenz. Der Vagusdruckversuch, der vor Atropin das Vorhofkammer-Intervall schwinden läßt, wirkt im Reizstadium nicht stärker. Elektrokardiogramm vor Atropin.

Vagus 45,5 (0,7) 38,9 (0) 42,2 (0) 41,1 (0) 41,7 (0) 41,7 (0) usw.

Elektr. 25 Min. nach $^1/_2$ mg Atropin: 53,1 (0,8) 38,9 (0) 43,4 (0,1) 42,9 (0) 43,4 (0) 58,3 (0,8) 40,5 (0) 45,1 (0,2).

Vagus 43,8 (0,3) 47,6 (0,8) 39,2 (0,1) 42,9 (0) 42,9 (0) 43,4 (0).

11. 8. 1920. Auftreten von Cheyne-Stokesscher Atmung. Die Interferenz ist seltener.[1] Das Vorhofkammer-Intervall wird nur noch angegeben, wenn es von der Norm abgeht.

40,8 (0) 51,3 73,1 73,1 [Insp.] 36,1 (0) 50 50 [Insp.] 43,8 44,1 49,2 42,9 50,8 49,2 44,1 50 47,6 41,9 48,8 44,8 48,8 57,6 [Insp.] 41,9 52,2 64,5 [Insp.] 37,5 (0,2) 58,5 [Insp.] 51,7 57,6 68,2 [Insp.] 43,8 58,8 [Insp.] 38,5 (0,3) 62,5 63,1 [Insp.] 52,6 56,9 45,1 35,7 (0) 58,2 [Insp.] 51,7 50,8 43,1 46,8 36,6 (0) 50,8 62,5 [Insp.] 36,6 (0) 58,8; Insp.-Akt 90 92 92 88 82; D.-I. 80 76 75 75 74 73 65,9 63,8 65,2 63,8 60 58,2 58,8 57,6 57,6 56,6 50,8; Exspir. 58,2 65,9 69 78 93 95 usw. Also mächtige Ausschlagsteigerung. In der Kurvenform prompter Anstieg, aber nur geringes Abfallen der Frequenz während des D.-I.-Versuches. In anderen D.-I.-Versuchen wieder Wellen im D.-I.

Auch die maximale Atemschwankung zeigt eine gewisse Neigung zu wirklicher Beschleunigung nach dem Exspirium — für $^1/_2$ Min. Aussetzen der Atmung. — In diesem Kurvenabschnitt keine Intervalle mehr, auch nicht bei so langsamen Perioden wie 37,5.

48 61,8 70,8 (Insp.) 37,8 51,7 (I.) 37,5 49,6 66,7 63,1 (I.) 38,9 63,1 75 75 (I.) 45,1 56,9 (I.) 42,9 50 50 (I.) 44 58,2 70 (I.) 40,8 48 48,6 48,8 (I.) 37,5 52,2 52,6 (I.) 48,4 48,8 37,5; Insp.-Akt 55 77 88 90; Exspir.-Akt 75 57,7 58,8 60 66 61,8 53,1 48,4 50 51,3 51,3 51,3 50,8 50,8 50,4 51,3 51,7 49,6 49,6 50,8 50,4 47,6 50 usw.

Vagusdruckversuch vorher 49,2 40 45,1 49,2 39,5 43,4 50,8; Vag. 41,1 51,7 39,2 40,5 45,1 usw. Also Beeinflussung erkennbar, aber gering.

13. 8. 1920. Wiedererscheinen Cheyne-Stokesscher Atmung. Gelegentlich ist ein tiefer Atemzug in längeren Atempausen eingeschaltet.

53,5 55,5 52,6 51,3 49,2 54,5 61,2 76 74 (tiefer Insp.) 41,9 (0) 56,6 51,3 54,5 52,6 55,5 55 70 74 (tiefer Atemzug) 43 (0) 55,5 54,5 53,1 55,5 49; Inspirationsakt 72 88 90 86; D.-I. 88 88 88 85 83 82 82 78 75; Exsp. 70 58,5 65,2 73 70 63 63 64,5 59,4 60 58,8 58,2 57,6 57,6. Die Durchschnittsfrequenz ist inzwischen angestiegen. Zur Interferenz des Aschoff-Tawara-Rhythmus kommt es hin und wieder auch bei einer Frequenz unter 45.

Der Dauerinspiriumsversuch zeigt also den gleichen Typus wie vom 11. — Im Vagusdruckversuch V Verlangsamung bis auf 41.

16. 8. Frequenz angestiegen bis auf ca. 70, weit regelmäßiger, keine Interferenz mehr. Cheyne-Stokessche Atmung in milderer Form, zeit-

weilig wird die Frequenz durch vertiefte Respiration hochgetrieben, um dann wieder abzusinken auf langsamere Werte. Wiedergabe der Atmungsversuche in $^1/_{10}$ resp. $^1/_{20}$ Minutenfrequenzen.

Vorher ($^1/_{10}$ M.F.) 72 73,5 73,5 71,5; Inspirationsakt (fortab $^1/_{20}$ M.F.) 96; D.-I. 100 95 89 90 92; Exspirium usw. 97 93 88 80 76 78 73 70 68 62 66 62 usw. Beispiel des M.A. vorher ($^1/_{10}$ M.F.) 66 65,6 66 69,5 67,5 66,5; Inspirationsakt ($^1/_{10}$ M.F.) 94; Exspirationsakt usw. 99 87 88 85 77 75 72. Also im Prinzip das gleiche Frequenzbild wie am 11. und 13., nur jetzt sehr viel längeres Hochbleiben der Frequenz nach tiefem Atemzug. Vagusdruck-Versuch 72 — 20 (Einzelperioden der Verlangsamung 58 57 52 58).

17. 8. Cheyne-Stokes: in Atempausen Frequenz ca. 73. D.-I.-V. vorher: ($^1/_{10}$ M.F.) 75; Inspirationsakt ($^1/_{20}$ M.F.) 93; Exspirationsakt usw. 90 90 85 80 76 76 73 70 69; M.A. von einer Frequenz 84 aus: Inspirationsakt ($^1/_{20}$ M.F.) 102. Exspiration 110 110 96 91 89 86 84. — Jeder tiefe Inspirationsakt führt initial zu einem langsamen Schlag.

Vagusdruck 96 — 16
87 — 9

Auch die Kraftprobe ist gefolgt von langdauernder Beschleunigung.

19. 8. Cheyne-Stokes wie zuvor. 1 mg Atropin macht bei einer Anfangsfrequenz von ca. 84 keine Verlangsamung, nach 20 Minuten beginnt ein Frequenzanstieg auf 120 Pulse, die 40 Minuten nach Injektion erreicht sind. — Es sei eine maximale Atemschwankung und der Vagusdruckversuch verfolgt in Reiz- und Lähmungsstadium hinein.

1. Vor 1 mg Atropin M.A. und Vagusdruckversuch: Ausgangsfrequenz ($^1/_{10}$ M.F.) 89 88 86 84,5 86; Inspirationsakt ($^1/_{20}$ M.F.) 98; Exspiration 102 98 90 86 88 84; Vagusdruck 92 — 9.

2. Reizstadium M.A. 15 Min. nach Injektion: Vorher ($^1/_{10}$ M.F.) 85 85 88 90; Inspirationsakt ($^1/_{20}$ M.F.) 106; Exspirationsakt 112 101 94 93 87, 87. Also Ausschlag etwas vergrößert, in seiner Form aber nicht verändert: keine Umformung in normalen Frequenzumschlag!

Vagus nach 10 Min. 88 — 6
„ „ 19 „ 90 — 13

3. Lähmungsstadium M.A. nach 40 Min.: Vorher ($^1{}_{10}/$ M.F.) 122 123 120; Inspirationsakt ($^1/_{20}$ M.F.) 123; Exspiration 128 132 128 127 124 123 122. Also Ausschlag kleiner und träger.

Vagus 120 — 0.

22. 8. Stark ausgesprochene Cheyne-Stokessche Atmung mit Absinken der Frequenz in Atempausen bis auf ca. 100, Anstieg auf 130 als Folge der tiefen Respirationen. Bei den initial noch schwachen, langsam sich folgenden Atmungen gerät die Frequenz in mächtige Schwankungen, bis dann die später sich schnell folgenden tiefen Respirationen nur noch jenen Frequenzanstieg auslösen; Beispiel erst für die Atempause in $^1/_{10}$ Minutenwerten, dann für den Atmungsbeginn in Einzelperiodenfrequenzen.

Atempause ($^1/_{10}$ M.F.) 112 103; E.F. 103 100 98 96 97 96 100 105 (erster oberflächlicher Atemzug) 103 100 93 82 82 85 90 92 93 96 96 98 105 111 113 117 (zweiter kräftiger Atemzug) 96 76 74 77 100 111 113 120 120 (tieferer Atemzug) 113 115 125 130 132 (tiefer Zug, gefolgt von schnellen Respirationen) 125 125 130 132 132 132 127 127 127 129 130 132 132 132 132. Anschließend $^1/_{10}$ M.F. Werten: 131 127 131 127 120 usw. Nur noch schwache Atmung. D.-I.-Versuch im Absinken der Frequenz ($^1/_{10}$ M.F.) 101 (spontaner tiefer Atemzug) 114 108; Inspirationsakt ($^1/_{20}$ M.F.) 120; D.-I. 130 128 116 111 115; Exspirium usw. 116 121 113 118; M.A. im Absinken der Frequenz bei Apnoe. Vorher ($^1/_{10}$ M.F.) 106 106 99 95 90,5; Inspirationsakt ($^1/_{20}$ M.F.) 120; Exspirium 120 120 123 125 123 122 usw. Patient atmet nach dem tiefen Atemzug spontan oberflächlich weiter.

Vagusdruck im Absinken: Vorher ($^1/_{10}$ M.F.) 119 112 107,5; Vagusdruck 9 Sek. ($^1/_{20}$ M.F.) 102 98 98. Nachher 108 115 110 106 109.| Ausdrücklich sei betont, daß nicht etwa Zyanose bestand. Die Atempausen entsprechen in der Dauer wohl der üblichen Apnoe nach willkürlicher Tachypnoe, so daß objektiv kein Grund für stärkere Kohlensäureüberladung des Blutes gegeben war. Verändert ist lediglich der Zustand des Atemzentrums.

27. 8. 1920. Seit 2 Tagen ist die Pulsfrequenz hinaufgeschnellt auf ca. 150. Patient ist noch bei Bewußtsein und führt die Atemversuche gut aus. Die verschiedenen Phasen der Cheyne-Stokesschen Atmung haben jetzt keinen Einfluß mehr auf die Pulsfrequenz, auch im Dauerinspiriumsversuch kommt es nur zu geringfügigen Exkursionen.

Beispiel: D.-I.-Versuch. Vorher ($^1/_{10}$ M.F.) 156 156 155 156 156 154 159 156,5 156,5; Inspirationsakt ($^1/_{20}$ M.F.) 153; D.-I. ($^1/_{20}$ M.F.) 153 154 160 160; Exspirium 157 159 159 156,5. Vagus vorher 154 154 156; Vagus ($^1/_{10}$ M.F.) 156,5 155.

Zusammenfassung: Verfolgt ist bei einem Patienten mit primär rein zentral angreifenden Prozessen (sei es im Vaguszentrum selbst, sei es im Vagusstamm an der Basis) die Wirkungsskala von äußerster Reizung bis zu völliger zentraler Lähmung. Der Fall erlaubt infolgedessen ein Urteil über diejenigen Veränderungen, die wir als zentral bedingt ansehen dürfen, und orientiert uns zugleich darüber, wie weit vom Zentrum aus auch mittelbar periphere Wirkungen ausgelöst werden können. Ich gehe hierauf die Deutungsfragen bereits ein, weil sie einem späteren Deutungsversuch der Tiefatmungsprüfungen als Unterlage dienen sollen; die ersten 3 Beispielsfälle seien hier in die Besprechung mit einbegriffen.

I. Ich beginne mit einer Aufzählung peripherer Veränderungen, die mittelbar Folge jener zentralen Beeinflussung des Vagus gewesen sind.

1. Im Stadium äußerster Reizung zeigt sich peripher ein Widerstand gegen weitergehende Verlangsamung Bei Schmidt in Form einer Interferenz des Aschoff-Tawaraknotens: sinkt die Frequenz unter ein gewisses Niveau (an einem Tag 37, an einem andern 45), so springt der untergeordnete Rhythmus ein. Im Vagusdruckversuch und im Atropinreizstadium gelingt weitergehende Verlangsamung nicht; die Tiefatmungsprüfungen sind vom Beschleunigungstyp, am 10. 8. geht die Dauerinspiriumsverlangsamung nicht unter die Grenze 37 hinunter.

Den gleichen Widerstand gegen weitergehende Verlangsamung zeigte vorhin Beispiel 2 im Vagusdruckversuch und Atropinversuch. Auffallend bleibt demgegenüber der Atropinreizeffekt im Beispiel 3; die Gründe dafür werden im Atropinabschnitt erörtert.

Wenckebach faßt die Arrhythmien, die bei Hirndruck vorkommen können und die hier in Beispiel 1 geschildert sind, als eine Ermüdungserscheinung des vagischen Apparates auf (doch wohl des peripheren vagischen Apparates). Vorsichtiger wäre hier die Beschränkung auf den Ausdruck: Reaktion der Peripherie bei zentraler Reizung. Die parallel gehende Zunahme des Tiefatmungsausschlages bei dieser Patientin wird man entsprechend auch als eine mittelbare periphere Wirkung ansehen dürfen, während die Verkleinerungen der Tiefatmungsexkursionen im Beispiel 3 auch unmittelbarer zentralen Ursprungs sein können.

2. Während des Frequenzanstieges am 13. und 16. gibt der Vagusdruckversuch kräftige Verlangsamung, am 17., 19. und 22. gibt es bereits sehr viel geringerer Ausschläge, auf der Höhe der zentralen Lähmung endlich ist im Vagusdruckversuch keine Verlangsamung mehr zu erzielen.

Bei primär rein zentralen Vorgängen ändert sich also die Reaktionsweise der Peripherie gegenüber Vagusreizversuchen!

II. Gegen diese mittelbar peripheren, zentral ausgelösten Veränderungen abzugrenzen sind Wirkungen, die unmittelbar vom Zentrum aus diktiert sind.

1. Sicher zentral bedingt können wir ansehen die Cheyne-Stokessche Atmung, die sich bereits am 11. 8. geltend macht. Es war schon hervorgehoben, daß auch in den letzten Tagen des Patienten von Zyanose keine Rede war. Man faßt die Cheyne-Stokes-Atmung bei Meningitis auf als bedingt durch wechselnde Erregbarkeitszustände des Atemzentrums, wie sie weiter unten noch ausführlicher besprochen werden sollen; es liegt kein Anhalt vor dafür, daß die wechselnde Kohlensäuretension auch für die Reaktionsweise des Sinusknotens bedeutsam wäre. — Nun geht parallel dem Auftreten des Cheyne-Stokes eine Änderung des Tiefatmungsausschlages bei Schmidt, die sich bekundet in einer Zunahme der Ausschlagsgröße (s. 11. 8.) und einer Neigung zu Dauerbeschleunigung auf den tiefen Inspirationsakt hin, am schönsten illustrierbar bei einfachem tiefem maximalem Atemzug. Die Plötzlichkeit der Frequenzreaktion, die Unmöglichkeit im Atropinreizstadium am 19. eine Änderung des Frequenzumschlages zu erzielen — das sind die wesentlichen Gründe, die an eine zentrale Ursache dieser Kurvenumänderung denken lassen. Die Reaktionsweise des Zentrums ist deutlich zu erkennen in der ausführlich geschilderten Kurve vom 22. 8., in der der Übergang von Apnoe zur Atmung dargestellt ist: oberflächliche durch Pausen getrennte Atemzüge machen deutliche inspiratorische Beschleunigung und exspiratorische Verlangsamung sogar große Exkursionen. Je tiefer aber der Atemzug wird, um so stärker die Beschleunigungsreaktion des Vaguszentrums, und dann bei maximalem Inspirationsakt eventuell eine Beschleunigung für $^1/_2$ Minute.

Ich werde anbei die träge Beschleunigungsreaktion im Beispiel 2 dementsprechend als zentral bedingt ansehen.

2. Hirndrucktonie mit starker Beteiligung des Atemzentrums.

Der 4. Beispielfall schlug bereits die Brücke zur 2. Gruppe von Hirndruckwirkungen, zu derjenigen Gruppe, bei der die Mitbeteiligung des Atemzentrums im Vordergrund steht. Es sind dies Fälle, bei denen Cheyne-Stokessche oder sog. Meningitische Atmung die Frequenzausschläge beherrschen. Den geschilderten Spätstadien des Falles Schmidt müssen 2 Fälle sich anschließen, die durchaus analoge Erscheinungen aufweisen.

1. Beispiel: Pat. Me. 51jährig.

Herzdrucksteigerung durch nachfolgende Sektion sichergestellt. Es fand sich eine apoplektische Blutung in die Seitenventrikel hinein, die erheblichen Druckanstieg des Liquors gesetzt haben muß. Am Herzen außer einer leichten Atheromatose der Kranzarterien nichts Pathologisches. Der Patient liegt eine Stunde vor seinem Tode da mit Cheyne-Stokesscher Atmung: Auch die kleinste Atembewegung drückt sich im Puls aus durch einen synchronen Respiratorius, der bei dem stärksten Atemzug ganz erhebliche Frequenzausschläge macht.

In die folgenden Einzelpulsfrequenzen sind Bemerkungen über die Atmungsart eingestreut. Kurz nach einem oberflächlichen Atemzug: 49,6 43,8 46,9 ganz tiefer Atemzug, begleitet von 60,5 86 95—43,4 (leichte Atmung) 48,8 52,6 (leichte Atmung), 47,6 50 (leichte Atmung) 46,9 ganz tiefer Atemzug, begleitet von 61,2 90 100 95—32 45,1 45,5 51,3 45,5 43,8 46,9 (leichter Atemzug) 49,2 (tiefere Atmung) 68,2....

Ein anderes Stück: nach mittlerer Einatmung 57,7 51,3 44,1 leichte Atmung) 49,6 46,9 46,5 47,50 (Einatmung) 51,3 (Einatmung) 50 50,8 (Einatmung) 48,5 54,5 (tiefere Atmung) 42,4 59,4 (noch stärkerer Atemzug) 51,3 40,3 45,5 50 47 51,3 (oberflächliche Einatmung) usw.

Es handelt sich also bei einem 51-Jährigen ohne gröbere Herzveränderung und mit einer zu erwartenden Ausschlagsgröße von höchstens 25 mm respiratorische Ausschläge zwischen 95 und 32 (Sinusfrequenz), also über 60! Der Typus weist gleichmäßige Beschleunigungs- wie Verlangsamungstendenz auf. In der Deutung glaube ich nicht fehl zu gehen, wenn ich aus dieser Kurve herauslese eine zentrale respiratorische Arrhythmie von einem Atemzentrum aus, das durch wechselnde Erregbarkeitszustände die Cheyne-Stokessche Atmung macht.

Zweites Beispiel: 51jährige Frau. Meningitis. Liquordruck von 34. Meningitische Atmung: Zwischen längere Atempausen schieben sich einige dyspnoische Atemzüge ein. Während jeder Atempause von etwa $^3/_{10}$ Minuten fällt die Pulsfrequenz schnell ab auf 50 und hält sich nahezu regelmäßig bei diesem Wert. Dann mit dem ersten Atemzug erhebliche respiratorische Arrhythmie; mit den folgenden dyspnoischen Atemzügen ein Hochschnellen der Pulsfrequenz dank der inspiratorischen Beschleunigung — bis etwa nach dem 6. oder 7. Atemzug die Lähmung des Atemzentrums wieder einsetzt, die Pulsfrequenz abfällt und wieder regelmäßig wird.

Ein Einzelschlagfrequenzbeispiel mag wieder zur Illustration dienen: 50,8 48,8 49,2 50,8 47,6 48,4 48,8 49,2 50 50 (erster Atemzug!) 42,9 50 48,4 (zweiter Atemzug) 41,4 52,6 60,5 61,9 (dritter tieferer Atemzug) 61,2 68,2 74 76 (vierter ganz tiefer Atemzug) 74 71,4 66,7 73,2 72 (fünfter, schon flacherer Atemzug) 70 68,2 74, 73,2 (sechster Atemzug) 66,7 65,9 64,5 65,2 (letzter Atemzug) 62,5 60 59,4 58,2 54,5 51,7 52,2 53,6 53,6 53,1 52,6 51,7 51,3 50,8 49,6 49,2 50,8 50,8 (neue Atmung!) 43,8 44,8 49,6 (zweiter Zug) 39,8 usw.

Ergebnis: ausgesprochene Beschleunigungstendenz, die ein Hochtreiben von 40 auf 74 ermöglicht.

Beide Patienten waren bewußtlos und auf ihre periphere respiratorische Empfindlichkeit nicht zu prüfen. — Auch bei dem 2. Beispielfall, bei dem klinisch ein normaler Herzbefund erhoben war, ergab die Sektion keinen Anhalt für Veränderungen am Myokard.

Wir erleben hier also klinisch eine Reproduktion der Kohlensäure-Versuche des zweiten Kapitels. Dort die Atemlähmung infolge Hypokapnie + Morphiumwirkung bei regelmäßigem, langsamem Morphiumpuls — hier im zweiten Beispiel die periodische Atemlähmung, gleichfalls verbunden mit zentraler Vagotonie. Im Tierexperiment nach Zusatz von Kohlensäure Auftreten automatischer Atembewegungen und automatischer Atmungsarrhythmie, bei der Meningitis-Patientin periodische CO_2-Reizung, gleichfalls mit asphyktischen Atembewegungen, gleichfalls mit zentralem Puls. resp. Im ersten Beispiel kommt es nicht zu völliger Lähmung des Atemzentrums, hier aber der gleiche Kontrast zwischen stärkerer und schwächerer Kohlensäurewirkung im Bilde der respiratorischen Arrhythmie.

Die Beziehungen des Herzrhythmus zu Cheyne-Stokesscher Atmung (des Sinusrhythmus wie des Rhythmus der Vorhofflimmerherzen) sind zuletzt in einer Arbeit von Roth [1]) eingehender untersucht worden, ohne Berücksichtigung freilich der hier geschilderten respiratorischen Wirkungen. Apnoische Verlangsamung kommt demzufolge weit seltener zur Beobachtung als eine Bradykardie während der dyspnoischen Atemzüge und Pulsfrequenzbeschleunigung in der Atempause selbst. Die Abhängigkeit vom Vaguseinfluß konnte Roth für seine Fälle klären durch Atropin und Vagusdruckversuch, die Abhängigkeit von Kohlensäureüberladung bei einem Patienten mit Hilfe von Sauerstoffatmung. Die Erklärung wird gesucht teils in Schwankungen der Ansprechbarkeit des Herzens, teils in vermehrter zerebraler Ermüdbarkeit. Roth betont ausdrücklich, daß er Schwankungen in der Vagusbeeinflussung des Herzens nur bei Patienten mit schwerster Herzmuskelerkrankung — nie aber bei rein zerebralem Cheyne-Stokes gesehen habe. Hier reihen sich meine Beispiele ein: erst die Kombination mit Steigerung des zentralen Vagustonus setzt Pulsbilder wie die beschriebenen auch bei intaktem Herzen. An diesem Punkte angelangt, möchte ich einer zusammenfassenden Betrachtung und Deutung der bisherigen Befunde zunächst voranstellen einen Überblick über die einschlägige Literatur, die nunmehr mit ganz speziellem Interesse herangezogen werden kann, sodann eine ausführliche Prüfung derjenigen Methoden, die zur Beurteilung und Deutung der Ergebnisse dienen können.

E. Besprechung der Literatur.

Das dargestellte Material berührt einen weiten Umkreis von Problemen. Es handelt sich zunächst im engeren Sinne um den Complex puls. resp. und um die Beziehungen zur Altersstufe, die sich nachweisen ließen. Es handelt sich aber darüber hinausgehend um alle Probleme des Sinusknotens schlechthin, und hier wird insbesondere aus der Literatur

[1]) Über periodisch auftretende Änderungen des Herzrhythmus bei Cheyne-Stokesscher Atmung, sowie dieser Erscheinung verwandte Unregelmäßigkeiten der Herzaktion. Zeitschr. f. klin. Med. 1916. Bd. 82.

die Deutung der Irregularitäten des Sinusrhythmus heranzuziehen sein, und Angaben, die über Bradykardie, Vagustonus gemacht sind.

Über Puls. resp. liegen die Theorien vor der Vagolabilität (Lommel)[1]), der Vagotonie (Eppinger und Heß)[2]), der größeren oder geringen zentralen Hemmung (Wenckebach)[3]).

1. Die Lommelsche These der Vagolabilität nimmt in Analogie zu funktioneller Schwäche nervöser Zentralapparate einen stärkeren oder geringeren Erregungszustand des Vaguszentrums an, der speziell nach Infektionskrankheiten auftrete, doch auch generell zu finden sei im Kindes- und Pubertätsalter. Lommels Beweisführung geht von lokalen Krankheitsprozessen aus, die unmittelbar am Vaguszentrum ihren Angriffspunkt nehmen und des weiteren von Neurosen des Zentralnervensystems, unter denen der Autor in erster Linie Neurasthenie, in geringerem Maße Hysterie beschuldigt, jenen Schwächezustand des Vaguszentrums auszulösen. „Die Neurasthenie ist ja gerade durch eine pathologische Übererregbarkeit der zentralen Nervensubstanz charakterisiert, welche sich einerseits in einer Überempfindlichkeit der Nervenzentra gegen zentripetale Reize und andererseits in einer pathologischen Irradiation, in einer abnormen Miterregung anderer Zentren durch die automatischen Reize der ursprünglich erregten äußert.“ Nur in einem kleinen Rest seiner 15—20-Jährigen blieb die Annahme isolierter Überempfindlichkeit des Vaguszentrums.

Zur Erklärung hält sich Lommel an einen Ausspruch Heubners, daß beim Kind besonders große Reflexerregbarkeit des nervösen Zentralorgans bestehe.

Lommels Beispielfälle mit lokalem Angriff aufs Vaguszentrum seien kurz ausgeführt: Der erste Fall (28-Jährige), ein chronisch-inflammatorischer Hydrocephalus internus mit starker Drucksteigerung im Gehirn, zeigte Pulsverlangsamung und gleichzeitige Steigerung respiratorischer Frequenzschwankungen bis zu hochgradiger Arrhythmie; die abgebildeten Kurven bieten Frequenzausschläge zwischen 66 und 100 Pulsschlägen, die in Abhängigkeit von der (nicht willkürlich beeinflußten) Respiration stehen, wenn auch gelegentlich einmal ein Wellental einen Atemzug unberücksichtigt läßt. — Ein zweites Beispiel betrifft ein Schädeltrauma mit konsekutiver Pulsverlangsamung auf 50 und 60 Schläge: Auch hier starke Frequenzausschläge. Und endlich berichtet Lommel über deutlich periodische Rhythmusschwankungen im Stadium der vagischen Reizung einer Meningitis, die trotz hohen Fiebers nur 68 Pulse hat.

Wie weit es sich in diesen Fällen um dyspnoische Atmung, also um eine Mitbeteiligung des Atemzentrums gehandelt hat, ist nicht ersichtlich.

Wie sind diese Beweismomente Lommels zu bewerten? Geht man von der quantitativen Prüfung des respiratorischen Spielraums aus und vermeidet damit die Fehlerquellen, die in den schwer übersehbaren Bedingungen unbeeinflußter Atmung liegen, so ist bei isolierter Be-

[1]) Klinische Beobachtungen über Herzarrhythmie. Arch. f. klin. Med. 1872.
[2]) Die Vagotonie. Sammlung klinischer Abhandlungen. Berlin, Hirschwald.
[3]) Die unregelmäßige Herztätigkeit usw. S. 185.

trachtung der zentralen Empfindlichkeit nicht ohne weiteres zuzugeben, daß gerade eine Labilität des Vaguszentrums die Ausschlagsgröße bestimmt. Vielmehr war in meinen einschlägigen Fällen ein großer Ausschlag stets gebunden an Reizung des Atemzentrums, eine Reizung, die auch für die Lommelschen Fälle nicht auszuschließen ist. — Wie weit sich die Empfindlichkeit der Zentren der Medulla oblongata im Alter ändert, darüber wissen wir wenig. Bei intakten Herzen liefert eine Atropinvergiftung mit 3 oder 4 mg Atropin auch unter alten Leuten energische Tachykardie, die freilich nicht so groß sein mag wie in jüngeren Jahren. Das Ausbleiben einer Digitalisverlangsamung bei alten Leuten, bei denen der Vagusdruckeffekt schon sehr stark zugenommen hat, wird späterhin bei Besprechung der Digitaliswirkungen mit einer geringen Leistung des Vaguszentrums erklärt. Auch das Atemzentrum ist vielleicht im Alter weniger erregbar. Hier läßt sich also der Gedankengang Lommels bis zu gewissem Grade nutzbar machen für unsere Fragestellung. — Was das 2. Argument Lommels anlangt, so ist es keineswegs so, daß Neurotiker im 50. Lebensjahr mit hochgradigen Sehnen- und Hautreflexen auch dementsprechend starke Tiefatmungsausschläge liefern. Vielmehr muß eine starke vegetative Quote der Neurose sich beimengen, wie das z. B. bei Potatoren der Fall ist, oder bei Patienten, die im weiter unten erörterten Sinne als vegetativ stigmatisiert bezeichnet werden.

Es wäre freilich verfehlt, auf Grund dieser Einschränkungen Qualitäten des Vaguszentrums als Erklärungsmoment für manche großen Ausschläge auszuschließen. Hier handelt es sich ja nicht um ein Entweder-oder, sondern höchstens um ein Mehr oder Weniger. Und da komme ich doch zu dem Schluß, daß dem Vaguszentrum nicht diejenige entscheidende Rolle beizumessen ist, wie sie Lommel angenommen hat. — Auf die Beziehung zwischen postinfektiöser Bradykardie und Tiefatmungsausschlag ist im nächsten Kapitel eingegangen.

2. Ich wende mich zur „Vagotonie"-Hypothese von Eppinger und Heß.

Der Tonusbegriff der Autoren im engsten Sinne faßt jene Konstitutionen zusammen, die „neben dem Zeichen eines funktionell erhöhten Vagustonus und insofern erhöhter Reizbarkeit des Nervensystems auch eine erhöhte Empfindlichkeit gegenüber dem Pilokarpin zeigen". Über Herz und Herztonus ist gesagt: „Verlangsamung der Herztätigkeit, die nach Atropin schwindet und in eine beträchtliche Tachykardie übergeht, muß als typische Erscheinung vom erhöhten Vagustonus aufgefaßt werden." Ausbleiben der Reaktion lasse noch nicht unbedingt auf das Fehlen des Vagustonus schließen (nach A. E. Hering). „Ja, in besonders widerstandsfähigen Fällen kann nach Atropin gar nicht so selten statt Tachykardie Bradykardie auftreten (Vermutung, „daß nach einer leichten Hemmung des autonomen Systems, wie sie die zu kleinen Dosen bewirken, eine mächtige Steigerung im Vagustonus neuerdings einsetzt"). Die Autoren fanden bei ihren Patienten respiratorische Arrhythmie: „Besonders bei Jugendlichen können diese Schwankungen des Herzrhythmus fast als normal angesehen werden. Sie bestehen darin, daß bei forcierter Inspiration eine Beschleunigung des Pulses auftritt, die auf der Höhe derselben in Verlangsamung umschlägt. Ohne auf die Ätiologie dieses Phänomens einzugehen, soll betont werden, daß diese Rhythmus-Anomalie durch Atropin sofort zu beseitigen ist. Diese Form der Irregularität, die man als Pulsus irregularis respiratorius bezeichnet, ist ziemlich häufig bei Individuen im Alter von 15 Jahren; jenseits dieser Grenze ist sie selten und wenn deutlich ausgesprochen als Symptom der Vagotonie verwertbar.“ Hier ist also an die richtige maximale Atemschwankung gedacht, und nicht ausschließlich an den Pulsus respiratorius im eingeschränkten Sinne, d. h. bei unbeeinflußter Atmung. — In der Abgrenzung der Alterswerte differieren meine Zahlen aber recht wesentlich von den eben zitierten. Und es genügt ein Blick auf die Werte der Tabelle, um zu zeigen, daß Pulsverlangsamung nur ganz selten aufgezeichnet ist. Ja, es liegt gerade so, wie aus den Hirndruckbeispielen hervorging, daß extreme Bradykardie gar nicht einmal große Ausschläge zu machen pflegt. Bereits Putzig[1]) hat denn auch den Zusammenhang zwischen Bradykardie und großem Anschlag abgelehnt.

Prinzipiell wichtiger sind Bedenken gegen die klinische Diagnose „Vagotonie“ schlechthin. Die Beispiele 4, 5, 31 der Tabelle haben langsamen Puls: sind es darum wirklich Fälle mit starkem zentralen Vagustonus? Eppinger und Heß bedienen sich des Atropins zur Entscheidung — mit wenig Aussicht.

Dem Einwand Rudolf Schmidts, daß die üblichen Atropindosen keineswegs einer Vagusdurchschneidung gleichzusetzen sind, ist sicherlich beizupflichten; und es geht doch nicht an, beim Menschen wie im Tierexperiment die Atropingaben bis zu derjenigen Dosis zu steigern, die eine weitere Frequenzzunahme nicht mehr erfolgen läßt. Daß unter so starken Atropinwirkungen (abgesehen von den klinischen Bedenken) auch vom Sympathikus aus Differenzen der Ausgangsfrequenz auftreten könnten, sei nur angedeutet. Aber auch dann, wenn wirklich Vagusausschaltungsfrequenz erzeugt wird, — ist damit ein erhöhter Vagustonus endgültig erwiesen? Täuschung durch eine abnorme Empfindlichkeit des Erfolgsorgans in seinen neuromuskulären Elementen bleibt immerhin möglich (Schmidt).

Kurz: Ein exakter Nachweis des erhöhten Vagustonus steht in allen diesen Fällen aus. — Wenckebach geht noch einen Schritt weiter und will echte Tonie nur da anerkennen, wo „von der Atmung unabhängige, unregelmäßig periodische Arrhythmien“ vorliegen, wie bei Hirndruck usw. (s. u.). Diese Abgrenzung scheint mir indes nicht berechtigt. Morphiumtonie ist regelmäßig, Hirndrucktonie kann es sein, gelegentlich auch Digitalistonie und postinfektiöse Tonie, und auch die kurzzeitigen Tonieformen (Atropinreizstadium, Valsalvatonie) pflegen in der Regel die Wenckebachsche Irregularität vermissen zu lassen.

Die bisher gegebene Definition der Vagotonie, die zweifellos aus der Wortprägung abzuleiten ist und auch von klinischen Beurteilern, wie Wenckebach, festgehalten wird, bedeutet also lediglich Bradykardie infolge eines erhöhten zentralen Vagustonus; sie spielt nach dem

[1]) Tonusprobleme und Vagotonie. Zeitschr. f. klin. Med. 1918. Bd. 86.

Gesagten so gut wie keine Rolle in unserer Fragestellung. Nun aber läßt sich der Begriff auch weiter fassen. Was Eppinger und Heß gewollt haben mit ihrem anregenden Essay, das Betonen des vegetativen Nervensystems —, hier freilich in der einseitigen Beschränkung auf das vagische System — dies Erklärungsmoment bietet in weiterem Sinne noch des Aufschlußreichen genug. Man kann das Schwergewicht der Definition auf die Reizbarkeit verlegen und für diesen Begriff der Reizbarkeit nach einem exakteren Prüfungsmodus suchen. So haben Rothberger und Winterberg in Berufungen auf den Begriff der Vagotonie an Hunden die Reizschwelle des peripheren Vagus und des Sympathikus für faradische Ströme bestimmt und hier immerhin deutliche Differenzen von Hund zu Hund gefunden. Das sind beachtenswerte Daten. Und wenn wir auch in der Klinik Prüfungen von analoger Exaktheit nicht zur Verfügung haben, so läßt sich doch einiges hier anführen. Die Atropinprüfung, gedacht als eine Prüfung auf die Empfindlichkeit der Vagusendigungen am Herzen, ist meines Erachtens bereits von Wert. In diesem Sinne habe ich selbst 1913 auf der Naturforscherversammlung in Wien über Atropinwirkungen gesprochen, über den starken Lähmungsausschlag des vegetativ Empfindlichen und den geringen Ausschlag des Unempfindlichen. Die Tiefatmungsprüfungen wurden als ein neues „vegetatives Stigma" geschildert, deren Ausschlagsgröße abhängt von den afferenten Lungenvagusfasern und ihrer Erregbarkeit einesteils, zum andern Teil von der Empfindlichkeit der Vagusendigungen im Herzen. Der Tiefatmungsausschlag wäre demnach quantitativ ein Ausdruck für die Empfindlichkeit des peripheren Vagus. Ich habe damals den Beweis erblickt in dem Parallelismus zwischen jener Atropin-Empfindlichkeit des Herzvagus und der Ausschlagsgröße im Dauerinspiriumsversuch: Ein starker Verlangsamungsausschlag des D.-I.-Versuchs entsprach starker Pulsbeschleunigung nach Atropin, bei geringem respiratorischem Ausschlag blieb auch die Atropinlähmung der Vagusendigungen eine geringe. Ein weiterer Beweis schien mir gegeben in der Möglichkeit, im Atropinreizstadium, das hier rein peripher aufgefaßt war, den respiratorischen Ausschlag zu steigern. Darum die Atropinbegleitproben in den Tabellen, die in größerem Material diesen Parallelismus zwischen pharmakologischer Empfindlichkeit mit den Tiefatmungsausschlägen nachprüfen sollten. Ich bin an der peripheren Deutung des Atropinreizstadiums später zeitweilig irre geworden, veranlaßt durch Tierexperimente; wie die nachfolgende Atropinbesprechung zeigt, war die periphere Deutung des Wiener Vortrags die richtigere.

Aber es bleibt bei dieser Zurückführung der Tiefatmungsausschläge auf reine Qualitäten des vagischen Systems eine Einseitigkeit bestehen, die der Korrektur bedarf. v. Bergmann hat 1913 auf dem Neurologentag in Hamburg das Postulat aufgestellt eines Status des vegetativen Nervensystems und damals betont, daß jene Scheidung zwischen rein vagischer und rein sympathischer Empfindlichkeit klinisch nicht zu Recht besteht: Daher seine Forderung, sich in der Klinik zu beschränken auf das Registrieren irgendwelcher Empfindlichkeitssymptome, sowohl des vagischen, wie des sympathischen Apparates. Hierher gehört die pharmakologische Reaktion auf Pilokarpin, Atropin und Adrenalin; gehören klinische Merkmale wie vasomotorische Reaktionen, Reaktionen der Drüsen mit äußerer Sekretion (Schweiß, Magensaft usw.), Reaktionen und Tonuszustände der glatten Muskulatur (Pupillen, Magendarmbewegungen usw.), Reaktionen endlich der Drüsen mit innerer Sekretion in Mehr- und Minderleistung. Was sich so in objektiver Feststellung gewinnen läßt, bezeichnet v. Bergmann als Stigmata des vegetativen Nervensystems.

Ich glaube, daß die Erörterung des Adrenalineffektes auf die scheinbar rein vagische respiratorische Prüfung zur Genüge dargetan hat, wie eng Vagus- und Sympathikuswirkung in praxi zusammengehen. Obwohl es sich um eine mit Bestimmtheit rein vagische Reaktion handelt, spielt die gesteigerte Sympathikus-Empfindlichkeit eine Rolle in der Ausschlagsbildung. In diesem Sinne also möchte ich erneut den respiratorischen Spielraum als vegetatives Stigma bezeichnen und hierin auch die Erklärung für die Altersskala suchen. Die Feststellung, daß in höherem Alter gerade vegetativ stigmatisierte Neurotiker große Ausschläge geben, bedeutet die klinische Bestätigung.

3. Eine dritte Theorie endlich von Wenckebach nimmt für das Auftauchen und Verschwinden eines Pulsus respiratorius (bei oberflächlicher Atmung: s. u.) größere oder geringere zentrale Hemmung an.

Wenkebach fußt auf Beobachtungen des Psychiaters Wiersma, der die Beziehungen zwischen Puls. resp. und psychischer Tätigkeit untersucht hat. „Wenn die Gedanken abschweifen, die psychische Tätigkeit weniger intensiv ist, wird der Puls langsamer und die Arrhythmie tritt zutage. Umgekehrt wird der Puls schneller und es verschwindet die Arrhythmie sobald der Versuchsperson eine geistige Aufgabe gestellt wird.“ So ist auch nach Wenkebachs Auffassung der Aktivitätsgrad der höchsten Zentren das Maßgebende. Wohl handelt es sich um einen Reflex. Wie aber beim Kniephänomen der Grad der zentralen Hemmung entscheidet — dergestalt, daß bei gespannter Aufmerksamkeit der Patienten der Kniereflex kaum auszulösen ist — in gleicher Bedingtheit schwindet und kommt auch der Puls. resp., ja „alles, was das Herz schneller schlagen macht, bringt die Atmungsarrhythmie zum Verschwinden“.

Wenkebach bringt die Feststellung, daß die respiratorische Arrhythmie bis ins höchste Lebensalter hinein reichen kann, daß sie sich aber bei Erwachsenen mehr versteckt. „Bei Kindern schweifen die Gedanken viel eher ab; je jünger das Kind, um so geringer und wechselnder die Aufmerksamkeit und dadurch die Hemmung des Atemreflexes auf den Herzrhythmus. Beim Erwachsenen bedarf es der Ablenkung der Aufmerksamkeit, zuweilen des Schlafes, um die Arrhythmie hervortreten zu lassen.“

Welche Bedeutung haben diese interessanten Befunde für die Erklärung der Altersskala? Zunächst sind zwei Dinge klarzustellen. Die Wenckebachsche These enthält insofern ein negatives Moment, als eine wirkliche Erklärung für große Ausschläge gar nicht versucht wird und nur ein Schwinden oder Geringerwerden der Deutung unterliegt. Wichtiger noch ist für uns eine zweite Überlegung. Die Angaben Wenckebachs werden nur verständlich, wenn er klinisch als Pulsus respiratorius lediglich eine respiratorische Arrhythmie bei oberflächlicher Atmung gelten läßt. Er sagt uns, die Rhythmusstörung fehle bei Pulsbeschleunigung, sie fehle bei intensiver Aufmerksamkeit! Beide Kriterien treffen für Tiefatmungsprüfungen in keiner Weise zu, wie wir gesehen haben.

Die Bedeutung der Wenckebachschen Ausführungen liegt für die Betrachtung auch der Tiefatmungssauschläge darin, daß so entschieden auf psychische Dinge hingewiesen wird. In der Tat sehen wir ja bei aufgeregten Patienten, daß hin und wieder die ersten Tiefatmungen geringere Exkursionen setzten, als die später folgenden; eine Verringerung, die im Kontrast stand zu der Einwirkung geringfügiger Körperleistung. Es scheint also, als ob ein Aufregungszustand imstande ist, jene psychische Hemmung zu bewirken, während andererseits völlige seelische Ruhe den Ausschlag ungehemmt passieren läßt. Direkte Abhängigkeit vom Aufmerksamkeitsgrad spielt vielleicht eine geringere Rolle; jeder, der auf ein Kommando hin ganz tief ein- und ausatmet, erst recht wer den Dauerinspiriumsversuch nach Vorschrift ausführt, konzentriert im Moment seine Aufmerksamkeit auf diesen Willkürakt und würde also im Sinne Wenckebachs das Zustandekommen des Reflexes vereiteln.

Auch für das Schwinden einer respiratorischen Arrhythmie unter den Bedingungen angestrengter Arbeit gibt Wenckebach eine Erklärung, die freilich prinzipiell den Gedanken einer zentralen Hemmung zu verlassen scheint und mehr die Qualitäten der Peripherie in Betracht zieht. Ein normales Herz, sagt Wenckebach etwa, sich selbst überlassen, kann sich den Schlendrian eines Puls. resp. gestatten, wenn der Herr nicht zu Hause ist, wenn die Gedanken ausgeflogen sind, oder wenn körperliches Ausruhen dem Herzen Schonung gibt; jede Herzanstrengung aber macht diesem Schlendrian ein Ende, sei es Aufregung, sei es Körperleistung, sei es eine Herzkrankheit, die schon im Ruhezustand der Leistungsgrenze sich nähert. Ich möchte annehmen, daß auch hier lediglich an einen Puls. resp. b. o. A. gedacht ist. Die Tiefatmungsausschläge blieben nach Bewegung in weitem Umfang erhalten. Wie weit das kranke Herz noch Tiefatmungsreaktionen des Sinusrhythmus gibt, ist im nächsten Kapitel betrachtet.

Ich fasse zusammen, was die quantitative Prüfung des respiratorischen Spielraums der Wenckebachschen These gegenüber zu sagen vermag. Es ist nicht so, daß wir mit dem Fortfall zentraler Hemmung die Altersskala, die starken Ausschläge älterer Neurotiker erklären können. Der psychische Faktor spielt bei Tiefatmungsprüfungen eine geringe Rolle. Weitergehend aber wird man folgern dürfen, daß auch der Puls. resp. bei oberflächlicher Atmung, wenn er im Kindesalter stärkere Ausschläge liefert, diese größeren Ausschläge aus den gleichen Gründen zeigt wie die quantitative Prüfung.

Theorien zur Sinusarrhythmie.

Ich gehe über zu dem zweiten Komplex von Fragen, zu den Literaturangaben, die sich befassen mit Sinusirregularitäten und ihren peripheren Voraussetzungen, sowie mit den Bradykardieformen.

Die älteste Erklärung für Wellungen der Pulsfrequenz, die unabhängig von der Atmung auftreten können, stammt von Knoll, der derartige Rhythmusschwankungen bei Sigmund Mayerschen Blutdruckwellen gesehen hat: Im absteigenden Schenkel waren die Pulsperioden verlängert. Bei Gelegenheit einer ausführlichen Untersuchung rhythmischer Blutdruckschwankungen hat dann von Funke auch diese begleitende Pulsirregularität einer Prüfung unterzogen, andeutungsweise in einem Wiesbadener Vortrag 1909, ausführlicher 1914 in dem mehrfach zitierten Vortrag. Hier werden die Wellen geschildert als ein periodisches An- und Abschwellen der Pulswellenlänge bei mäßig erhöhter Pulsfrequenz, völlig unabhängig von der Respiration, etwa 15—20 Pulse umfassend. Die Erklärung wird gesucht in einer gleichsinnig gekuppelten Erregung des Vasomotorenzentrums und der Zentren der extrakardialen Herznerven. Bei vorhandener respiratorischer Arrhythmie rechnet von Funke jene kurzfristigen, einen oder zwei Atemzüge überspringenden Wellen noch zum Puls. resp., wie aus den Abbildungen zu erschließen ist. — Gleichfalls 1909 auf dem Wiesbadener Kongreß hat auch Pick Frequenzschwankungen ohne deutliche Beziehung zur Atmung bei Neurasthenikern geschildert. Ein 22jähriger gesunder Mensch war in der Eisenbahn mit dem Kopf hin- und hergeschleudert worden; anschließend Bewußtlosigkeit, Erbrechen, in den ersten Tagen Polyurie, später Kopfschmerz und schwere neurotische Symptome. Der Puls zeigt bei oberflächlicher Atmung 30mal pro Minute Wellungen, 15—20 Pulse umfassend, mit Exkursionen zwischen 60 und 100. Die Vorgeschichte der Commotio cerebri und der völlig normale Herzbefund führte dazu, die Schwankungen in Frequenz und Intensität des Pulses auf periodische Schwankungen des Vaguszentrums zurückzuführen, eine Deutung, die also die gleiche wäre, wie sie Lommel für die gesteigerte respiratorische Arrhythmie bei unbeeinflußter Atmung gegeben hat. Ein Typus dieser Wellenlänge mit seiner Regelmäßigkeit fand sich in meinen Untersuchungen nicht. Gerade nach Tachypnoe (v. Funke), nach Bewegung (v. Funke, Mosler), die jene Blutdruckwellen auszulösen vermögen, waren die Frequenzwellen kurzfristiger. Die Auslösung durch einen Valsalva läßt trotzdem an Blutdruckschwankungen als Ursache denken. — Nun treten kurzfristige Wellungen atypischer Art, wie wir gesehen haben, aber auch unter völlig anderen Bedingungen auf: Bei Hirndrucktonie ebensowohl wie nach Hungerbradykardie. Ist hier die gleiche Erklärung zulässig? Eine völlig andere Deutung bieten Vagusdruckversuche Wenckebachs und Tierexperimente Houghs[1]), auf die näher eingegangen sei.

Wenckebach sah nach oft wiederholtem Vagusdruck Wellen auftauchen, die als nicht regelmäßig periodisch und unabhängig von der

[1]) Hough, Journ. of physiol. 1895.

Atmung geschildert werden. Eine Abbildung seines Buches zeigt als Vagusdruckeffekt bei einem Patienten, der vorher typische Atemarrhythmie hatte, kurzfristige Wellenbewegungen des Pulses, deren Verlangsamungstäler über einen Einatmungsakt hinweggehen können, wie auch die Beschleunigungswellen auf einen Exspirationsakt nicht zu reagieren brauchen. Diese Wellen unterscheiden sich also in keiner Weise von jenen, die wir als Begleiterscheinungen des Puls. resp. hin und wieder auftauchen sahen. Wenckebach fand die gleiche Arrhythmieform vor bei postinfektiöser Bradykardie, bei Digitalispuls und bei Hirndruck-Patienten. Aus den Abbildungen dieser klinischen Fälle ist die Atemfrequenz nicht ersichtlich. Die Verlangsamungstäler umfassen 4—8, in einem Fall 13 Pulsschläge, die Exkursionen schwanken bei einer abgebildeten Meningitis zwischen 90 und 60. Wenckebach faßt jene klinischen Bilder zusammen zu der Gruppe echter „Vagotonien" und leitet aus seinem Material die Regel ab: Sobald ein erkennbarer Zustand von erhöhtem Vagustonus (Vagotonie) Pulsverlangsamung hervorruft, fehlt dieser Verlangsamung die Beziehung zur Atmung. Jene Wellungen sind als Ermüdungssymptome des vagischen Apparates aufgefaßt, ebenso wie die Wellen nach wiederholtem Vagusdruckversuch. — Das führt zu der Frage, wie verhält sich denn im Tierexperiment der periphere Vagus bei länger fortgesetztem, starkem, zentrifugalem Reiz? Es liegen Untersuchungen von Hough [1]) vor, in denen nicht so sehr eine Ermüdung des Vagusapparates angenommen ist, als des Sinusknotens selbst. Die Versuche Houghs studieren an Hund und Katze, Kaninchen und Kaltblütern die Einwirkung elektrischer Vagusreizung bei länger fortgesetzter Dauer (bis zu 10 Minuten und länger). Es fand sich jenes Vermögen des Herzens, den initialen Hemmungseffekt, auch länger dauernden Herzstillstand, zu überwinden und entgegen dem weiterwirkenden kontinuierlichen elektrischen Reiz ein gewisses Frequenz-Niveau aufzubringen (Entrinnen des Herzens). Je kräftiger das Versuchstier, um so rascher das Entrinnen, um so höher der Frequenzanstieg; ja besonders kräftige Katzenherzen brachten die Rückkehr zur Ausgangsfrequenz zuwege! Schädigung des Herzens, so auch 5—6malige Wiederholung derartiger Versuche ließ die Frequenz des Entrinnens weniger hoch steigen (das war die Regel beim Hunde). Stärkere weitere Schädigungen führten zu einer Wellenbewegung nach Art der Lucianischen Perioden. Es kam auch zu einem Wechsel zwischen Wellung und ruhigem Pulsniveau. Endlich wurde bei schwächeren Tieren gesehen, daß ein erstes Frequenzniveau des Entrinnens nicht beibehalten werden konnte und die Frequenz allmählich absank.

Hough führt diese Differenzen, wie gesagt, auf Qualitäten der automatischen Zentren zurück, nicht auf Qualitäten des Hemmungsapparates. Vielleicht sind auch die Wenckebachschen Arrhythmien im Sinne Houghs zu deuten als Reaktionserscheinungen des Sinusknotens bei stärkerer Beanspruchung durch die Hemmungsnerven.

Gegen eine Erschöpfung des Vagusapparates sprach, daß bei konstanter Reizgröße auch eine Umschaltung auf den anderen (vorher als

[1]) Journ. of physiol. 1895.

gleichempfindlich erwiesenen) Vagus an der Form des Entrinnens nichts änderte; und vor allem der Umstand, daß gerade die kräftigen widerstandsfähigen Tiere eine so energische Frequenzrückkehr durchdrücken konnten. Es verschlägt für unsere Beurteilung nichts, wenn es sich bei dieser Art des Entrinnens nicht selten um ein Aufwachen untergeordneter Herzzentren handelt (Hough geht auf die Natur der Rhythmen nicht näher ein). Zweifellos gibt es daneben auch ein Entrinnen des Sinusrhythmus (s. Lewis) [1]), und jene Rückkehr zur Ausgangsfrequenz kann doch wohl nur als Phänomen des Sinusknotens betrachtet werden. — Bestätigt hat sich ein derartiges Entrinnen auch im Menschenversuch: So berichtet Quincke [2]) über stundenlang fortgesetzte Vagusdruckversuche, in denen unter der Einwirkung des Druckes die Ausgangsfrequenz zurückgekehrt ist.

Daß es sich bei elektrischen Reizen nicht um eine Ermüdung der Reizstelle selbst handelt, ist von Hough einwandsfrei nachgewiesen.

Eine zweite Qualität, die für die Deutung der Tiefatmungsausschläge wichtig wird, bespricht H. E. Hering in einem Aufsatz „Über die gleichzeitige Änderung der Schlagfrequenz und der refraktären Phase“ [3]). Hering hat gefunden, daß die Länge der kürzesten abnormen Pulsperiode eines unregelmäßig schlagenden Herzens (es handelt sich um Sinusrhythmus) sich mit der Schlagfrequenz ändert; das Verhältnis der kürzesten Periode zu der berechneten Periode ist ein nahezu konstantes. Die Erklärung wird darin gesucht, daß sich die refraktäre Phase gleichzeitig mit der Frequenz des Herzens ändert.

Betrachten wir daraufhin die Tiefatmungsexkursionen, so lassen sich vielleicht jene Fälle, in denen der Tiefatmungsausschlag gewissermaßen auf dem Frequenzniveau schwimmt, im Sinne Herings deuten. Weit größer aber ist der Prozentsatz derjenigen Fälle, bei denen der Ausschlag auf- und niedertaucht, abhängig von dem Frequenzstand. Dieses Auf- und Niedertauchen weist auf andere Gesetzmäßigkeiten hin.

F. Besprechung der Begleitprüfungen.

Es folgt nunmehr eine kurze Betrachtung der Begleitprüfungen, die neben den Atmungsversuchen ausgeführt sind, und die jetzt herangezogen werden sollen zur Entscheidung dieser Probleme. Es sind das die Prüfungen der Kraftprobe auf eine tachykardische Neigung, des Vagusdruckversuchs und des Atropinreizversuches (Initialstadium) auf Verlangsamungsneigung. Der Vagusdruckversuch ist von mir verhältnismäßig spät angewandt worden, und erst nach dem Krieg im größeren Umfang durchgeführt. — Der Valsalvaversuch endlich in dosierter Form ist als eine Probe auf Füllungsempfindlichkeit angeschlossen, wie es später im Valsalvaabschnitt ausführlicher begründet werden soll; er ist von Wert gerade zur Kontrolle jener Wellungen, die mit Blutdruckschwankungen in Zusammenhang gebracht werden können.

---

[1]) Lewis, The mechanism of the heart beat. S. 258.

[2]) Quincke, Über Vagusreizung beim Menschen. Berl. klin. Wochenschr. 1875. Bd. XII.

[3]) Pflügers Arch. f. d. ges. Physiol. 1902. Bd. 89.

1. Die erste Kontrollprüfung der Kraftprobe, das Pressenlassen eines Dynamometers mit der linken Hand 12 Sekunden lang bei ruhigem Weiteratmen, knüpft an die üblichen Funktionsprüfungen des großen Kreislaufes an; es ist eine Beschleunigungsprobe, ebenso wie jede andere Körperbewegung, wie das Treppensteigenlassen usw. Was Nebenwirkungen anlangt, so pflegt ein leichter Blutdruckanstieg sehr schnell abzuklingen (meist schon nach $^1/_2$ Minute), ebenso schnell eine Beeinflussung der Atemfrequenz. Die Pulsakzeleration setzt, wie wir das von anderen Untersuchungen her kennen, schon im Verlauf der nächsten Systole ein. — Die theoretischen Grundlagen der Museklarbeit sind an anderer Stelle bereits erörtert. Hier sei nur wiederholt, daß in erster Linie in Frage kommt ein Nachlassen des Vagustonus dank assoziierter Innervation vom motorischen Kortex her. Man könnte geradezu von einer Prüfung des psychischen Aufwandes sprechen. Die langen Latenzzeiten, die Hunt bei Reizung des peripheren Sympathikus erzielte, lassen eine stärkere Sympathikusbeteiligung unwahrscheinlich werden. Auch Atropinversuche sprechen in diesem Sinne. Die Kraftprobenausschläge werden im Stadium der Atropinlähmung verkleinert und in träge Formen übergeführt, vergleichbar dem Ausschlag des D.-I.-Versuchs; und diese verringerten Ausschläge finden sich bei Frequenzen, bei denen an anderen Tagen ohne Atropinwirkung der normale kräftige Ausschlag erfolgte. Es ist allerdings zu sagen, daß eine Sympathikusmitbeteiligung gewisse Deutungsschwierigkeiten beseitigen würde.

Betrachten wir zunächst diese Kraftprobenausschläge unabhängig von den respiratorischen, von denen sie sich prinzipiell nur insofern unterscheiden, als hier kortikale Ursachen die Entspannung des Vagustonus bewirken. Auf die verschiedenen Altersstufen verteilt, finden sich diese Kraftprobenwerte in stärkerer Ausschlagsbreite bei den Jugendlichen, als bei den älteren Leuten. Die Maximalausschläge in den Altersstufen seien hier herausgegriffen:

Im Alter 15.—19. Jahr Maximal-Ausschlag 28
unter 9 Fällen 2 über 20
Im Alter 20.—29. Jahr Maximal-Ausschlag 35
unter 18 Fällen 7 über 20
Im Alter 30.—39. Jahr Maximal-Ausschlag 35
unter 10 Fällen 1 über 20
Im Alter 40.—59. Jahr Maximal-Ausschlag 30
unter 15 Fällen 5 über 20
Im Alter 60.—80. Jahr Maximal-Ausschlag 20
unter 10 Fällen 2 über 15.

Mit anderen Worten: Beträchtliche Differenzen finden sich nicht. Alte Herzen geben aber immerhin geringere Beschleunigung. Das deckt sich mit den Befunden von Dehio [1]) und Masing [2]).

In welcher Beziehung steht denn die Beschleunigungsneigung der Kraftprobe zur Beschleunigungstendenz der Dauerinspiriumsausschläge? Das ist diejenige Entscheidung, die hier als wesentlichste gesucht wird.

---

[1]) Petersburger med. Wochenschr. 1901.
[2]) Dtsch. Arch. f. klin. Med. 1902. Bd. 74.

Es finden sich zweifellos eine Anzahl von Fällen, in denen kräftige inspiratorische Beschleunigung parallel geht mit starkem Kraftprobenausschlag. Es sind dies Fälle wie die Nummern 5, 16, 22, 27, 28, 37. Daneben aber steht eine große Anzahl von Beispielen mit fehlendem oder ganz geringem inspiratorischen Anstieg und durchaus starken Kraftprobenwerten. So in den Beispielsfällen 15, 18, 19, 24, 37, 43, 44, 45, 47, 50, 51, 55, 56, 58, 59, 60, 61, 64, 65, 66, 67, 68. Endlich bei den meisten älteren Leuten ist die Herzbeweglichkeit gegenüber der Kraftprobe weit größer als der Disposition nach zu erwarten wäre; wenn man eben jene inspiratorische Beschleunigung hinnimmt als Ausdruck einer jeweiligen Beschleunigungsneigung. Auch das Gegenteil, das Geringbleiben der Kraftprobenausschläge bei starker inspiratorischer Beschleunigung ist übrigens in den Fällen vertreten Nr. 5, 7, 12, 13, 25, 26. Die 5 Nephritikerherzen lassen die Inkongruenz von inspiratorischer Beschleunigung und Kraftprobenausschlag noch deutlicher hervortreten. Das gesamte Urteil läßt sich also dahin zusammenfassen, daß eine Parallele nicht nachweisbar ist. Diese Unterschiede finden vielleicht ihre Erklärung in einer gleichzeitigen Mitbeteiligung des Sympathikus bei der Kraftprobe. S. u.

2. Als erste Probe auf bradykardische Disposition sei hier der Vagusdruckversuch besprochen, eine Prüfung, die einwandfrei geeignet ist, periphere Reizzustände und Lähmungszustände erkennen zu lassen.

Der Vagusdruckversuch, von Czermak[1]) und Waller[2]) zuerst angegeben, ist in seinen Wirkungen im wesentlichen erforscht von Quinke[3]), Rihl[4]), Wenckebach[5]) und zuletzt in einer ausführlichen Arbeit Weils[6]). Hier ein Überblick über die Resultate: Man nimmt heute an, daß Druck auf das die Karotis umgebende Gewebe in der Mitte oder im unteren Drittel des Halses (am bequemsten Schildknorpelhöhe: Quinke) beiderseits in der Hauptsache den zentrifugalen Vagus reizt (Czermak, Quinke u. a.), nur selten zentripetale Vagusfasern mit Einwirkung auf die Atmung (Czermaks Selbstversuch, 2 Fälle Quinkes), ferner Sympathikusfasern (Wenckebach, Weil). Nebenwirkungen sind Schmerzauslösung und anämisierende Abklemmung der Karotis. Tierexperimente hatten ergeben, daß der r. Vagus vorwiegend das Sinusgebiet versorgt, der l. die Atrio-Ventrikulargrenze und die Gegend abwärts (Rothberger und Winterberg[7]), Cohn)[8]). Ein Differieren des Vagusdruckeffektes r. und l. war schon Quinke aufgefallen: Weil stellte auch beim Menschen fest, daß der rechtsseitige Vagusdruck

[1]) Czermak, Gesammelte Schriften. Leipzig 1879.

[2]) Waller, Experimental researches of the function of the vagus and the cervical sympathetic nerves in man. Proc. of the roy. soc. of med. 1861. XI.

[3]) Quinke, Über Vagusreiz beim Menschen. Berl. klin. Wochenschr. 1875. Bd. XII.

[4]) Rihl, Zeitschr. f. exp. Pathol. u. Therap. 1911. Bd. 9.

[5]) Wenckebach, Die unregelmäßige Herztätigkeit usw.

[6]) Weil, Dtsch. Arch. f. klin. Med. Bd. 119.

[7]) Rothberger u. Winterberg, Pflügers Arch. f. d. ges. Physiol. 1910. Bd. 135.

[8]) Cohn, Journ. of exp. med. 1912. Bd. 16.

stärker wirksam ist in bezug auf die Sinusfrequenz, der linksseitige in bezug auf die Reizleitung. — Die Hemmung der Reizbildung äußert sich in bald sofort, bald später einsetzender Verlangsamung verschiedenen Grades, eventuell mit längerer Nachwirkung (Wenckebach). Ein initialer Frequenzanstieg während des Pressens ist manchmal gefolgt von starker Verlangsamung (Wenckebach; hier ist die Ursache ungeklärt). — Überleitungsstörung, vorwiegend bei rechtsseitigem Druck beobachtet, ging bis zu völligem Block und zum Auftauchen des idioventrikulären Rhythmus (Wenckebach). Auftreten von Extrasystolie ist nicht nur auf Hemmung der Reizbildung des Sinusknotens und auf ein konsekutives Überwiegen untergeordneter Zentren zurückzuführen (Weil), sondern auch auf direkte Akzeleransreizung (Weil).

Dispositionelle Momente sind teils als örtlich, teils als im Erfolgsorgan liegend anzusprechen, Czermak führt den starken Effekt im Selbstversuch auf eine kleine, rundliche Anschwellung seiner Karotis zurück, zitiert auch ein Lymphosarcoma colli als örtlich disponierend (Fall von Gerhardt). Von Hoesslin[1]) erreichte bei einer Frau mit walnußgroßem Tumor in der rechten Fossa supraclavicularis bei Vagusdruck oberhalb des Tumors starke Pulsverlangsamung. — Magere, schlanke Menschen sind nach Quinke örtlich disponiert, Arteriosklerotiker mit rigider Karotis nach Concato[2]); Quinke hält dies Moment für wenig bedeutsam. Mit den Arteriosklerotikern beginnt bereits die Frage sich zu verschieben nach der Disposition des Empfangsorgans hin.

De Cerenville[3]) führt als empfindlich auf Patienten mit Hirnkrankheiten, weniger Greise mit Arteriosklerose, endlich Rekonvaleszenten nach Infektionskrankheiten (zu 30 %) und Kachektische. Nicht den Gesunden. Daß auch Gesunde Sinusverlangsamungen zeigen können, finden Valentin und Quinke (Quinke 14mal unter 20 Studenten). Quinke denkt an mehr oder weniger starke Erregbarkeitsgrade in den Endorganen, die er aufgehoben sah bei Erregung der Herztätigkeit aus psychischen Ursachen, bei Anstrengungen, bei Fieber, bei Herzklappenfehlern mit erregter Herzaktion; Jugendliche sind nach Quinke stärker erregbar als Greise. Im Gegensatz dazu sah Wenckebach gerade bei schwerkranken Herzen die stärkste Sinusverlangsamung, so bei letaler Angina pectoris, bei Aortensklerose, bei schwerer Herzinsuffizienz, bei Diabetes. Er erklärt die Empfindlichkeit aus dem veränderten Zustand des Herzens, weniger des Vagusapparates. Auch Weil beobachtete die stärksten Sinuseffekte bei schlechten Herzen. Immerhin zeigten zwei Herzen ohne schlechte Prognose auch eine starke Wirkung. Bei Gesunden (5 unter 14) war die Verlangsamung gering.

Von Hoesslin beschreibt bei mehreren Arteriosklerotikern starke Sinusverlangsamung nach rechtsseitigem Vagusdruck, als deren Ursache er Degenerationsherde in der Nähe des Vagus-Angriffspunktes vermutet, ohne sich über die Prognose zu äußern. Weil, nach ihm Klewitz[4])

---

[1]) v. Hoesslin, Dtsch. Arch. f. klin. Med. 1914. Bd. 113.

[2]) Concato, Rivista clinica 1870/72. Schmidts Jahrb. Bd. 146 u. 158.

[3]) De Cerenville, Bull. de la soc. de la Suisse Romande 1874, zitiert nach Quinke.

[4]) Beiträge zur klinischen Elektrokardiographie. Dtsch. Arch. f. klin. Med. 1919. Bd. 129.

und Kleemann[1]) legen größeres Gewicht auf den dromotropen und heterotopiefördernden Druckeffekt, was die Erkennung eines schlechten Herzzustandes anlangt.

Angewandt wurde der Vagusdruckversuch in Form einer 6 Sekunden währenden, kräftigen, möglichst gleichmäßigen Kompression. Den Ort des Drucks, der Druckstelle, wird man individuell variieren. Sehr zweckmäßig ist es oft, ganz dicht unter dem mandibulären Winkel auf die Karotis zu drücken, bei anderen Patienten wieder in Schildknorpelhöhe. Da das Interesse dem Wesen der Sinusfrequenz galt, so ist nur der rechtsseitige Vagusdruckversuch durchgeführt worden. Zu Überleitungsstörungen kam es nur selten, wie elektrokardiographische Kontrolle ergab (Weil hat zuerst den Vagusdruck im Elektrokardiogramm verfolgt und auf die Notwendigkeit dieser Prüfungsart hingewiesen)[2]). Derartige elektrokardiographische Stichproben sind generell durchgeführt, wie sich aus den Textangaben jeweils ersehen läßt.

Das wichtigste Ergebnis der Vagusdruckversuche ist ein gewisser Parallelismus zwischen Vagusdruckverlangsamung und Verlangsamung im D.-I.-Versuch. Die 5 Nephritiker geben davon Zeugnis. Doch sei hervorgehoben, daß diese 5 ausführlich mitgeteilten Protokolle der Hungerbradykardien nur eine weitere Ausführung der Beobachtungen sind, die sich bereits aus den Protokollen der Bewegungstachykardie, der Adrenalintachykardie, der Hirndrucktonie ableiten ließen; die späteren Digitalisprotokolle geben eine weitere Bestätigung. Auch hier die Vagusdruckergebnisse in einer Altersskala zusammenzustellen, erübrigte sich angesichts der reichlichen Daten, die später in den Digitalis-Protokollen folgen. Nur nach einer Seite hin bedarf die Gegenüberstellung von Vagusdruckeffekt und Dauerinspiriumsversuch einer Ergänzung. Sie betrifft die Herzen alter Leute. Hier konnte ich im Sinne von Hoesslins bei 10 Patienten eine auffallend starke Vagusdruckverlangsamung erzielen, eine Verlangsamung, weit stärker, als der Tiefatmungsausschlag erwarten ließ. Es ist das ein wesentlicher Grund für die Annahme, daß Differenzen in der Auslösung für die Ausschlagsgröße maßgebend sein müssen, dergestalt also, daß alte Leute, sei es in der afferenten Vagusbahn, sei es im Vaguszentrum, geringere Empfindlichkeit aufweisen. — Dieser starke Vagusdruckeffekt bei Arteriosklerotikern scheint prinzipiell vom Vagusdruckausschlag der Jugendlichen verschieden zu sein. Ich erinnere hier an Wenckebachs These, daß bei schlechten Herzen die Ursache der starken Vagusdruckausschläge im Sinusknoten liege, nicht im vagischen Apparat. Das würde dann damit übereinstimmen, daß hier bei Arteriosklerotikern auch die afferente Bahn nicht besonders empfindlich ist. Wirkliche Beweise freilich für diese Trennung lassen sich, wie gesagt, nicht bringen.

Die nun folgende Beschreibung der Vagusdruckversuche bei den 5 Nephritikern nimmt die Atropinsenkung im Reizstadium bereits mit

---

[1]) Der Vagusdruckversuch und seine Bedeutung für die Herzfunktion. Dtsch. Arch. f. klin. Med. Bd. 130.

[2]) Ich betone hier ausdrücklich diese Arbeiten Weils, weil ich sie zu meinem Bedauern in einer früheren Publikation im Deutschen Archiv für klinische Medizin übersehen hatte.

hinein, um beide Effekte jeweils auf ihr Parallelgehen mit der Dauerinspiriumsverlangsamung zu prüfen. Auch die Kraftprobenwerte sind zitiert.

Ergebnisse des Falles Wolff, Protokoll Nr. 1.

Umwandlung eines Beschleunigungstyps in Verlangsamungstyp von 40 auf 70—80 unter Konstantbleiben der Ausschlagsgröße.

Verlangsamungstendenz: Bei einer Bradykardie von 40 Verlangsamung im D.-I. nur um 2—3 Schläge, desgleichen der Vagusdruckversuch und das Atropinreizstadium. Im Atropinreizstadium ist der Vagusdruckeffekt etwas verstärkt.

Bei erhöhter Frequenz von 70—80 kommt es am 16. I. im Vagusdruck zu kräftiger Verlangsamung, die der D.-I.-Verlangsamung entspricht. Tags zuvor nach 1 mg Atropin eine Frequenzsenkung ähnlich der des D.-I. (von 82—86, statt auf 62 im D.-I.). Die Verlangsamungstendenz ist also jeweils die gleiche für alle 3 Proben.

Beschleunigungstendenz: Beschleunigungsprüfungen versagen! Gleicher Kraftprobenanstieg bei Beschleunigungstypus der Tiefatmungsausschläge wie beim Verlangsamungstypus.

Ergebnisse des Falles Voß, Protokoll Nr. 2.

Bei Wiederansteigen der Hungerbradykardie von 45 auf Frequenz von ca. 65 bleibt die Ausschlagsgröße des D.-I.-Versuchs erhalten, die Form verschiebt sich aus einem Beschleunigungstyp nur wenig in einen Mitteltypus.

Verlangsamungstendenz: Während der langsamen Frequenz minimale Senkung im D.-I. und nach 1 mg Atropin; der Vagusdruckversuch mißlingt; zweimal macht er geringe Beschleunigung.

An dem Tage mit Frequenz von 65—70 im D.-I. Verlangsamung auf 56; im Vagusdruckversuch Senkung auf fast durchweg 60; von den verschiedensten Ausschlagsfrequenzen aus — von 66, 73, 79. Im Atropinreizstadium ist die Annäherung an den D.-I.-Wert noch größer, Absinken von 65 auf 56.

Beschleunigungstendenz: Die Lähmungswirkung der gleichen Dosis Atropin ist am 26. I. schwächer; hier auch späteres Einsetzen des Lähmungseffektes.

Ergebnisse des Falles Rebold, Protokoll Nr. 3.

Verschiebung der Pulsfrequenz von 70 auf 55 durch Hunger- und Durstkur, Rückkehr auf 70. Der dem Alter entsprechende Tiefatmungsausschlag 25—30 ist bei 55 Pulsen auf etwa 20 reduziert, gleichfalls bei Fieber Frequenz von 90 am 20. I. Die Form der Ausschläge ist ein träger Beschleunigungstypus. Das Atropinreizstadium vermag den Frequenzumschlag zu beschleunigen.

Verlangsamungstendenz: Der geringen Verlangsamungstendenz im D.-I.-Versuch entsprechen die geringe Senkung im Atropinreizstadium und geringer Vagusdruckeffekt. Größere Abstürze im Vagusdruck bedeuten nur eine Rückführung auf die Ruhefrequenz.

Vor der Hungerwirkung bei Ausgangsfrequenz 70—78 an 2 Tagen nur ganz geringe Verlangsamung im D.-I. Am 15. auf 70 und 72 — im Vagusdruckversuch von 80 auf 72. Am 16. im D.-I. von 70 auf 66. Im Vagusdruck von 72 auf 68. Hier keine Atropinkontrolle.

Am Tag der verlangsamten Frequenz von 55 im D.-I. und Vagusdruck-Verlangsamung auf 53, nach 1 mg auf 54. Im Atropinreizstadium D.-I.-Verlangsamung auf 51, Vagusdruckeffekt 51. Im Lähmungsstadium hier wie dort die gleiche träge Senkung.

Nach Wiederansteigen kommt es an einzelnen Tagen im D.-I. doch zur Verlangsamung bis auf 10 Schläge, an einem Fiebertage bis um 13 Schläge. — Dementsprechend jeweils stärkerer Vagusdruckeffekt (30. und 30. I.) und stärkere Senkung nach 1 mg Atropin (31. I. Gegensatz zum 23. III.), 1,5 mg Atropin lähmt zu schnell ohne vorhergehende Senkung. Der Fiebertag mit seiner lähmenden Wirkung setzt für den Vagusdruck eine Ausnahme.

Beschleunigungstendenz: Die Kraftprobenwerte sind inkonstant und zur Kontrolle der Beschleunigungstendenz nicht zu verwerten. Sie sind fast durchweg geringer als der inspiratorische Anstieg.

Die Beweglichkeit in der groben Probe des Valsalva bleibt die gleiche auch bei leichter Lähmungswirkung.

Ergebnisse des Falles Burk, Protokoll Nr. 4.

Zum Vergleich stehen Ausgangsfrequenzen von 40 und 60 bis 70. Die Tiefatmungsausschläge des ersten Bradykardietages (ca. 30) gehen auf 20 bei der nachwirkenden Bradykardie herunter und nehmen nur ganz allmählich zu, erst nach 14 Tagen die alte Größe erreichend. Das Zwischenstadium vom 18.—25. II. bei Frequenz von 60 und 70 ist charakterisiert durch einen etwas trägen Kurvenverlauf, durch langdauernde Senkung nach maximaler Atemschwankung und hin und wieder durch Wellenbildung, die von der Atmung allein nicht zu erklären ist. Atropin macht im Reizstadium unter Ausschlagszunahme prompten Frequenzumschlag, im Lähmungsstadium kehrt die träge Form wieder.

Verlangsamungstendenz: Bei langsamem Puls am 11. II. im D.-I. Verlangsamung bis auf 37, im Vagusdruck ebenso; nach Atropin dementsprechend keine Senkung.

Bei schnellerem Puls während der Zeit träger Kurven und Spontanwellungen die gleiche erst spät einsetzende Frequenzsenkung, in der Regel auf den gleichen Grad; gelegentlich im Vagusdruck stärkere Senkung. Der schnellere Frequenzumschlag im Atropinreizstadium (im D.-I.-Versuch und Vagusdruckversuch), das Trägerwerden im Lähmungsstadium (wieder parallel in beiden Versuchen) zeigt völlige Identität. In dieser Phase auch nach Atropin ($1\frac{1}{2}$ mg) die entsprechende kräftige Senkung.

Auch nach wiedergewonnener schneller Reaktion an den letzten drei Untersuchungstagen vergleichbare Frequenzabstürze im D.-I.-Versuch und Vagusdruck-Versuch.

Beschleunigungstendenz: Der Frequenzanstieg der Kraftprobe gibt unübersichtliche Werte.

Ergebnisse des Falles Grig., Protokoll Nr. 5.

Verschiebung der Pulsfrequenz von 60 auf 45 durch Hunger- und Durstkur, Wiederansteigen auf 80. Für das Hochklettern auf 80 spielen vielleicht Schwitzprozeduren eine Rolle (ab 13. I. bis 26. I.). Bereits am ersten Untersuchungstage (dem 2. Tag des Hungerns) finden sich neben einem Puls. resp. b. o. A. Wellentäler, die mehrere Atemzüge enthalten. Diese gleichen Wellen sind im Wiederanstieg der Frequenz auf 60 Pulse (am 15. I.) und endlich auf ca. 70 (am 23. I.) beobachtet. Die Tiefatmungsausschläge haben während des Hungerns und noch bei einer Frequenz von 60 den geringen Wert von ca. 20 (auch durch Atropin nicht zu steigern), nach dem 20. gibt es große Ausschläge von 30—35. Aus einem Beschleunigungstyp wird ein ausgesprochener Verlangsamungstypus.

Verlangsamungstendenz: Der Vagusdruckversuch bei diesem Patienten ist stets erfolgreich mit einer Regelmäßigkeit, wie man es recht selten findet. Und stets ist der Parallelismus zur D.-I.-Verlangsamung einschlagender! Es handelt sich, wie elektrokardiographische Kontrolle nachweist, stets um Sinusverlangsamung.

Während der Bradykardie an 2 Tagen ist die jeweilige Verlangsamung im D.-I. und Vagusdruck eine geringe, auch Atropin senkt nur wenig. Im Atropinreizstadium Empfindlichkeitssteigerung.

Nach dem Frequenzanstieg energische Verlangsamungstäler im D.-I. wie im Vagusdruck auch nach Atropin, jetzt Frequenzabfall von 20. Vagusdruck im Atropinreizstadium besonders erfolgreich.

Beschleunigungstendenz: Kraftprobenanstieg bei langsamem Puls und Beschleunigungstypus im D.-I.-Versuch eher kleiner als an Tagen mit Tachykardie.

Ein dosierter Valsalva bei Frequenzlage 43 (10. I.), 60 (15. I.), 73 (20. I.) liefert ausgesprochenen Primärtypus, so daß ein Urteil über das Verhalten des eigentlichen Füllungsanteils nicht möglich ist. Im Lähmungsstadium wird der sekundäre Anteil nicht stärker.

In diesen Beispielen einer kräftigen Verschiebung der Frequenzlage ist die Frage der Disposition, die der jeweiligen D.-I.-Verlangsamung zugrunde liegt, zugunsten der Peripherie entschieden — trotz des Versagens der Kraftprobe, wie es gerade in diesen Fällen besonders deutlich zutage trat. Grad der Verlangsamung, aber auch Form des Verlangsamungsausschlags waren im wesentlichen identisch. Die beweiskräftigsten Beispiele sind jene Fälle eines Beschleunigungstyps bei mittlerer Frequenzlage (Patient Rebold, Wolf und Burk), bei denen der Vagusdruck gleichfalls kaum eine Verlangsamung erreichen konnte. Auch die Wellenbewegungen bei den Patienten Burk und Grig., diese von der Atmung nicht beherrschten Frequenzwellen, ließen sich als peripher bedingt erkennen: sie wurden manchmal ausgelöst durch Vagusdruckversuch, wie es Wenckebach als Ermüdungssymptom des Vagus geschildert hat, und ebensowohl durch tiefen Atemzug. Eine Trennung freilich zwischen Ermüdung des Vagus oder Reaktion der Reizbildungsstätten selbst war in den Versuchen nicht möglich.

Noch ein weiteres Ergebnis läßt sich aus den Protokollen ableiten. Es liegt in der Beurteilung des Atropinreizstadiums.

Ich hatte in einer früheren Arbeit postuliert, daß eine periphere Überempfindlichkeit im Atropinreizstadium führen müsse zu einer Überempfindlichkeit gegen Reizzuwachs, daß also der Vagusdruckeffekt in diesem Stadium sehr viel stärker wirken müsse. Ich fand damals bei einer Anzahl Patienten diese Forderung nicht erfüllt; unter den hier untersuchten Nephritikerherzen zeigt aber zweifellos Pat. Grig. Diese Empfindlichkeitssteigerung im ausgesprochenen Maße (auch in den späteren Digitalisprotokollen, im ganzen bei 3 Atropinuntersuchungen). Angedeutet ist die Empfindlichkeitssteigerung auch bei Voß und Burk. Damit verschiebt sich die Beurteilung des Atropinversuches in dem Sinne, daß auch die Atropinsenkung ein Symptom wird der peripheren Disposition und nicht der zentralen.

3. Atropinversuch: Die angeführten Atropinwerte notieren als ersten Effekt, wie schon kurz angeführt, die Frequenzsenkung von einem Ruhewert des Pulses aus, sodann den Frequenzanstieg, der gerechnet wird vom tiefsten erreichten Pulsniveau aus. Wesentlich ist für die Dauer der Registrierung Bettruhe des Untersuchten. Bereits geringfügige Bewegung, erst recht Anstrengung im Lähmungsstadium, läßt die Frequenz mächtig anschwellen. — Im Reizstadium zeigten von den 13 zitierten Beispielen auf Tabelle I 6 Fälle eine Ausschlagszunahme, 8 den unveränderten Ausschlag. In der Regel blieben die Beschleunigungs- und Verlangsamungswerte annähernd bestehen, wenn auch die Ausgangsfrequenz sich änderte: Mit dem Effekt einer Überführung aus Verlangsamungs- in Beschleunigungstyp. Beispiele einer gesteigerten Verlangsamungstendenz waren in den Protokollen Kiesel (Hirndruckpatient) und Grig (Hungerbradykardie) gegeben.

Beziehung zum Ausgangsrhythmus. Atropin hat gar nicht selten auch Einfluß auf die kurz skizzierten Rhythmusunterlagen. Im Reizstadium kann, eventuell allein bedingt durch die Verlangsamung des Puls. resp. b. o. A. auftauchen oder kräftiger werden (manchmal nehmen Atemfrequenz und Atmungstiefe zu); bestand schon vorher eine Wellung der Pulsfrequenz kurzfristiger oder langfristiger Art, so kann sie im Reizstadium eine Zunahme erfahren (die seltenen kurzfristigen Wellen bei den Patienten Nr. 10, 13; die langfristigen recht häufig). Auch kam Auslösung solcher Schwankungen vor, die latent vorhanden, d. h. an anderen Untersuchungstagen nachweisbar waren. Nachschwingende Wellen nach den Atmungsversuchen waren in der Regel verstärkt. Im Lähmungsstadium fanden sich langfristige Wellen bis in hohe Lähmungsfrequenzen hinauf vor, im Anstieg gelegentlich mit großer Exkursion. Hier ein Beispiel grober Wellen, kombiniert mit Puls. resp. b. o. A., der auch auf der Höhe der Lähmungswirkung noch nicht völlig unterdrückt ist, zugleich auch eine Wiedergabe der Nachwirkungswellen nach dem D.-I.-Versuch.

40 Minuten nach 1 mg Atropin; Frequenz im Anstieg geringer Puls. resp. b. o. A. noch erhalten. $^1/_{10}$ M.F.: 76 74,5 82 86 82,5 80,5 77 76 70 83 84 84. Insp.-Akt ($^1/_{30}$ M.F. umg.) 96. D.-I. ($^1/_{20}$ M.F.) 80 77 76 74, also träge Reaktion. Als Nachwirkung nicht ganz so grobe Wellen: $^1/_{20}$ M.F.: 72 86 93 78 79; $^1/_{10}$ M.F.: 83,5 86 86,5 83 79 80 86 85,5 usw.

10 Minuten später auf der Höhe der Lähmung: $^1/_{10}$ M.F.: 88,5 85 81 84,5 84 85 83 85. Insp.-Akt $^1/_{30}$ M.F. umg. 98; D.-I. $^1/_{20}$ M.F. 88 80 75 77; Nachwirkung $^1/_{20}$ M.F. 78 89 90 89; $^1/_{10}$ M.F.: 86 83 86 93 94 94 91 87 89 91 91 90 86 — hier also verstärkte Wellenbildung.

Kurzfristige Wellen, vergleichbar den Wellen unter Adrenalin oder nach Körperbewegung, fanden sich im Atropinlähmungsstadium nicht.

Beurteilung der Atropinwirkung.

Was die Wirkungsweise des Atropins im Tierexperiment anlangt, so ist hier einwandfrei geklärt die Lähmung der Vagusendigungen (Botkin [1]), bestätigt durch v. Bezold) und eine Erregung der motorischen Apparate des Herzens. Sie wurde nach starker Dosis sowohl am isolierten Froschherzen [2]), wie am isolierten Warmblüterherzen festgestellt [3]). Strittig ist dagegen die Frage der initialen Pulsverlangsamung. Sie wurde zuerst beobachtet von v. Bezold und Bloebaum (zentrale Deutung, s. u.), später von Roßbach und Fröhlich [4]) (periphere Deutung), um dann von Harnack [5]) sehr energisch in Abrede gestellt zu werden. Ich kann hier auf das geschilderte Katzenexperiment vom 5. XI. 1913 verweisen, in dem nach 2 mg Atropin sich binnen 5 Minuten eine Verlangsamung von 140 auf 125 eingestellt hat (s. 16. Folge). Elektrische Vagusreizung unterblieb.

Eine Pulsverlangsamung nach Atropin wurde beim Menschen ungleich häufiger gesehen. Bereits im Jahre 1852 hatten Fröhlich und Lichtenfels [6]) im Selbstversuch gefunden, daß Atropin die Pulsfrequenz zuerst herabsetze, um sie später zu erhöhen. Atropin Bradykardie, eventuell als einzigen Effekt erwähnen gleichfalls Kraus, Volhard, Eppinger und Heß, Sperk und Hecht, Bauer. Die Erklärung von Eppinger und Heß ist bereits zitiert; Sperk und Hecht führen die Verlangsamung auf zentrale Reizung zurück in Analogie mit der Reizwirkung auf das Bronchokonstruktorenzentrum. — Daß die Atropin-Bradykardie eine initiale, jeder Lähmung vorauseilende Atropinwirkung ist und nicht eine paradoxe Erscheinung, mußte dann erst wieder durch Kaufmann und Donath klargelegt werden. Im gleichen Sinne habe ich selbst einige Monate später die Atropinwirkung in einem Wiener Vortrag geschildert.

Auf diese initiale Pulsverlangsamung, deren Deutung große Schwierigkeiten bildet, folgt dann die unzweifelhafte Lähmung der Vagusendigungen und kurz nach Eintritt dieser Wirkung, in einer Frequenzhöhe, die das Ausgangsniveau vor Injektion etwas übersteigt, eventuell eine kurze Phase von atrioventrikulärer Automatie. Das hat Eckl an 22

---

[1]) Über die physiologische Wirkung des schwefelsauren Atropin. Virchows Arch. f. pathol. Anat. u. Physiol. 1862. Bd. 24.

[2]) Santesson u. Thunberg, Skand. Arch. f. Physiol. 98. Bd. 8.

[3]) Langendorff, zitiert nach Meyer u. Gottlieb.

[4]) Untersuchungen über die physiologischen Wirkungen von Atropin und Physostigmin auf Pupille und Herz. Verhandl. d. Würzb. med. Ges., N. F. 5, 1.

[5]) Über die Wirkungen des Atropins usw. Arch. f. exp. Pathol. u. Pharmakol. Bd. 2. S. 307.

[6]) Zeitschr. d. Ges. d. Ärzte. Wien 1852. Bd. 1.

unter 60 Patienten nachweisen können [1]): Er nimmt die gleiche Reizwirkung auf den Tawaraknoten an, die beim Warmblüterherzen gefunden wurde.

Zurück zur Erklärung der Pulsverlangsamung: Welche Momente sprechen für die zentrale These, welche für eine periphere Ursache der Atropin-Bradykardie? Das Hin und Wieder der Gründe sei kurz an meinem Material und an Hand der Literatur erörtert.

Wie entscheidend jene Alternative die Beurteilung der Tiefatmungsausschläge beeinflußt, mag zuvor jene tierexperimentelle Abbildung Serie 16 S. 38 dartun. Mit Absinken der Pulsfrequenz von 140 auf 125 eine Umformung aus Verlangsamungs- in Beschleunigungstyp — eine Umformung, von der also in Frage steht, ob zentrale Veränderungen hier ausschlaggebend sind, oder ob ganz allein die Periphere die Auswahl hat, ob sie beschleunigen soll, oder verlangsamen. Von vorneherein würden die Kraftprobenausschläge gegen eine derartige differente periphere Empfindlichkeit sprechen. Erörtern wir also zunächst die Möglichkeit einer zentralen Wirkung.

Unter den zentralen Wirkungen des Atropins ist diejenige auf das Respirationszentrum einwandfrei nachgewiesen: Eine eventuell schon nach kleinen Dosen von $^1/_2$—1 mg einsetzende Reizung, während nach starken Dosen Lähmung auftritt. Daher die bekannte Anwendung des Atropins als Antidot bei Chloralvergiftung und Morphiumvergiftung zur Belebung der Atmung, die nach Angabe der meisten Autoren [2]) [3]) in der Tat beschleunigt wird. Binz [4]) rät, mit Rücksicht gerade auf die lähmende Wirkung größerer Dosen, nicht mehr als $^1/_2$—1 mg, in größeren Intervallen zu verabreichen. Ich selbst sah in zwei Fällen von Morphiumvergiftung etwa 5 Minuten nach 1 mg ein Schnellwerden der vorher stark verlangsamten Atmung. Bei einem dritten Fall trat nach 1 mg Atropin zuerst einige Minuten lang etwas erhöhte Atemfrequenz auf, dann nach 6 Minuten setzte die Atmung völlig aus, und es mußte wieder zu künstlicher Atmung übergegangen werden (Veronalvergiftung). Das stimmt überein mit den Binzschen Erfahrungen. — Beim gesunden Menschen ist diese Beeinflussung des Atemzentrums nur in seltenen Fällen mit beschleunigter oder vertiefter Respiration nachweisbar. Deutlich gelang sie beim erwähnten Fall einer Commotio cerebri. — Wenn damit das Atemzentrum unzweifelhaft in Erregungszustand versetzt wird, so liegt eine Reizung des eng verknüpften Vaguszentrums durchaus nicht fern, und eine Analogie mit jenen Kohlensäure-Experimenten drängt sich auf, die gleichzeitig Vaguszentrum-Wirkung entfalteten und dabei (wohl vom Atemzentrum aus) die respiratorischen Ausschläge vergrößerten. —

Reizung des Vaguszentrums selbst hat man denn auch direkt nachzuweisen versucht. v. Bezold und Bloebaum haben bei Hunden und Kaninchen große Dosen (beim Hund 5 mg, beim Kaninchen 5 ct)

[1]) Über einzelne seltene klinische Fälle usw. Wien. med. Wochenschr. 1919. Nr. 9.

[2]) Heubach, Antagonismus zwischen Atropin und Morphin. Arch. f. exp. Pathol. u. Pharmakol. Bd. 8.

[3]) Vollmer, Versuche über die Wirkung von Morphin und Atropin auf die Atmung. Arch. f. exp. Pathol. u. Pharmakol. Bd. 30. S. 385.

[4]) Binz, Berl. klin. Wochenschr. 1896. S. 885.

in die Karotis eingespritzt: hier wie dort wurden „unmittelbar nach der Einspritzung“ oder „während der Einspritzung“ die Herzschläge sehr deutlich verlangsamt für $^1/_4$ bis 1 Minute, bevor die Tachykardie einsetzte. Bezold hält es für das wahrscheinlichste, daß die Großhirnreizung des Atropins die Ursache dieser erhöhten Tätigkeit der Hemmungsfasern im Vagus sei. Elektrische Reizversuche des peripheren Vagus zur Zeit dieser Pulsverlangsamung wurden nicht unternommen, auch ist hervorzuheben, daß eine initiale Pulsverlangsamung (freilich nicht ganz so kräftig) auch dann bei Hunden und Kaninchen nach kleinen Dosen in Erscheinung trat, wenn in das zentrale Ende der Jugularis eingespritzt wurde — auch hier unmittelbar nach der Einspritzung — Material zur Annahme einer zentralen Vagusreizung liegt also vor. Doch ist zu wiederholen, daß die Reizung des Atemzentrums beim Gesunden nur selten nachweisbar ist, und daß auch andere Symptome einer zentralen Erregung in diesem Stadium fehlen. So bleibt die zentrale Vaguswirkung bei Anwendung einer Dosis von 1—2 mg hypothetisch. Die stärkste Stütze dieser These wäre das Versagen derjenigen Symptome, die man als periphere Reizsymptome verlangen muß.

Hier aber springen die geschilderten Vagusdruckuntersuchungen ein. Aus den parallel durchgeführten Atropin- und Vagusdruckversuchen ging hervor, daß eine periphere Überempfindlichkeit im Atropinreizstadium doch wohl besteht. Damit gewinnt die Atropinprobe den gleichen Wert wie der Vagusdruckversuch für eine Kontrolle bradykardischer Disposition der Peripherie.

Diese Beweisführung für einen peripheren Angriff des Atropins erscheint mir auch jetzt noch notwendig, nachdem bereits Kaufmann und Donath aus einem sehr interessanten Fall von partiellem Herzblock ganz entsprechende Schlüsse gezogen haben. Es handelte sich dort um einen Fall, in dem nach Atropin die Sinusfrequenz bereits hoch hinaufgeschnellt war, als ganz spät noch die geschädigte Überleitung sich bis zur Disposition steigerte. Die Beweiskraft dieses Falles scheint mir indessen zweifelhaft.

Die Deutung jenes Herzblockfalles von Kaufmann und Donath ist ungemein erschwert durch die Mannigfaltigkeit der Atropinwirkung gerade im Hisschen Bündel, die von Edens sorgfältig studiert worden ist. Wenn die Autoren folgern, daß in dem geschilderten Fall das erkrankte Hissche Bündel weit größere Dosen zu seiner Reizung erfordert habe, daß also jene erschwerte Überleitung erst 25 Minuten nach Injektion das erste Atropin-Symptom des Hisschen Bündels sei, so steht dem doch der auffallende Befund entgegen einer vorhergehenden Lähmungswirkung des Atropins im Hisschen Bündel. Das Atrioventrikularintervall vor Atropin betrug 0,23 Sekunden, 4 Minuten nach Atropin bei gleichhoher Frequenz 0,25 (Reizung?) und während der eigentlichen Sinus-Verlangsamung und noch bei Vorhofs-Lähmungsfrequenz von 100 nur 0,2. Die Lähmung des Vagus im Hisschen Bündel eilt also derjenigen des Sinusknotens offenbar voraus! Und wenn dann später bei einer Tachykardie von 120 bis 130 wieder Überleitungshemmung bis 0,28 Sekunden, ja zeitweilig Dissoziation auftritt, so erklärt sich dieser späte Block ungezwungener aus der erheblichen Tachykardie, wenn man nicht mit Wenckebach direkte muskuläre Wirkungen des Atropins annehmen will (vgl. die Reizwirkung auf das Froschherz in großen Dosen).

In einem von Edens beschriebenen Fall war gleichfalls das Hissche Bündel schneller gelähmt als der Vagus des Sinusknotens. In meinem Material finde ich bei drei Patienten mit partiellem Herzblock durchaus gleichzeitige Lähmung. Dankbarer vielleicht als diese Fälle mit partiellem Block sind für die Betrachtung Beispiele kompletter Dissoziation, weil sich hier die fatale Abhängigkeit von der Höhe der Sinusfrequenz nicht äußert. In zwei Beispielen finde ich wiederholt bei dem einen vollkommen gleichzeitigen Anstieg der idioventrikulären Frequenz mit der der Sinusfrequenz, im zweiten Fall war die Lähmung des idioventrikulären Rhythmus verspätet. Wie kompliziert aber die Beurteilung derartiger Differenzen ist, das zeigt sich im Ausfall des Dauer-Inspiriumsversuchs. Eine Lähmung und Reizwirkung der beiden Schrittmacher geht keineswegs miteinander parallel. Es kann ein Anstieg der Ventrikelfrequenz noch fortdauern, wenn der Vorhof bereits langsam schlägt und umgekehrt. Immerhin wird es Fälle geben, die auch auf diesem Wege den Nachweis peripherer Atropinwirkung bringen.

Zur Dosierung geben Kaufmann und Donath an, daß jene Pulsverlangsamung nach Atropin nur bei kleinen Dosen zur Beobachtung kommt. Auch in meinen Prüfungen blieb gelegentlich unter schnellem Lähmungsanstieg eine initiale Bradykardie aus bei Anwendung größerer Dosis (½—2 mg), wenn ½ mg noch Verlangsamung gemacht hatte. Häufiger aber ist, und zwar gerade unter Jugendlichen, das Gegenteil: Besonders starke Frequenzsenkung nach 1½ oder 2 mg — immer unter der Voraussetzung freilich einer bradykardischen Disposition.

Verwertung der Atropindaten.

Betrachten wir nunmehr die Tabellen selbst auf das Symptom dieser bradykardischen Disposition, wie es sich in dem Parallelversuch des Atropins ausspricht. Ein schlagender Parallelismus liegt vor in der ersten Altersgruppe 15—20 in den Beispielen Nr. 2 (Senkung 25 statt 29), Nr. 3 (22 statt 20), Nr. 10 (30 statt 37). Gerade Nr. 10 ist charakteristisch, weil hier an zwei Tagen bei differenten Ausgangspulsen jeweils unzweideutig die Kongruenz mit der Dauer-Inspiriumssenkung zu verfolgen war. Versager in dieser I. Gruppe ist Nr. 8 mit Senkung um 17 statt 45. In der II. Gruppe 20—29 ist die Frequenz-Senkung nach Atropin wie im Dauer-Inspiriumsversuch absolut genommen nicht mehr so erheblich. Ein Parallelgehen findet sich hier bei Nr. 13 (4 und 4), Nr. 16 (Senkung um 13 statt 17), Nr. 21 (Senkung um 5 statt 6), Nr. 27 (12 statt 15), Nr. 23 (8 statt 7); Versager hier etwa Nr. 17 (8 statt 18), Nr. 22 (5 statt 24), Nr. 23 (2 statt 17), Nr. 24 (0 statt 14). In der III. Altersgruppe wiederum geringere Senkungstendenz als vorhin. Nr. 32 (8 statt 7), Nr. 34 (10 statt 14); weniger überzeugend ist Nr. 36 (10 statt 30).

Das Ergebnis ist zunächst die Bestätigung der bradykardischen Disposition in größerem Umfange, auch bei Anwendung einer chemischen Probe. Ein zweites Resultat aber ist die Feststellung, daß auch daß Atropin in seinem Reizstadium bei Jugendlichen eine Überempfindlichkeit aufdeckt, die nebenbei bemerkt von der Dosierung an sich nicht abhängig ist (gerade die geringen Dosen sollen ja Frequenzsenkung machen!). Damit ist doch wohl ein wesentlicher Anhaltspunkt gegeben für die Annahme gesteigerter Reizbarkeit des vagischen Systems bei

Jugendlichen — zum wenigsten als Parallelsymptom jener großen Ausschläge —; einer Überempfindlichkeit, die sich wiederum im Lähmungsanstieg der verschiedenen Altersgruppen bestätigt (vgl. auch E. Müller, Über die Wirkung des Atropins auf das gesunde und kranke Herz. Inaug.-Diss. Dorpat 1891).

Dieser Lähmungsanstieg erreicht nach 1 mg in der Gruppe 15- bis 19jähriger bei Nr. 3 den Wert 60, in Nr. 8 den Wert 47, bei Nr. 4 den Wert 33, Nr. 1 und Nr. 7 die Werte 30, Zahlen, die so hoch hinaufgehen, wie später nicht mehr.

In der Gruppe 20—29 kommen auch noch vor Werte von 45 (Nr. 16), 36 (Nr. 11), 33 (Nr. 13), 32 (Nr. 17), 30 (Nr. 25).

In dieser Gruppe schon bei einer Anzahl von Patienten eine auffallende Unempfindlichkeit gegenüber dem Atropin, eine gewisse Atropin-Immunität, wie sie H. E. Hering genannt hat, so bei den Patienten Nr. 19, 20, 23.

Von der Alterslage jenseits 30 ist zusammenfassend zu sagen, daß hier Zahlen über 20 hinaus selten sind. Es erweist sich also der Parallelismus zwischen Atropinempfindlichkeit und Tiefatmungsausschlag im großen und ganzen als durchaus zu Recht bestehend.

Immerhin ist eine gewisse vorsichtige Beurteilung vonnöten. Der Lähmungsausschlag des Atropins wird diskreditiert durch jene Fälle von Atropin-Immunität. Auch ließ sich ein individueller Parallelismus bei künstlichen Ausschlagsverringerungen nicht feststellen. Und endlich wäre an eine Empfindlichkeit des Erfolgsorgans, d. h. des Sinusknotens selbst, zu denken: Ein sehr sensibler Keith Flackscher Knoten — sensibel gegen jede Art von Reizzuwachs — würde starke Frequenzsenkung ebenfalls bewirken oder jedenfalls erleichtern. Doch bleibt bei dieser Annahme ungeklärt, warum im Atropinreizstadium gerade der Jugendlichen gern Ausschlagszunahme, insbesondere eine Empfindlichkeit gegen Reizzuwachs beobachtet wird. Und es spricht sehr gegen einen entscheidenden Anteil des Sinusknotens, daß bei alten Leuten im Vagusdruck unter pathologischen Verhältnissen eine derartige Überempfindlichkeit tatsächlich besteht, bei Menschen, bei denen der Tiefatmungsausschlag bereits ein geringer ist.

4. Diese Besprechung der angewandten Begleitprüfungen mag ihren Abschluß finden in der Erörterung, in welchem Verhältnis die einzelnen Prüfungen unter einander stehen.

Der Vagusdruckversuch in der Form, wie er ausgeführt wurde, eine 6 Sekunden anhaltende kräftige, möglichst gleichmäßige Kompression, wirkt wie ein zentrifugaler kurzer Reiz, also etwa wie ein D.-I. von 6 Sekunden Länge. Die unmittelbare Wirkung ist hier wie dort die gleiche: Verlangsamung auf einen Grad, der von der peripheren Disposition bestimmt wird. Bei gesunden Herzen wird sich die Altersskala nur dann auch im Vagusdruck wiederholen, wenn die periphere Frequenzeinstellung eine derartige ist, daß im Tiefatmungsversuch ein Verlangsamungstypus auftritt. Als mittelbare Wirkung ist bei starkem Verlangsamungsgrad auch an einen Einfluß auf das Vasomotorenzentrum zu denken. — Die von Wenckebach beobachtete, hier oft betätigte

Nachwirkung eines öfters wiederholten Vagusdruckversuches würde gleichkommen einer Änderung der peripheren Disposition.

Die Resultate des Vagusdruckversuches lassen sich nicht verwerten zur Differenzierung zwischen Vagusendigungen und Erfolgsorgan, es sei denn, daß die Versuchsanordnung den Nerv oder Muskel selbst verändert. Das war der Fall unter Atropinisierung. Hier konnte mit Hilfe des Vagusdrucks eine Überempfindlichkeit während des Reizstadiums festgestellt werden; im Vaguslähmungsstadium eine erschwerte Reizübermittlung, die zu träger nachhaltiger Verlangsamung führte. Nachhaltige Wirkung eines Vagusdrucks fand sich auch klinisch vor, eventuell vergesellschaftet mit nachhaltiger Verlangsamung bei maximaler Atemschwankung. Auch Wellenbewegungen nach Vagusdruck traten parallel der maximalen Atemschwankung auf. Beweisbar war nicht, daß es sich hier um rein nervöse Überempfindlichkeit handelt. Die Analogie mit Atropinlähmungswirkung würde dafür sprechen.

Gegenüber dieser kurzdauernden zentrifugalen Reizung schafft der initiale Atropinreiz eine kontinuierliche, bis zu 20 Minuten anhaltende Verlangsamung. Auch dieser chemische Reiz auf die Vagusendigungen schöpft gleichsam die Möglichkeit eines zentralen Tonus aus, indem er die periphere Frequenzeinstellung dem Verlangsamungsextrem einer gegebenen Spannungsbreite naheführt. In diesem Zustande aber bleibt eine gewisse Überempfindlichkeit erhalten, die sich vorwiegend respiratorischen Beschleunigungsimpulsen gegenüber äußert, gelegentlich aber auch ganz offenkundig gegen Vagusdruck und Dauerinspirium, und zwar stärker bei Jugendlichen. Diese gesteigerte Empfindlichkeit im Atropinreizstadium läßt annehmen, daß der Grad der Atropinbradykardie gleichfalls mehr von Qualitäten des vagischen Apparates abhängt als von eventueller Überempfindlichkeit des Sinusknotens selbst.

Die Wellenbewegungen im Atropinreizstadium waren nicht spezifisch. Atropin verstärkte nur Wellenbildungen, die bereits andeutungsweise vorhanden waren, wenn nicht am gleichen, sodoch an einem anderen Untersuchungstage. Wellen der Nachwirkung wurden kräftiger, vor allem nach Valsalva: so daß man den Eindruck gewinnt, als ob diese Wellenbewegungen zentral ausgelöst, aber nur dank der peripheren Empfindlichkeit so kräftig wurden. — Auch die Wellen bei beginnender und zunehmender Lähmung lassen sich zum Valsalva in Beziehung setzen. Immerhin ist hier eine rein periphere, nicht ausgelöste Wellung verständlicher.

Der Valsalvasche Versuch war verwendet zur Kontrolle vasomotorischer Empfindlichkeit. Kurzfristige, Atemzüge überspringende Wellen hatten ausgesprochene Verwandtschaft mit den Wellen eines leichten Valsalva-Effektes — kräftige Valsalvaverlangsamung unterdrückte alle kürzeren Wellen. Die Exkursionen nach körperlicher Anstrengung und nach energischer Respirierung schienen gleicher Ätiologie zu sein wie die nachschwingenden Valsalvawellen.

Die Resultate der Kraftprobe fügten sich dem Bild der übrigen Prüfungen nur in geringem Umfang ein. Diese Beschleunigungsprüfung konnte nur insofern einen Beitrag leisten, als sie die Herzbeweglichkeit bei Jugendlichen gesteigert zeigte, in einem Falle parallel mit der inspiratorischen Beschleunigung bei Bradykardie herabgesetzt. Die Frage wird später aufzunehmen sein.

Die Einzelergebnisse dieser Prüfungen für die Frage der Herzbeweglichkeit wären die folgenden:

Zusammenfassung. 1. Der Umfang der Herzbeweglichkeit gegenüber Tiefatmungsprüfungen, der respiratorische Spielraum also, ist unter vergleichbaren Bedingungen körperlicher und geistiger Ruhe für das Individuum nahezu konstant. Bei erheblicher Bradykardie besteht Neigung zu verringerten Ausschlägen, bei Tachykardie andererseits können die Ausschläge zunehmen. Aufregung verringert die Exkursionen.

Mit dieser Konstanz hängt zusammen eine gewisse Modelung des Ausschlagstypus bei Ansteigen und Absinken der Pulsfrequenz. Unter normalen Bedingungen finden sich zwei Arten. Ein erster Modus läßt die Kurvenform gleichsam schwimmen auf dem Niveau der Ausgangsfrequenz: Ein Beschleunigungstypus bleibt ebenso erhalten, wie ein Verlangsamungstypus etwa. Bei einer zweiten Erscheinungsform dagegen taucht die Ausschlagsform auf und nieder bei steigendem und fallendem Frequenzspiegel, dergestalt, daß aus einem Beschleunigungstypus bei Frequenzanstieg ein Verlangsamungstyp wird, um sich nachher mit absinkender Frequenz wieder zurück zu verwandeln. — Das entgegengesetzte Bild — mit Eintreten einer Bradykardie zugleich Umwandlung in Verlangsamungstyp — sieht man nur unter abnormen Bedingungen.

Von Begleitprüfungen geben die Verlangsamungsproben, wie rechtsseitiger Vagusdruckversuch und Atropinreizung des Initialstadiums — in gewissem Grade einen parallelen Verlangsamungsgrad, wie das Dauerinspirium oder der Exspirationsakt des tiefen Atemzugs. — Die Kraftprobe als Prüfung auf Beschleunigungstendenz lieferte eine Akzeleration, die dem inspiratorischen Frequenzanstieg keineswegs entsprach.

2. Bei Vergleich von Mensch zu Mensch ergibt sich eine Abhängigkeit des respiratorischen Spielraums vom Lebensalter. Die größte Amplitude findet sich zur Zeit der Pubertät. Die Werte fallen bis zum Senium ab. Neurosen jenseits des 35. Jahres können sich hervorheben durch stärkere Ausschläge.

Die größere Herzbeweglichkeit des jugendlichen Alters kommt auch in anderen Formen zum Ausdruck. Das Auftauchen und Versinken der Ausschlagskurve bei steigendem und fallendem Frequenzniveau ist hier häufiger, und die Prüfung des maximalen Atemzugs gibt hier in der Regel größere Exkursionen als der D.-I.-Versuch, während im Senium das Verhältnis sich umkehrt.

Auch die Begleitprüfungen liefern eine Altersskala: Bei entsprechendem Stand der Ausgangsfrequenz sind bei Jugendlichen Vagusdruckeffekt und Atropinsenkung stärker, ebenso ist der Beschleunigungsausschlag der Kraftprobe ein höherer. — Sobald im Alter die Vagusdruckverlangsamung wieder stärker wird, darf man wohl mit pathologischen Verhältnissen rechnen.

3. Die Änderung äußerer Bedingungen gab folgendes Bild:

a) Körperbewegung geringen Grades kann die Ausschläge unbeeinflußt lassen. Es besteht aber in vielen Fällen eine Neigung zu reaktiver Ausschlagszunahme bereits im Absinken der Pulsfrequenz, fortdauernd während reaktiver Bradykardie. Extreme Körperanstrengung von längerer Dauer macht bei wenig Trainierten Verringerung der primären Ausschläge und träge Kurvenform.

b) Adrenalin kann auf dem Höhepunkt der Wirkung die Ausschläge verringern, im Anstieg und Abfall beträchtlich steigern.

c) Bei Hungerbradykardie wird nicht selten der Ausschlag kleiner. Im Vagusdruckversuch oder anderen Formen von Vagusreizung bleibt der Effekt aus oder ist nur gering.

d) Tachypnoe verringert die Ausschlagsgröße. Bei Kohlensäurezusatz zur Atmungsluft blieb diese Verringerung aus.

e) Ebenso wie vorhin bei Hungerbradykardie zeigt auch Hirndruckverlangsamung die Eigenschaft, daß ein aufgepflanzter Extrareiz (Vagusdruckversuch, Atropinreiz) ohne Erfolg bleibt. Eventuell springt interferierend der Aschoff-Tawara-Rhythmus ein.

Bei 3 Patienten mit Hirndruckanstieg ohne nachweisbare Beteiligung des Atemzentrums war der Rhythmus ein nahezu regelmäßiger, nur in einem Fall sah ich die von Wenckebach beschriebenen unregelmäßigen Druckpulse in Form kurzfristiger Wellen. Bei diesen Patienten bestand vermehrter Tiefatmungsausschlag. Gewisse Ausschlagssteigerung zeigten auch zwei andere Beispiele, in einem Fall war der Ausschlag verringert.

Die stärkste Zunahme des respiratorischen Spielraums lieferten Patienten, deren Atemzentrum stark affiziert war (Cheyne Stokessche Atmung).

Die Begleitproben lieferten unter den verschiedenen Voraussetzungen a—e wiederum parallel gehende Werte, was die Verlangsamungseffekte anlangt.

4. Vergesellschaftet mit einer großen Herzbeweglichkeit, die in sämtlichen Bedingungen a—e vorhin gelegentlich in Erscheinung trat, waren hin und wieder atypische Wellenbildungen — von ungewöhnlichen Formen eines Puls. resp. b. o. A. angefangen bis zu kurzfristigen Wellen, die einen oder mehr Atemzüge unberücksichtigt lassen, bis zu mächtigem Auf- und Niederwogen des Pulses.

Der Wert der Feststellungen dieses Kapitels liegt vielleicht weniger in der klinischen Ausbeute, die gering bleibt, als vielmehr in der Möglichkeit, sich dem Grundproblem der Bildung des Sinusrhythmus zu nähern: In diesem Sinne sei hier ein Deutungsversuch gestattet.

Deutung. 1. Im Brennpunkt des Interesses steht die Alternative: Zentral oder peripher. Ein Deutungsversuch muß daher ausgehen von Zuständen gesicherter Ätiologie — sei es zentraler oder peripherer Art. Ich beginne mit der Besprechung einer so zweifellos zentralen Wirkung, wie wir sie bei Hirndruckpatienten, resp. bei Patienten mit Prozessen an der Hirnbasis, zu sehen bekommen. Das Ergebnis ist grundlegend nach einer Richtung hin: Es bewies Änderung der peripheren Reaktionsweise unter ursprünglich rein zentralem Eingriff. Der Vagusdruckversuch fiel bei zentraler Lähmung sehr viel geringer aus als im Übergangsstadium. Mit dieser Feststellung ergibt sich für uns die Notwendigkeit, eine feste Relation zu vermuten zwischen Qualitäten der Peripherie und jeweiliger zentraler Tonuslage. Was hier für die Möglichkeit der Pulsverlangsamung ausgesprochen ist, gilt wohl ebensogut für eine Beeinflussung der Beschleunigungsmöglichkeit durch das Zentrum.

Weiterhin aber zeigt sich an den Hirndruckbeispielen, daß die Peripherie ihrerseits eine gewisse Selbständigkeit besitzen muß. Unter ein gewisses Maß von Bradykardie läßt sich in der Regel die Pulsverlangsamung nicht herunterdrücken — sei es, daß sich eine Resistenz des Sinusknotens einstellt, sei es, daß ein untergeordnetes Zentrum einspringt. Der Vagusdruckversuch versagte ebenso, wie das Atropinreizstadium, wie endlich die Tiefatmungsprüfungen.

2. Nicht weniger bedeutsam für die Beurteilung der Tiefatmungsausschläge ist die Tatsache, daß unter Adrenalineinwirkung der respiratorische Spielraum zunehmen kann, nebenbei bemerkt auch ohne daß die Ausgangsfrequenz eine entscheidende Rolle spielt. Unter Adrenalin wird sowohl die Neigung zur Beschleunigung bestärkt, wie die Neigung zu Verlangsamung. Man darf wohl annehmen, daß diese letzte Wirkung auf dem Umweg über das Vaguszentrum statthat; die erhöhte Beschleunigungsneigung aber, sich äußernd bei einer reinen Vagusprüfung, läßt vermuten, daß die Qualität der Peripherie unter Sympathikuseinwirkung so verändert werden kann, daß auch der Vagus stärkere Reaktionen liefert. Hier handelt es sich vielleicht um Veränderungen, die im Sinne Herings mit der refraktären Phase zusammenhängen.

3. Körperbewegung. Für die Erscheinungen nach Muskelarbeit kommen in Frage: Nachlassen des zentralen Vagustonus, Zunahme des Sympathikustonus, Reizung des Atemzentrums und Vasomotorenzentrums als zentral wirkende Momente, Einwirkung auf die Automatie als periphere Angriffsstelle.

a) Anhaltspunkte für zentralen Angriff. Für die Deutung des reaktiven Reizzustandes nach Körperbewegung scheint mir wesentlich, daß bereits eine so geringfügige Leistung wie die Kraftprobe verstärkten Tiefatmungsausschlag hinterläßt. Hier kommt unter der Fülle zentraler Einwirkungen, die sonst bei Muskelarbeit zu berücksichtigen sind, vorwiegend eine Reaktion des zentralen Vagusapparates in Frage.

Geht die Muskelanstrengung weiter und führt sie zu verstärktem Tiefatmungsausschlag bei noch bestehender Tachykardie, so ist Akzeleransreizung mit in Rechnung zu ziehen: Auch für die Deutung der kurzfristigen Wellen. Hier sei hervorgehoben, daß sich jene Wellenbewegungen des Pulses reaktiv nach Kniebeugen im Valsalva auslösen ließen, also bei künstlicher Druckverschiebung. Es ist mir freilich nicht gelungen, Wellenbewegungen des Blutdruckes (die auslösend wirken könnten) nachzuweisen.

Schwieriger wird die Deutung der Ausschlagsabnahme vom Zentrum aus. Man könnte immerhin zurückgreifen auf den fehlenden Vagusdruckeffekt bei kompletter zentraler Vaguslähmung im Falle Schmidt; auch kann man anführen die Ausschlagsverringerung auf der Höhe einer allerdings peripheren Sympathikusreizung durch Adrenalin. Zweifellos aber ist für diese Ausschlagsabnahme auch eine periphere Angriffsquote in Rechnung zu stellen.

b) Gründe für eine periphere Wirkung. — Zugunsten einer peripheren Deutung der Erscheinungen spricht die Analogie mit Atropin: Erst Reizung, dann Lähmung. Bei näherem Zusehen ist freilich die Ähnlichkeit mit dem Atropinreizstadium gering: Nie findet sich im Initialstadium nach Atropin die Kombination Ausschlagszunahme und Tachykardie, auch jene mächtigen kurzfristigen Wellen fehlen. Um so ausgesprochener aber ist die Verwandtschaft zwischen Atropin-Lähmungskurven und Lähmungskurven nach energischer Anstrengung. Man vergleiche die Atropinbilder der 12. Folge mit dem Effekt erheblicher Körperleistung in 10. Folge. Auch ein verstärkter Valsalva ist beiden Zuständen gemeinsam. Siehe die Bilder der 13. Folge und jene der 11. Folge. Der Vagusdruckversuch lieferte die gleiche träge Form des Frequenzabstieges hier wie dort. — Der Modus einer peripheren Lähmung könnte in der Einwirkung von Stoffwechselprodukten auf Sinusknoten oder Vagusendigungen zu suchen sein.

Zusammenfassend möchte ich die Wandlungen des respiratorischen Spielraums (nach Muskelarbeit) im Reizstadium ganz vorwiegend auf zentrale Wirkungen zurückführen (Kombination Vagus + Sympathikus), während im Lähmungsstadium ein peripherer Einfluß maßgebend werden dürfte.

4. In der Deutung der Hungerbradykardie habe ich mich Winterberg angeschlossen, der hier ein Nachlassen der Automatie des Sinusknotens für vorliegend erachtet.

Es ist ein sehr charakteristischer Befund, daß unter diesen Bedingungen geschwächter Automatie durchaus die gleichen Bilder in Erscheinung treten, wie als Folge eines gesteigerten Hirndrucks: Der Vagustonus wird ausgeschöpft bis zu Verlangsamungsgraden von etwa 40 als äußerster Grenze. Auch bei der Hungerbradykardie scheint der Sinusknoten nunmehr Kraft zum Widerstand gefunden zu haben: Reizzuwachs vermag kaum mehr stärkere Verlangsamungsgrade zu erreichen, die Tiefatmungsausschläge sind vom Beschleunigungstyp.

Auch im Rhythmusbild die gleiche Analogie: Bald völlig regelmäßiger Puls, bald Auftreten kurzfristiger Wellen, die ein paar Atemzüge überspringen können. Ich möchte diese Gelegenheit benutzen zu einer Erörterung der atypischen Pulsirregularitäten. Es besteht bei Hirndruckanstieg insofern eine Verwandtschaft mit der Hungerbradykardie, als hier wie dort ein Widerstreit zwischen Vagustonus und Sinusknoten ausgefochten wird, jeweils mit Unterliegen des Sinusknotens: Hier ist der Vagustonus absolut genommen zu hoch, dort relativ zu hoch. Die Arrhythmie ist Ausdruck dieses besonders heftigen Kampfes. — Betrachtet man andere Zustände, in denen diese atypischen Irregularitäten auftreten, so lassen auch sie sich auffassen als Symptome eines besonders lebhaften Kampfes derjenigen Komponenten, die den Sinusrhythmus bilden. Nach Adrenalin gleichzeitig periphere Akzeleransreizung und zentrale Vagusreizung. Resultat ein labiles Gleichgewicht, das bald dem einen, bald dem andern Erfolg gestattet. Die gleichen Erscheinungen nach Körperarbeit.

Mit dieser Auffassung eines Kampfes ist noch nicht geklärt, ob derartige Arrhythmien jeweils auf Ermüdung des Vagusapparates, wie Wenckebach für Hirndrucktonie, Digitalistonie und postinfektiöse Vagotonie annimmt, zurückgehen, oder auf ein Reagieren des Sinusknotens. Ich glaube, in den späteren Digitalisausführungen Material dafür beibringen zu können, daß es sich eher um eine Reaktionserscheinung des Sinusknotens handelt, als um Phänomene des Vagusapparates selbst.

5. Zum Schluß dann die Beziehung zu den Tiefatmungsprüfungen selbst. Zu betrachten ist einmal die Frage des zentralen und peripheren Anteils an der Ausschlagbildung, sodann die Frage der Altersskala.

a) Die Kontrolle der Begleitprüfungen ergab einen auffallenden Parallelismus zwischen dem Verlangsamungseffekt im Vagusdruckversuch und Atropinreiz einerseits, im Tiefatmungsreiz andererseits. Insbesondere aus den Untersuchungen bei Hungerbradykardie ging hervor, daß sich die periphere Disposition mit Frequenzverschiebungen ändert, daß mithin das Auf- und Niedersteigen einer Ausschlagsform bei hebender und fallender Frequenz auf periphere Gründe zurückgeht. Bei Hirndruckfällen, ebenso wie bei Hungerbradykardie, ist eine gewisse Selbständigkeit des Sinusknotens festzustellen, sobald es sich um starke Verlangsamungsgrade handelt. Eine analoge Selbständigkeit scheint auch für höhere Beschleunigungswerte zu gelten: Von einer gewissen Tachykardie ab ist die Reizschwelle für weitergehende Beschleunigung erhöht.

Die Umformung aus Beschleunigungs- in Verlangsamungstypus, der Wechsel zwischen tachykardischer und bradykardischer Disposition ist demnach eine Funktion der Peripherie.

Andererseits aber war aus den Beobachtungen bei Hirndruckpatienten zu entnehmen, daß sich die Peripherie bei veränderter zentraler Einstellung mit ändert. Jener andere Modus, bei dem die Kurvenform gleichsam schwimmt auf dem Niveau der Ausgangsfrequenz, so daß bei ansteigendem Frequenzspiegel ein Beschleunigungstyp z. B. erhalten bleibt, wird vom Zentrum aus zu begreifen sein. Ich zitiere hier die Beobachtung Herings, daß sich die refraktäre Phase automatisch mit jeder Frequenzlage ändert.

Ein dritter Modus äußerte sich in dem Auftreten einer bradykardischen Disposition gerade bei weiterem Absinken der Pulsfrequenz. Das war beobachtet im Atropinreizstadium (Hirndruckpatient Kiesel, aber auch andere Atropinfälle). Das trat auch unter Kohlensäurewirkung im Tierexperiment ein. Im Tierexperiment S. 59 (Protokoll 8) wird bei Absinken der Pulsfrequenz auf 110 Pulse unter Kohlensäurezusatz zur Atemluft eine inspiratorische Beschleunigung nicht mehr erzielt, im Dauerinspirium dagegen Verlangsamung auf 60 Schläge. Man halte daneben die zugehörigen Bilder II und III der 22. Folge. Hier hat die Steigerung des zentralen Tonus kurz vorher begonnen. Möglicherweise ist auch die Peripherie jetzt für Vagusreize überempfindlich geworden. — Bei diesem dritten Modus liegt vielleicht eine gemeinsame zentrale und periphere Reizung vor.

b) Altersskala. Auf welchen Ursachen beruht der große respiratorische Spielraum des jugendlichen Alters und das spätere Absinken? Von zentralen Erklärungsmomenten wurde bei Besprechung der diesbezüglichen Theorien die These der zentralen Hemmung abgelehnt. Eine Überempfindlichkeit des Hemmungszentrums war nicht auszuschließen (als entscheidende Komponente); stärker beteiligt erwies sich das Atemzentrum.

Die Auseinandersetzung mit dem Begriff der Vagotonie führte zu dem Schluß, daß eine wesentliche Rolle die Überempfindlichkeit der Vagusendigungen im jugendlichen Alter spielt, die sich wohl gesellt auch einer Überempfindlichkeit der afferenten Bahn. Die Untersuchungsmethoden erlaubten es freilich nicht, unter den peripheren Wirkungen zu differenzieren zwischen Vagusendigungen und Empfindlichkeit des Sinusknotens selbst. Doch lieferte der Vagusdruck bei alten Leuten oft stärkeren Ausschlag, als es die Tiefatmungsprüfung erkennen ließ: Die Empfindlichkeit des Sinusknotens nimmt, wie auch das nächste Kapitel zeigen wird, gerade bei Arteriosklerotikern zu. Das ist ein starkes Argument gegen die Bedeutung des Sinusknotens in der Bildung der Altersskala. Außerdem ist die Sympathikuseinstellung von Einfluß. In den Adrenalinuntersuchungen ließ sich nachweisen, daß auch eine Überempfindlichkeit der Sympathikusendigungen große Ausschläge hervorzurufen vermag. Die Erklärung war gesucht in einer Verkürzung der refraktären Phase, dergestalt, daß jeder Vagustonusnachlaß von dieser Verkürzung gewissermaßen profitiert.

Ich möchte also die Erklärung für die großen Ausschläge der Jugendlichen dahin zusammenfassen, daß es sich im wesentlichen um eine generelle Überempfindlichkeit des vegetativen Nervensystems handelt, bei der jeweils mehr der Vagus, mehr der Sympathikus die Ursache für die Größe des Ausschlags liefert.

Zweites Kapitel.

Gröbere Herzveränderungen.

Die bisherigen Daten, die dem normalen oder doch wenig veränderten Herzen abgewonnen wurden, sollen in diesem Kapitel dem Befund bei gröberen Herzveränderungen zum Vergleich dienen. Ich wähle mit Absicht eine Überschrift, die größeren Spielraum läßt, um auch das hypertrophische Herz einbeziehen zu können. Ob es sich hier, wie die bekannte Albrechtsche These will, neben den quantitativen zugleich um qualitative Vorgänge handelt, sei dahingestellt. Die Einfügung des hypertrophischen Herzens entspringt einem praktischen Bedürfnis, es soll das dekompensierte Herz dem kompensierten gegenüber gestellt werden bei der Schilderung von Vitien oder Hypertonikerherzen.

Unter den qualitativen Veränderungen des Myokards steht klinisch an Bedeutung voran die Insufficientia cordis irgendwelcher Ätiologie, das dynamische Versagen, sei es des gesamten Herzmuskels, sei es einzelner Herzabschnitte. Hier indes bei einer Betrachtung, die so ganz auf den Sinusrhythmus eingestellt ist, gewinnen auch lokale Affektionen des Keith-Flackschen Knotens ein besonderes Interesse. Welche Bilder derartige lokale Störungen machen können, darüber gaben bereits die geschilderten funktionell bedingten Sinusarrhythmien der Hungerbradykardie und des gesteigerten Vagustonus Auskunft; auch die periodischen Vorhofsarrhythmien Wenckebachs, Reizübertragungsstörungen analog denjenigen zwischen Vorhof und Kammer, gehören hierher.

Was die Anordnung anlangt, so mag eben diese Gruppe einer ausschließlichen oder vorwiegenden Sinusaffektion die Einleitung bilden. Der erste Abschnitt bespricht Sinusarrhythmien und die erwähnten Vorhofarrhythmien, hier wohl als Ausdruck einer schwereren örtlichen Herzschädigung. Die Kenntnis dieser Störungen erleichtert das Verständnis für das spätere. Es folgen dann Herzveränderungen, die im wesentlichen auf eine veränderte Dynamik hinauslaufen: Der zweite Abschnitt betrachtet die Mehrleistung des hypertrophischen Herzens in ihrer Beziehung zur respiratorischen Herzbeweglichkeit, der dritte Abschnitt stellt dem die Minderleistung gegenüber in Konfrontierung des kompensierten und dekompensierten Herzens. Es ist von vornherein zu erwarten, daß auch das dynamische Versagen zu Veränderungen der Tiefatmungsausschläge führt: Sehen wir doch schon klinisch eine Änderung der Frequenzlage eintreten.

Ein letzter Abschnitt zieht das Infektionsherz heran und verfolgt auch dort Zustände des Versagens, um dann auf spätere Stadien einzugehen, die sich reaktiv nach Infektionskrankheiten einzustellen pflegen, und die als postinfektiöse Bradykardie, sowie als postinfektiöse Sinusarrhythmie bekannt sind. Hier ist des weiteren ein Vergleich mit Schädigungen am Hisschen Bündel durchgeführt, dergestalt, daß auf ein Parallelgehen zwischen veränderter Sinusreaktion und Reaktion des Vorhofkammerbündels geachtet wurde.

Den einzelnen Abschnitten ist als eine neue wesentliche funktionelle Prüfung die Digitalisierung jeweils beigefügt. Die Erörterung der Digitaliswirkung beim dekompensierten Herzen nimmt so breiten Raum ein, daß ihr ein Sonderabschnitt (D: Myokardinsuffizienz und Digitaliswirkung) zugewiesen wurde.

A. Lokale Erkrankung des Sinusknotens.

Die Diagnose einer lokalen Erkrankung des Sinusknotens wird insofern immer mit einiger Vorsicht zu stellen sein, als anatomische Befunde nur in spärlichem Umfang vorliegen, entsprechend der ungemein mühsamen Methodik. Frey erwähnt in einer Arbeit „Zur Kenntnis der atrioventrikulären Schlagfolge des menschlichen Herzens“ [1]) eine Untersuchung Lenobles, der bei extremer Sinusbradykardie Rundzelleninfiltration im Bereich des Keith-Flackschen Knotens gefunden hat; reichlichere Angaben finden sich über entzündliche Veränderungen in der Gegend des Aschoff-Tawaraknotens. Und Frey schließt bei Fällen von extremer Sinusbradykardie mit eventuellem Einspringen der atrioventrikulären Automatie auf organische Veränderungen des Herzens. Er sah klinisch diese hohen Grade der Sinusverlangsamung nach akutem Gelenkrheumatismus, seltener nach Scharlach und Typhus. Auf das Infektherz wird im 4. Abschnitt eingegangen werden.

[1]) Dtsch. Arch. f. klin. Med. Bd. 120.

Das gleiche Symptom extremer Sinusbradykardie, wieder mit Einspringen des Aschoff-Tawara-Rhythmus, begegnet uns klinisch aber auch unter anderen Bedingungen, insbesondere beim Arteriosklerotiker-Herzen. Daß es sich auch hier um organische Läsionen handelt, auf vaskulärer Basis, ist durchaus möglich, doch fehlen mir autoptisch kontrollierte Befunde. Ich muß mich begnügen, im folgenden lediglich das Symptomenbild einer lokalen Affektion des Sinusknotens zu erweitern, ohne darauf einzugehen, wie weit die Erkrankung funktionell oder organisch bedingt ist. Das Altersherz ist besonders geeignet zur Betrachtung derartiger Affektionen, weil hier die Schädigung viel häufiger streng lokalisiert zu sein scheint; und zum anderen, weil sich diese Erkrankungsform des Altersherzens in ihrem respiratorischen Verhalten deutlich abhebt von der geringen respiratorischen Beweglichkeit des mehr weniger normalen Greisenherzens.

Häufiger als die regelmäßige Sinusbradykardie ist beim Arteriosklerotikerherzen eine Sinusirregularität, sei es bei noch normaler Pulsfrequenz, sei es schon bei starker Verlangsamung. Wie die nachfolgende Erörterung zeigt, handelt es sich hier nur um ein verwandtes Symptom, das als Vorstadium anzusehen ist.

Diese Sinusarrhythmie des Altersherzens ist in der Literatur vielfach beschrieben.

Wenckebach in seinem Aufsatz „über den Effekt der Digitalis auf das menschliche Herz“ [1]) gibt in den Abbildungen 8 und 10 eine graphische Veranschaulichung derartiger Irregularitäten; in seinem Buch findet sich auf S. 193 eine entsprechende Originalkurve abgebildet. Bei einem 57jährigen mit leichter Arteriosklerose fand sich unregelmäßige Pulsverlangsamung ständig vor, unabhängig von der Atmung. Der Vagusdruckversuch ergab hier nichts Besonderes.

August Hoffmann [2]) berichtet über einen 61jährigen Patienten mit Bradykardie von 30—40 Pulsen pro Minute und mit einer Sinusirregularität, die kompliziert ist durch gelegentliche Extrasystolen und ein zeitweiliges Fehlen der Vorhofzacke. Daneben finden sich dann Stellen echter Sinusarrhythmie.

Weit stärkere Grade von Sinusirregularität endlich beschreibt Straubel [3]) in einer Publikation, die unter Straubs Leitung entstanden ist. Mitteilung II schildert 2 Fälle von Sinusarrhythmie, die sich „mit den nicht graphischen klinischen Untersuchungsmethoden von einer Arrhythmia perpetua nicht unterscheiden lassen“; dabei in Elektrokardiogramm völlig normale Vorhofzacke und nahezu konstantes Vorhofkammerintervall. Zur Erklärung wird ein „Sinusflimmern“ angenommen. Das hätte zur Voraussetzung eine so hochgradige Blockade, daß der Vorhof vor dem Übergreifen des Sinusflimmerns völlig geschützt wäre. — Absolute Irregularität der Vorhoftätigkeit war bei einem 20jährigen bereits von Aug. Hoffmann (Elektrokardiographie S. 174 und 175) gefunden worden und als Beweis angeführt dafür, daß die absolute Herzunregelmäßigkeit nicht mit Vorhofsflimmern identisch sei.

[1]) Brit. med. Journ. 1910.

[2]) Die Elektrokardiographie 1914, S. 270.

[3]) Dtsch. Arch. f. klin. Med. Bd. 133: Über einige Fälle von partiellem Sinusvorhofblock und hochgradiger Sinusverlangsamung beim Menschen.

Denselben Befund einer Vorhofirregularität, wie ihn Hoffmann und Straubel beschrieben haben, boten zwei meiner Fälle, die nachfolgend ausführlich geschildert werden sollen. Die Ähnlichkeit mit der Vorhofflimmer-Arrhythmie ging beim ersten Kapitel so weit, daß im Atropin-Lähmungsstadium die Unregelmäßigkeit zunahm und sich mit ungleichmäßigem Puls verband. Der zweite Fall gewinnt durch seine Vorgeschichte Interesse. Hier ist die Vorhofsirregularität nach Beseitigung von Vorhofsflimmern aufgetreten.

Zur Orientierung über den Charakter der Arrhythmien wurden verschiedene Prüfungen angestellt, in Ergänzung der Tiefatmungsversuche. Atropin ist gegeben, vor allem aber wurden Digitaliskuren vorgenommen. Aufschluß gab auch die zeitliche Entwicklung.

Um zunächst eine Vorstellung zu geben von den Veränderungen, die das Rhythmusbild bei Vorhofsflimmern selbst unter den angeführten Prüfungen erfährt, seien kurze Angaben über die Vorhofsflimmerarrhythmie vorausgeschickt. Sie stammen von einem 21 jährigen Patienten, bei dem Vorhofflimmern durch eine schwere Mitralinsuffizienz ausgelöst worden war. Verglichen ist ein Zustand außerhalb des Digitaliseinflusses mit dem Höhepunkt einer Digitaliskur. Es handelt sich um Zeiten guter Kompensation.

1. Fall: Patient Bornhoeft. Arrhythmia perpetua bei Vorhofflimmern.

a) Befund nach Abklingen der Digitaliswirkung. Der Ausgangsrhythmus ist gekennzeichnet durch große Exkursionen der Frequenzbewegung, durch häufigen und brüsken Wechsel zwischen schnell und langsam.

Bereits die oberflächliche Atmung greift kräftig ein. Noch deutlicher ist der Einfluß eines Tiefatmungsversuchs. Die inspiratorische Beschleunigung verläuft hier freilich völlig unregelmäßig, nicht in dem gleichmäßigen Fluß wie bei Sinusrhythmus. Im Dauerinspirium Verzögerung der Frequenzumschläge, manchmal sogar eine gewisse Regularisierung. Die Ausschläge sind groß.

Atropin bleibt wirkungslos im Reizstadium, es beseitigt im Lähmungsstadium die Arrhythmie nicht.

Einzelschlagfolge: Vorher **47 83 95** (I.) **66,7 78 95** (I.) **109** 60,5 **90 88** (I.) 48,8 **100 76 96** (I.) **65,2 78** 53,1 **92** (I.) 88 50,4 **96** 60,5 (I.) **95 92 72 68,2** (I.) **75 75 62,5 85**; Inspirationsakt: 74 77 96 69 74; Dauerinspirium: 41,1 65,2 76 95 47,6 50,8 105 80 65,9 89 84 63,8 64,5 85.

Einzelschlagfolge: Vorher 39,5 69 105 78 90 70 89 36,8 76 92 93 92 96 48,4 75 103 46,9 68,2 107 68,2 78 122 73,2 83; Inspirationsakt: 50,8 92 125 84; Dauerinspirium: 75 62,5 63,5 61,9 61,9 80 75 77 67,4 89 57,4 84 82 93 93 98.

b) Charakteristisch für den Höhepunkt der Digitaliswirkung ist eine Verringerung der Ausschlagsbreite und ein etwas trägerer Ablauf des Frequenzumschlags im Ausgangsrhythmus. Das zuerst wiedergegebene Stück läßt Wellen erkennen, die Verwandtschaft haben mit den Digitaliswellen des Sinusrhythmus (s. letztes Kapitel). Dieser Befund ist typisch für die Digitaliswirkung bei Vorhofflimmern.

Im Dauerinspiriumsversuch ist vor allem die inspiratorische Exkursion verringert, während der Verlangsamungsgrad und die Dauer der Verlangsamung zunimmt. Wellen können im Dauerinspirium fortlaufen mit verzögerter Geschwindigkeit.

Einzelschlagfolge nach dieser Wellenbildung: **102 96 88** 45,5 62,5 47,6 42,2 **65,2 70,8 83 98** 43,8 59,4 61,2 **77 67,4 85 60,5 74 72** 58,8 50,8 57,7 **75 89 100 93** 48,8 42 ......

Beispiel des D.-I. mit seinen vertieften und verlangsamten Wellen: Vorher 71,4 38,5 60 75 75 60 95 78 89 74 63,8 75 65,2 95 70,8 46,9; Insp.-Akt 66,7 53,6 83; Dauerinspirium 37,9 41,7 34,7 42,2 59,4 53,1 75 61,2 47 41,1 39,5; Exspirium usw. 72 78 76 92 62,5 50,8 68,2 64,5 80 68,2 57 82 82 66 72 68,2 usw.

Atropin auf der Höhe der Digitaliswirkung macht keine Verlangsamung im Reizstadium, wohl vielleicht eine gewisse Regularisierung, der dann im Lähmungsstadium Zunahme der Irregularitäten folgt.

2. Fall: **Göltenbolt.** 64jährig. Patient kommt ins Krankenhaus wegen chronischer Bronchitis mit reichlichen Sputummengen. Sie klingt im Verlauf von 6 Wochen völlig ab.

Der kräftig gebaute Mann zeigt normale Kreislaufverhältnisse, abgesehen von einer Irregularität des Pulses. Das Herz ist von normaler Größe und Form, die peripheren Gefäße sind nur mäßig rigide und geschlängelt, die Aorta ist nicht verbreitert. Blutdruck 65/130. Im Urin kein Eiweiß, Leber nicht vergrößert. Nach Abklingen der Bronchitis ist Patient von dem Alter entsprechender Leistungsfähigkeit.

Die Pulsfrequenz hält sich dauernd zwischen 75 und 85.

An die Rhythmusuntersuchung schließt sich eine Digitalisierung an, die von 18.—24. Dezember 1920 durchgeführt wird: Am 18. zweimal 2 ccm Digitotal intravenös, vom 19.—24. je fünfmal 2 Tabletten Digitotal. Sistieren bei Nausea am 7. Tage abends. Geschrieben ist der Puls nur bis zum 22., weil ich Weihnachten verreiste. Er war auf 50 abgesunken, hielt sich auf diesem Niveau 8 Tage lang, um dann allmählich wieder anzusteigen. Eine zweite Untersuchung erfolgte ein halbes Jahr später, vom 18.—23. Juli 1921. Auch diesmal ist digitalisiert, aber nicht bis zur Nausea (aus äußeren Gründen, weil Patient die Klinik verlassen mußte), nur bis zum 5. Tag, Pulsverlangsamung trat schon am Abend des 3. Tages auf. Digitalis ist gegeben vom 19. bis 23. inkl.

Die Registrierung erfolgte im Dezember 1920 nur mit Arterien- und Venenpulsschreibung, im Juli wurden auch Ekg. aufgenommen.

Protokoll:

16. XII. 20. Der Ausgangsrhythmus ist völlig irregulär bei normaler Vorhofzacke. Die oberflächliche Atmung macht sich streckenweise in Beschleunigungszacken beim Inspirationsakt geltend.

Beispiel eines D.-I.-Versuchs: Vorher 64,5 85 (I.) 70 74 58,2 65,2 (I.) 65 66,7 76 85 (I.) 80 78 76 89 (I.) 75 78 75 60 93 (I.) 83 76 77 82 (I.) 83 83 83 80 88 (I.); Inspirationsakt 100 88 77 90 77; D.-I. 72 60 62,5 65,9 70,8 70,8 73,1 usw.

Zweiter D.-I.-Versuch: 70 88 — 60 = 28 Vag. 76 — 31

Bei der Kraftprobe Beschleunigung von 73 auf 96 unter starker Zunahme der Irregularität.

1 mg Atropin subkutan verlangsamt binnen 10 Minuten auf 58, dann steigt die Frequenz an auf etwa 90, 45—60 Minuten nach Injektion. Der Rhythmus ist 10 Minuten post inj. fast regelmäßig: 55,5 57,6 58,2 (I.) 57,6 58,2 60 (I.) 58,8 59,4 59,4 61,2 (I.) usw.; hinwieder 45 Minuten p. i. sehr unregelmäßig und stark ungleichmäßig. Wieder ein Beispiel in Einzelperiodenfrequenz: 105 83 107 98 (I.) 111 80 107 98 111 (I.) 80 105 100 107 95 (I.) 103 usw.; D.-I. 98 105 — 75 = 30 in träger Verlangsamung. Vagusdruck 94 — 37.

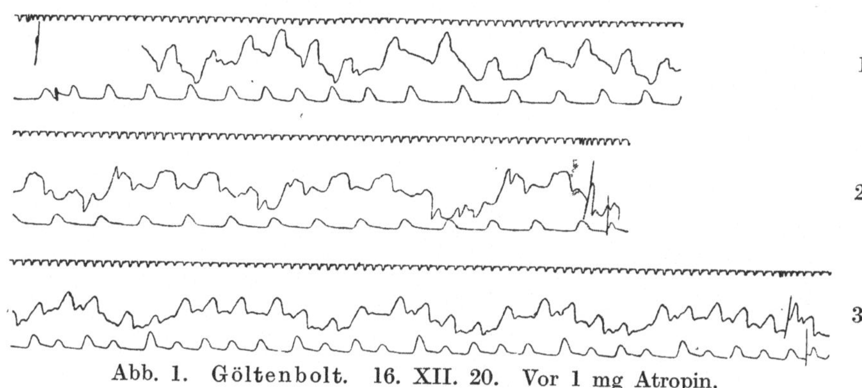

Abb. 1. Göltenbolt. 16. XII. 20. Vor 1 mg Atropin.
Abb. 2. Göltenbolt. 16. XII. 20. 7 Minuten nach 1 mg Atropin.
Abb. 3. Göltenbolt. 16. XII. 20. 30 Minuten nach 1 mg Atropin.

22. XII. 20. Rhythmus: Lang hingezogene Wellentäler, kurze Beschleunigungskuppen. Die oberflächliche Atmung hat Einfluß auf den Rhythmus. Beispiel in Einzelperiodenfrequenz: 68,2 63,1 (I.) 56,6 42 48,4 (I.) 52,2 55,5 55,5 (I.) 61,8 59,4 61,8 (I.) 58,5 43,4 45,1 (I.) 51,7 55,5 53,1 73 (I.) 50,8 45,1; Inspirationsakt 56,6 71; D.-I. 49,2 47,5 48,4 49,6 51,7 50,8 51,3 51,7; Exspirium usw.

1 mg Atropin subkutan. Nach 5 Minuten Vagus 51 — 14. Nach 10 Min. 52 61 — 38 = 23. In Einzelperiodenfrequenz: Vorher 63,1 (I.) 58,2 42,9 43,8 (I.) 47 49,6 (I.) 51,7 60 68,2 (I.) 51,2 43 47 (I.) 48 50,8 (I.) 51,7 53,1 64,5 (I.) 58,8; Inspirationsakt 58,2 61,2 60; D.-I. 51,3 38,2 41,1 43,4 45,1 48,8 48,8 48,4 69,6 usw.

Also jetzt ein ziemlich gleichmäßiges Auf- und Niederwogen des Ausgangsrhythmus, auch im D.-I.-Versuch ein ruhiger Fluß der Frequenzbewegung. Der Arterienpuls ist nahezu gleichmäßig.

Streckenweise wird der Rhythmus jetzt völlig regulär. Ein Beispiel: 48,4 (I.) 48,4 47 48,8 (I.) 49,6 48,8 50 (I.) 48,8 48,8 48 (I.) 48,4 47 48,8 (I.) 48,4 49,2 50 (I.) 50,8 50 49,2 (I.) usw.

Nach 30 Min. bei einer Durchschnittsfrequenz 71 wieder inäqualer Arterienpuls und starke Irregularität. Beispiel: 61,2 82 71,4 93 (I.) 63 65,2 61,2 77 (I.) 62,5 89 68 88 (I.) 61,8 68,2 66,7 82 (I.).

Zweite Untersuchungsperiode im Juli 1921.

Klinisch keine Änderung im Befinden. Patient ist arbeitsfähig. Der Arterienpuls zeigt jetzt nichts mehr von Unregelmäßigkeit. Normale Vorhofszacke, auch im Elektrokardiogramm.

D.-I.-V. 61 72 — 48 = 24 Vag. 63 — 32

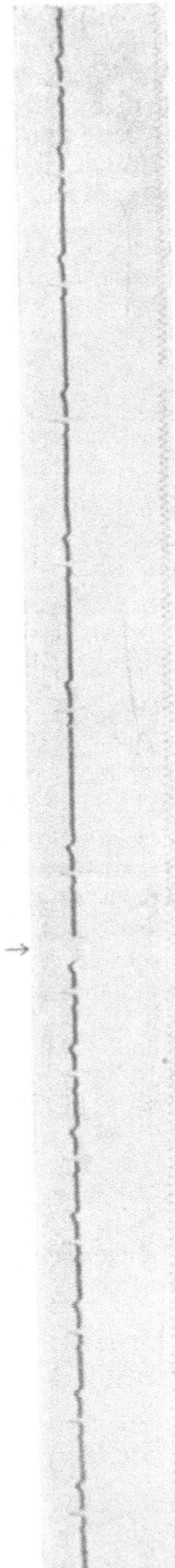

Abb. 4. Göltenbolt. 18. VII. 21. Ekg. ↓ Vagusdruckversuch.

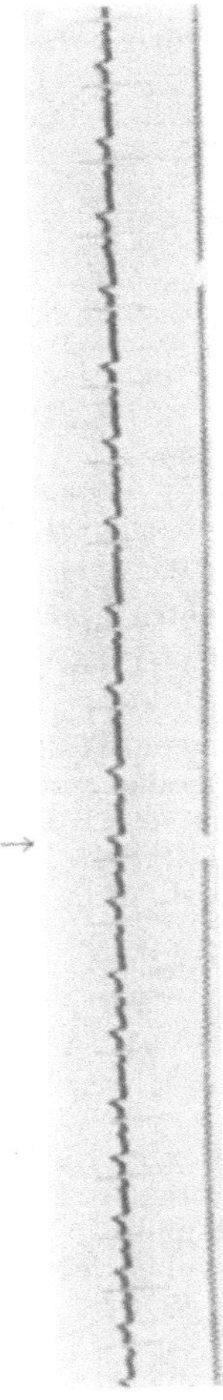

Abb. 5. Göltenbolt. 18. VII. 21. Ekg. 30 Minuten nach 1 mg Atropin. ↓ Vagusdruckversuch.

Vagusdruckversuch in Einzelperiodenfrequenz: Vorher 62,5, 61,2 60 63,8 63,8; Vagusdruck 43,4 31,6 34,5 35,9 37,5. (Abb. 4.)

1 mg Atropin verlangsamt in 5 Minuten auf 55 (nach 10 Minuten ist nicht geschrieben). Bei Frequenzanstieg auf etwa 80 wird der Puls auffällig unregelmäßig. Ich schildere wieder einen Vagusdruckversuch; vorher 78 82 72 64,5 80 69 75; Vagusdruck 69 55,5 58,2 53,5 56,6 57,6 55,5. (Abb. 5.)

Eine erneute Digitalisierung führt bereits am Abend des 3. Tages zu regelmäßiger Pulsverlangsamung von 45.

D.-I.-V. 46 71 — 40 = 31
Vag. 44 — 15

Vagusdruckversuch in Einzelperiodenfrequenz: 43 44 44,1 43,4 45; Vagusdruck 38,2 28,5 28,3 31,2; Nachwirkung 37,5 40 usw.

Ergebnis der ersten Untersuchung.

a) Vor Digitalis:

1. Ausgangsrhythmus. Bei einem 54jährigen Mann mit normal großem Herzen, nicht erhöhtem Blutdruck findet sich dauernd eine Sinusarrhythmie, die dem Arterienpuls zufolge wesentliche Charakteristika einer Flimmer-Arrhythmie aufweist: Der Puls ist völlig irregulär. Nach Atropin und körperlicher Anstrengung nimmt die Irregularität eher zu, der Puls wird inäqual.

Eine feste Beziehung der Irregularität zur oberflächlichen Atmung läßt sich nicht feststellen. Tiefere Wellentäler ziehen sich eventuell über mehrere Atemzüge hin.

2. Tiefatmungsprüfung. Patient zeigt dauernd Ausschläge, die weit über die Altersstufe hinausgehen. Der Inspirationsakt löst zwar Beschleunigung aus, doch bleibt auch hier der Charakter der völligen Irregularität bestehen statt des sonst fließenden Überganges in Beschleunigung. Im Dauerinspirium eine gewisse Regularisierung.

3. Vagusdruckversuch: Hochgradige Sinusverlangsamung ohne Interferenz des Aschoff-Tawara-Rhythmus. Auch hier gewisse Regularisierung.

4. Atropinversuch im Speziellen: Bei der kräftigen initialen Verlangsamung schwindet die Irregularität zeitweilig, um später im Atropinlähmungsstadium wiederzukehren.

b) Digitaliswirkung:

1. Ausgangsrhythmus. Die Pulsfrequenz fällt in vier Tagen ab von 70 auf etwa 55, der Rhythmus ist gekennzeichnet durch ein Auf- und Niederwogen mit Verlangsamungstälern, die mehrere Atemzüge überspringen. Die oberflächliche Atmung hat geringen Einfluß.

2. Tiefatmungsprüfung. Inspiratorische Beschleunigung gleichmäßiger, schöne Regularisierung im Dauerinspirium. Ausschlagsgröße geringer als vorhin.

3. Vagusdruck-Verlangsamung auf nicht stärkere Grade als vorher.

4. Atropinversuch. Auf der Höhe der Digitalisierung kommt es nur zu geringer initialer Verlangsamung. Streckenweise wird der Puls wieder regelmäßig.

Im Lähmungsstadium wieder starke Irregularität vom Charakter der Arrhythmia perpetua, verbunden mit Inäqualität.

c) Die zweite Untersuchungsperiode ein halbes Jahr später findet völlig andere Verhältnisse. Jetzt regelmäßiger Puls einer Frequenz 60; dabei ein etwas gesteigerter Atmungsausschlag. Nur im Vagusdruckversuch mit seiner hochgradigen Sinusverlangsamung, in der Irregularität des Atropinlähmungsstadiums und in der schnellen Digitalisverlangsamung verrät sich, wie eng verwandt dieser Zustand noch dem früheren sein muß.

3. Fall. Heinrich Becker, 55jähr.

Patient war früher nie ernstlich krank. Wegen einer Unfallverletzung am rechten Knie kam er zur Ersatzreserve, wurde 1887, 1888, 1889 mehrere Wochen eingezogen. In den späteren Jahren fünfmal Lungenentzündung und Rippenfellentzündung, zum letztenmal etwa 1909. Patient arbeitete als „Zuschlager“ in der Schmiede einer Fabrik. Seit 1911 war Becker wiederholt wegen Blutarmut, Lungenkatarrhen mit allgemeiner körperlicher Schwäche in ärztlicher Behandlung. In den letzten zwei Jahren fortschreitende Abmagerung und Schwäche. Seit 1. Januar 1920 wegen Lungenkatarrhs und „rheumatisch-neuralgischer Erkrankung“ der rechten Schulter und des rechten Arms in ärztlicher Behandlung. Seit Dezember 1919 auch Husten und Auswurf, im Laufe des Februars angeblich auch einige Male Blutspucken. Von seiten des behandelnden Arztes wurde Badekur vorgeschlagen. Patient wird zur Begutachtung seines Schultergelenks der medizinischen Klinik überwiesen.

Über besondere Herzbeschwerden klagt Patient nicht. Er hat nicht das Gefühl, daß sein Puls etwa unregelmäßig schlägt.

Befund: Mittelgroßer, abgemagerter Mann in reduziertem Kräftezustand. Blasse Hautfarbe bei normalem Hämoglobingehalt. Gefäße wandverdickt und geschlängelt. Blutdruck 100/60. Körpergewicht 52 kg. Das Herz ist nach links leicht vergrößert. Herzmaße 3,3 : 8,5. Normale Herzform. Reine Töne. Die Aktion ist völlig irregulär, die Schreibung weist alle Zeichen des Vorhofflimmerns auf. Stauungssymptome finden sich nicht. Chinidin wird gegeben: am 27. VII. einmal 0,2 vorm., nachm. zweimal 0,4, am 28. dreimal 0,4. Im Laufe des Nachmittags Regularisierung des Pulses.

Patient wurde untersucht im Anschluß an die Chinidinkur bis zum 31. VII. inkl., wir konnten ihn damals nicht länger in der Klinik halten. Eine Nachuntersuchung erfolgte in den Tagen vom 14. bis 16. X. inkl. Da sich in der Zwischenzeit der Rhythmus wesentlich geändert hat, seien die beiden Untersuchungsperioden getrennt besprochen und dann miteinander verglichen.

Abb. 6. Becker. 24. VII. 20. Völlig irregulärer Arterienpuls, Fehlen der Vorhofszacke im Venenpuls.

Erste Untersuchungsperiode.

24. VII. Während des Flimmerns Beispiel der Arrhythmie in Kammerperiodenfrequenz: 46,8 (I.) 50 41,7 (I.) 30,6 47,6 48,4 (I.) 73,1 75 (I.) 27,7 (I.) 36,8 75 (I.) 63,8 45,1 76 (I.) 63,1 70 (I.) 32,2 32,2 33 usw. (Abb. 6.) Also eine Arrhythmie, die von der oberflächlichen Atmung immerhin leicht beeinflußt wird. Die Beziehung zwischen Atmung und Arrhythmia perpetua ist ja schon vorhin sichtbar geworden.

28. VII. 6 p. m. Regularisierung: Nahezu regelmäßiger Puls von 75 Schlägen.

29. VII. 11 a. m. Auf der Venenkurve normale Vorhofzacke und konstantes A—C-Intervall. Der Rhythmus bietet bald Bilder eines gewöhnlichen Puls. resp. b. o. A. mit geringen Exkursionen, bald kurzfristige Verlangsamungstäler, eventuell über ein paar Atmungen hinwegziehend. Dazu gelegentlich Vorhofextrasystolen.

Beispiel für Puls. resp. b. o. A.: 57,6 58,2 (I.) 50,4 60 (I.) 49,6 55,5 60 (I.) 50,4 55,5 56,6 (I.) 51,7 55,5 58,8 (I.) 50 65,9 (I.) 47,6 55,5 61,8 (I.) 49,2 55,5 usw.

Beispiel einer kurzfristigen Verlangsamungswelle: 61,8 (I.) 47 61,2 (I.) 47 33,3 (I.) 40,8 56,6 56,9 (I.) 53,1 60 (I.).

30. VII. 10 a. m. Im Elektr. bei Frequenz 75/80 Vorhofextrasystolen mit normal geformter P-Zacke, aber verlängertem P.-R.-Intervall (statt 0,8 Fünftelsekunden bis zu 1,05).

5 p. m. Die Pulsschreibung zeigt bei langsamerer Frequenz den Sinusrhythmus kompliziert durch Frequenzhalbierung (Bild des Vorhofsystolenausfalls): 60 49,6 53,6 55,5 51,7 51,3 57,6 29 50 53,1 59,4 58,2 53,1 50 58,8 48,8.

D.-I.-V. ca. 55 74 — 50,4 = 23,6
D.-I.-V. ca. 55 70 — 50 = 20

31. VII. 11 a. m. Der Rhythmus bewegt sich auf und nieder in Neigung zu großzügigen Wellenbewegungen, die mehrere Atemzüge überspringen können und im ganzen recht wenig mit der oberflächlichen Atmung zu tun haben. Dauernd normales A—C-Intervall. Es handelt sich um echte Sinus-

arrhythmie vom gleichen Wellentyp, wie wir ihn schon mehrfach gesehen haben, z. B. nach Körperbewegung, nach Adrenalin usw. Hin und wieder Strecken nahezu regelmäßigen Frequenzniveaus von etwa 50. Auch Vorhofextrasystolen kommen vor. (Abb. 11.)

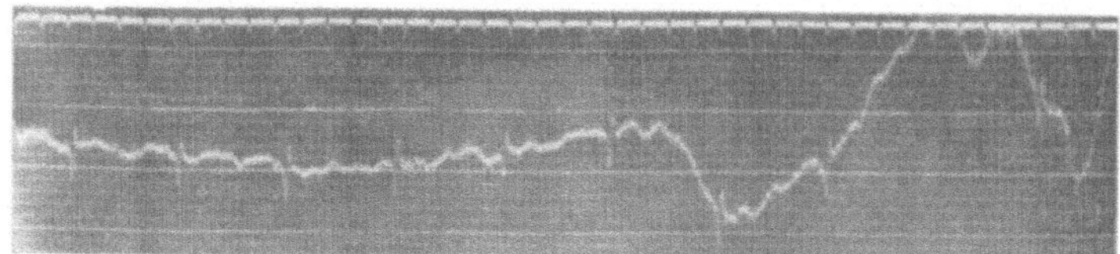

Abb. 7. Becker. 30. VII. 20. Ekg. Gleich nach Regulation.

Wellenbeispiel: 33 (I.) 42,2 51,7 (I.) 55,5 51,7 56,6 (I.) 58,2 41,7 (I.) 36,4 37,5 (I.) 44,8 53,5 (I.) 42,2 38,7 (I.) 37,3 40,5 (I.) 49,2 55,5 (I.) 50 62,5 41,1 53 61 (I.) 42,4 34,7 (I.) 38,5 49,2 49,6 55,5 (I.)

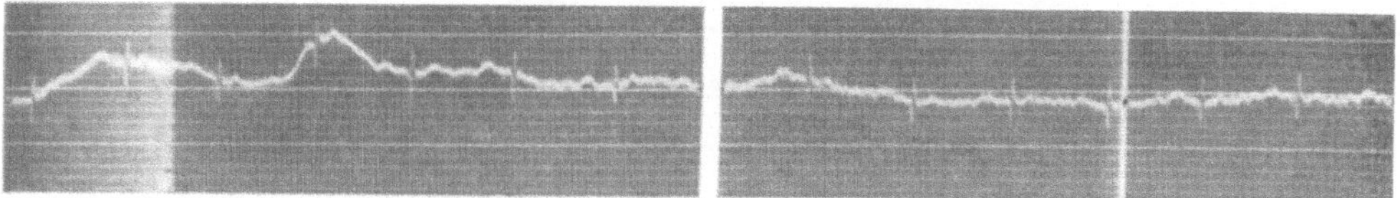

Abb. 8a.

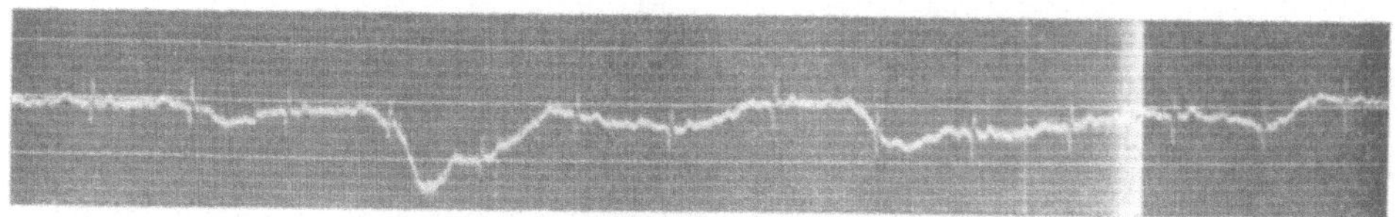

Abb. 8b.

Abb. 8a u. 8b. Becker. 30. VII. 20. Ekg. Prüfung auf Extrasystolen.

Tiefatmungsprüfungen machen jetzt entsprechend tiefe Verlangsamungstäler. Im D.-I.-Versuch werden beim Inspirationsakt 2 Extrasystolen ausgelöst. Vorher 61,8 44,1 (I.) 30,9 42,9 53,1 (I.) 57 51,7 53,5 (I.) 53,1 60;

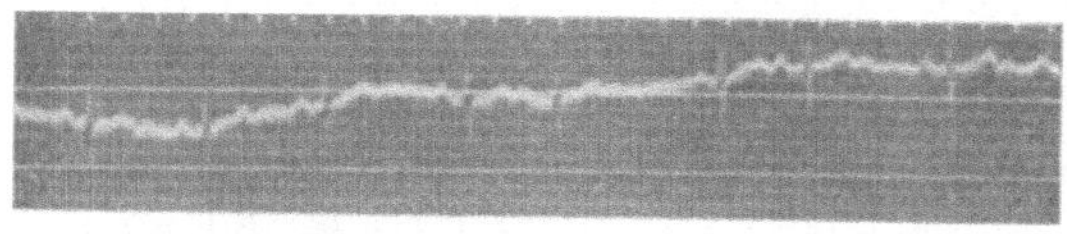

Abb. 9. Becker. 30. VII. 20. Ekg. Ableitung 2. normale Vorhofzacke, streckenweise regelmäßiger Rhythmus von etwa 80, **zwei** Vorhofsextrasystolen nebeneinander, mit jeweils verlängerten Vorhofskammerintervallen, stärker bei der ersten Extrasystole.

Inspirationsakt 30 96 E 95 E; Dauer-Inspirium 55,5 58,2 51,7 30,3 42,2 50,8 50,8 50 58,2; Exsp.

Der einmalige tiefe Atemzug, ausgeführt bei ruhigem Pulsniveau, löst mehrere energische Wellen aus. Vorher 51,7 57,6 50,8 51,3 51,3; Insp.-Akt

56 70 44,8; Exspirium 44,4 31,6 41,7 49,6 52,6 51,7 48,4 61,8 39,2 30 42,2 52,6 56,9 50,8 51,7 52,6 48,8 48,8.

Ganz entsprechende Wellen lassen sich auch bei rechtsseitigem Vagusdruck erzielen, der sogar Verlangsamung auf 20 setzt: 51,7 56,6 52,2 56,6

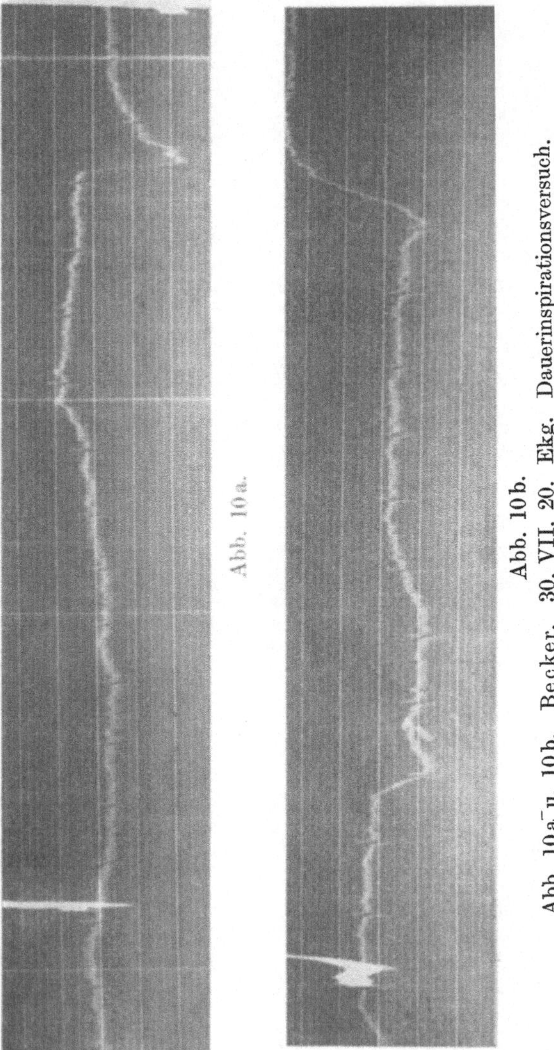

Abb. 10a. Abb. 10b.

Abb. 10a u. 10b. Becker. 30. VII. 20. Ekg. Dauerinspirationsversuch.

51,7 51,7 52,6; Vagusdruck 56,8 20 30,6; Nachwirkung 44,4 50,8 53,5 46,8 29,8 40,8 50,8 49,6 53,5 42,9 37,0 34,7 48,8 50 51,7 51,3 52,2.

Die Kontrollversuche bei elektrokardiographischer Schreibung bestätigen, daß auch bei den stärksten Verlangsamungsgraden ein konstantes Vorhofskammerintervall bestehen bleibt — also weder Vorhofkammerblock, noch Interferenz mit Aschoff-Tawara-Rhythmus. Die P-Zacke behält stets ihre normale Form bei.

Was den Typ der Arrhythmie anlangt, so ist in der Strecke vor dem nachfolgenden D.-I.-Versuch zweimal eine Halbierungsfrequenz zu notieren: Ganz bei Beginn der Kurve vom Typ des sog. sinoaurikulären Blocks, kurz hinterher vom Typ des Vorhofsystolenausfalls.

Vor D.-I.-Versuch (Abb. 12a u. 12b) 50 28,8 43,8 52,2 55,5 47,6 58,8 25,6 47 57 45,1 52,6 (Abb. 13a u. 13b) 53,5 42,9 61,2 47; Insp.-Akt 55,5 61,8 56,6 (I.) 52,6 35,3 48,2 53,1 54,5 43,1 29,9 41,1; Exsp. usw.

Der Vagusdruckversuch liefert auch hier den gleichen Verlangsamungsgrad.

Vorher (Ekg.) 50,4 54,5 55,5 50 50,4 55,5 42,9; Vagus 55,5 23 35,7 62,5 27,9; Nachwirkung 44,1 55,5 50 usw.

Ergebnis der ersten Untersuchungsperiode.

1. Beurteilung des Ausgangsrhythmus. Der Rhythmus, der sich nach Beseitigung des Vorhofflimmerns einstellt, hat zeitweilig Ähnlichkeit mit der Kammerarrhythmie jenes Vorhofflimmerstadiums: Nahezu die gleiche Durchschnittsfrequenz, Neigung zu mächtigen Rhythmusschwankungen. Folgende Daten lassen sich mit Sicherheit angeben:

a) Vorkommen von Vorhofsextrasystolen, die auf Grund der normalen P-Zacke als vom Sinus ausgehend angesprochen werden können.

b) Auftreten von Halbierungsfrequenzen, sei es im Bilde des Vorhofssystolenausfalles (30. VII. und 31. VII. Ekg. sei es im Bilde eines sinusaurikulären Blocks (31. VII. Ekg.). Ob es sich hier wirklich um den Mechanismus des Typus 1 oder Typus 2 Wenckebachs handelt, sei noch in Frage gestellt. Ähnliche brüske Verlangsamungen für eine Periode finden sich einige Monate später gleichfalls vor, nur geht dort die Verlangsamung von 40 auf 30.

c) Echte Sinusarrhythmien, bald als kurzfristige Verlangsamungstäler zu registrieren, bald als ein Auf- und Niederwogen der Frequenz, wie im ersten Beispiel am 31. VII. Daß es sich hier nicht um sog. Sinusflimmern handeln kann, scheint mir gerade aus dem Nebeneinander der erwähnten Formen hervorzugehen, die wir später bei Gelegenheit des Digitalisrhythmus in ähnlicher Weise sich ablösen sehen. Aber auch das Alternieren von nahezu regelmäßigem Puls (der nur durch geringfügigen Puls in Schwankung gehalten wird) mit jenen Wellenbildungen scheint mir sehr gegen die Annahme eines Sinusflimmerns zu sprechen. Die Arrhythmie ist vielmehr Ausdruck einer Altersschädigung des Sinusknotens; Beweise

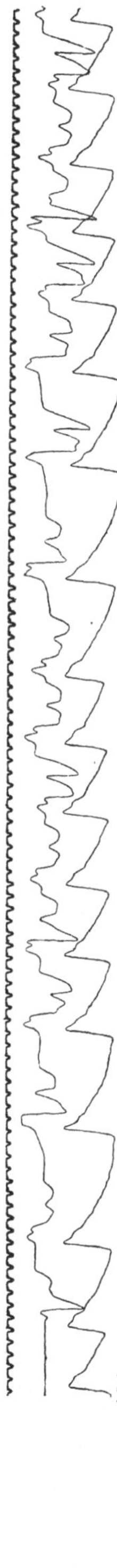

Abb. 11. Becker. 31. VII. 20. Venenschreibung. Arterien- und Venenpuls. Der Venenpuls zeigt normale Vorhofszacken; die auf- und niederwogenden Wellen des Arterienpulses entsprechen Sinusarrhythmie.

dafür liegen in der gleichen Reaktionsweise auf Atropin und Digitalis (s. u.), wie sie später im Falle Schulz im Digitaliskapitel erörtert werden.

2. Tiefatmungsprüfungen: Zugleich mit Auftreten der Verlang-

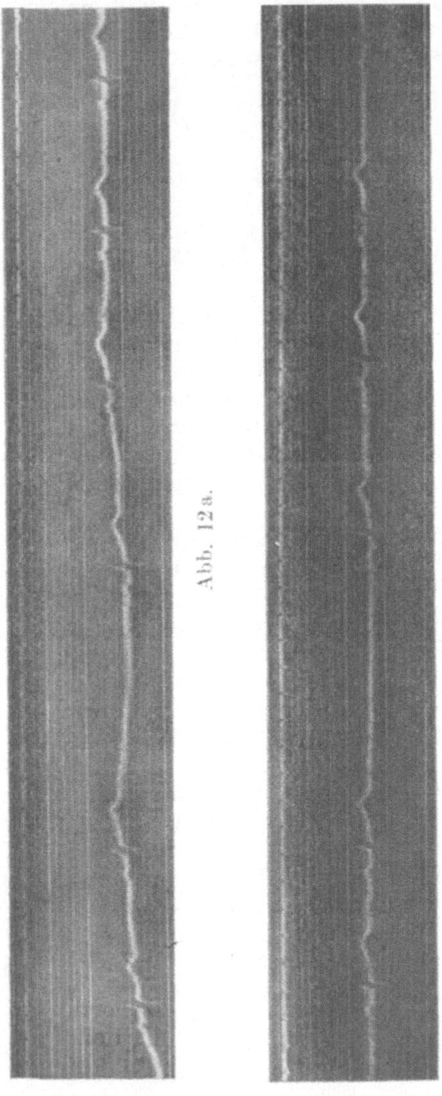

Abb. 12a.

Abb. 12b.

Abb. 12a u. 12b. Becker. 31. VII. 20. Ekg. Vor Dauerinspirationsversuch: Normale Vorhofszacken mit konstanten Intervallen zwischen P. und R. Die 2. und 8. Periode sind stärker verlängert, die erste läßt an Typus 1 Wenkebach denken, die zweite an Typus 2.

samungstäler nimmt die Ausschlagsgröße im Tiefatmungsausschlag mächtig zu. Sie steigt von Werten zwischen 20—25 (Befund am 30. VII.) an auf Exkursionen zwischen 30—40 am 31.

Der einmalige tiefe Atemzug löst bei ruhigem Frequenzniveau Wellenbewegungen des Pulses aus, so beitragend zur Klärung dieser

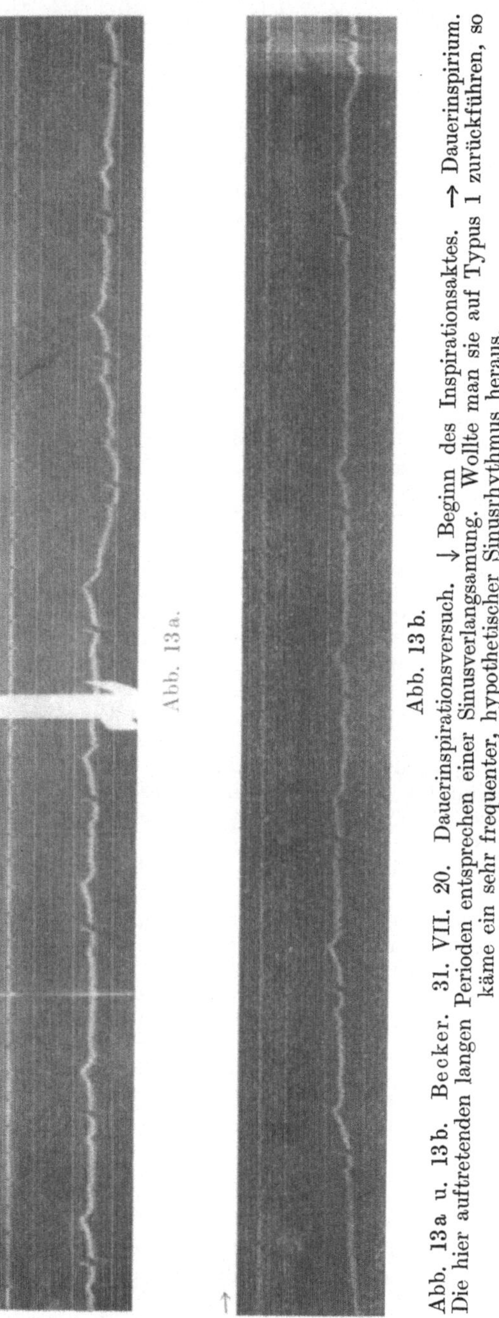

Abb. 13 b.

Abb. 13a u. 13b. Becker. 31. VII. 20. Dauerinspirationsversuch. ↓ Beginn des Inspirationsaktes. → Dauerinspirium. Die hier auftretenden langen Perioden entsprechen einer Sinusverlangsamung. Wollte man sie auf Typus 1 zurückführen, so käme ein sehr frequenter, hypothetischer Sinusrhythmus heraus.

Wellen. Andererseits werden im D.-I.-Versuch vom 31. (Ekg.) die Halbierungsfrequenzen umgeformt in einen Wellentyp, der nur als Sinusarrhythmie angesprochen werden kann.

3. Vagusdruckversuch: Am 31. VII. die gleiche Auslösung von Wellen wie vorhin bei tiefem Atemzug.

2. Untersuchungsperiode: Digitalisierung.

Nach 2 Monaten Pause kehrt Patient für einige Tage in die Klinik zurück. Er erhält am 14. X. abends 2 ccm Digitotal intravenös, am 15. und 16. je 10 Tabletten Digitotal per os. Geprüft ist diesmal neben dem Digitaliseffekt die Einwirkung einer leichten Körperanstrengung (Kniebeugen bis zur Erschöpfung), sowie der Einfluß von Atropin.

14. X. 2 p. m. Minutenweise ein völlig regelmäßiger Puls von ca. 41 Schlägen pro Minute mit normalem Vorhofkammerintervall, gelegentlich von Vorhofextrasystolen unterbrochen. In größeren Abständen Verlangsamungstäler wie zuvor, nur daß jetzt bei starkem Verlangsamungsgrad der Sinusknoten interferiert mit dem Aschoff-Tawara-Knoten in der Reizbildung. Die Vorhofzacke des Elektrokardiogramms rückt an die R-Zacke heran, sie liegt selten jenseits von R. Die Form der P-Zacke bleibt die normale.

Beispiel einer regelmäßigen Pulsstrecke in $^1/_{10}$ M. F. 40 40 39,8 40,1 41 41,5 41,5 41.

Ein Einzelperiodenbeispiel demonstriert Spontanwellung und Einfluß des maximalen Atemzugs. Zwecks einheitlicher Darstellung sind stets Vorhofsperioden angegeben: sobald das a—c-Intervall sich verkürzt, ist die Verkürzung in Fünftelsekunden registriert. Vorher 40 41,1 (I.) 39,5 40,8 (I.) 40,8 40,5 (I.) 29,9 (0,3 I.) 37 47,6 (I.) 41,7 41,7 (I.) 41,4 41,1 (I.) 40,8 41,7 (I.) 39,2 40,5 (I.) 40,8 40,3 (I.) 40,3 41,1 (I.) 40 40,5 41,4 (I.) 40,8 39,2; Insp.-Akt 58,5 42,9; Exspirium 41,9 40,8 41,1 (I.) 27,7 (0) 40.8 (I.) 38,9 39,2 39,8 (I.) 39,8 40,5 (I.) 39,8 40,3 (I.) 40,3 40,5 (I.) 28 (0) 37,3 (I.) 41,1 41,1 (I.); Vagusdruck 41 — 11, anschließend Vorhofsextrasystole.

12 Kniebeugen bis zur Erschöpfung. Die nach 18 Sekunden Verlust einsetzende Schreibung registriert folgende Zehntelminutenwerte: 55,5 54 48,5 44 42 36 34.

Nach 1 Min. M. A. 48,4 — 33,3 = 15
„ 2 „ M. A. 48 — 30,9 = 17,1

Beispiel des Frequenzablaufs in Vorhofsperiodenfrequenz (eine Verkürzung des Vorhofskammerintervalls ist jeweils wieder angegeben): M. A. 26,6 (0) 37,5 (I.) 26,9 (0) 40 (I.) 29,6 32 (I.) 33,7 (I.) 31 40,8 (I.) 30,6 38,9 (I.) 30,4 31 (I.) 36,1 (I.) 36,6 33,9; Insp.-Akt 48 35,9; Exspirium 33,9 35,7 (I.) 32,6 30,9 (I.) 31 31,6 (I.) 37,5 (I.) 32,6 33,9 (I.) 32.

Nach 3 Minuten M. A. 33 57,6 — 32 = 25,6.
„ 5 „ bereits abklingende Verlangsamung.

Einzelperiodenfrequenz 42,9 (I.) 40,8 40,8 41,4 (I.) 30,8 37,5 (I.) 31,4 37,5 (I.) 40,8 42,2 (I.) 40.

Nach 10 Minuten wieder der regelmäßige Puls des Ausgangsrhythmus. Eine Strecke in $^1/_{10}$ M. F.: 40 40,3 40,5 40,5 42 42 .... Zwischendurch gelegentlich ein Verlangsamungstal. Vorhofperiodenfrequenz: 40,8 40,8 40,5 27,6 (0) 37,9 40,8 41,1 40,8 40,5 usw.

Nach 30 Minuten 41 D.-I.-V. 58,2 — 29,6 = 28,6.

15. X. 7,30 a. m. 2 mg Atropin subkutan. Vorher wieder nahezu regelmäßiger Puls von ca. 41 bei normalem Vorhofkammerintervall (0,9/5 Sek.). Vereinzelte Verlangsamungstäler kommen vor. Im Vagusdruck Verlang-

samung auf 34. Beispiel (Abb. 14) von Ausgangsrhythmus und D.-I.-Ausschlag in Vorhof-Periodenfrequenz mit Angabe der eventuell verkürzten a—c-Intervalle: 40,8 41,7 (I.) 40,8 41,7 (I.) 32 39,2 (I.) 40,5 41,1 (I.) 40 · 32,4 44,1 (I.) 30,4 (0,65) 37,9 (I.) 40,5 42,2 (I.) 41,1 41,4 (I.) 41,1 41,7 41,7 (I.) 40,8 41,7 (I.) 41,4 40,8 (I.) 40,8 41,9 42,2 (I.) 40,8; Insp.-Akt 41,4 63 57,6; D.-I. 33,3 33,7 30,3 35,9 33,7 37,5 38,9 40,5 40,8; Exspirium usw. 40 48,8 42,2.

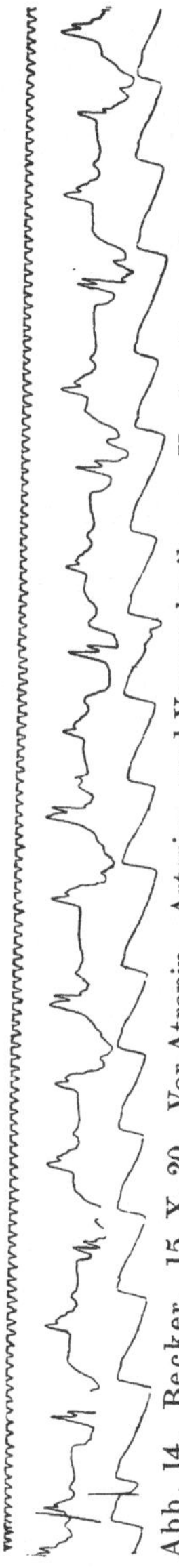

Auf die Verlangsamungstäler des Ausgangsrhythmus, die eine Frequenzsenkung von etwa 40 auf 30 für eine Periode bedingen, mit und ohne Interferenz, war schon bei der Besprechung der ersten Untersuchungsperiode hingewiesen. Es handelt sich hier meines Erachtens um sichere Sinusverlangsamung.

2 Minuten nach 2 mg $^1/_{10}$ M. F. 33 35 35,5 33,3 35 37,5 37 35,5 33,5 33 36.

Mit dieser Verlangsamung häufen sich die Interferenzen des Aschoff-Tawara-Rhythmus: Das Vorhofkammerintervall ist oft verkürzt, gelegentlich die Vorhofzacke hinter der Karotiszacke des Venenpulses gelegen. — Vorhofperiodenfrequenz 3 Minuten nach Atropin: 33 (1,0 I.) 29,9 (0) 36,6 1,0 (I.) 33,2 (1,0) 33 (1,0 I.) 30,1 (Vorhofzacke 0,8 hinter der Karotiszacke) 37,5 (1,0 I.) 33,3 (0) 38,5 (1,0 I.) 33,9 (1,0) 42,9 (1,0 I.) 42,2 (1,0) 30,9 (0,4 I.) 30,1 (Vorhofzacke 0,65 hinter Karotiszacke) 41,1 (1,0 I.) 36,8 (1,0) 34,9 (1,0) usw.

D.-I.-Versuch nach 5 Minuten. Vorher 36,8 (1,0 I.) 30,9 (0) 32,0 (0,25); Insp.-Akt 51 (1,0) 45,1 (1,0); D.-I. 33 (1,0) 30,3 (0,2) 35,3 (1,0) 26,9 (Vorhofzacke 1,1 hinter Karotiszacke) 38,2 (0,3) 44,1 (1,0) 32,4 (0,8) 34,7 (1,0); Exspirium usw. Vagusdruck 33,5 — 0,2; nachher Vorhofextrasystolen.

Nach 10 Minuten bei Frequenz 37 keine Verkürzung des Vorhofkammerintervalls mehr.

Beispiel des D.-I.-Versuchs: Vorher 36,4 37 (I.) 37,3 36,8 (I.) 35,9 39,2 (I.) 34,7 39,2 (I.) 44,4 48,8 (I.) 46,8; Insp.-Akt 46,8 56,1 49,2; D.-I. 47,6 46,8 46,1 37,5 37,3 37 36,4 36,6 37,9; Exspirium usw.

nach 15 Minuten Frequenz 51
„ 20 „ „ 69
„ 30 „ „ 60.

Abb. 14. Becker. 15. X. 20. Vor Atropin. Arterien- und Venenschreibung. Vereinzelte verlängerte Perioden (Sinusrhythmus, evtl. Interferenz des Aschoff-Tawara-Rhythmus: so beim 3. Verlangsamungstal).

16. X. 7,30 a. m. Nahezu regelmäßiger Puls von etwa 33—36 Schlägen pro Minute. Registrierung in $^1/_{10}$ Minutenfrequenz ergibt folgende Werte: 33,5 33,7 34,5 34,5 36,5 36 36 36,5 35,3 34,5.

Das A—C-Intervall ist in der Regel konstant. Bei einem minimalen Puls. resp. b. o. A. kommt es selten zu Beschleunigungszacken, die über Atemzüge sich hinziehen können. Beispiel in Vorhofperiodenfrequenz: 35,7 36,8 (I.) 33,3 34,5 (I.) 33,9 36,1 (I.) 33 34,7 (I.) 33,5 35,3 (I.) 34,7 34,5 (I.) 37 32,7 (I.) 33,7 37,9 (I.) 37,3 43,4 (I.) 33,3 37,5 (I.).

Nur selten Interferenz mit Aschoff-Tawara-Rhythmus. Die Klammern des folgenden Beispiels geben wieder die Länge des A—C-Intervalls: 34,7

(0,9) 30,4 (0) 42,4 (0,9) 44,1 (0,9) 31,0 (0,15) 37,8; D.-I.-V. 36 47 — 29,4 = 17,6; Vagusdruck 32 — 0,5, anschließend Extrasystolen.

Es werden wieder Kniebeugen bis zur Erschöpfung ausgeführt (19 Kniebeugen). $^1/_2$ Minute geht bis zur Pulsschreibung verloren. Die dann folgenden $^1/_{10}$ Minutenwerte sind: 54 (E.) 41 41 41,5 (Beginn von Wellen) 38,5 34 32 34.

Nach $1^1/_2$ Minuten M. A. (34) 42,9 — 28 = 14,9.

Vor dem Versuch Vorhofperiodenfrequenz: 30,8 30 30,6 (I.) 31,2 37,5 (I.) 33,7 33; Insp.-Akt 42,9 38,2; Exspirium 28 34 34,2 (I.) 30,3 31,9 (I.) 30,9 32 32 (I.) 30 33 (I.) 32 32,7 (I.) 29,8 30 (I.) 25,6 (0,45) 32 (I.) 32 33,5 (I.) .... Die Pulsfrequenz ist also gegenüber der Ausgangsfrequenz abgesunken. Auch jetzt nur ganz selten Eingreifen des Aschoff-Tawara-Rhythmus.

Nach	3 Minuten	D.-I.	33	50,4 — 30,1 — 29,4	
„	5 „	D.-I.	33	51,7 — 27,9 — 23,8	Vag. 32 — 2,5
„	10 „	D.-I.	33,5	51,7 — 33,3 = 18,4	
„	20 „	D.-I.	37	49,2 — 31,9 = 17,3	
„	30 „	D.-I.	36	47,6 — 28 = 18,4.	

16. X. 5 p. m. Atropinversuch bei elektrokardiographischer Registrierung. Bei Ableitung 2, die angewandt wurde, ist die P-Zacke heute klein, manchmal kaum zu erkennen; entsprechende Notizen sind jeweils im Protokoll eingefügt, das wieder Vorhofsperiodenfrequenzen gibt.

Die Ausgangsfrequenz beträgt etwa 34. Beispiel einer Strecke mit gut sichtbarer P-Zacke und einem P—R-Intervall von 0,9—1,0 Fünftelsekunden: 36,1 34,7 33,7 34,9 35,5 33,7 34,3 .... Hin und wieder Beschleunigungszacken, auch wohl eine Vorhofextrasystole mit Verlängerung des P—R-Intervalls auf 1,1: 33,2 (0,9) 33,2 (0,9) 41,1 (1,0) 36,8 (1,0) 37,8 (1,0) 78 (1,1) (Extrasystole): P-Zacke von normaler Form. Die folgenden Schläge haben nur minimale Andeutung einer P-Zacke: 32,6 (0,9) 32,6 (0,9) 31 (0,9) 31,6 (0,9) 31,2 (0,9); Insp.-Akt 36,6 (0,9) 50 (1,0) 53,5 (1,0); D.-I. 32 (1,0) 34,9 (1,0) 31,9 (1,0) 36,4 (1,0); Exspirium usw. 58,5 (1,0) 34,9 (0,9) 50,8 (0,9) 53,1 (1,0) 30,9 (0,45) 38,5 (1,0) 31,9 (0,95) 34,5 (1,0) ...... Also reaktiv einmal verkürztes P—R-Intervall; normale P-Zacke.

Also D.-I.-V. 32 53,5 — 32 = 21,5
D.-I.-V. 32 52,2 — 32,2 = 20

Vagusdruck: Vorher $^1/_{10}$ M. F. 37 36,5 36; Vag. 31,5.

Reaktiv Vorhofsextrasystole mit normaler P-Zacke; P—R-Intervall 1,35.

5 Minuten nach 1,2 mg Atropin subkutan nahezu regelmäßige Vorhofperioden, etwas verlangsamt. Die P-Zacke ist nur sehr klein.

Vor D.-I.-Versuch 32,8 32,8 33,3 32,6 32,6 32,2 32,2 32,2; Insp.-Akt 38,5 50 38; D.-I. 32,2 33,3 33,3 33,2 33,5 32,6 32,6; Exsp. 35,7 usw.

8 Minuten nach Atropin Ausgangsfrequenz nahezu regelmäßig: 33,7 33,3 33 33,2 33,3; Vagusdruck 33 32,6 32,8 32,2 32,4; Nachwirkung 32,6.

Vorhofextrasystole: 73 (1,2) 38,7 27,7 (P 0,4 hinter R von normaler Form) 38,7 29,4 (P 0,4 hinter R) 41,9 42,9 usw.

25 Minuten nach Atropin Frequenz 43 regelmäßig,
30 „ „ „ „ 53 „

Ergebnis.

Vor Digitalis.

1. Ausgangsrhythmus. Nach der Pause von etwa 2 Monaten, in der Patient Medikamente nicht genommen hat und als Landarbeiter immerhin noch zu mittelschwerer Arbeit befähigt war, zeigen sich einige wesentliche Unterschiede gegenüber dem Rhythmus im Juli.

a) Die Pulsfrequenz ist von einem Durchschnittsniveau 50 auf 40 heruntergegangen.

b) Auch jetzt noch gibt es brüske Verlangsamungen, zeitweilig auch kurzfristige Verlangsamungstäler mit Überspringen eines Atemzuges am 14. und 15. Diese Frequenzabstürze lassen sich aber nicht mehr als Halbierungsfrequenzen bezeichnen, der Absturz geht nun von 40 auf etwa 30 vor sich, und doch scheint prinzipiell die gleiche Disposition vorzuliegen: Die Reaktion auf Vagusdruck ist auch jetzt kräftig, bei Tiefatmungsprüfungen sind derartige Verlangsamungen auslösbar. Es handelt sich um Sinusrhythmus.

c) Neu ist vor allem das Interferieren des Sinusrhythmus mit Aschoff-Tawara-Rhythmus, sobald es sich um erhebliche Verlangsamungsgrade handelt.

Auch dieses spätere Stadium spricht gegen die Annahme eines Sinusflimmerns.

2. Tiefatmungsprüfungen: Großer Ausschlag über 30.

3. Atropinwirkung.

a) Im Reizstadium Verlangsamung auf etwa 35, Häufung der Interferenz. Sehr lebhafter atypischer Puls. resp. Jetzt Beschleunigungszacken, die einen Atemzug überspringen können. Der Tiefatmungsausschlag verringert sich.

b) Lähmungsstadium. Schon nach 10 Minuten bei Frequenz 37 hört jede Interferenz mit Aschoff-Tawara-Rhythmus auf.

4. Wirkung von Kniebeugen. Nach initialem kurzen Frequenzanstieg binnen 2 Minuten Absinken von Ausgangsfrequenz 40 auf Frequenz von ca. 34; lebhafter Puls. resp. Nach 5 Minuten Verlangsamung nur noch in Form kurzfristiger Wellen, nach 10 Minuten ist der Ausgangsrhythmus wieder erreicht. Ich habe den Effekt der Kniebeugen hier geschildert, um die Verlangsamungstendenz auch auf diesem Wege zu illustrieren. Der Digitalisangriff hat leichtes Spiel.

b) Effekt der Digitalisierung.

1. Ausgangsrhythmus. Bereits am zweiten Digitalistag sinkt die Pulsfrequenz von 40 auf etwa 34 herunter (16. X. 7,30 und 5 Uhr). Der nahezu regelmäßige Puls erfährt nur gelegentlich Beschleunigungszacken, die eventuell über 2 Atemzüge hingehen können. Interferenz mit Aschoff-Tawararhythmus ist jetzt seltener.

2. Tiefatmungsausschläge: Die Ausschlagsgröße zurückgegangen auf 20—25; ebenso wie vorhin im Atropinreizstadium.

3. Vagusdruckversuch. Verlangsamung nicht unter 30. Reaktiv stets eine Vorhofextrasystole, sei es vom Sinus, sei es von anderen Vorhofstellen aus.

4. Atropinwirkungen. Der regelmäßige Ausgangsrhythmus von ca. 34 verlangsamt sich auf etwa 32, bleibt dabei völlig regelmäßig. Der Tiefatmungsausschlag ist dabei noch weiter verringert, im Vagusdruckversuch keine weitergehende Verlangsamung mehr.

Das Lähmungsstadium ist ohne Besonderheiten.

5. Einwirkung von Kniebeugen. Die Pulsfrequenz wird wenige Minuten nach 19 Kniebeugen von 34 herabgesetzt auf etwa 32. Dabei Tiefatmungsausschläge gesteigert.

Zusammenfassung dieses Abschnittes.

I. Vergleich des Arrhythmiebildes mit der Kammerarrhythmie bei Vorhofsflimmern.

Bei zwei Arteriosklerotikern, einem 64jährigen und einem 54jährigen, wird zeitweise ein völlig irregulärer Vorhofs-Rhythmus festgestellt, der bei Pat. Göltenbot im Dezember 1920 als Dauerzustand imponiert. Ein Vergleich mit der Kammerarrhythmie bei Vorhofsflimmern zeigt vor allem bei diesem Patienten weitgehende Ähnlichkeit: Der Ausgangsrhythmus ist derselbe; bei tiefem Inspirationsakt gibt es dieselbe durchaus unregelmäßige, inspiratorische Beschleunigung; im Dauerinspirium unregelmäßige Wellen; unter Atropinlähmung nimmt die Irregularität nicht ab, es stellt sich sogar Inäqualität des Pulses ein. Digitalis macht die großen, trägen Wellen des Rhythmus hier wie dort.

Ähnliche Wellen zeigte der Fall Becker vor Digitalisierung, auch sein Tiefatmungsausschlag verlief ähnlich wie bei dem Vorhofflimmerfall.

Handelt es sich bei beiden Patienten um einen analogen Zustand, um Flimmern des Sinus im Sinne Straubels?

Das ließ sich in jedem Fall ausschließen. Bei Göltenbot durch die Überführung in regelmäßigen Rhythmus im Atropinreizstadium (hier etwa totalen Sinusvorhofsblock anzunehmen, verhindert das normale Vorhofkammerintervall; die Reizbildung ging nicht vom Aschoff-Tawara-Knoten aus). Auch war bei einer zweiten Untersuchung, ein halbes Jahr später, der Puls regelmäßig, obwohl verwandte Symptome fortbestanden.

Bei dem Patienten Becker war Vorhofsflimmern vorausgegangen, hier lag der Gedanke an Sinusflimmern besonders nahe. Indes alternierte dieser völlig unregelmäßige Puls mit regelmäßigem Puls, und bei einer zweiten Untersuchung, einige Monate später, war der Puls streckenweise völlig regelmäßig geworden, obwohl auch hier wesentliche Eigentümlichkeiten des ersten Zustandes fortbestanden.

Die geschilderte Ähnlichkeit der Kammerarrhythmie bei Vorhofflimmern mit echter Sinusarrhythmie auf der Höhe der Digitaliswirkung kann ein Zufall sein; wahrscheinlicher ist eine gemeinsame Grundlage. Hoffmann und Magnus-Alsleben suchen die Ursache der Flimmerarrhythmie im Versagen des Hisschen Bündels, das unregelmäßig leitet, wenn es über seine Kräfte hinaus beansprucht wird. Rothberger und Winterberg denken außerdem an unübersehbare Schwankungen der Erregbarkeitsverhältnisse des Herzmuskels gegenüber schwachen, sog. hinreichenden Reizen (Trendelenburg). Nun beeinflußt Digitalis die Erregbarkeit, sowohl der Kammer- wie des Sinusknotens (Straub). Handelt es sich hier um ein rhythmisches An- und Abschwellen der Reizbarkeit? Dann wäre jene Ähnlichkeit nicht nur eine rein äußerliche.

II. Symptomenbild der Sinuserkrankung des Altersherzens.

Gerade der Vergleich mehrerer Untersuchunsgperioden bei Becker und Göltenbot läßt eine gewisse Einheitlichkeit der Erkrankung erkennen.

Am einfachsten liegt der Fall Becker. Hier geht ein unregelmäßiger Puls von einer Frequenzlage 50—60 im Laufe von 3 Monaten über in eine Bradykardie von 40, die noch immer regelmäßig ist. Im ersten Stadium großer Tiefatmungsausschlag, sehr starker rechtsseitiger Vagusdruckeffekt. Im Stadium der Bradykardie noch erhebliche Verlangsamungstendenz. Das letzte Stadium läßt sich erst im Atropinreizstadium und unter Digitaliswirkung erreichen: Regelmäßige Bradykardie bei geringen Verlangsamungseffekten auf Vagusreiz hin.

Bei Göltenbot sinkt im Laufe von 6 Monaten die Frequenz gleichfalls ab. Beide Male abnorm starker Tiefatmungsausschlag, wieder stärker bei der ersten Untersuchung. Beide Male hochgradige Vagusdruckempfindlichkeit. Beide Male schnelle Verlangsamung nach Digitalis.

Zusammengenommen mit den früheren Befunden bei Arteriosklerotikern lassen sich die vorhandenen Daten nunmehr in eine fließende Skala einreihen. Das erste Symptom ist die erhöhte Vagusdruckempfindlichkeit des Sinusknotens bei noch nicht herabgesetzter Pulsfrequenz, meist schon verbunden mit abnorm großem Tiefatmungsausschlag. Es folgt die Neigung zu Sinus-Arrhythmien von großer Mannigfaltigkeit. Bald sind es nur vereinzelte kurzfristige Wellen, die ein paar Atemzüge überspringen, bald gehäufte Wellen in Form mächtiger Wellenberge und -Täler — bald sind es Irregularitäten, die durchaus eine Vorhofsflimmerarrhythmie vortäuschen. Kompliziert wird das Bild durch Vorhofsextrasystolen (eventuell Sinusextrasystolen) und Halbierungsfrequenzen des Typus 1 und 2 Wenckebachs.

Während großer Tiefatmungsausschlag, Vagusdruckempfindlichkeit und diese Arrhythmien anhalten, sinkt im nächsten Stadium das Frequenzniveau ab, um eventuell mit einer regelmäßigen Sinusbradykardie zu enden; die Irregularität kann sich aber auch schon früher wieder verlieren. Auf die Dauer springt ein Aschoff-Tawara-Rhythmus ein, sobald die Verlangsamung gewisse Grade erreicht. Bei langsamem Puls sind die Tiefatmungsexkursionen wieder verringert, auch Vagusdruck erreicht nur mehr geringen Ausschlag.

Als Ursache sind Schädigungen des Sinusknotens auf arteriosklerotischer Basis anzunehmen, sei es nur mangelhafte Ernährung, sei es bereits ein organischer Prozeß.

III. Deutung der Arrhythmien bei Becker.

Patient Becker bietet während der ersten Untersuchungszeit nebeneinander Bilder der Frequenzhalbierung, sowohl den Typus 1, wie den Typus 2 Wenckebachs, und dann wieder Wellen des Sinusrhythmus, scheinbar in fließendem Übergang. Ähnliche Übergänge werden wir später als Digitaliswirkung sehen.

Es ist dort erörtert, wie weit eine einheitliche Auffassung möglich ist. Auffallend ist hier der Befund bei der zweiten Untersuchung im

Oktober, daß auch jetzt noch brüske Verlangsamungen für eine Periode auftreten, die aber keiner Periodenverdoppelung gleichkommen und als sichere Sinusverlangsamung anzusprechen sind.

B. Herzhypertrophie und Tiefatmungsausschlag.

Bevor ich weiterhin eingehe auf die Beziehung zwischen Herzveränderung und respiratorischen Ausschlag, seien noch einmal kurz die klinischen Befunde Albrechts und anderer Autoren, die ja nunmehr ein neues Interesse gewinnen, zusammengefaßt.

Albrecht ging aus von dem Wunsch, der Herzdiagnostik in der Erkennung initialer Muskelstörungen eine neue Handhabe zu bieten. Es kam ihm darauf an zu zeigen, daß in der Pulsbeschleunigung während des Inspirationsaktes die Gruppe der hypertrophischen Herzen die geringsten Ausschläge gibt, das schlaffe, elastische Herz die größten; und daß jede Frequenzalteration während Dauerinspirium und nachher auf Myokardveränderungen zurückgeht. So sehen wir in seinen Beispielen die Paradigmen der hypertrophischen Herzen als charakteristisch angeführt für verringerte Atmungsreaktion, Herzen von Chlorotischen usw. mit starker Atmungsreaktion in der ersten wie in den späteren Phasen gekennzeichnet als „elastisch, reizbar und zugleich debil". Ein Urteil über diese Herzqualität soll uns — das ist das Wesentliche — bereits in Stadien der Erkrankung zugänglich gemacht werden, für die uns die üblichen Methoden der Herzdiagnostik noch völlig im Stich lassen.

Die Nachprüfung Weseners bestätigt ein klinisches Diktum Albrechts: Das Abnehmen der Frequenzausschläge bei mächtiger Hypertrophie, das sich danach freilich auf alle Phasen des Atmungsversuches erstreckt.

Lommel, Wenckebach, Putzig äußern sich übereinstimmend dahin, daß Verringerung der Herzausschläge eher auf ein schlechtes Herz deuten, Lommel und Wenckebach sagen das vom Puls. resp. bei oberflächlicher Atmung. Putzig vermutet es für die Albrechtschen Atemversuche. Wenckebach hebt besonders hervor, daß auch bei organischen Herzfehlern respiratorische Arrhythmie (b. o. A.) auftreten könne — indes nur bei völliger Kompensierung.

Über den Zusammenhang zwischen Muskelmasse und respiratorischem Ausschlag ist bereits insofern in der Tabelle der normalen Herzen Auskunft gegeben, als dort gesagt war, daß Schwächliche gleich starken Ausschlag geben wie Muskelstarke. Unter den jugendlichen Patienten der Altersstufe 20—30 finden sich neben Bureauangestellten viele kräftige Werftarbeiter mit erheblicher Körpermuslukatur und entsprechend kräftigem Herzen. Die Ausschlagsgröße ist die gleiche gewesen wie bei anderen.

Um ein Beispiel herauszugreifen: Nr. 16 ist ein Radrennfahrer mit prachtvollem linken Ventrikel, Nr. 13 ein etwas kümmerlicher Junge mit dürftigem Muskelbestand; bei beiden der gleiche Ausschlag. Exakter vielleicht als diese immerhin vage Gegenüberstellung von kräftigen und schwachen Menschen ist das Zurückgreifen auf Blutdruckverhältnisse bei den älteren Leuten. Hält man sich zur Orientierung an die dort angegebenen Blutdruck-Maxima, so läßt sich feststellen, daß die Hypertoniker mit allen, auch röntgenologischen Anzeichen einer starken Herzwandverdickung in ihrer Ausschlagsgröße nicht herauszufallen brauchen aus der Schar Gleichalteriger mit niedrigem Blutdruck und kleinen Herzen. Derartige Hypertoniker mit mächtigem Cor und geringen Ausschlägen sind Nr. 56, 61 und 66 — analoge Herzen mit großem Altersausschlag finden sich in den Nummern 52 und 59.

Die Untersuchung gut kompensierter Vitien bestätigt diesen Eindruck. Zwei Mitralinsuffizienzen in zur Zeit gut kompensiertem Zustande, die zugleich auf den Einfluß von Kniebeugen hin untersucht sind, seien zur Illustration angeführt: das Ergebnis entfernt sich nicht vom üblichen. Überzeugender ist vielleicht die Aorteninsuffizienz, bei der es ja zu noch höheren Graden der Hypertrophie des linken Ventrikels zu kommen pflegt. Tabelle II demonstriert vier gut kompensierte Aorteninsuffizienzen mit stark ausladender linker Kammer: auch da der übliche schnelle Frequenzumschlag und eine Ausschlagsgröße, die der Altersstufe entspricht: Mag auch das Vitium schon alt sein (71), das Blutdruckmaximum ein hohes (70). Auf das Hypertonikerherz Rehbold (Nephritikerpatient) mit seiner mächtigen Hypertrophie bei normal großem Ausschlag sei gleichfalls hingewiesen. Dort bereits ein Trägerwerden der Kurve, das an beginnende Dekompensation denken läßt.

Einfluß geringer Körperanstrengung auf kompensierte Vitien:
Fall 1. Hans Petersen, 15jährig.

Mitralinsuffizienz, vor 2 Jahren zuerst festgestellt, starke Hypertrophie des l. Ventrikels. Vor $^1/_2$ Jahre leichter Dekompensationszustand, dreimonatlicher Klinikaufenthalt.

10 Min. nach dem Hinlegen:

	79	M. A.	100 — 64 = 36	Vag. 80 — 19
5 Min. später	76	M. A.	100 — 60 = 40	
10 „ „	79	D.-I.	100 — 68 = 32	
	75	M. A.	100 — 61 = 39	Vag. 74 — 15

25 Kniebeugen in $^1/_2$ Min. Nach 18 Sek. ($^1/_{10}$ M. F.): 103 94,5 93 83 80 81 71,5.

Nach 1 Min.	(71,5)	M. A.	96 — 60 = 36	Vag. 69 — 9
„ 3 „	68		98 — 59 = 39	
„ 5 „	71	D.-I.	96 — 62 = 34	„ 70 — 17
„ 10 „	75	M. A.	96 — 59 = 37	„ 76 — 12
„ 20 „	72	M. A.	100 — 62 = 38	
„ 30 „			96 — 60 = 36	„ 74 — 16

37 Kniebeugen bis zur Erschöpfung. Nach 18 Sek.: 108 106 101 89 79 80 78.

Nach 1 Min.	(78)		98 — 62 = 36	
„ 3 „	71		96 — 61 = 35	Vag. 70 — 18
„ 10 „	77	M. A.	100 — 60 = 40	

Ergebnis: 1. Keine psychische Hemmung. 2. Deutliche Frequenzsenkung nach 25 Kniebeugen. 3. Die maximale Atemschwankung liefert große Ausschläge wie üblich in diesem Alter im D.-I.-Versuch. Die Ausschläge bleiben völlig konstant 35—40, sowohl nach 25, wie später nach 37 Kniebeugen. Ein stärkerer Verlangsamungsgrad nach den Kniebeugen ist hier nicht nachweisbar. 4. Der Vagusdruckversuch ergibt absolut genommen dieselben Verlangsamungsgrade wie die Tiefatmungsprüfung. Doch geht einige Minuten nach Kniebeugen die Verlangsamung noch einige Schläge tiefer.

Fall 2. Katharine K., 34jährig.

Mitralinsuffizienz nach Gelenkrheumatismus im 24. Jahr. Als Hausmädchen mit leichter Arbeit beschäftigt. Bisher stets kompensiert.

Nach ruhigem Liegen 10 Minuten lang:

	79	D.-I.	89 — 71 = 17	Vag. 76 — 18
10 Min. später	74		82 — 62 = 20	
20 „ „	72	M. A.	78 — 61 = 17	
30 „ „	70		80 — 58 = 22	Vag. 74 — 25

25 Kniebeugen:

Nach 30 Sek.	83	81	79 70 73	
„ 1 Min.	(73)	D.-I.	84 — 59 = 25	
„ 3 „	72		80 — 61 = 19	Vag. 76 — 19
„ 5 „	71		78 — 60 = 18	
„ 10 „	76		82 — 60 = 22	„ 68 — 15
„ 20 „	78		82 — 62 = 20	
„ 30 „	67		76 — 57 = 19	„ 71 — 20

59 Kniebeugen bis zur Erschöpfung:

Nach 18 Sek.	92	84 80	74 72 73
„ 1 Min.	(73)	D.-I.	77 — 59 = 18
„ 5 „	69		82 — 59 = 23
„ 10 „	74		76 — 59 = 17
„ 20 „	69		77 — 58 = 19
„ 30 „	73		75 — 54 = 21

Ergebnis: 1. Keine psychische Hemmung. 2. Keine erkennbare reaktive Verlangsamung nach Kniebeugen. 3. Die Tiefatmungsausschläge bleiben nahezu konstant (1 Min. nach 25 Kniebeugen geringe Zunahme). Bei Absinken der Frequenz zu Beginn schwimmt gleichsam die Kurvenform auf der Ausgangsfrequenz. 4. Der Vagusdruckversuch liefert stärkere Verlangsamungsausschläge wie der Tiefatmungsversuch.

Nr. 73. La.

Vorher ($^1/_{10}$ M. F.) 69 68,2 69,5 70 74 71 70,5 69,5 69,5 67 66 66,5; Insp.-Akt ($^1/_{30}$ H. F.) 77; Dauerinspirium ($^1/_{20}$ H. F.) 76 73 72 71,5 72 74; Exspirium und Nachwirkung ($^1/_{20}$ M. F.) 69 75 73 73 74 72 72; ($^1/_{10}$ M. F.) 74 73,5 73,5 75 69,5 70 69,5 usw.

Nr. 74. Dü.

Vorher ($^1/_{10}$ M. F.) 84,5 88 96 96 92,6 88,5 87,5 87 88 89,5 91; Insp.-Akt ($^1/_{30}$ M. F.) umg.) 93,5; Dauerinspirium ($^1/_{20}$ M. F.) 95,4 93 90 90 89 89; Exspirium und Nachwirkung ($^1/_{20}$ M. F.) 88 88; ($^1/_{10}$ M. F.) 91 90,3 90,2 90,2 90 90 88 87,6 85.

Nr. 75. Ra. I. Vor Atropin:

Vorher ($^1/_{10}$ M. F.) 88 88 89 89 88,5 87 87,5 88 87,5 87; Insp.-Akt ($^1/_{30}$ M. F.) 87; Dauerinspirium ($^1/_{20}$ M. F.) 89 87,5 86 86; Exspirium und Nachwirkung ($^1/_{20}$ M. F.) 86 87 86 86,5 86 88; ($^1/_{10}$ M. F.) 86,5 86,5 87,5 87,6 87,3 88.

II. 30 Min. nach 1 mg Atropin:

Vorher ($^1/_{10}$ M. F.) 87 88 88 88 88,5 88 88,7; Insp.-Akt ($^1/_{30}$ M. F.) 88; Dauerinspirium ($^1/_{20}$ M. F.) 86 85,5 85 85 86 86; Exspirium und Nachwirkung ($^1/_{20}$ M. F.) 89 87,5 89 86; ($^1/_{10}$ M. F.) 87,5 89 90 90 88 89 89 89.

III. 60 Min. nach 1 mg Atropin:

Vorher ($^1/_{10}$ M. F.) 88 86,7 87 86,5 87 86,5 85 85,5 86,5 86 85; Insp.-Akt ($^1/_{30}$ M. F.) 85,5; Dauerinspirium ($^1/_{20}$ M. F.) 85 85 85 84,5 84,5; Exspirium und Nachwirkung ($^1/_{20}$ M. F.) 85,5 86,5 86 86; ($^1/_{10}$ M. F.) 85 86,5 88 87 87,5 87 85,5 87.

Nr. 76. Ri.

Vorher ($^1/_{10}$ M. F.) 81,5 83,5 81,5 81,5 80,3 80; Insp.-Akt ($^1/_{30}$ M. F.) 89; Dauerinspirium ($^1/_{20}$ M. F.) 86 84,5 81,5 80 79 79,5; Exspirium und Nachwirkung ($^1/_{20}$ M. F.) 80 89 85 81,5 80; ($^1/_{10}$ M. F.) 78,5 77,5 76,5 76,5 76,5 76 77 78.

Nr. 77. Nu.

Vorher ($^1/_{10}$ M. F.) 114,5 113,5 113,5 113 114,2 114 115 115 115; Insp.-Akt ($^1/_{30}$ M. F.) 111; Dauerinspirium ($^1/_{20}$ M. F.) 109 111 112,5 116 117,5; Exspirium und Nachwirkung ($^1/_{20}$ M. F.) 120 117 118 117 119 117; ($^1/_{10}$ M. F.) 117 117,5 116,5 115,5 117 115.

Nr. 78. Ju. I. Vor Atropin:

Vorher ($^1/_{10}$ M. F.) 79 76 77 74 75,5 78 75 72 75 75,5; Insp.-Akt ($^1/_{30}$ M. F.) 76,5; Dauerinspirium ($^1/_{20}$ M. F.) 73 72 72 73 73 73; Exspirium und Nachwirkung ($^1/_{20}$ M. F.) 73 75 79,5 79,5 79 79; ($^1/_{10}$ M. F.) 76 74,5 75,5 73,5 74 73 72,5.

II. 20 Min. nach 1 mg:

Vorher ($^1/_{10}$ M. F.) 71 71 70 73,5 75 73,5 74 71 74 76 79 77; Insp.-Akt ($^1/_{30}$ M. F.) 89; Dauerinspirium ($^1/_{20}$ M. F.) 71 73 71 70 70 70; Exspirium und Nachwirkung ($^1/_{20}$ M. F.) 70 74 80 80,5 79,5 79; ($^1/_{10}$ M. F.) 73 71,5 75,5 74,5 73 76 73.

Nr. 79. Scho.

Vorher ($^1/_{10}$ M. F.) 88 87 89 91 94 90 90 90,5 88,5 86; Insp.-Akt ($^1/_{30}$ M. F.) 89,5; Dauerinspirium ($^1/_{20}$ M. F.) 85,5 80 82 82,5 85 85; Exspirium und Nachwirkung ($^1/_{20}$ M. F.) 89,5 90 90 86,5 88 85,5; ($^1/_{10}$ M. F.) 86,5 88 87 87,5 87 85 82,5.

Nr. 80. Ru.

Vorher ($^1/_{10}$ M. F.) 81,5 79,5 82 82 82 84 83 82,5 80; Insp.-Akt ($^1/_{30}$ M. F.) 86; Dauerinspirium ($^1/_{20}$ M. F.) 84,5 79,5 80 79; Exspirium und Nachwirkung ($^1/_{20}$ M. F.) 80 75 75 74,5; ($^1/_{10}$ M. F.) 74 76 77 76,5 77,5 76,5 79,5.

C. Myokardinsuffizienz und Tiefatmungsausschlag.

In Tabelle II sind den vorhin erwähnten gut kompensierten Aorteninsuffizienzen 8 andere Beispiele in dekompensiertem Zustande oder dicht an der Grenze der Dekompensation gegenübergestellt. In Ergänzung dieser Tabelle folgt hier jeweils ein D.-I.-Versuch in Zahlenwiedergabe: die Ausgangsfrequenz in $^1/_{10}$ Minutenwerten, der Versuch selbst in Umrechnung von $^1/_{30}$ und $^1/_{20}$ Minutenfrequenz. Übereinstimmend finden sich folgende Merkmale.

1. Für den Tiefatmungsversuch ist Herabsetzung der Ausschlagsgröße charakteristisch, stärker für die maximale Atemschwankung als für den D.-I.-Versuch. Beschleunigungs- und Verlangsamungstypus finden sich auch hier. Die Kurvenform ist eine träge.

2. Die geringe Beweglichkeit des Herzens äußert sich auch in der Rhythmus-Unterlage. Puls. resp. b. o. A. und kurzfristige Wellen fehlen völlig, dagegen können grobe Wellen von beträchtlicher Exkursion

bis zu Minutendauer auftreten, auch kräftige Wellen in der Nachwirkung der Tiefatmungsversuche (zum Vergleich s. die Abbildung des Valsalvaabschnittes).

3. Atropin macht initial nur geringe Verlangsamung, anschließend bald großen, bald geringen Lähmungsausschlag. Im Reizstadium läßt sich die träge Kurvenform in eine beweglichere überführen.

4. Die Kraftprobe ist bei 4 Patienten ebenso ausgiebig und von gleicher Form wie bei normalen Herzen (Scholz, Laue, Rieger, Düring); bei Raschke, Nürnberg, Rössel zugleich mit verringertem Ausschlag ein träger Anstieg.

5. Dem entspricht die geringe Beweglichkeit im Valsalva.

Auch für diese Gruppe der bereits dekompensierten oder doch vor der Dekompensation stehenden Patienten mögen einige Beispiele über die Einwirkung von Kniebeugen folgen, die wiederum den Vagusdruck mit berücksichtigen. Die Ergebnisse seien den vorher gegebenen Daten angeschlossen als weitere Punkte.

6. Kniebeugen bis zur Erschöpfung haben auf den an sich geringfügigen trägen Tiefatmungsausschlag verhältnismäßig wenig Einfluß: Nach wenigen Minuten ist die alte Exkursion wieder gewonnen.

7. Um so stärker kann bei diesen schwer dekompensierten Herzen die Vagusdruckempfindlichkeit sein. Die Form der Vagusdruckverlangsamung ist ein träges Absinken, unter Umständen ein sehr langes Beharren in der Bradykardie. Das träge Absinken spricht sehr dafür, daß in der Peripherie ein gewisser Lähmungszustand bestehen muß, ungeachtet jener Überempfindlichkeit.

Frl. Pausch, 36jährig.

Aorteninsuffizienz und Stenose. Cor bovinum. Dauernd an der Grenze der Dekompensation. Angina pectoris.

Mit 9 Jahren Gelenkrheumatismus, seitdem Herzfehler. 5 Rezidive des Gelenkrheumatismus. Schon seit etwa 5 Jahren periodisch dekompensiert. Zur Zeit nur bei Krankenhausbehandlung Suffizienz des Herzens weit jenseits Digitaliswirkung.

Nach 10 Min. Liegen	100	D.-I.	103 — 100 = 3	
5 „ später	97	D.-I.	100 — 96 = 4	
10 „ „	98	D.-I.	100 — 96 = 4	
15 „ „			100 — 95 = 5	Vag. 95 — 37

Verlangsamung während des Druckes E. F. 93 90 76 77 70 66 60.

Nachwirkung: 58 65 76 76 77 85 84 84 85 88 89 90 71 73 75 .... nach 2 Min. ca. 80, dann allmählicher Anstieg wieder auf 95.

5 Min. nach Vagusdruck: 95 98 — 93 = 5.

10 Kniebeugen (bis zur Erschöpfung) nach 12 Sek. ($^1/_{10}$ M. F.) 115 113 113 111 108 105 101 100.

Nach 1 Min.	(100)	D.-I.	102 — 100 = 2	
„ 3 „	94	D.-I.	98 — 95 = 3	Vag. 96 — 37

Verlauf wie oben. Niedrigbleiben der Frequenz bis zum nächsten D.-I.-Versuch 2 Min. später. Jetzt bewirkt der Inspirationsakt Anstieg von 81 auf 96 und die Frequenz bleibt auf dieser Höhe stehen.

Nach 10 Min. 98 98 — 95 = 3.

Ergebnis: 1. Keine psychische Hemmung. 2. Frequenzsenkung nach Kniebeugen nur angedeutet. 3. Von vornherein kleine träge Reaktion, die nach Kniebeugen eher verringert wird. 4. Im Vagusdruck ganz erhebliche träge Verlangsamung, erst ganz allmählich absteigend. In der Kontrollprüfung des Elektrokardiogramms ergab sich, daß es sich um reine Sinusverlangsamung handelt; eine Zunahme des Verlangsamungsausschlages nach den Kniebeugen war nicht nachweisbar.

Weigandt, 49jährig.

Sekundäre Schrumpfniere, Cor renale permagnum an der Grenze der Kompensation.

Seit 2 Jahren ständig Herzbeschwerden, zur Zeit so weit kompensiert, daß Patient herumgehen kann.

5 Min. nach dem Hinlegen: Cheyne-Stokessche Atmung.

89 D.-I.-V. 89 — 86 = 3 Vag. 87 — 23

Verlangsamung während des Vagusdruckes 87 77 64,5 73 73 72 71,4 65; Nachwirkung: 71,4 69 71,1 69 73 76 89 88 usw.

Nach dem 4. Schlag Pulsus alternans dreimal sich wiederholend, aber auch in der nachfolgenden Minute streckenweise alternans.

5 Min. später 92 92 — 90 = 2

15 „ „ 92 92 — 88 = 4 Vag. 87 — 23 wie oben.

Kraftprobe: 90/100 in trägem Anstieg und langsamem trägen Abfall. Dynamometerwert 71.

1 Min. nach Kraftprobe: 90 D.-I. 90 — 82 = 8

Eine Extrasystole, nachher alternans im D.-I.-Versuch.

5 Min. nach Kraftprobe: 89 D.-I. 89 — 80 = 9

Valsalva 9 Sek. ca. 20 mm Hg. 92/73 (P) = 19.

17 Kniebeugen bis Erschöpfung nach 18 Sek. ($^1/_{10}$ M. F.) 114 113 110 109 109 110 109.

Atemfrequenz 45

nach 1 Min. (109) D.-I. 109 — 108 = 1

„ 1½ „ plötzlich Atemfrequenz 22, Cheyne-Stokessche Atmung beginnt

„ 2 „ 96 D.-I. 98 — 93 = 5

„ 3 „ Valsalva 9 Sek. ca. 20 95/73 — 22 (P)

„ 5 „ 93 D.-I. 94 — 88 = 6

Die Pulsfrequenz wird infolge der Cheyne-Stokesschen Atmung jeweils während der vertieften Atemzüge auf 95 hinaufgetrieben, während der flachen Atmung sinkt sie ab auf 89.

Vagus 91 — 21 (wiederum alternans)

nach 10 Min. 91 (Atempause) D.-I. 93 — 82 = 11

„ 20 „ 93 95 — 88 = 7

Ergebnis: 1. Die anfänglich kleineren Tiefatmungsausschläge können, wie die Bewegungsprüfung zeigt, noch Nachwirkung früherer Bewegungen sein. 2. Keine reaktive Verlangsamung nach der initialen Bewegungstachykardie. 3. Verringerung der Tiefatmungsausschläge nach Kniebeugen. 4. Im Vagusdruckversuch viel stärkere Verlangsamung als im D.-I., hier mit Auslösung von Pulsus alternans. 5. Im Valsalva, der hier vom Primärtyp ist, kräftige Verlangsamung.

Frau Lange, 52jährig.

Aorteninsuffizienz auf rheumatischer Grundlage. Dilatation des Anfangsteils der Aorta, sehr großes Herz.

Mit 20 Jahren Gelenkrheumatismus, hat 4 Kinder geboren. Patientin ist seit 3 Jahren dauernd in ärztlicher Behandlung, jetzt nach längerem Klinikaufenthalt ist Kompensation so weit eingetreten, daß alle Stauungserscheinungen geschwunden sind; bei jeder geringsten Schädigung aber wieder Rückfall. Befindet sich zur Zeit weit jenseits der Digitaliswirkung.

Es besteht Neigung zu Ventrikel-Extrasystolen. Notiert sind nur Tiefatmungsversuche, die nicht durch Extrasystolen gestört sind oder unmittelbar auf Extrasystolen folgen; sonst findet Beeinflussung statt. 10 Minuten nach dem Hinlegen: bei Frequenz 80 noch Extrasystolen auch im D.-I. Versuch.

10 Min. später 74, Puls regelmäßig, im D.-I.-Versuch stets Extrasystolen.
15 „ „ 74 D.-I. 76 — 74 = 2
20 „ „ 73 D.-I. 76 — 73 = 3 Vag. 73 — 11
30 „ „ 69 D.-I. 73 — 64 = 9 (träge)
35 „ „ 68 D.-I. 73 — 63 = 10 (träge).

9 Kniebeugen bis zur Erschöpfung.

Nach 15 Sekunden erst einige Extrasystolen, dann in regelmäßiger Folge ($^1/_{10}$ M. F.): 80 80 80,5 78,5 (E.) 77. Nach 1 Minute (77) Extrasystolen im Insp.-Akt und während D.-I., anschließend hinter jedem 4. Schlag Extrasystolen.

Nach 3 Min. 70 D.-I. 72 — 64 = 8 Vag. 67 — 10, später Extrasystolen.
„ 5 „ 66 D.-I. 73 — 64 = 9
„ 10 „ 65 D.-I. 71 — 61 = 10 „ 66 — 6
„ 20 „ 65 D.-I. 72 — 64 = 8

Ergebnis: 1. Ausschlagshemmung 20 Min. lang. 2. Reaktiv nach 9 Kniebeugen Verlangsamung. 3. Nach Kniebeugen 2 Minuten lang Störung durch Extrasystolen im D.-I.-Versuch, von der 3. Minute ab träger Ausschlag wie vorher in Ruhe. 4. Im Vagusdruckversuch sehr viel stärkere Verlangsamung (Sinusverlangsamung wie elektrokard. Kontrolle ergab) in träger Kurve.

Diese Daten bestätigen also den Satz Wenckebachs, das Vorhandensein der Atemarrhythmie (zu ergänzen: bei oberflächlicher Atmung) könne bei Herzkrankheiten als Zeichen einer guten Kompensation gelten und lassen dies Urteil bis zu gewissem Grad auch ausdehnen auf die Herzbeweglichkeit bei Tiefatmungsprüfungen; Ausnahmen wird der nächste Abschnitt bringen. Nun aber die Deutung dieser Befunde einer herabgesetzten respiratorischen Beweglichkeit: Handelt es sich um zentrale oder periphere Vorgänge — hier wieder um Lähmungsvorgänge im Nerven- oder Sinusknoten selbst? Wenckebach, ob er gleich das angestrengte Arbeiten des schlechten Herzens in Parallele setzt mit Anforderungen psychischer Tätigkeit, die gleichfalls den Puls. resp. schwinden lassen, scheint doch an periphere Momente zu denken, wenn er sagt, „das Herz kann sich den Schlendrian der respiratorischen Arrhythmie nicht mehr erlauben.“ Und in der Tat deuten die trägen Kurvenformen, erst recht die oft eklatante Ausschlagszunahme im Atropinreizstadium auf die Peripherie hin, und zwar zunächst auf die Vagusendigungen. Die gleiche Frage mag ein folgender Abschnitt neu aufnehmen, wenn nunmehr versucht wird, das dekompensierte Herz und seine Tiefatmungsausschläge unter Digitaliseinfluß zu schildern.

Wie verträgt sich aber die Herabsetzung des Tiefatmungsausschlages mit der gleichzeitigen eklatanten Steigerung des Vagusdruckeffekts, wie wir sie bei den letzten drei Beispielen beobachtet haben? Wenn eine

Lähmung der Vagusendigungen vorliegt: Warum verhindert sie nicht auch die starke Vagusdruckverlangsamung des Sinusrhythmus? Hier ist zunächst anzuführen die träge Form der Verlangsamung beim Vagusdruck — ganz analog der Verlangsamungsform im Atropinlähmungsstadium. Prinzipiell wichtiger ist vielleicht ein anderer Umstand, daß sich in diesem starken Vagusdruckeffekt gar nicht so sehr die Überempfindlichkeit der Vagusendigungen verrät, wie eine Überempfindlichkeit des Sinusknotens selbst. Wenckebach erblickt in derartig gesteigertem chronotropem Vagusdruckeffekt ein ungünstiges Prognostikum und schließt auf „schlechten Zustand des Herzmuskels", also doch wohl des Sinusknotens, nicht der Vagusendigungen. — Ob es sich hier um funktionelle Zustände handelt oder um organische, das sei zunächst dahingestellt. Der einleitende Abschnitt über lokale Affektionen des Sinusknotens läßt daran denken, daß bei diesem Herzen die dynamische Schädigung mit ihrem Ergebnis einer klinischen Herzinsuffizienz sich verbindet mit lokaler Überempfindlichkeit des Sinusknotens. Das Mittelglied dürfte eine Schädigung des Koronarkreislaufes sein, wie es Edens in anderem Zusammenhang ausgeführt hat (s. Digitaliskapitel).

D. Myokardinsuffizienz und Digitaliswirkung.

Die Wirkung der Myokardschwäche auf respiratorische Herzbeweglichkeit sei in diesem Abschnitt weiter verfolgt, teils wie bisher an dekompensierten Vitien, teils an anderen Formen von Herzinsuffizienz. Jetzt aber zugleich mit der klinischen Fragestellung: Wie läßt sich denn praktisch diese verminderte Beweglichkeit bekämpfen, und welche Bedeutung hat die Tiefatmungskontrolle für die Beurteilung des behandelten Herzens? Die gleiche Rückführung in normale Empfindlichkeit wie im Atropinreizstadium finden wir nunmehr als Digitaliswirkung vor. Der theoretischen Erörterung des Digitaliskapitels vorgreifend, will ich hier schon die Beziehungen erwähnen, die nach Angaben der Literatur zwischen Sinuswirkung und dynamischem Effekt bestehen.

Für den Zusammenhang zwischen Sinusverlangsamung und Tonusresp. Kontraktilitätswirkung des Mittels hat sich vor allem Mackenzie interessiert, der weit mehr Erfolg von pulsverlangsamender Wirkung erhofft, als von einer spezifisch dynamischen, wenn er auch jene nicht völlig leugnet. Die bessere Durchblutung bei langer Diastole (Traube), die günstigere Erholung des Herzmuskels bei Bradykardie (Mackenzie) geben Anlaß zu derartigen Schlußfolgerungen. — Krehl beurteilt das Herabgehen der Herzfrequenz als einen recht guten Indikator der dynamischen Digitaliswirkung. Er betont aber, daß es sich nur um „die Normierung" der hohen Pulsfrequenz handelt, wie sie das krankhaft schwache Herz in der Regel zeigt: und drückt damit doch wohl die Mackenzie entgegengesetzte Auffassung aus, daß die Verlangsamung nicht eine spezifische Sinuswirkung, sondern vielleicht nur eine mittelbar dynamische Wirkung sei.

Wenn in diesem Abschnitt die Sinuswirkung in der verfeinerten Form einer Kontrolle respiratorischer Beweglichkeit verglichen werden soll mit dem dynamischen Effekt, so hat das zur Voraussetzung ein genaues Verfolgen der dynamischen Leistungen der Digitalis. Nun steht es aber schlecht um diese Beurteilung dynamischer Bedingungen beim Menschen. Die Blutdrucksteigerung des Tierexperiments, auf die nachfolgend bei Besprechung der Digitalisliteratur eingegangen wird, bleibt beim Menschen in der Regel aus. — Auch in den folgenden Protokollen fand sie sich nur ein einziges Mal, ebenso wie die Blutdruck-Amplitude nur bei eben jenem Patienten eine Zunahme erfuhr. Nicht ganz eindeutig ist das Beobachten der Diurese oder der Wasserabgabe durch Haut und Lungen, verfolgbar im Körpergewicht. Hier sprechen Gefäßwirkungen der Digitalis mit. Die entsprechenden Daten sind, soweit erforderlich, angeführt, das Hauptgewicht in der Beurteilung des dynamischen Effektes ist aber gelegt auf den klinischen Gesamtzustand, auf das Schwinden der einzelnen Stauungssymptome, wie Leberschwellung. Stauungserscheinungen der Lunge, Kurzluftigkeit nach geringer Anstrengung, Schwinden des Albumens usw.

Auf die Digitalismedikation ist später ausführlich eingegangen. Hier nur zur kurzen Orientierung so viel, daß als Medikament verwandt ist das Infus der Folia titrata (1 g als Tagesdosis), oder äquivalente Mengen von Digifolin (10 ccm = 1 g), Digipurat (10 ccm = 1,0 g), Digitotal (10 ccm = 10 Tabletten = 1,5 g). Wenn späterhin schlechtweg zur Dosierung bis zur Nausea oder bis zu anderen Grenzsymptomen, wie Kopfschmerz, Schläfrigkeit, Durchfälle, Extrasystolie, exzessiver Block usw. gegangen ist, so gilt für das pathologische Herz eventuell die Einschränkung, daß aufgehört wird bei ausreichendem klinischen Erfolg, bei radikaler Ausschwemmung usw. Gelegentlich ist eine 2. und 3. Kur angeschlossen.

Was die Beispiele anlangt, so verfolgen zwei ausführliche Protokolle über mehrere Wochen hin die Einwirkung von Digitaliskuren: Im ersten Fall bei einem Herzen mit guter Prognose, das durch Digitalis wieder seine normale Herzbeweglichkeit als Dauerwirkung zurückgewinnt; im zweiten Beispiel bei infaustem Verlauf: Eine schwer dekompensierte Aorteninsuffizienz zeigt anfangs die gleiche Wirkung, um später unter erneutem Schwinden des respiratorischen Ausschlags zu verfallen. Die folgenden Beispiele sind in abgekürzter Form angeschlossen. Hier wurde klinisch von Tag zu Tag Tiefatmungsprüfung, eventuell Vagusdruckversuch geprüft und geschrieben, eventuell nur bei Änderung des vorher bestimmten Ausschlags.

1. Fall. Frau Linne, 35jährig.

Mitralstenose. Über die Dauer des Vitiums ist nichts bekannt. Patientin hatte nie Gelenkrheumatismus. Während des Krieges Überanstrengung; seit Sommer 1918 Herzklopfen und Atemnot nach geringster Anstrengung. Die zarte, magere Frau ist leicht zyanotisch, Ödeme bestehen nicht. Das Herz ist nach links nur wenig vergrößert, nach rechts erheblich (6 mm von der Medianlinie); ausladender linker mittlerer Bogen im Röntgenbild. Von Stauungssymptomen mäßige Lebervergrößerung. Die Atmungsprüfung ist bei Einlieferung einwandsfrei auszuführen.

Patientin wird behandelt mit Bettruhe bis 28. II. Die erste Digitaliskur dauert vom 31. I. bis 2. II. (tägl. 1 g Inf. der titrierten Blätter). Eine zweite Kur nach 8 Tagen Pause vom 11. II. bis 12. II. (tägl. 1,5 g Digitotal). Eine dritte Kur nach 7 Tagen Pause vom 21. II. bis 22. II. (am 21. II. 1,5 g Digitotal, am 22. 1,2 g Dig.). Die Dosierung ging bis zur Nausea. Nach der ersten Kur geringe Übelkeit. Nach der zweiten und dritten Kur stärker anhaltende Magenwirkung.

30. I. 4 Uhr 75 82 — 71 = 11 träge Senkung 80+14 (45)
Vag. 79 — 3
78 82 — 70 = 12 „ „ späte Senkung
M. A. 78 78 — 74 = 4
$^3/_4$ mg Atr.

31. I. 9 a. m. 89 90 — 85 = 5
88 88 — 80 = 8
M. A. 90 89 — 82 = 7
nach Kraftpr. M. A. 84 89 — 76 = 13
(zu den vier Zeilen: 89 10/12 89+11(55)Vag.85 — 0 träge Form)

4 Min. n. Atr. 81 88 — 58 = 30 schnelleres Umschl. Vag. 80 — 0
M. A. 80 83 — 59 = 24
10 „ „ „ 79 88 — 58 = 30 schnelleres Umschl.
M. A. 79 83 — 68 = 15
15 „ „ „ 91 93 — 75 = 18 wieder träge

1. II. 9 a. m. Blutdruck 55/100
75 80 — 71 = 9 träge Vag. 75 — 0
71 78 — 70 = 8
M. A. 74 76 — 70 = 6
Vor dem Frühstück leichte Übelkeit.

2. II. 8 a. m. Puls. resp. b. o. A.
65 73 — 48 = 25 noch immer etwas träge Vag. 67 — 0
69 72 — 50 = 22 62+22 (45)
M. A. 67 70 — 62 = 8 „ 69 — 12

9 a. m. Frequenz angestiegen auf ca. 70. Hin und wieder Wellental von folgendem Typus:
70 (Insp.) **70 71 73** (Insp.) 54,5 58,8 61 (Insp.)
60 60 **70** (Insp.) **71 70 73** (Insp.) **72.**

3. II. 12 Uhr. Übelkeit morgens bei nüchternem Magen. — Absetzen nach voller 3-g-Dosis. — Kräftiger Pulsus resp. b. o. A. zwischen 61 und 46. Dann wieder grobe Wellen, die Atemzüge überspringen: **60** (Insp.) **60 58,8** 60,5 (Insp.) 47 45,1 48,4 (Insp.) 48 51 (Insp.) **56,6 55,5 61** (Insp.)
51 68 — 42 = 26 schnelles Umschlagen 54+20 (45)
Vag. 51 — 0
58 74 — 47 = 27
M. A. 58 71 — 48 = 23

4. II. 19. 8,30 a. m. Gestern im Lauf des Tages Appetit gut. Heute früh mehrere Male Erbrechen von bitterem Saft. Das Frühstück hat ½ Stunde später wieder gut geschmeckt. Geringer Puls. resp. b. o. A.
67 74 — 41 = 33 prompt. Umschl.! 66+19 (54)
Vag. 69 — 0
64 72 — 46 = 26
M. A. 67 74 — 49 = 25

5. II. 19. 5 p. m. Keine Übelkeit mehr. — Geringer Puls. resp. b. o. A.
69 75 — 50 = 25 etwas träger 69 + 14 (55)
Vag. 70 — 0
68 75 — 49 = 26
M. A. 68 75 — 60 = 15

6. II. 19. 5 p. m. Geringer Puls. resp. b. o. A.
66 75 — 50 = 25 69 + 19 (55) Vag. 69 — 0
70 77 — 51 = 26
M. A. 70 75 — 59 = 16 „ 72 — 11
nach Kr. M. A. 67 76 — 55 = 21

8. II. 19. 3 p. m. Geringer Puls. resp. b. o. A.
63 75 — 49 = 26 67 + 17 (60) Vag. 67 — 0
70 77 — 51 = 26
M. A. 72 77 — 63 = 14

2. Digitaliskur: 3 Tage je 1,5 g Digitotal.

11. II. 19. 9 a. m. Puls. resp. b. o. A.
62 76 — 51 = 25 späte Senkung 64 + 20 (60)
Vag. 70 — 6
60 76 — 51 = 25
M. A. 68 75 — 58 = 17
n. Kraftpr. M. A. 61 75 — 53 = 22

12. II. 5 p. m. Puls. resp. b. o. A. zwischen 62 und 54.
60 68 — 43 = 25 70 + 16 (55) Vag. 63 — 9
65 73 — 48 = 25
M. A. 66 72 — 50 = 22 „ 70 — 10
n. Kraftpr. M. A. 69 77 — 51 = 26

13. II. 19. 2 p. m. Noch keine Übelkeit. Puls. resp. b. o. A.
62 73 — 43 = 30 schn. Umschl.!
60 76 — 46 = 30 61 + 21 (55) Vag. 60 — 0
M. A. 66 73 — 48 = 25
Im Laufe des Nachmittags Aufstoßen und Übelkeit.
Frequenz absinkend auf 50.

14. II. 19. 7,30 a. m. In der Nacht wiederholt Erbrechen. Übelkeit noch jetzt. Geringer Puls. resp. b. o. A. Keine Wellen anderer Art. Vag. 60 — 10
53 75 — 33,5 = 41,5 } mit sehr schnellem
55 73 — 36 = 37 } Umschlagen!
M. A. 59 69 — 41 = 26

Beispiel für den schnellen Frequenzumschlag im D.-I.-Versuch: Frequenz vorher in $^1/_{10}$ M. Fr. 55,5 56 55; Insp.-Akt 52 62 73; Dauerinspirium 37 36,5 44 43 42,9 45,5 44 47,6 usw. Gegen partiellen Block, der etwa die langsame Frequenz mitbedingen könnte, sprechen spätere Elektrokardiogramme. Die Venenschreibung hat hier versagt.

15. II. 19. 7,30 a. m. Übelkeit fort. Geringer Puls. resp. b. o. A.
$^3/_4$ mg Atr.
69 80 — 52 = 28 69 10/20 67 + 22 (60) Vag. 69 — 8
69 77 — 48 = 29 71 + 18 (52)
M. A. 71 76 — 52 = 24
5 Min. n. Atr. 65 73 — 30 = 43 (Block? Kein ruhiger Fluß der Verlangs.)

16. II. 19.	Elektr.: Keine Überleitungsstörung.		
	71 82 — 48 = 34		
	70 82 — 44 = 38		Vag. 70 — 0
10 Min. n. Atr.	62 82 — 46 = 36		
15 „ „ „	62 84 — 46 = 38		
19. II. 19. 8 a. m.	71 83 — 51 = 32		
	75 85 — 53 = 32	75+16 (60)	Vag. 76 — 26
M. A.	76 74 — 59 = 25		
21. II. 19.	III. Digitalisierung: am 21. 1,5 g Digitotal am 22. 1,2 g „		
21. II. 19. 8 a. m.	Geringer Puls. resp. Blutdruck 60/100.		
	53 75 — 43 = 32	57 +22 (59)	Vag. 63 — 13
	60 78 — 49 = 29		
M. A.	60 75 — 50 = 25		
22. II. 19. 6 p. m.	Mittags schon Übelkeit; um 4 Uhr Erbrechen. — Geringer Puls. resp.		
	50 69 — 36 = 33	50+18 (47)	Vag. 50 — 9
	48 65 — 38 = 27		
M. A.	47 67 — 43 = 24		
23. II. 19. 11 a. m.	Nachts Erbrechen. Jetzt noch Übelkeit. Regelmäßiger Puls!		
	46 58 — 33 = 25	46+22 (53)	Vag. 51 — 12
	48 59 — 35 = 24		
M. A.	46 58 — 42 = 16		
24. II. 19. 9 Uhr:	Keine Übelkeit mehr.		
	71 80 — 51 = 29	72+16 (56)	Vag. 74 — 12
	72 83 — 53 = 30		„ 76 — 8
M. A.	73 82 — 59 = 23		
26. II. 19. 11 Uhr	59 76 — 49 = 27	60+20 (60)	Vag. 63 — 6
	60 77 — 48 = 29		
	63 74 — 53 = 21		
n. Kraftprobe	60 75 — 49 = 26		

Nach dem Genuß von Sauerkohl treten bei der Patientin, die periodisch an Magenbeschwerden vom Typ des pylorischen Syndroms leidet, heftige Magenschmerzen und Erbrechen auf. Der Magen ist durch Digitalis überempfindlich geworden. Atropin beseitigt die Schmerzen prompt.

1. III. 19. 7,30 a. m.	Geringer Puls. resp. b. o. A.		
	50 73 — 41 = 32 schn. Reakt.	50+25 (58)	Vag. 51 — 5
Elektrok.:	81 86 — 53 = 33	schn. Reakt.	„ 78 — 0
„	78 83 — 52 = 31		
3. III. 19. 11 Uhr	55 75 — 45 = 30	55+20 (59)	
	55 77 — 50 = 27		
7. III. 19. 5 p. m.	Elektr.		
	73 88 — 62 = 26		
11. III. 19. 8,30	76 84 — 57 = 27	75+15 (56)	
	75 80 — 52 = 28		
im Stehen:	90 98 — 61 = 37 träge Form		
	89 100 — 61 = 39 „ „		

Ergebnis.

I. Klinische Angaben:

Die Blutdruckwerte sind bei Einlieferung 55/100, vor der zweiten Digitaliskur 60/110 und halten sich auf diesem Wert bis zur Entlassung.

Das Befinden der Patientin ist bereits nach der zweiten Digitaliskur ausgezeichnet. Die dritte Kur entsprach einem klinischen Bedürfnis nicht; sie wurde angestellt, um die Pulswirkung weiter zu steigern. — Hier die Daten der Diurese (die Digitalistage sind durch Fettdruck hervorgehoben):

Datum	Urinmenge	Datum	Urinmenge
1919		1919	
30. I.	700	**2. II.**	**1300**
31. I.	**1050**	3. II.	1125
1. II.	**1350**	4. II.	900
5. II.	1450	**22. II.**	**1260**
6. II.	1200	23. II.	1000
7. II.	2550	24. II.	800
8. II.	1500	25. II.	800
9. II.	2000	26. II.	1150
10. II.	2050	27. II.	1050
11. II.	**2300**	28. II.	1050
12. II.	**1600**	1. III.	2380
13. II.	850	2. III.	2000
14. II.	1400	3. III.	1800
15. II.	1500	4. III.	1600
16. II.	1800	5. III.	2050
17. II.	1400	6. III.	1700
18. II.	2000	7. III.	1400
19. II.	1950	8. III.	1300
20. II.	1250	9. III.	1400
21. II.	**750**	10. III.	1300
		11. III.	1250

II. Frequenzverhalten:

Während der ersten 3 Tage ohne medikamentöse Beeinflussung Frequenz 70—80. Die erste Digitaliskur macht am 3. Tag bei Puls. resp. b. o. A. kurzfristige Wellen, die 1—2 Atemzüge überspringen. Respiratorius und kurzfristige Wellen nehmen am Tag darauf noch zu unter Absinken der Frequenz.

Es kommt nach dieser ersten Digitaliskur jedoch nicht zu einer längeren Frequenzsenkung. Die Werte liegen um 70.

Die zweite Digitaliskur läßt schnell ohne jede Wellenbildung die Frequenz abfallen auf etwa 55 am 3. Tag, es bleibt dann die Frequenz wieder auf 70.

Die dritte Digitaliskur verlangsamt 2 Tage lang auf 45 und 50, dann liegt die Frequenz zwischen 60 und 70. Wellenbildungen außer geringem Puls. resp. b. o. A. sind auch dieses Mal nicht festzustellen.

III. Tiefatmungsausschläge.

Bei Einlieferung geringe Exkursionen, an 3 Tagen bestätigt. Diese kleinen trägen Ausschläge lassen sich durch Atropin in große, weit promptere Ausschläge umwandeln.

Den gleichen Effekt hat Digitalis bereits am zweiten Tag. Erst wird nur der D.-I.-Ausschlag groß, dann auch die maximale Atemschwankung. Der Anstieg geht von 5—10 bis auf 30—35, als Dauerwirkung bleibt etwa ein Wert von 25. Die darauf aufgepflanzte zweite Kur steigert für einen Tag sogar auf über 40, für einige Tage auf Werte um 40. Dann bleibt als Dauereffekt ein Ausschlag von 30 bestehen. Die dritte Digitalisierung endlich macht auf der Höhe bei langsamem Puls kleinere Ausschläge von etwa 25; später gehen sie wieder auf 30 herauf.

Das Verhältnis von M. A. und D.-I.-Versuch ist jeweils so, daß schnelles Umschlagen im D.-I.-Versuch als Digitaliseffekt verbunden ist mit kräftiger maximaler Atemschwankung, während die träge Form des D.-I.-Versuches begleitet ist von geringer M. A.

IV. Begleitprüfungen.

Die Beschleunigungstendenz der Kraftprobe ist zu Zeiten des schlechten Herzens geringer als zu irgend einer späteren Zeit. Ein Parallelgehen von inspiratorischem Anstieg und Kraftprobenanstieg ist nicht festzustellen.

Der Verlangsamungsgrad im Vagusdruckversuch geht an einigen wenigen Tagen durchaus parallel der D.-I.-Verlangsamung: Digitaliswirkung 19. II. und 17. III. vielleicht noch in Digitalisnachwirkung. Meist versagt der Versuch. Vor der Digitalisierung nachweisbarer, aber minimaler Druckeffekt.

Das Atropinreizstadium am 31. I. erreicht bereits die gleiche Zunahme des Tiefatmungsausschlags, wie sie 3 Tage später die 1. Digitaliskur zuwege bringt. Auch am 15. größere Herzbeweglichkeit unter Atropin.

Der Verlangsamungsgrad der Atropinreizung entspricht am 31. I. der D.-I.-Verlangsamung vor Atropin. Am 15. II. und 16. II. ist die Frequenzsenkung weit geringer, als zu erwarten war.

2. Fall.

Patient Hein, 57jährig. Aorteninsuffizienz, die vor einem Jahr zum erstenmal zu kurzer Dekompensation mit Beinödemen geführt hat, sich dann aber in völliger Ruhe bis eine Woche vor der Einlieferung gut hielt. Seitdem ist Pat. kurzatmig, klagt über Schmerzen in der Magengrube und schlechten Appetit. In den letzten beiden Tagen wieder Wasser in den Beinen. — Man findet am 1. Juli von Stauungssymptomen pralles Unterschenkelödem und Hydrothorax beiderseits; Stauungsbronchitis und dyspnoische Atmung; hartes, stumpfes druckempfindliches Hepar, den Nabel passierend; $1^1/_2$% Albumen. Also bereits einen schweren Dekompensationszustand.

Vier Digitalismedikationen liegen vor.

Die erste reicht vom 1.—5. Juni inkl. Am 1. Juli abends 2 ccm Digifolin intravenös. An den folgenden 4 Tagen je 5mal 2 ccm Digifolin per os. Am Abend des 5. Nachlassen des Appetits. Unterstützt wurde die Wirkung in den ersten beiden Tagen durch zweistündliche Kampfer-Injektionen, vom 2.—4. durch Theozin, das vom 5. ab dauernd durch Diuretin ersetzt wurde. Klinisch schon in diesen Tagen bis zum 5. guter Erfolg, bis zum 7. völliges Schwinden der Ödeme und Rückgang des Albumens im Urin bis auf Spuren; Kleinerwerden der Leber, die jetzt unempfindlich ist; subjektiv Wohlbefinden, guter Schlaf und Appetit.

Nach einer Pause von 10 Tagen wieder stärkere Dyspnoe nachts. Daraufhin zweite Kur: am 16., 17. und 18. wieder je 5mal 2 ccm Digifolin. Am 18. abends Übelkeit nach dem Essen, am 19. früh Hochkommen klaren Wassers, daraufhin Sistieren. Jetzt also ist Nausea schon nach 3 Tagen erreicht.

Die Besserung der nächtlichen Atemnot hält nur kurze Zeit vor, am 22. bittet Patient erneut um die Medizin. 5mal 2 ccm sind gegeben am 22. und 23; am 24. 2mal 2 ccm Morphium; qualvolle Nächte: die Dekompensation schreitet unaufhaltsam fort. Am 27. ist eine respiratorische Prüfung noch gut möglich, dann wieder Stauungsbronchitis, zugleich mit Rückkehr der Ödeme.

Daraufhin am 28. ein weiterer Versuch mit Digifolin: intravenös 2 ccm, per os 4mal 2 ccm — bis abermals Erbrechen das Aussetzen erzwingt. — Eine Bronchiolitis verschlimmert sich im Lauf des 29., so daß die Prognose völlig infaust wird. Am 29. abends verläßt Patient das Krankenhaus, weil es ihn zu seiner Familie zieht. Zu Hause Exitus.

Medikation		Klinischer Zustand	Frequenz	T.A.
2 ccm Digifol. intrav.	1. VII.	Schwere Dekompensation	80	
5mal 2 ccm per os	2. ,,	,,	75	
,,	3. ,,	,,		
,,	4. ,,	Lungen frei		
,,	5 ,,		60	15—20
	6. ,,		60	15—20
	7. ,,	Ständige Besserung	60	10—15
	8. ,,	,,	60	10—15
	9. ,,			
	10. ,,	,,	60	10—15
	11. ,,			
0,5 mg Atropin	12. ,,		65	10—15
	13. ,,		72	10—15
	14. ,,	nächtl. Dyspnoe		
	15. ,,	,,	73	10—15
5mal 2 ccm Digifol.	16. ,,			
,,	17 ,,			
,,	18. ,,		66	15—20
0,5 mg Atropin	19. ,,		60	20—25
0,5 mg Atropin	20. ,,		65	10—15
	21. ,,	Dyspnoe nachts	70	10—15
5mal 2 ccm Digifol.	22 ,,			
,,	23. ,,			

Medikation		Klinischer Zustand	Frequenz	T.A.
2mal 2 ccm Digifol.	24. „	Dekompensation	75	5—10
	25. „	fortschreitend	66	5—10
	26. „	„		
	27. „	„	85	0—5
2mal 2 ccm intrav.	28. „	„		
4mal 2 ccm per os	29. „	Bronchiolitis		

5. VII. 11 Uhr. 5. Digitalistag. Der Blutdruck, der bei Einlieferung 50/180 betrug, liegt jetzt zwischen 30/150; die Pulsfrequenz, vom 2. ab um 70 schwankend, beträgt 60—70

65 D.-I.-V. 75 — 59,5 = 15,5
72 M. A. 74 — 63 = 11
60 D.-I.-V. 72 — 55 = 17
66 M. A. 75 — 64 = 11

6. VII. 9 Uhr. Blutdruck 30/150.
ca. 60 D.-I.-V. 71,4 — 50,5 = 20,9
60 M. A. 70 — 60 = 10
60 D.-I.-V. 67 — 51,7 = 15,3
60 M. A. 77,4 — 68,8 = 8,6

Die Ruhefrequenz des 2. D.-I.-Versuchs bewegt sich auf und nieder in ganz träger Wellung. Beispiel in $^1/_{10}$ M. F.: 57,5 58,5 57,5 55 54 61 64 62,5 60,5 . . . .

Auffallend ist, wie stark schon der einfache tiefe Atemzug das Frequenzniveau beeinflußt, derartige träge Wellen erzeugend. Beispiel der 2. M. A. eingeschaltet in die Zehntelminutenwerte vorher und nachher: . . . . 59 60 60,3 61,2 61 60 60 60 M. A. 67,4 : 58,8 55,5 53,5 51,3 56 51,5 54 55,5 56 56 58 60 60,5 60,5 61,5 61.

7. VII. 10 Uhr. Blutdruck 35/160.
60 D.-I.-V. 66,7 — 54,5 = 12,2
63 M. A. 70,8 — 66 = 4,8
63 D.-I.-V. 70 — 58,8 = 11,2
60 M. A. 66,7 — 63,7 = 4

8. VII. 10 Uhr. Blutdruck 30/140.
60 D.-I.-V. 68,2 — 54 = 14,2
59 M. A. 65,2 — 61,2 = 4
63 D.-I.-V. 71,4 — 58 = 13,4
60 M. A. 65,2 — 61,2 = 4

10. VII. 2 Uhr. Blutdruck 35/140.
62 D.-I.-V. 69 — 57,5 = 11,5
60 M. A. 68 — 60 = 8
61 D.-I.-V. 70 — 55,5 = 14,5
61,5 M. A. 69 — 63,8 = 5,2

12. VII. 4 Uhr. Blutdruck.
69 D.-I.-V. 73,2 — 61,8 = 11,4
65 M. A. 73,2 — 67,4 = 5,8
69 D.-I.-V. 74 — 61 = 13
65 M. A. 73,2 — 67,4 = 5,8

0,5 mg Atropin:
nach 5 Minuten 63 D.-I.-V. 72 — 58 = 14
63 M. A. 70,8 — 65,2 = 5,6
„ 10 „ 62 D.-I.-V. 73,2 — 53,6 = 19,6
62 M. A. 68,2 — 63,8 = 4,4

nach 15 Minuten 65 D.-I.-V. 73,2 — 54,5 = 18,7
62,5 M. A. 70 — 61,2 = 8,8
„ 20 „ 64 D.-I.-V. 73,2 — 53 = 20,2
65 M. A. 71,4 — 69 = 2,4
„ 25 „ 67 D.-I.-V. 73,2 — 59 = 14,2
66 M. A. 73,2 — 68,2 = 5
„ 30 „ D.-I.

13. VII. 11 Uhr. Blutdruck 35/115.
72 D.-I.-V. 76 — 63 = 13
72 M. A. 76 — 72 = 4
71 D.-I.-V. 75 — 62 = 13
66 M. A. 73,2 — 68,2 = 5

15. VII. 12 Uhr. Blutdruck 40/140.
77 D.-I.-V. 82,5 — 70 = 12,5
78 M. A. 78 — 76 = 4
73 D.-I.-V. 77 — 69 = 8
72 M. A. 75,5 — 73 = 2,5

18. VII. 16. 11 Uhr. Blutdruck 40/140 — 3. Tag der 2. Digitaliskur.
69 D.-I.-V. 75 — 60 = 15
66 M. A. 72 — 69 = 3
67 D.-I.-V. 72 — 60 = 12
64 M. A. 71,5 — 68 = 3,5

0,5 mg Atropin:
nach 5 Minuten 65 D.-I.-V. 72 — 62 — 10
62 M. A. 70 — 64 = 6
„ 10 „ 60 D.-I.-V. 72 — 57,5 = 14,5
60 M. A. 66,7 — 59,5 = 7,2

nachher träges Absinken auf 53,5.

$^{1}/_{10}$ M. F.: 56,5 55,5 54,5 53,5 53,5 54,5 55 54,5 56,5 58 58.
nach 15 Minuten 57,5 D.-I.-V. 70 — 49,2 = 20,8
60 M. A. 71 — 65,5 = 15,5
„ 20 „ 62 D.-I.-V. 71,4 — 52,5 = 18,9
69 M. A. 73,2 — 70 = 16,2
„ 25 „ 65 D.-I.-V. 73,2 — 57 = 16,2
68 M. A. 73,2 — 70,5 = 2,7

Regelmäßig nach der M. A. das ganz träge Absinken.

19. VII. Gestern nachmittag 6 Uhr Übelkeit, heute früh 4 Uhr leichtes Erbrechen. Gestern abend waren die dritten 10 ccm zu Ende gegeben. — 10 Uhr a. m. Blutdruck 40/165.
60 D.-I.-V. 72 — 55 = 17
60 M. A. 67,4 — 60 = 7,4
60 D.-I.-V. 71,4 — 50 = 21,4
59 M. A. 68,2 — 60 = 8,2

nachher Senkung auf 55,5.

20. VII. 10 Uhr. Übelkeit abklingend.
66 D.-I.-V. 72 — 59,5 = 12,5
64 M. A. 68,2 — 64,5 = 3,7

0,5 mg Atropin:
nach 5 Minuten 65 D.-I.-V. 72 — 60 = 12,5
61 M. A. 67 — 62,5 = 4,5
„ 10 „ 65 D.-I.-V. 69 — 57,5 = 11,5
63 M. A. 68,2 — 65 = 3,2

nach 15 Minuten 65 D.-I.-V. 74 — 57,5 = 16,5
61 M. A. 67,5 — 61,5 = 6
„ 20 „ 65 D.-I.-V. 70 — 56 = 14
65 M. A. 71,4 — 65 = 6,6
„ 25 „ 65 D.-I.-V. 72 — 57 = 15
63 M. A. 67 — 61,5 = 5,5

21. VII. 12 Uhr. Blutdruck 40/165.
71 D.-I.-V. 73,2 — 65,5 = 7,7
70 M. A. 73,2 — 71 = 2,2
72 D.-I.-V. 73,5 — 62 = 11,5

24. VII. 2 Uhr. Blutdruck 40/170. Am 3. Digitalistag.
75 D.-I.-V. 75,5 — 70 = 5,5
M. A. Später Anstieg um 3.
75 D.-I.-V. 75 — 70 = 5 träge Kurvenform.
M. A. Träger Anstieg um 5.

25. VII. 11 Uhr. Blutdruck 45/155. Gestern Erbrechen nach dem Mittagessen. Aussetzen des Digifolins nach zweimal 2 ccm des 3. Tages.
66 D.-I.-V. 68,2 — 62 = 6,2
M. A. minimal
67,5 D.-I.-V. 69 — 64,5 = 4,5
M. A. nicht festzustellen.

27. VII. 1 Uhr.
88 D.-I.-V. 90 — 88 = 2
85 M. A. 88 — 86,5 = 1,5.

Ergebnis.

Ein Vitium in schwerem Dekompensationszustand wird durch Digitaliskuren vorübergehend wieder leistungsfähig gemacht. Eine erste Kur wirkt für 8 Tage, die zweite nur für 3 oder 4 Tage, eine dritte greift nicht mehr an, weder im Sinne einer Ausschwemmung, noch in Linderung der Dyspnoeanfälle, noch endlich in Einwirkung auf die Tiefatmungsausschläge. Es geht also die Herzbeweglichkeit durchaus parallel dem klinischen Bild. Die Blutdruckverhältnisse versagen hier zur Charakteristik des Herzzustandes; die größten Werte sind 50/185 bei Einlieferung und 40/170 am 24., sie entsprechen klinisch einem schlechten Kompensationszustand. Unter Digitalis nimmt also der Blutdruck ab. Im einzelnen ergab sich folgendes Bild:

1. Frequenzverhältnisse. Die erste Digitaliskur verlangsamt von ca. 70 auf eine Ruhefrequenz von etwa 60, gelegentlich auch in träger Wellenbewegung auf 55. Zu kurzfristigen Wellen und Puls. resp. b. o. A. kommt es nicht. Mit Nachlassen der Kompensation vom 21. ab etwa steigt die Frequenz an, um dann noch einmal während der zweiten Kur auf 60 abzufallen.

2. Tiefatmungsempfindlichkeit: Als normalen Altersausschlag wird man ansehen die Werte 10—15 nach Abklingen der ersten Digitaliskur, wie sie von 7—15 vorliegt.

Die ersten beiden Digitaliskuren steigern diese Empfindlichkeit vorübergehend. Mit Zunahme der Dekompensation schwindet der respiratorische Ausschlag durchaus. Die Kurvenform des D.-I.-Versuchs, die von vornherein eine leichte Trägheit zeigt (auch noch unter Digitaliswirkung), wird bei versagendem Herzen immer stumpfer.

Im Stadium der höchsten Digitaliswirkung am 6. VII. löst ein tiefer Atemzug langhingezogene, grobe Wellen aus.

3. Atropinwirkung: Die gleiche Ausschlagssteigerung, die gleiche Auslösung auch von groben Wellen, wie sie die manifeste Digitaliswirkung hervorzubringen vermag, holt bei latenter Digitaliswirkung das Atropin-Reizstadium hervor. Auch zur Prüfung auf Verlangsamungstendenz bewährt sich das Atropin-Reizstadium: am 18. VII. stärkerer Verlangsamungsgrad als an den anderen Atropin-Tagen, bei beginnender Dekompensation weder Frequenzabfall im Reizstadium, noch nennenswerte Zunahme der Tiefatmungsausschläge. Man vergleiche die Daten der 3 Atropin-Injektionen: 0,5 mg ist am 12. VII. bei gut kompensiertem Herzen gegeben (am 7. Tag nach Digitalis); ein zweites Mal am 18. VII. bei Beginn der Digitaliswirkung; ein drittes Mal am 20. VII. bei bereits einsetzender Dekompensation.

Fall 3. Rönnigen, 16jährig.

Mitralinsuffizienz und Aorteninsuffizienz auf rheumatischer Grundlage, vor 5 Jahren zuerst festgestellt. Von Stauungssymptomen bei Einlieferung Zyanose, große Leber-Dyspnoe, Anfälle von Asthma cardiale. Es handelt sich um ein beträchtlich vergrößertes Herz.

Die Digitalisierung wird vorgenommen bei Tiefatmungsausschlägen, die dem Alter keineswegs entsprechen.

21. 6. 16	90	D.-I.-V.	98 — 80 = 18
	93	D.-I.-V.	100 — 79 = 21

Vom 28. VI. bis 3. VII. (6 Tage lang) je viermal 0,2 Digifolin, endend mit Nauseabeginn (4. VII. früh Erbrechen).

1. VII.	72	D.-I.-V.	80 — 50 = 30
2. VII.	70	D.-I.-V.	96 — 51 = 45
	70	M. A.	90 — 49 = 41

Bei ruhiger Durchschnittsfrequenz von etwa 70 gelegentlich Puls. resp. b. o. A. zwischen 78 und 48, außerdem zeitweilig kurzfristige, 1—2 Atemzüge überspringende Wellen; sie fehlen im Dauerinspirium.

3. VII.	82	D.-I.-V.	96 — 53 = 43
	79	M. A.	95 — 53 = 42

Die großen Ausschläge dauern bis zum 8. VII. Jeweils kommt bei langsamer Frequenz ein starker Respiratorius b. o. A. hervor.

8. VII.	79	D.-I.-V.	93 — 49 = 44

Als Dauerwirkung bleibt dann ein Ausschlag von 30—35, der auch durch Atropin nicht mehr zu steigern ist. ½ mg Atropin macht am 12. VII. die übliche kräftige Senkung von 77 auf 60, aber keine weitere Ausschlagssteigerung, so daß die Digitaliswirkung als abgeklungen gelten kann.

12. VII.	77	D.-I.-V.	95 — 64 = 31

Klinisch im Laufe der 6 Tage Kleinerwerden des Hepar. Schwinden der nächtlichen Anfälle und der Dyspnoe.

Ergebnis.

Überführung eines für die Altersstufe verringerten Tiefatmungsausschlags in einen großen Digitalisausschlag, verbunden mit Digitalisarrhythmie des Ausgangsrhythmus (Tag vor Nausea); später als Dauerwirkung eine etwas geringere respiratorische Exkursion. Parallelgehend klinischer Erfolg.

Fall 4. Helene Wilms, 18jährig.

Aorteninsuffizienz in leichtem Dekompensationszustand mit Kurzluftigkeit nach geringer Körperbewegung. Das Vitium besteht mit einer Endokarditis vor 3 Jahren. Blutdruck 40/115 mm Hg. Großes Cor. — Zu Beginn der Behandlung am 27. IV. 19 nach 3 Tagen Bettruhe bei Frequenz 90 träge, geringe Tiefatmungsreaktion bei minimalem Vagusdruckeffekt erst 20 Tage später nach täglich 6 Digitotaltabletten (Digitalisierung vom 27. IV. bis 18. V. 19 = 23 Tage lang bis Auftreten von Inappetenz) normaler Tiefatmungsausschlag und kräftiger Vagusdruckeffekt (chronotrop), also 3 Tage vor der Nausea.

Auch der klinische Effekt einer völligen Kompensierung tritt erst spät ein.

27. IV.	90	D.-I.-V.	97 — 87 = 10 träge	Vag. 90 — 3
16. V.	80	D.-I.-V.	95 — 70 = 25	„ 86 — 7

Fall 5. Wilhelm Stein, 32jährig.

Mitralinsuffizienz nach Gelenkrheumatismus. 1913 zuerst festgestellt. Während des Krieges mehrfach eingezogen und wegen leichter Dekompensation wieder entlassen. Jetzt wieder seit 14 Tagen Atemnot, Schmerzen in der Herzgegend. — Herz nach links bis in die mittlere Axillarlinie reichend. Von Stauungssymptomen vergrößertes Hepar. Kein sichtbares Ödem. Tachykardie.

Patient wird digitalisiert vom 9.—13. XII. 1919 (= 5 Tage je 1,5 g Digitotal) bis zum Auftreten von Inappetenz. Darüber sinkt die Pulsfrequenz auf etwa 80 ab. Am 2., 3. und 4. Digitalistag große Urinmengen (täglich ca. 3 Liter). Kleinerwerden der Leber. Patient kommt notdürftig kompensiert zur Entlassung.

9. XII. 19	96	95 — 90 = 5	Vag. 100 — 11
	94	96 — 89 = 7	„ 96 — 6
11. XII. 19	93	96 — 88 = 8	„ 93 — 5
13. XII. 19	87	93 — 75 = 18	„ 87 — 16
15. XII. 19	80	90 — 75 = 15	„ 80 — 12

Ergebnis.

Dem klinischen Erfolg einer Kompensierung entspricht Zunahme des Tiefatmungsausschlags und der Vagusdruckverlangsamung.

Fall 6. Frau Meyer, 38jährig.

Mitralstenose mit Dilatation des rechten Ventrikels. Emphysem nach altem Asthma.

Als Kind Veitstanz. Mit 27 Jahren $^1/_2$ Jahr Gelenkrheumatismus, seitdem das Vitium. Vor 1 Jahr erster Dekompensationszustand. Zur Zeit wieder leichte Dekompensation: Leberschwellung, kardiale Dyspnoe nach längerem Gehen.

Bei jener ersten Dekompensation vor Jahresfrist war die Empfindlichkeit für Digitalis bereits festgestellt. Nach fünfmal 2 Tabletten Digitotal war vom 10. Tag ab Patientin auffallend schläfrig geworden, am 13. Tag trat Erbrechen auf.

Die jetzige Kur wird durchgeführt mit intravenösen Injektionen von täglich zweimal 2 ccm Digitotal. Auch jetzt wieder stellt sich am 10. Tag Schläfrigkeit ein, am 12. Abend wird über nachlassenden Appetit geklagt und daraufhin ausgesetzt.

Digitalisiert ist in den Tagen vom 2.—13. Juni inkl.

31. V.	69	D.-I.-V.	72 — 60 = 12	Vag. 70 — 11
3. VI.	71	D.-I.-V.	73 — 62 = 11	„ 66 — 6
6. VI.	68	D.-I.-V.	73 — 60 = 13	
9. VI.	66	D.-I.-V.	73 — 60 = 13	
11. VI.	64	D.-I.-V.	68 — 55 = 13	Vag. 65 — 8
13. VI.	60	D.-I.-V.	73 — 52 = 21	„ 69 — 15
	60	D.-I.-V.	71 — 51 = 19	„ 69 — 15
16. VI.	68	D.-I.-V.	71 — 60 = 11	„ 69 — 5

Ergebnis.

Klinisch guter Erfolg, erst im späteren Verlauf der Kur deutlich: Schwinden der Dyspnoe.

Dem späteren Auftreten der Intoxikationssymptome entspricht späte Vergrößerung des Tiefatmungsausschlags und verstärkter Vagusdruckeffekt. (Die an sich geringen Tiefatmungsausschläge sind wohl durch das Emphysem bedingt.)

Fall 7. Ehlers, 51jährig.

Mitralinsuffizienz, Cor bovinum. Mit 18 Jahren Gelenkrheumatismus. Seit 7 Jahren Herzbeschwerden. Seit $^1/_4$ Jahr dauernd Ödeme. Stauungshepar.

Eine Digitalisbehandlung mit Infusionen der titrierten Blätter, täglich 1 g, führt schon nach dem dritten Gramm zur Nausea. Die Frequenz sinkt von 100 im Laufe des 2. Tages auf 90, am 3. Tage auf 80 weiter ab. Glänzender Diurese mit Ausscheidung von 5 Litern am 2. Tag, 3 Litern am 3. Tag.

Am 1. Digitalistag (7. VIII. 1913) bei Frequenz 100 im D.-I.-Versuch kein Ausschlag, nach $^3/_4$ mg Atropin weder Verlangsamung noch Frequenzanstieg.

Am 3. Digitalistag (9. VIII.) im D.-I.-Versuch bereits deutlicher Ausschlag: 87 95 — 76 = 18; und auch nach $^3/_4$ mg Atropin jetzt eine initiale Verlangsamung um 4 Schläge, Lähmungsanstieg um 12 Schläge pro Minute.

Ergebnis.

Klinisch wesentliche Besserung, Frequenzsenkung, glänzende Diurese — entsprechend Auftauchen eines normalen Altersausschlags.

Fall 8. Frau Siebel, 58jährig.

Aorteninsuffizienz auf arteriosklerotischer Grundlage, erstmalig dekompensiert. Seit drei Wochen Angina pectoris-Beschwerden, Husten mit spärlichem Auswurf; seit 14 Tagen Unterschenkelödeme, verringerte Urinmenge, Atemnot. Objektiv von Dekompensationssymptomen außer Ödemen, mäßiger Stauungsbronchitis ein vergrößertes Hepar und Tachykardie von 120—130 Pulsen, die bei anfänglicher Kampferbehandlung noch zunimmt. Digitalis ist gegeben vom 24. III. bis 31. III. 20 (= 8 Tage) je 10 Tabletten Digitotal, dann nach 12 Tagen Pause vom 12. IV. bis 18. IV. (= 7 Tage lang) die gleiche Tagesdosis — jeweils bis zum Nachlassen des Appetits. Der klinische Erfolg der ersten Kur zeigt sich in Gewichtsabnahme um 3 kg. Bei täglicher Flüssigkeitszufuhr von 800 ccm sind die Diuresewerte folgende:

Vor Digitalis: 300 500 600.

Während der Digitalistage selbst: 1000 1000 1000 650 1300 1200 1200 700.

Nach Digitalis 800 1200.

Bei Beginn der 2. Kur beträgt das Gewicht 42 kg, Ödeme sind nicht mehr vorhanden. Hier tritt in den letzten 2 Tagen noch einmal eine leichte Steigerung der Harnausscheidung auf.

Die Pulsfrequenz sinkt im Laufe der ersten Digitalisierung vom 4. Tag ab allmählich auf 90 herunter, während der 2. Kur fällt sie von 90 auf 75.

22. III.	D.-I.-V.	130	130 — 125 = 5	träge	Vag. 130 — 0
24. III.	D.-I.-V.	128	130 — 124 = 6	träge	
27. III.	D.-I.-V.	110	115 — 96 = 19		
30. III.	D.-I.-V.	95	96 — 50 = 46		„ 89 — 51
2. IV.	D.-I.-V.	89	93 — 49 = 44		
9. IV.	D.-I.-V.	84	90 — 59 = 31		
12. IV.	D.-I.-V.	91	96 — 63 = 33		
14. IV.	D.-I.-V.	90	96 — 50 = 46		
16. IV.	D.-I.-V.	75	78 — 38 = 40		
24. IV.	D.-I.-V.	79	85 — 52 = 33		

Ergebnis.

Zu Beginn der Kur bei hoher Pulsfrequenz minimaler Tiefatmungsausschlag, fehlende Vagusdruckempfindlichkeit. Sichere spezifische Digitaliswirkung ist bei der ersten Kur tags vor Nachlassen des Appetits erreicht (30. III.): starker Tiefatmungsausschlag, erheblicher Vagusdruckeffekt.

Bei Einleiten der zweiten Kur noch immer dem Alter entsprechend zu große Ausschläge. Jetzt schon nach 2 Tagen maximale Exkursion, 5 Tage vor der Nausea. Unregelmäßigkeiten des Pulses treten nicht auf.

Klinisch guter Erfolg: Ausschwemmung (spät einsetzend), Gewichtsabnahme. Schwinden von Atemnot und Angina pectoris; Frequenzsenkung.

Soviel zur Charakterisierung von dekompensierten Vitien unter Digitaliseinfluß. Eine Ergänzung ist nach zwei Richtungen hin erforderlich. Zunächst kommt vereinzelt bei alten Herzfehlern trotz schwerer Dekompensation doch einmal ein großer, eventuell abnorm großer Ausschlag vor, begleitet von starker Vagusdruckempfindlichkeit. Vielleicht darf man auch hier an lokale Prozesse im Sinusknoten denken, die sich dann hinzugesellen zum Bilde der Myokardinsuffizienz.

Fall 9. Lingelbach, 36jährig.

Mitralinsuffizienz wahrscheinlich auf rheumatischer Grundlage, deren Entstehung zeitlich nicht festzulegen ist. Als Landsturmmann hat sich Patient in Rußland überanstrengt und eine mächtige Vergrößerung und Hypertrophie des Herzens davon getragen. Acht Tage vor Eintritt in die Klinik sind die Füße angeschwollen und der Leib dick geworden. Von Stauungssymptomen außer Ödemen und Aszites sehr große, schmerzhafte Leber, kein Stauungsharn. Blutdruck 45/75. Nach 4 Tagen Bettruhe Digitalisbehandlung: 21.—25. inkl. täglich 1 g Infus der titrierten Blätter, vom 26.—31. ab täglich ½ g, dann absetzen, ohne daß Nausea eingetreten wäre. Die Dosis ist aus klinischen Gründen verringert, als nach den ersten 4 Tagen glänzender Diurese die Harnmenge absinkt. Wesentliche Verkleinerung der Leber. Abfallen der Pulsfrequenz von 100 auf 80 bei regelmäßigem Rhythmus. Blutdruckanstieg auf 60/100.

Am 20. V.	98	100 — 72 = 28	Vag.	99 — 27
24. V.	84	89 — 60 = 29		
27. V.	80	82 — 57 = 25	,,	80 — 23
31. V.	80	82 — 62 = 20	,,	79 — 22
6. VI.	95	96 — 70 = 26	,,	97 — 39

Ergebnis.

Hier also bei zweifellos schwer dekompensiertem Herzen von vornherein abnorm großer Tiefatmungsausschlag und große Vagusdruckempfindlichkeit. Um so schneller setzt die Pulsverlangsamung ein und parallel der glänzende klinische Erfolg. Auf der Höhe der Digitaliswirkung ist die respiratorische Beweglichkeit eher verringert, ähnlich wie im Fall Linne.

Eine zweite Bemerkung betrifft Endokarditiden und ihren Einfluß auf den respiratorischen Spielraum. Hier kann die völlige Proportion zum Kompensationszustand erhalten sein, wie im ersten der folgenden Paradigmen. Daneben aber wird — vielleicht als unmittelbare Folge der Endokarditis — eine völlige Unbeweglichkeit des Sinusrhythmus bei der respiratorischen Prüfung registriert trotz klinisch unzweifelhaft günstiger Beeinflussung, ja bei Absinken der Pulsfrequenz — wohl ein Beweis, daß jene Frequenzsenkung nicht im Herzen selbst ihre Ursache haben kann.

Die Pulsfrequenzen der Protokolle beziehen sich auf Schreibungen frühmorgens, sie lassen den Grad der Tachykardie geringer erscheinen.

Fall 10. Justus Grebing, 24jährig.

Aorteninsuffizienz, Mitralinsuffizienz + Mitralstenose auf rheumatischer Grundlage. Vor drei Jahren Herzfehler zuerst festgestellt. Dekompensation zuerst Januar 19, damals auch blutiger Auswurf. Seitdem zunehmende Kurzluftigkeit und Herzklopfen, Anschwellung der Füße schon bei leichten Anstrengungen. — Objektiv Cor bovinum, Stauungsleber, Stauungsnieren. Keine sichtbaren Ödeme. Dauernd subfebrile Temperaturen, die auf rekurrierende Endokarditis hinweisen. Blutkulturen steril.

Patient erhält Digitalis, zuerst 7 Tage lang, vom 26. VI.—2. VII. 19 inkl.: Je 1,5 g Digitotal bis zum Auftreten von Nausea. Die Pulsfrequenz nimmt nur um ein weniges ab, von ca. 100 auf 80; die Stauungssymptome lassen nach, subjektiv wesentliche Besserung.

26. VI. 19	100	105 — 101 = 4	Vag.	100 — 0
30. VI. 19	82	83 — 62 = 21		
2. VII. 19	81	86 — 57 = 29	,,	79 — 4

Eine zweite Digitotalkur nach 7 Tagen Pause macht Nausea schon am 5. Tag und wiederum Pulsverlangsamung (von 103 auf 80) unter Zunahme des Tiefatmungsausschlags (Pulsschreibung ist unterblieben). In den folgenden Wochen dann schneller Deszensus, der auch durch eine dritte Digitalisierung nicht aufzuhalten ist: Exitus Mitte August nach Hochschnellen der Temperatur und Wiederkehr der Stauungen. Der Tiefatmungsausschlag geht in diesem Stadium völlig verloren. Sektion: Endocarditis ulcerosa.

Ergebnis.

Klinischer Besserung der ersten Digitaliskur gesellt sich in den letzten Tagen vor der Nausea eine Zunahme des Tiefatmungsausschlags auf den normalen Alterswert. Die respiratorische Beweglichkeit geht unter Zunahme der Pulsfrequenz später wieder verloren, sei es als Folge der erneuten Dekompensation, sei es als Folge der Endocarditis ulcerosa.

Fall 11. Edmund Metzler, 32jährig.

Endocarditis aortica. Nach Angina vor 3 Monaten fühlt sich Patient dauernd müde und schlapp. Vor 1 Monat Infarkt Blutung, seitdem Klagen über Herzklopfen, Atembeschwerden beim Treppensteigen. Objektiv hypertrophische Tonsillen. Leichte Zyanose, beschleunigte Atmung, Tachykardie bis zu 120 Pulsen. Aorteninsuffizienz mit mäßiger Herzvergrößerung: Medianabstand rechts 3,5, links 10,5, Längsdurchmesser 14 cm. Blutdruck 115/20. Hepar 2 Querfinger vergrößert. Subfebrile Temperaturen. Wassermann negativ.

Intravenöse Digitalisierung mit 2×2 ccm Digitotal täglich vom 5. V. bis 8. V. inkl. führt zur Nausea am Ende des 4. Tages. Klinischer Effekt: Keine Beeinflussung von Diurese und Körpergewicht, geringe Herabsetzung der Pulsfrequenz; doch läßt die Leberstauung nach und die Atmung wird freier.

3. V. 20.	99	100 — 96 = 4	
	100	100 — 97 = 3	Vag. 95 — 0
8. V. 20.	90	96 — 88 = 8	
	87	94 — 82 = 12	„ 88 — 5
9. V. 20.	87	93 — 82 = 11	
	86	93 — 83 = 10	„ 84 — 4,5

Ergebnis.

Bei einem leicht dekompensierten Aortenvitium mit Endokarditis erreicht die Kompensierung durch Digitalis wohl leichte Frequenzsenkung, aber nur minimale Zunahme des Tiefatmungsausschlags und des Vagusdruckeffekts. Die erreichten Werte bleiben weit unter den normalen Altersausschlägen.

Fall 12. Kurt Lauterwald, 12jährig.

Aorteninsuffizienz und Mitralstenose, Endokarditis. Dekompensiert seit ½ Jahr: Husten, Auswurf, Atemnot. Schon 3 Monate bettlägerig. In den letzten 6 Wochen Auftreten von Wassersucht. — Objektiv Cor bovinum, Anasarka. Leber handbreit unterm Rippenbogen vorragend, äußerst druckempfindlich und spontan schmerzend. Stauungsbronchitis, Stauungsnieren. Pulsfrequenz zwischen 100 und 120. Subfebrile Temperaturen mit Zacken bis 38,3.

Nach anfänglicher Karellkur, die gut ausschwemmt, werden am 5. und 6. Juni je 2 ccm Digitotal intravenös gegeben mit dem Effekt einer leichten Frequenzsenkung und einer Besserung des Appetits, einer wesentlichen Verkleinerung der Leber und Schwinden des Leberschmerzes. Am 7. Juli nach 1 ccm Digitotal bereits Erbrechen.

Nach 11 Tagen Pause, ausgefüllt durch Medikation von Koffeinpräparaten und Kampfer, erneute Digitalisierung mit kleinen Dosen Virodigen. Fortschreitender Deszensus, Exitus 25. VI. Sektion: Endocarditis aortica.

4. VI. 20.	104	104 — 100 = 4	Vag. 104 — 3
5. VI. 20.	100	101 — 100 = 1	„ 103 — 4
6. VI. 20.	95	96 — 95 = 1	„ 96 — 3
8. VI. 20.	91	92 — 89 = 2	„ 92 — 0
9. VI. 20.	103	103 — 102 = 1	„ 103 — 3
12. VI. 20.	102	102 — 102 = 0	„ 102 — 2

Fortab bleibt jeder Ausschlag aus. Die Frequenz steigt zeitweilig auf etwa 125 und wird auch durch die spätere Digitalisierung mit Virodigen nicht mehr beeinflußt.

Ergebnis.

Bei Endokarditis und schwerer Dekompensation erreicht die Digitalisierung zwar zeitweilig eine entschiedene Besserung des Kompensationszustands und parallelgehend deutliche Frequenzsenkung. Zunahme der Vagusdruckempfindlichkeit und des Tiefatmungsausschlags bleiben aber aus! Man wird daraus im Sinne Traubes folgern dürfen, daß es eine Digitalisverlangsamung des Sinusrhythmus gibt allein vom Vaguszentrum aus: Denn von spezifischer Sinuswirkung ist in diesem Fall nichts nachzuweisen. Ähnlich war es ja auch beim 11. Fall.

2. Völlig die gleiche Einwirkung der Digitalis wie vorhin bei dekompensierten Vitien finden wir nun auch bei Myokard-Insuffizienzen jeder anderen Ätiologie. Den Vitien am nächsten steht klinisch die folgende Gruppe von 5 dekompensierten Hypertonikerherzen; 4 Beispiele einer Myokardinsuffizienz bei Dilatatio cordis verschiedener Genese mögen sich anschließen.

Fall 13. Kreuter, 49jährig.

Cor renale decompensatum. Arteriosklerotische Schrumpfniere mit Polyurie. Knöchelödeme seit einem Vierteljahr, Kurzluftigkeit. Blutdruck 80/160. Nach links großes Herz, Dilatation und Hypertrophie. Hepar auctum.

Digitaliskuren vom 9.—13. = 5 Tage lang je 10 Tabletten (= 1,5 g) Digitotal. Abgesetzt wegen Widerwillen gegen die Tabletten. Nach 12 Tagen Pause vom 26. III.—1. IV. (7 Tage) zweite Kur, beendet wegen Kopfschmerzen und Übelkeit.

8. III.	vor Digitalis	75 — 68 = 7		
		76 — 67 = 9	Vag. = 0	
11. III.	84	89 — 73 = 16	,,	77 — 43
13. III.	83	88 — 68 = 20	,,	81 — 18
26. III.	68	71 — 59 = 12	,, = 0	
1. IV.	70	77 — 62 = 15	,, = 0	
3. IV.	73	75 — 61 = 14	,, = 0	

An den beiden letzten Untersuchungstagen war bei der Morgenvisite der Vagusdruck von sehr starker Verlangsamung begleitet (nicht geschrieben). Jeder spätere Druck blieb erfolglos.

Ergebnis.

Klinisch in zwei Digitaliskuren Beseitigung von Ödemen, Besserung der Kurzluftigkeit.

Eine erste Digitaliskur macht Nausea schon nach 5 Tagen, 12 Tage später werden bei der zweiten Digitalisierung 3 g Digitotal mehr vertragen. Vielleicht spielte zur Zeit der 1. Kur ein leichter Stauungskatarrh mit.

Der geringe Tiefatmungsausschlag und fehlende Vagusdruckeffekt in der ersten Kur weicht 2 Tage vor der Nausea dem normalen Altersausschlag; auf Vagusdruck sogar hochgradige Verlangsamung. In zweiter Kur keine weitere Empfindlichkeitssteigerung.

Fall 14. Frau Schardt, 52jährig.

Cor hypertonicum decompensatum. Seit 1/4 Jahr Herzklopfen, abends Anschwellen der Beine, Blutdruck 110/220. Hypertrophie und Dilatation des Herzens, großes Hepar.

Vor Digitalis 16. V. 84 86 — 73 = 13
M. A. 81 85 — 77 = 8

Nach 3 Tagen Digifolin (5 mal 2 ccm) am Abend des 3. Tages Erbrechen. Der Puls bleibt regelmäßig.

64 65 — 39 = 26 mit schnellem Umschlag.
M. A. 61 65 — 44 = 21.

Ergebnis.

Schnelle klinische Besserung im Sinne eines Nachlassens der subjektiven Beschwerden und im Sinne einer Pulsverlangsamung. Entsprechend zur Zeit der Nausea, die früh auftritt, normaler Altersausschlag.

Fall 15. Gruber, 63jährig.

Cor hypert. decomp. Asthma cardiale.

Flötenist. Seit 4 Monaten nach angestrengtem Blasen Schmerzen in der Magengrube, Kurzluftigkeit, auch in Anfällen von einigen Minuten Dauer Eingeliefert mit Beinödemen, die schon 14 Tage bestanden. Adipositas. Zyanose, Orthopnoe, Blutdruck 100/180. Empfindliche, große Leber. Stauungslunge, Stauungsharn. Zwei Digitaliskuren je 3 Tage lang, bis Nausea erreicht ist, schwemmen aus und beseitigen die Dekompensation schnell. 4.—6. IV. je fünfmal 2 ccm Digifolin, dann 13.—15. IV., am Abend des dritten Tages beide Male Erbrechen. Im Mai Bäderbehandlung. Anfang Juni immer noch nach dem Aufsein Ödeme, so daß erneut zu Digitalis gegriffen wird, 11.—12. IV. je fünfmal 2 ccm Digifolin; am 13. VI. nach der 4. Dosis Erbrechen.

18.—19. wiederum fünfmal 2 ccm. Am 20. nach 0,4 Übelkeit. — Jedesmal stark diuretische Wirkung.

Vor Digitalis: 8. VI.	88	98 — 88 = 10 etwas träge		Vag. = 0
11.—13. VI. Digitaliskur.				
	13. VI.	64	72 — 58 = 14	
	14. VI.	67	74 — 58 = 16	
	15. VI.	74	82 — 66 = 16	
	17. VI.	70	75 — 62 = 13	
18.—20. VI. 2. Digitaliskur.				
	19. VI.	58	59 — 48 = 11	Vag. 57 — 1
	22. VI.	68	73 — 55 = 18	
	23. VI.	65	67 — 53 = 14	

Ergebnis.

Klinisch in beiden Digitalisierungen starke Diurese, Pulsverlangsamung ohne Sinusirregularität. Die kurz aufeinander folgenden Kuren zeigen den Patienten nauseaempfindlich, ohne daß beim zweiten Male Kumulationswirkung festzustellen wäre.

Der ursprünglich geringe Tiefatmungsausschlag nimmt etwas zu. Keine Steigerung in der zweiten Kur. Vagusdruckversuch bei Beginn der Kuren negativ.

Fall 16. Konrad Schmidt, 64jährig.

Genuine Schrumpfniere. Cor renale decompensatum. Knöchelödeme seit einem Monat, Kurzluftigkeit, Müdigkeit in den Beinen. Blutdruck 100/170 mm Hg. Hepar auctum.

Behandlung mit energischer Digitotalkur, die infolge der Unempfindlich keit des Patienten, ohne Nausea zu machen, 22 Tage bis zur Entlassung durchgeführt werden kann, bei gutem klinischen Erfolg. Patient steht in der letzten Woche auf und ist völlig beschwerdefrei. Tiefatmungsausschlag vor Digitotal:

27. II.	59	69 — 59 = 10	Vag. 61 — 10
1. III.	63	74 — 63 = 11	„ 63 — 4
2. III.	65	73 — 64 = 9	„ 0

Digitotalkur:

Vom 4.—26. je 1,5 g Digitotal.

6. III. 1919	69	77 — 62 = 15	
8. III. 1919	61	68 — 54 = 14	Vag. 61 — 5
9. III. 1919	52	62 — 50 = 12	„ 59 — 8
15. III. 1919	59	67 — 59 = 8	„ 60 — 4
20. III. 1919	58	69 — 58 = 11	
25. III. 1919	74	75 — 63 = 12	„ 70 — 9

Ergebnis.

Klinisch guter Erfolg (Schwinden von Kurzluftigkeit und Ödemen) im Laufe einer 22tägigen Digitalisierung. Trotz der energischen Dosis erfährt weder die etwas träge Form des Tiefatmungsausschlags eine Abänderung, noch ist nennenswerte Ausschlagssteigerung festzustellen; noch Erhöhung des Vagusdruckeffekts.

Fall 17. Frau Dehn, 74jährig.

Cor hypertonicum in leichter Dekompensation, deren Beginn schon ein Jahr zurückreicht: nächtliche Dyspnoe, bei längerem Aufsein Ödeme der Unterschenkel; druckempfindliche, vergrößerte Leber. Blutdruck 70/180. Mächtiges Herz.

Digitalisiert wird vom 28.—31. VIII. 1916 mit je 2 ccm Digifolin intravenös. Keine Intoxikationssymptome. Darüber schwinden die geringen Knöchelödeme, die nächtlichen Anfälle von Asthma cardiale bleiben aus.

26. VIII.	61	67 — 48 = 19
M. A.	60	70 — 50 = 20
31. VIII.	60	83 — 58 = 25
M. A.	60	84 — 59 = 25

Geringer Pulsus resp. (b. o. A.), begleitet von Verlangsamungstälern, die 1—3 Atemzüge überspringen können. Desgleichen an den folgenden Untersuchungstagen:

1. IX.	54	66 — 39 = 27
M. A.	55	71 — 40 = 31
3. IX.	49	72 — 40 = 32

Ergebnis.

Geringe Digitalisierung, die nicht bis zur Intoxikationsgrenze fortgeführt ist, hat günstigen klinischen Erfolg, setzt die Frequenz herab, macht Digitalisarrhythmie und parallel Steigerung des Tiefatmungsausschlags über die normalen Alterswerte hinaus.

Fall 18. Recke, 17jährig.

Dilatatio cordis infolge Überanstrengung. Herbst 1917 Schmerzen in Knien und Fußgelenken ohne Fieber. Oktober 1918 Grippe. Hat als Schlosserlehrling in den letzten drei Jahren dauernd schwer gearbeitet. 23. März plötzlich mit Atemnot erkrankt, seitdem kurzluftig, vor allem beim Gehen und bei der Arbeit; Schmerzen in der Herzgegend.

Befund vor Einleiten der Digitaliskur: Herzvergrößerung, vor allem nach rechts; reine Töne, großes, schmerzhaftes Hepar, palpable Milz, kein Albumen.

Digitaliskur vom 17. VII. bis 1. VIII. je 1,5 Digitotal (= 15 Tage). Klinischer Erfolg: Völlige Kompensierung, Rückgang der Leber- und Milzschwellung, Kleinerwerden des Herzens bei röntgenologischer Kontrolle, Frequenzsenkung vom 13. Tag ab, begleitet von atypischem Puls. resp. b. o. A.

15. VII.	126	132 — 95 = 37	
	116	120 — 80 = 40	Vag. 120 — 25
21. VII.	108	113 — 62 = 51	„ 112 — 59
30. VII.	104	105 — 57 = 48	
	94	105 — 54 = 51	„ 104 — 50
31. VII.	92	113 — 53 = 60	„ 93 — 40
	mit 3 nachschwingenden Wellen.		

Ergebnis.

Große Dosen sind nötig zu völliger Kompensierung. Schon am 5. Tag ein großer, dem Alter entsprechender Ausschlag, während bei Einleitung der Kur etwas verringerte Werte, auch im Vagusdruckerfolg, bestanden. Ein sicher spezifischer Digitalisausschlag, verbunden mit Digitalis-Arrhythmie, wird 2 Tage vor Aussetzen der Droge (wegen Kopfschmerzen) registriert.

Fall 19. Hefner, 49jährig.

Basedow. Myokard-Insuffizienz mit Leberschwellung. Dyspnoe bei Anstrengung seit $^1/_4$ Jahr, Zyanose.

3. V. 1919 nach 3 Tagen Bettruhe vor Digitotal 107 — 102 = 5 in träger Kurve, Vag. 108 — 15.

3.—8. inkl. je 1,5 g Digitotal.

Am 9. V. Absetzen wegen Nausea.

8. V.	101	102 — 91 = 11	Vag. 101 — 9
1.—7. VI.	je 1 g Folia titrata in Form des Infuses.		
7. VI.	103	103 — 70 = 33	Vag. 102 — 41

Ergebnis.

Klinisch nach 2 Digitaliskuren völlige Kompensierung ohne Absinken der Pulsfrequenz.

Vor Einleitung der ersten Kur geringer Tiefatmungsausschlag, etwas stärkerer Vagusdruckeffekt. Die erste Kur hat kaum Einfluß.

Gegen Ende der zweiten Digitalisierung nach 3 Wochen Pause ist am Tag der Nausea diesmal ein kräftiger respiratorischer Ausschlag, entsprechend ein erheblicher Vagusdruckeffekt, festzustellen.

Fall 20. Adam Kreile, 53jährig.

Dilatatio cordis, Myokardinsuffizienz bei thorakaler Starre und Adipositas. Kurzluftigkeit seit einigen Jahren, zunehmend mit stärkerer Fettsucht im letzten halben Jahr; seitdem auch nächtliche Dyspnoezustände. Objektiv große Leber, Stauungsharn mit Albumen, Orthopnoe; keine sichtbare Ödeme, aber auf eine initiale Karellkur hin leichte Ausschwemmung und entsprechende Gewichtsabnahme.

Digitalisiert wird nach 5 Tagen Bettruhe vom 5.—14. VI. inkl. (= 10 Tage lang) mit je fünfmal 2 Tabletten Digitotal — bis zum Auftreten von Gelbsehen, Flimmern vor den Augen, Kopfschmerz; der Appetit bleibt unbeeinflußt. Klinischer Erfolg: Wesentliche Besserung der Dyspnoe, Beseitigung des Stauungsharns im Laufe der 10 Tage. Leichte Steigerung der Diurese am 6. bis 8. Tag: Zunahme von 800 auf 1100, 900 bei Zufuhr von 800 ccm Flüssigkeit täglich. Das Körpergewicht bleibt unverändert.

4. VI. 20	71	70 — 68 = 2	
7. VI. 20	73	74 — 73 = 1	Vag. 60 — 5
9. VI. 20	68	71 — 67 = 4	
11. VI. 20	64	69 — 64 = 5	,, 66 — 32
12. VI. 20	60	63 — 62 = 1	
13. VI. 20	65	69 — 64 = 5	,, 61 — 14
14. VI. 20	62	63 — 60 = 3	,, 62 — 45
15. VI. 20	66	70 — 66 = 4	

Die starken Vagusdruckeffekte sind hier nicht elektrokardiographisch kontrolliert, legitimierten sich aber durch den fließenden Übergang in den Ausgangsrhythmus als Sinusverlangsamung.

Ergebnis.

Energische Digitalisierung mit günstigem klinischen Effekt erzielt bei einem 53jährigen Patienten wohl Steigerung des Vagusdruckerfolges vom 7. Tag ab, vermag aber den minimalen respiratorischen Ausschlag nicht zu vergrößern. Der Vergleich mit der starken Vagusdruckempfindlichkeit (sofort einsetzende Verlangsamung bei schon geringem Druck) beweist, daß die Ursache nicht im Herzen zu suchen ist — die Auslösung oder der überleitende Vagusapparat muß also versagen.

Ausbleiben jeder Digitaliswirkung auf den Sinusrhythmus und die Sinusfrequenz zeigt der folgende Fall, bei dem eine geringe Dekompensation zu Beginn der Behandlung völlig behoben wird. Vielleicht ist hier ähnlich wie in den Fällen 11 und 12 doch an entzündliche Prozesse im Herzen zu denken, wenn auch die Temperaturerhöhung abklingt. Herzgeräusche waren nicht zu hören.

Fall 21. Hoffmann, 33jährig.

Dilatatio cordis nach Pericarditis exsudativa.

Eine erste Digitaliskur wird eingeleitet wegen Kurzluftigkeit und Anfällen von nächtlicher Atemnot. Während der ersten 14 Tage der Kur Fieber bis zu 38,5 abends, dann normale Temperaturen. Die subjektiven Beschwerden schwinden unter Digitalis, die Pulsfrequenz hält sich aber unverändert auf einer Höhe von 120—130.

Gegeben ist Digitotal (fünfmal 2 Tabletten täglich) vom 27. Januar bis 13. Februar 19 inkl., also 28 Tage lang, ohne daß Nausea oder ein sonstiges Grenzsymptom aufgetreten wäre. Nach 12 Tagen Pause wird fortgefahren mit dem Infus der titrierten Blätter, täglich 1 g vom 8.—25. März inkl.

Jetzt, also erst nach 18 Tagen, muß ausgesetzt werden wegen Nachlassens des Appetits.

Pulsverlangsamung trat auch nach der zweiten Kur nicht ein, der von vornherein minimale Tiefatmungsausschlag änderte sich nicht, jeder Vagusdruckeffekt blieb aus.

Zusammenfassung.

1. Gemeinsam für alle geschilderten Typen einer Herz-Insuffizienz gilt die Regel, daß unter Digitalis ein vorher abnorm kleiner Ausschlag der Tiefatmungsprüfung sich vergrößert, eventuell beträchtlich über den zustehenden Altersausschlag hinaus. In gleichem Maße pflegt der Vagusdruckeffekt zuzunehmen. Eine Ausnahme können Herzen mit Endokarditis bilden, ferner gewisse Altersherzen, bei denen jede respiratorische Empfindlichkeit ausbleiben kann, auch in Stadien mit ausgesprochen erhöhter Vagusdruckempfindlichkeit. Andererseits blieb in seltenen Fällen trotz schwerer Dekompensation vagische Erregbarkeit erhalten.

Bei 4 unter 21 Fällen trat mit Absinken der Pulsfrequenz eine Sinusirregularität auf (s. nächstes Kapitel), zeitlich entsprach dem eine Vergrößerung des respiratorischen Ausschlags über den Altersausschlag hinaus.

2. Beziehung zu anderen Wirkungen der Droge.

a) Zur dynamischen Wirkung. — Erste Symptome einer erhöhten Kontraktilitätsleistung waren bei einigen Fällen, die über lange Zeit digitalisiert wurden, schon sehr früh festzustellen — sei es Abnahme von Dyspnoe oder Absinken der Pulsfrequenz oder Nachlassen des Leberschmerzes. Diese Steigerung der Herzleistung ließ sich durch die Zeit der Digitalisierung hindurch verfolgen: Sie erstreckte sich z. B. bei der Patientin Frau Siebel (Nr. 8) vom 2. bis zum 8. Tag, bei Recke (Nr. 18) vom 5. bis zum 15. Digitalistag — ohne daß klinisch jeweils die Möglichkeit bestand, den Zeitpunkt eines Optimums der Wirkung zu bestimmen.

Parallel gehend dieser klinischen Besserung wurde die respiratorische Herzbeweglichkeit normal groß, so daß geradezu das Einsetzen klinischer Besserung am Tiefatmungsausschlag abgelesen werden konnte.

b) Beziehung zu den Intoxikationssymptomen. Digitalis wurde in der Regel — von Grenzsymptomen wie Herzblock und Extrasystolie abgesehen — bis zum Auftreten einer generellen Intoxikation gegeben, die sich zu äußern pflegt in Kopfschmerz, Augenflimmern oder Gelbsehen, Schlafsucht, Zittern der Hände, vor allem aber in Übelkeit und Erbrechen. Es zeigte sich eine außerordentliche Differenz der individuellen Empfindlichkeit im frühen oder späten Auftreten dieser Intoxikationssymptome.

Die gleichen erheblichen Unterschiede individueller Reaktion zeigten sich aber auch im Verhalten der verschiedenen Vagusprüfungen, soweit man lediglich die abnorm großen Ausschläge berücksichtigt — Ausschläge, die über das Altersübliche hinausgehen. Derartig kräftige Reaktionen traten in der Regel kurz vor einem der geschilderten Grenzsymptome hervor (s. Nr. 1, 2, 3, 4, 6, 8, 13, 14, 17, 18, 19, 20). Nur in

8 Fällen handelt es sich um starken Tiefatmungsausschlag, in den übrigen Beispielen ist jeweils ein abnorm starker Vagusdruckeffekt mit berücksichtigt.

3. Beurteilung.

a) Die Rückkehr zum normalen Altersausschlag imponierte in einigen Fällen deutlich als eine Folge der verbesserten Dynamik. Parallel ging frühe Senkung der Pulsfrequenz: Sie entsprach einer „Normierung" der Sinusfrequenz im Sinne Krehls.

b) Abnorm starker Tiefatmungsausschlag (im Verhältnis zur Altersstufe) erschien als spezifische Digitaliswirkung auf den Sinusrhythmus. Über den Ort des Angriffs s. nächstes Kapitel.

c) Bei einer Endokarditis ließ deutliche Pulsverlangsamung bei dauernd fehlender respiratorischer Beweglichkeit an zentrale Wirkung denken.

d) Minimaler respiratorischer Ausschlag alter Leute, der trotz Zunahme des Vagusdruckeffekts sich nicht änderte unter der Digitalisierung, wurde auf mangelnde Auslösung des Reflexes zurückgeführt (s. Nr. 14 und 20).

E. Infektwirkungen auf das Herz.

Die alltägliche Erfahrung einer postinfektiösen Bradykardie (eventuell auch einer Bradykardie im Infekt selbst trotz hohen Fiebers: So beim Typhus), die postinfektiöse Zunahme des Pulsus respiratorius b. o. A. (Lommel), das postinfektiöse Auftreten „nicht regelmäßig periodischer, von der Atmung unabhängiger Frequenzschwankungen" (Wenckebach) — diese drei Befunde berechtigen zur Abtrennung des Infektherzens als einer Sondergruppe.

Drei Beispiele einer Diphtheria gravissima geben Gelegenheit, zunächst schwerste Infektwirkung (hier spezifischer Art) auf die Herzbeweglichkeit zu prüfen; zwei weitere Beispiele zeigen nach Lungenentzündung jene Trias der Infektnachwirkung am Herzen, deren respiratorische Beweglichkeit wiederum quantitativ geprüft ist. In den zwei letzten Fällen endlich ist als Infektwirkung eine Schädigung des Hisschen Bündels aufgetreten und auf parallele Wirkungen, hier auf Reizbildung, dort auf Reizleitung geachtet.

Wie vorhin für das dekompensierte Herz, ist auch hier für die letzten 4 Beispielfälle der Digitaliseinfluß gleichzeitig verfolgt, auf das eigentliche Digitaliskapitel vorbereitend. Hier ist die Digitaliswirkung ebenso aufklärend für das Wesen der postinfektiösen Bradykardie und Arrhythmie, wie jene Disposition andererseits für die Art der Digitaliswirkung selbst. Ja was die Läsion des Hisschen Bündels anlangt, so ist man geradezu auf Digitalis angewiesen, um auch initiale Überleitungsstörung ans Licht zu ziehen.

1. Schwere Effektschädigung bei Diphtherie.

Die ersten drei Protokolle schließen sich an die bisher geschilderten schweren Myokardschädigungen durchaus an. Auch hier eine gewisse

Tendenz zur Ausschlagsverringerung, angedeutet in den ersten beiden Beispielen, ganz ausgesprochen im dritten Fall.

Diese drei Diphtherie-Fälle sind bereits in einer kurzen Notiz der medizinischen Klinik veröffentlicht. Ich entnehme einiges der ersten Publikation.

Lebenskräftige junge Leute kommen am ersten Tag der Erkrankung ins Krankenhaus. In rapider Ausdehnung greifen die Beläge auf den ganzen Gaumen über; auf hohe Serumdosen hin schnelle Abstoßung. Doch verrät der Absturz des Blutdrucks, die verringerte Amplitude schwere Kreislaufschädigung — eine Schädigung, die weit mehr ist als reine Vasomotorenlähmung. Dilatatio cordis, Herzgeräusche treten auf. Der erste Fall kehrt scheinbar im Verlauf eines Monats zu normalen Kreislaufbedingungen zurück, stirbt aber 4 Wochen nach Entlassung an Herzschlag. Die zweite Patientin mußte bei Beginn der Besserung entlassen werden. Der dritte Patient geht unter akuter Dekompensation zugrunde.

Paul Schmidt, 21jährig.

Guter Turner, muskulös. Vegetative Stigmata. Seit 2 Tagen starke Halsdrüsenschwellung, Übergreifen des D.-I.-Belags in den ersten 3 Tagen) auf den weichen Gaumen. 12 000 Einheiten.

12. VI. 13 (Einlieferungstag). 5 p. m. Temp. 39° (ab.) Blutdruck 115/65. Ausgangsfrequenz ein grob gewellter Puls, in dem es zu Wellenbergen bis zu 125, zu Wellentälern bis 82 kommt. Bei 17 Atemzügen in 1 Minute z. B. 5 Wellen. Jeder etwas tiefere Atemzug macht kräftigen Puls. respirat.
ca. 100 111 — 78 = 33
ca. 100 107 — 66 = 41; flache Wellen im Dauerinspirium.

14. VI. 13. 3 p. m.	Abendtemp. 39,5. Ausgangsrhythmus wie oben. ca. 110 111 — 73 = 38 98 107 — 77 = 30
15. VI. 12 Uhr	Abendtemp. 39,5. Blutdruck 100/55. Rhythmus idem. ca. 100 111 — 80 = 31 120 124 — 88 = 36
17. VI. 3 p. m.	Fieber inzwischen abgesunken auf 38° abends. Abstoßung des Gaumenbelags. Blutdruck 100/50. 95 100 — 76 = 24
20. VI. 3 p. m.	Abends noch 38. Blutdruck 90/50. Vereinzelte Extrasystolen. 89 96 — 71 = 25
25. VI. 4,30 Uhr.	Temperatur normal. Blutdruck 85/50. Der Puls wird schlechter, am Herzen Wachtelschlag. Im D.-I.-Versuch Extrasystolen, sowohl beim Inspirationsakt wie in II. Phase.
68 m. p.	Extrasystolen; Verlangsamung auf 60 70+20 (93) auf Vagusdruck-Verlangsamung von 67 auf 65, reaktiv Auslösung der Extrasystolen ein zweites Mal 71 — 8, reaktiv Extrasystolen.
27. VI. 6 p. m.	Blutdruck 70/50, kleiner dürftiger Puls. Herz nach links verbreitert. 90 100 — 66 = 34 98+13 (105) 94 98 — 63 = 35
30. VI. 6 p. m.	Blutdruck 80/40. 87 100 — 68 = 32 100+25 (122) 96 105 — 70 = 35

2. VII. 6 p. m. Blutdruck 90/40.
92 96 — 60 = 36 110+27 (120)
95 96 — 70 = 26
6. VII. 10 a. m. Blutdruck 105/55.
87 93 — 64 = 29 90+31 (127)
91 102 — 71 = 31
9. VII. 10 a. m. Blutdruck 120/60. Wohlbefinden.
95 105 — 73 = 32
89 100 — 71 = 29 90+32 (135)

Patient wird auf seinen Wunsch entlassen. 4 Wochen später Exitus subitus.

Frieda Bretfeld, 21jährig.

Robuste Frau. Seit 1 Tag Halsdrüsenschwellung. Gaumenödeme, Foetor diphthericus, noch kein Belag.

16. VI. 13. Bei Einlieferung 6000 Einheiten, an den folgenden 2 Tagen je 3000 intravenös. Der Rachenbefund nimmt in den ersten 3 Tagen stark zu, dann langsame Abstoßung. Temperaturen zwischen 38 und 39° bis zum 23. VI.

17. VI. 10 a. m. 39° Puls. resp. b. o. A. Blutdruck 115/65.
85 90 — 68 = 22
78 90 — 67 = 23
18. VI. 7 p. m. 38,3° Blutdruck 110/60.
90 95 — 65 = 20 86+10 (83)
21. VI. 6 p. m. Fieber von 38,8. Wachtelschlagrhythmus. Blutdruck 110/60.
80 86 — 67 = 19 78 +12 (85)
23. VI. 12 Uhr. Schlechter Puls, Blutdruck 90/60.
69 75 — 62 = 13
68 78 — 62 = 16
24. VI. 9,30 a. m. Blutdruck 90/60.
62 70 — 57 = 13
64 70 — 57 = 13
29. VI. 5 p. m. Blutdruck 80/45. Kliener, debiler Puls. Dilatatio cordis.
88 90 — 73 = 17 88 +10 (75)
85 90 — 75 = 15

Patientin verläßt gegen dringenden ärztlichen Rat das Krankenhaus. Über ihr Schicksal habe ich nichts erfahren können.

Heinrich Bähr, 17jährig.

Mittelkräftiger Matrose. Eingeliefert mit Gaumenödem und noch geringem Belag. Seit 2 Tagen krank mit Halsschmerzen und Halsdrüsenschwellung. — 6000 Einheiten intravenös. Temperatur bis 40°; in 2 Tagen fieberfrei.

25. VI. 13 Tag der Aufnahme ins Krankenhaus, 6 p. m. Fieber 40°. Blutdruck 145/50.
110 113 — 104 = 9 in träger Kurve 109+2 (35)
109 109 — 101 = 8 „ „ „
27. VI. 6 p. m. Temp. 37,5. Mächtige Beläge über den ganzen weichen Gaumen hin, dicke Halsdrüsenpakete. Blutdruck 115/60.

30. VI. 6 p. m. Kaum mehr ein Rachenbelag. Blutdruck 110/65.
81 88 — 75 = 13 schneller 78+12 (75)
85 94 — 82 = 12
89 94 — 83 = 11 träge 86+6 (72)

2. VII. 6 p. m. Blutdruck 100/55. Puls auch palpatorisch schlechter.
69 85 — 65 = 20 in schnellem Umschlagen
68 82 — 67 = 15 69+13 (81)

4. VII. 8 a. m. Blutdruck 75/55. Bild der muskulären Mitralinsuffizienz mit beginnenden Dekompensationssymptomen: Letzte Nacht zweimal Erbrechen. Behandlung mit Kampfer und Koffein.
67 75 — 65 = 10 68+9 (58) Vag. 69 — 7

Während des Dauerinspiriums und der Vagusdruckverlangsamung Extrasystolen, stärker noch in der Nachwirkung des Vagusdrucks.

6. VII. 11 a. m. Dyspnoe erschwert den Atemversuch (Atemfrequenz 26). Blutdruck 75/55.
73 75 — 71 = 4 76+13 (95) Vag. 68 — 2
„ 74 — 6

Reaktiv nach starkem Vagusdruck Extrasystolie.

9. VII. 9 a. m. Akute schmerzhafte Leberschwellung, häufiges Erbrechen. Keine Ödeme. Blutdruck 76/60! Puls kaum fühlbar.

Ausgangsfrequenz: Minuten dauernde grobe Wellen zwischen 88 und 100, außerdem aber kurzfristige Wellen völlig unabhängig von der Atmung.

Beispiel der groben Wellen in $^1/_{10}$ M. F.: 90 95 97 96,5 99,6 96 96 97,5 92,5 94 89 88 89 90,5 94 92,5 94 96,5 usw.

Beispiel der kurzfristigen Wellen in Einzelschlagfrequenz: 96 98 100 (I.) 102 96 82 (I.) 89 96 98 (I.) 103 103 100 (I.) 96 85 88 (I.) 100 103 100 (I.) 105 103 95 (I.) 89 93 96 (I.) 102 105 105 (I.) 103 95 82 (I.)

Beide Wellenformen erfahren im D.-I.-Versuch keinerlei Umwandlung; in der Nachwirkung schwingen die kurzfristigen Wellen aber weit schneller.

Auffallend ist der Einfluß der Kraftprobe (92 — also energisch) auf die Frequenz: Auf der Höhe eines Wellenberges macht sie sofortige Verlangsamung!

Vorher ($^1/_{10}$ M. F.) 87 89 96 99,5 100 101 102,5 105; Kraftprobe ($^1/_{20}$ M. F. umger.) 95 98 102 102; Nachwirkung ($^1/_{20}$ M. F. umger.) 102,5 108 109 108; Nachwirkung ($^1/_{10}$ M. F.) 105 96 93,5 91 87 89 91 88; 10. Juli: Exitus.

Zusammenfassung zu Schmidt.

1. Frequenzverhalten: Zu postinfektiöser Bradykardie kommt es nicht, nur an einem Tage steht der üblichen Frequenz von 90 eine Einstellung auf 68 gegenüber. Dagegen ist bemerkenswert der Puls während des Fiebers am 12. und 14.: Kurzfristige, mehrere Atemzüge überspringende Wellen von großer Amplitude treten auf.

2. Die Tiefatmungsempfindlichkeit vom 12.—15. VI. bei Frequenz 100—120 ist etwa die gleiche wie später vom 30. VI. bis 9. VII. Es kommt zu einer Verringerung nach Absinken des Fiebers, gleichzeitig treten Extrasystolen auf.

3. Der Vagusdruckversuch, nur am 25. VI. bei schon schlechtem Herzen ausgeführt, entspricht in seiner Verlangsamungswirkung etwa

dem D.-I.-Versuch, es ist keine besonders starke Empfindlichkeit nachzuweisen. Reaktiv Auslösung von Extrasystolen.

4. Die Kraftprobe liefert mit der zunehmenden Besserung immer energischeren Ausschlag. Ein Parallelgehen mit der Beschleunigungs tendenz besteht nicht.

Zusammenfassung zu Bretfeld.

1. Frequenzverhalten: Keine ausgesprochene postinfektiöse Bradykardie.

2. Tiefatmungsausschlag abnehmend, entschieden für die Altersstufe zu gering.

3. Kraftprobenausschlag: Kein Unterschied zwischen normalem und dilatiertem Herzen.

Zusammenfassung zu Bähr.

1. Frequenzverhalten: Absinken der Pulsfrequenz nur auf 67, also keine auffallende Bradykardie. Sub finem vitae treten langfristige Wellen von konstanter Wellenlänge und großer Amplitude auf, daneben kurzfristige Wellen, die sich durch Inspirationsakt und D.-I. in keiner Weise stören lassen, in der Nachwirkung etwas beschleunigt werden. Hier also bei schlechten Herzen ein neuer Typus von kurzfristigen Wellen, die von Tiefatmungsprüfungen in ihrem Ablauf in keiner Weise beeinflußt werden! Es handelt sich vielleicht auch hier um Sinus-Arrhythmie, also um Schwankungen der automatischen Tätigkeit des Schrittmachers; die Vorhofzacke ist erhalten. (Eine andere Erklärung würde auf rhythmische Schwankungen der Reizbarkeit zurückgreifen.)

2. Die Tiefatmungsausschläge sind dauernd verringert. In den ersten Tagen vermutlich als Folge des hohen Fiebers, später infolge der Myokardschwäche. Am 2. Juli einmal ein größerer Ausschlag von weniger trägem Verlauf, der aber auch für einen 17jährigen wesentlich zu gering ist. Im D.-I.-Versuch Extrasystolen.

3. Der Vagusdruckversuch liefert bei moribundem Herzen gleichfalls nur geringe Verlangsamung; hier wie im D.-I.-Versuch Auslösung von Extrasystolen, am stärksten in der Nachwirkung.

4. Die Kraftprobe macht bis zum 6. VII. gleichgroße Frequenzausschläge, am 6. VII. ist der Ausschlag schon träge. Am 9. VII. paradoxe Reaktion: prompter Frequenzabsturz beim Pressen.

2. Postinfektiöse Bradykardie und Sinusarrhythmie.

Die typische Einwirkung eines mittelschweren Infekts auf den Sinusrhythmus sei an zwei Patienten geschildert, die eine Pneumonie überstanden haben.

Der erste Patient bietet nach der Krise das Bild einer erst nahezu regelmäßigen Bradykardie von 40—45 Pulsen, acht Tage und länger, die dann aufsteigt auf Frequenzwerte von 60—70 unter vorübergehender Wellenbildung jener kurzfristigen Art, die ein paar Atemzüge reicht. Die respiratorischen Ausschläge sind während der Bradykardie anfangs etwa 30, verringern sich bei längerem Anhalten des langsamen Pulses auf 22, um dann mit Wiederansteigen lange Zeit bei 30 zu verharren.

Zwei Digitaliskuren schieben sich ein, dann nach Abklingen der letzten Digitaliswirkung werden die respiratorischen Ausschläge ganz allmählich klein bis auf einen Wert von etwa 22 in Ruhe. In diesem Stadium ist aber jeder Eingriff imstande, wiederum große Ausschläge zu machen: Sowohl Bewegungstachykardie verstärkt erheblich, wie Adrenalin. Beide versagten in dem stationären Stadium des Ausschlags von 30.

Jene vorübergehende postinfektiöse, kurzfristige Wellung, die durch Atropin und Adrenalin aus dem Stadium der Latenz herauszulocken war, an einem Tag aber auch spontan aufgetreten ist, kehrt in völliger Identität auch als Digitaliswirkung wieder, in gleicher Ausschlagsgröße, nur in stärkerer Häufung. Auf der Höhe der Wirkung nahezu regelmäßige Bradykardie, auch im Atropinreizstadium. Digitalis vermehrt die Tiefatmungsausschläge um ein Geringes.

Die zweite Patientin gibt ein viel mannigfaltigeres Bild der Sinusirregularität des Ruhepulses und auch zeitlich spielt die Irregularität eine ganz andere Rolle. Diese Sinusarrhythmie, hier gleich nach der Krise auftretend und während der wochenlangen Bradykardie anhaltend, ist (nach Abklingen eingeschobener Digitaliskuren) noch Monate später nachweisbar; und man findet sie auch in einer Frequenzlage von 70 bis 80; zu Zeiten also, in denen von hohem Vagustonus nicht mehr gesprochen werden kann. Der Spielraum der Tiefatmungsausschläge nimmt im Verlauf dreier Monate nicht ab.

Hier pflanzt sich also die Digitaliswirkung auf einem viel beweglicheren Ausgangsrhythmus auf, als vorhin; um so energischer ist die Wirkung. In der ersten Kur nimmt die Amplitude der kurzfristigen Wellen mächtig zu, die Wellen werden regelmäßiger. Eine Steigerung der Digitaliswirkung in der zweiten Kur dagegen macht nahezu regelmäßige Bradykardie, die erst allmählich wieder zurückkehrt zu der Wellung des Ausgangsrhythmus.

Wenn ich nach anderen Beobachtungen das Bild der postinfektiösen Bradykardie ergänzen soll, so ist eine Zunahme der Ausschläge, wie der erste Patient sie bot, recht selten. Insbesondere bei älteren Menschen mit ihren geringen Tiefatmungsausschlägen habe ich nie eine postinfektiös vermehrte Herzbeweglichkeit gesehen. Nun ist allerdings zu sagen, daß offenbar das Überblicken ganz großer Zeiträume notwendig ist, um ein abschließendes Urteil zu gewinnen. — Die bloße Zunahme eines Puls. resp. b. o. A. scheint recht wenig zu beweisen: Bei vorhandener Bradykardie, außerdem bei veränderter Einstellung der Psyche (Wenckebach) kommt diese Arrhythmie der unbeeinflußten Atmung recht leicht zustande.

1. Beispiel: Patient Marossow. 35jährig.

Landarbeiter, mittelkräftiger Bau. Kommt am 28. XII. 1918 mit Influenza-Lungenentzündung, die seit 8 Tagen besteht. Schneller Temperaturabfall, Herzmedikamente nicht erforderlich. Der Befund am linken Unterlappen klingt sehr schnell ab. Patient bietet sonst im

I. Status völlig normale Verhältnisse, das Herz ist von normaler Größe und Form, der Blutdruck liegt dauernd zwischen 70 und 125. Temperatur bleibt unten bis zum 5., am 6. und 7. subfebrile Werte, am 8. und 9. Anstieg bis auf 38,5. Fortab kein Fieber mehr.

Die Pulsfrequenz sinkt mit dem 31. XII. auf 40 Schläge herunter und hält sich so niedrig bis zum 5.; mit dem Fieber Frequenzanstieg bis auf 60 am 9. Erneuter Absturz auf 45 und 40. Vom 14.—17. klettert die Frequenz dann allmählich wieder in die Höhe.

Eine erste Digitotalkur wird eingeleitet vom 26. I. bis zum 6. II. inkl.; am 5. und 6. ist der Appetit schlechter geworden. Patient klagt über Kopfschmerzen, Flimmern vor den Augen. Inappetenz hält noch an bis zum 12. II. Zu ernsteren Symptomen ist es nicht gekommen.

2. Digitotalkur vom 2. III. bis 12. III., dann Absetzen wegen Kopfschmerzen.

I. Postinfektiöse Symptome vor Digitalis.

			Regelmäßiger Puls.		
2. I. 1919		42	70 — 43 = 27	42+28 (65)	Vag. 48 — 0
		44	72 — 40 = 32		
	M. A.	45	65 — 43 = 22		
	M. A.	43	64 — 42 = 22		
			1 mg		
4. I. 3 p. m.		40	57 — 36 = 21	39 3/13 38+18 (85)	Vag. 39 — 1
		40	59 — 36 = 23		
	M. A.	39	53 — 37 = 16		
		40	52 — 37 = 15		
10 Min. n. Atr.		39	57 — 35 = 22		
	M. A.	38	53 — 35 = 18		
20 „ „ „		37	57 — 32 = 25		„ 37 + 1
	M. A.	36	45 — 35 = 10		
			Temperaturanstieg auf 38:		
6. I. 1 p. m.		52	68 — 41 = 27	51+19 (74)	Vag. 50 + 1
	M. A.	51	64 — 50 = 14		
n. Kraftprobe	M. A.	52	73 — 42 = 31		„ 52 — 4
			Fieber noch andauernd (38,2 abends):		
7. I.		50	72 — 40 = 32		Vag. 49 — 0
	M. A.	50	68 — 38 = 30		
			Temperatur 38,5. 1 mg Atr.:		
9. I. 5 p. m.		59	73 — 48 = 25	59 6/17 58+15 (77)	Vag. 60 — 0
		59	75 — 49 = 26		
	M. A.	57	71 — 44 = 27		
14. I.		Puls. resp. b. o. A.			
3 p. m.		45	71 — 41 = 30	44+28 (90)	Vag. 42 — 0
		44	68 — 40 = 28		
	M. A.	45	71 — 38 = 33		
19. I.		Puls. resp. b. o. A. von geringen Exkursionen.			
			1 mg:		
11 a. m.		59	75 — 45 = 30	58 11/3 59+18 (85)	Vag. 59 — 0

Atr. 1 mg: nach 5 Minuten Absturz auf ca. 53 unter Wellenbildung von folgendem Typ: 52 (Insp.) 52 47 53 (Insp.) **58 58 62** (Insp.) 56,6 51,7 50 (Insp.) 47 50,8 (Insp.) 56,1 **58** (Insp.) **60.**

Die Exkursionen liegen nach 10 Minuten bei Durchschnittsfrequenz 53 zwischen 59 und 49, nach 20 Minuten bei 48 Pulsen zwischen 58 und 41. Bei 47 ist dann die Wellung verschwunden.

20. I. 19 Puls. resp. b. o. A.
60 75 — 43 = 32 60+18 (90) Vag. 62 — 14
61 72 — 43 = 29
M. A. 61 72 — 44 = 29

Nach 1 mg Adrenalin binnen 3 Minuten Frequenzsturz auf 54 unter der gleichen Wellenbildung wie nach Atropin: 55,5 **60** (Insp.) 56,6 55,5 (Insp.) 57,6 57,6 **59,4** (Insp.) 57,6 47 (Insp.) 52 58 (Insp.) 57 58,8 58,2 (Insp.) 57,6 **60** (Insp.) **58,8** **61,2** (Insp.); es folgt Frequenzanstieg auf 74 in der 4. Minute; nach 10 Minuten Frequenz 66

nach 4 Min. 74 80 — 64 = 16
„ 10 „ 66 76 — 48 = 28
„ 15 „ 68 75 — 46 = 29 66+20 (85)

23. I. 5 p. m. Bei regelmäßiger Atmung Spontanwellung des Pulses wie am 19. und 20. nach Atropin und Adrenalin: 57,6 57 **60** (Insp.) 54,5 47 49 (Insp.) 51,3 **58,8** (Insp.) 56,6 55,5 **61** (Insp.).
53 73 — 43 = 30 55+17 (80) Vag. 55 — 4
53 74 — 44 = 30
M. A. 57 70 — 42 = 28
M. A. 58 75 — 47 = 28

24. I. 3 p. m. nach heißem Bad.
70 83 — 51 = 32 67 + 24 (90) Vag. 0
67 76 — 47 = 29
M. A. 66 73 — 47 = 28
15 Kniebeugen bis zur Ermüdung.

Nach 1 Min. M. A. 73 82 — 54 = 28
„ 2 „ D.-I. 64 76 — 50 = 26
„ 3 „ D.-I. 62 72 — 45 = 27
„ 4 „ D.-I. 59 72 — 43 = 29

25. I. 3 p. m. 60 73 — 47 = 26 62+23 (90) Vag. 60 — 8
M. A. 59 71 — 53 = 18
n. Kraftprobe M. A. 58 73 — 45 = 28

I. Digitaliskur:

Vom 28. I. bis zum 6. II. inkl. täglich je 1,5 g Digitotal (bis zum Auftreten von Kopfschmerz, Augenflimmern, Nausea).

27. I. 5 p. m. In Ruhe kräftige Wellen der Ausgangsfrequenz wie am 23. Beispiel: 58,2 58,8 60 (Insp.) 57,6 43,8 58,8 (Insp.) 57 60 64,5 (Insp.) 62 58,2 50 (Insp.) 47,6 50 60 (Insp.) 65,2.

ca. 60 76 — 42 = 34 61+22 (100 Vag. 60 — 0
61 75 — 41 = 34
M. A. 63 76 — 42 = 34 } anschließend mächtige
M. A. 64 76 — 43 = 33 } Wellenbildung.

28. I. 3 p. m. Flache Wellentäler der Ruhefrequenz.
62 76 — 43 = 33 61+19 (90) Vag. 66 — 24
M. A. 63 74 — 43 = 31 mit kräftigem Nachschwingen.

31. I. 12 Uhr. Verlangsamungswellen, Puls. resp. b. o. A. Beispiel:
55 75 — 39 = 36 55+22 (90) Vag. 57 — 14
54 74 — 40 = 34
M. A. 55 70 — 42 = 28
n. Kraftprobe M. A. 55 75 — 40 = 35
Beispiel: **61,2** (Insp.) **58,2** 56,6 (Insp.) 54,5 47,6 50 (Insp.) 47,6 49 **57** (Insp.) **58,2.**

3. II. 3 p. m. Blutdruck 75/120. Influenzagefühl.
Puls. resp. b. o. A.; hin und wieder Wellentäler wie am 31. (Wellen zwischen 39 und 52), bei regelmäßiger Atmung.
52 70 — 37 = 33 52+20 (90) Vag. 51 + 2
51 72 — 38 = 34 mit Nachschwingen.
M. A. 53 68 — 46 = 27

5. II. 5 p. m. Von einer Anfangsfrequenz 53 sinkt der Puls ab unter groben, lang hingezogenen Wellen zwischen 53 und 37 auf zeitweilig regelmäßige Bradykardie von 43.
50 61 — 34 = 27
43 65 — 35 = 30
M. A. 53 68 — 41 = 27

7. II. 3 p. m. Bei regelmäßiger Atmung und Durchschnittsfrequenz 55 langhingezogene Wellen zwischen 59 und 43; ein Puls. resp. b. o. A. greift ein. 59 (Insp.) 57,6 50 47,6 (Insp.) 50,4 53 57,6 (Insp.) 55,5 50 48,4 (Insp.) 47,6 53,1 57 (Insp.) 52,6 53,5 59 (Insp.) 48,4 43,4 50 (Insp.) 52,2 56,6 58,8 (Insp.)
D.-I.-V. 55 73 — 39 = 34 mit nachschwingenden Wellen
52 73 — 37 = 36 53+24 (80)
Atr. 52 12/9:

1 mg Atropin subkutan: Nach 3 Minuten Absinken unter kräftiger Wellenbildung (zwischen 57 und 38) auf 43 nach 4 Minuten, auf 40 nach 6 Minuten. Beim ersten D.-I. nach 4 Minuten bei 43 Durchschnittsfrequenz noch Wellen zwischen 53 und 37. Nachher bei Frequenz 40 ist der Rhythmus auf etwa 15 Minuten fast regelmäßig (geringer Puls. resp. b. o. A.), doch finden sich in großen Pausen, eventuell ausgelöst durch Tiefatmungsversuche, einzelne Wellen von folgendem Typus: 41 (Insp.) 41 41 (Insp.) 39,5 40,5 (Insp.) 41 39,8 (Insp.) 43,4 **56,9** (Insp.) **60 61,8** 36,1 (Insp.) 35 37,5 (Insp.) 40 42 (Insp.) 42 43,4 (Insp.) 37,5 40,5 (Insp.) 39 41 (Insp.) 40,5 42,2 (Insp.) 41,4 43 (Insp.). Der erste langsame Schlag ist einmal unzweideutig idioventrikulären Ursprungs.

Nach 25 Minuten Frequenzanstieg unter Wellenbildung.
„ 50 „ sind diese Wellen beseitigt.

4 Min. nach 1 mg	43	65 — 35 = 30	mit Nachschwingen;
M. A.	50	64 — 37 = 27	keine Wellen im D.-I.
10 „ „ 1 mg	40	63 — 34 = 29	
12 „ „ 1 „			42+25 (85)
18 „ „ 1 „	40		40+24 (90)
20 „ „ 1 „	46	60 — 37 = 23	mit Nachschwingen
30 „ „ 1 „	47	62 — 38 = 24	1 Welle im D.-I.
40 „ „ 1 „	48	66 — 42 = 24	1 „ „ D.-I., flach
50 „ „ 1 „	49	60 — 42 = 18	keine Wellen im D.-I. mehr
60 „ „ 1 „	49	63 — 42 = 21	„ „ „ D.-I. „ träge Kurvenform

8. II. 6 p. m. 61 73 — 43 = 30 60+19 (85) Vag. 60 — 6
Appetit n. schl. 60 75 — 40 = 35
M. A. 58 70 — 38 = 32
Nach längerem Liegen kommen Verlangsamungstäler vor.

10. II. 8,30 a. m. 60 69 — 37 = 32 59+20 (102)
61 73 — 38 = 35 Wellen im D.-I.

Nach längerer Ruhe kommen für Minuten kräftige Wellen von dem nachfolgenden Typus hervor, die durch tiefen Atemzug künstlich hervorzulocken sind. Nach 1 Minute nahezu regelmäßigen Pulses von ca. 60. 60,5 (Insp.) 57,6 56,8 60 (Insp.) 59,4 60 61,8 (Insp.) 58,8. Tiefe Einatmung: 61,8 70 70 61,8. Ausatmung: 37,5 47,6 60 70 73 65,2 59 38 44 51,3 58,8 60 61,8 58,8 37,5 43,4 50 58,8 61,2 usw. So weiter schwingen 1 Minute lang; dabei Exkursionen allmählich immer flacher.

14. II. 6 p. m. Blutdruck 70/120. Geringer Puls. resp. b. o. A.
66 75 — 42 = 33 63+17 (95) Vag. 60 — 2
65 75 — 42,5 = 32,5
M. A. 63 75 — 42 = 33

18. II. 12 Uhr; gleich nach dem Essen
66 75 — 59 = 24 65+23 (98) Vag. 66 — 18
68 75 — 52 = 23
M. A. 66 75 — 59 = 16

20. II. 3 p. m. 56 71 — 43 = 32 56+24 (110) Vag. 0
M. A. 60 73 — 45 = 28

23. II. 9 p. m. 58 76 — 40 = 36 Vag. = 0
M. A. 61 75 — 43 = 32

27. II. 3 p. m., gleich nach Hinlegen
78 83 — 57 = 26 78 11/15 78+20 (102) Vag. 80 — 9
82 85 — 62 = 23
M. A. 78 85 — 71 = 14
10 Min. n. Atr. 74 84 — 54 = 30 Vag. 77 — 10
M. A. 70 84 — 60 = 24
20 „ „ „ 67 80 — 55 = 25 „ 66 — 22
folgt Anstieg.

II. Digitaliskur:

1. III. bis 12. III. 1919.

(Bis Auftreten von Kopfschmerzen und Flimmern vor den Augen.)

1. III. 19. 3 p. m. Seit 2 Tagen wieder Bettruhe.
62 75 — 42 = 33 54+23 (115) Vag. 60 — 11
59 74 — 43 = 31

4. III. p. m. 62 75 — 41 = 34 66+16 (100)
64 75 — 42 = 33
M. A. 65 77 — 42 = 35 nach Kraftprobe mit Nachschwingen.
im Stehen 74 85 — 67 = 18

6. III. 3 p. m. 60 72 — 39 = 33 Vag. 56 — 15!
56 73 — 40 = 33
M. A. 58 75 — 42 = 33 mit Nachschwingen
Nach langer Ruhe: Wellen zwischen 48 und 68
im Stehen 74 78 — 58 = 20

11. III. Klagen über Flimmern vor den Augen.
63 75 — 38 = 37 63 + 17 (96) Vag. 59 — 20
63 73 — 39 = 34
M. A. 63 72 — 41 = 31 mit Nachschwingen.
In Ruhe flache Wellen.
Kopfschmerz, Mattigkeit, guter Appetit.

13. III. 3 p. m. Wellen zwischen 41 und 56.
51 68 — 37 = 31
50 66 — 36 = 30
im Stehen 82 89 — 50 = 39 (träge Verlangsamung im D.-I.)

18. III. Puls. resp. b. o. A.
60 76 — 40 = 36 59 + 15 (100)
62 74 — 41 = 33
M. A. 61 75 — 43 = 32
im Stehen 75 82 — 70 = 12

20. III. 9 a. m. Blutdruck 75/140.
60 73 — 43 = 30 60 + 19 (106)
M. A. 60 72 — 42 = 30

22. III. 9 a. m. 63 73 — 49 = 24 60 + 12 (106) Vag. 60 — 16
61 71 — 49 = 22
M. A. 62 73 — 56 = 17
M. A. 60 70 — 53 = 17
im Stehen 82 82 — 70 = 12

24. III. 66 74 — 48 = 26 62 + 18 (100) Vag. = 0
62 73 — 50 = 23
M. A. 62 73 — 59 = 14
62 73 — 55 = 18

26. III. 8 a. m. 60 73 — 54 = 18 65 + 20 (105) Vag. = 0
60 73 — 53 = 20
M. A. 61 70 — 58 = 12

28. III. 8 a. m. ¼ Stunde nach dem Hinlegen.
54 70 — 43 = 27 54 + 13
53 65 — 41 = 24 (Verlangsamung spät im D.-I.)
M. A. 67 — 39 = 28
68 — 39 = 29
9,30 nach 1 Stunde Liegen:
50 63 — 42 = 21
50 62 — 40 = 22
M. A. 50 62 — 40 = 22

29. III. 3 p. m. vor 1 Stunde und vor ½ Stunde je 0,3 g Chinidin.
48 65 — 40 = 25 Vag. 50 — 8
52 64 — 39 = 25 späte Verlangsamung
M. A. 49 64 — 41 = 23
n. Kraftprobe M. A. 53 67 — 39 = 28

1. IV. 9 a. m. nach ½ Stunde Liegen und 0,5 Chinidin.
½ mg Atr.
62 73 — 49 = 24 58 6/3 58 + 18 (124) Vag. 60 — 2
59 72 — 46 = 26
M. A. 60 72 — 58 = 14
n. Kraftprobe M. A. 62 75 — 50 = 25
10 Min. n. Atr. 56 69 — 47 = 22
20 „ „ „ 56 70 — 44 = 26
30 „ „ „ 52 65 — 46 = 19

5. IV. 19, 12,30		63	75 — 50 = 25	62+20 (108)	Vag. 66 — 13
		64	75 — 53 = 22		
	M. A.	65	76 — 58 = 18		
8. IV. 9 a. m.		nach 1 Stunde Liegen			
		64	75 — 53 = 22	62—18 (112)	Vag. 59 — 9
		62	75 — 54 = 21		
	M. A.	64	75 — 54 = 21		
n. Kraftprobe	M. A.	64	77 — 50 = 27!		
im Stehen		84	90 — 72 = 18		

Nach 25 Kniebeugen Frequenz nach 1 Minute 69.

1 Minute	M. A.	69	80 — 52 = 28
3 Minuten	M. A.	58	75 — 46 = 29
5 ,,	M. A.	61	73 — 50 = 23
7 ,,	M. A.	61	73 — 54 = 19
12 ,,	M. A.	70	80 — 59 = 21

D.-I.-Versuch damit verglichen.

2 Minuten		60	71 — 51 = 20		
4 ,,		60	71 — 43 = 28		
11 ,,		63	73 — 59 = 20		
17 ,,		62	75 — 52 = 23		
12. IV. 8 a. m.		63	73 — 53 = 20	67+22 (120)	Vag. 64 — 19
		65	73 — 51 = 22		
	M. A.	64	75 — 55 = 20		

1 mg Adrenalin: Nach Absinken auf 55 (2 Min.) für kurze Zeit Anstieg auf 80 (4 Min.), dann wieder ca. 65.

5 Minuten		65	80 — 47 = 33		
	M. A.	60	76 — 43 = 33		
10 ,,		65	76 — 47 = 29		
15 ,,		64	75 — 48 = 27		
30 ,,		62	75 — 49 = 26		
16. IV. 10 a. m.		Liegt noch zu Bett.			
		62	75 — 52 = 23	62+20 (120)	Vag. 64 — 14
		65	75 — 55 = 20		
	M. A.	66	74 — 58 = 16		
n. Kraftprobe	M. A.	60	75 — 48 = 27		

Zusammenfassung.

1. Blutdruckwerte:

20.	I.	70—125
23.	I.	65—110
28.	I.	90—130
30.	I.	75—120
2.	II.	70—120
3.	II.	75—120
13.	II.	70—120
9.	III.	70—125.

Eine Blutdruckänderung im Sinne eines Maximum-Anstiegs oder einer vergrößerten Amplitude ist also nicht nachweisbar.

2. Frequenzverhältnisse:

Es handelt sich um eine typische postinfektiöse Bradykardie mit wochenlangen Werten von 40—45. Die Frequenz steigt dann auf 50 bis 60 an unter zeitweiliger Wellenbildung. Am 23. I. ist diese Wellung des Pulses spontan aufgetreten, bereits am 19. und 20. künstlich durch Adrenalin und Atropin hervorgerufen. Die Wellen am 27. und 28. sind möglicherweise noch postinfektiös bedingt, wenn hier auch schon an Digitaliswirkung gedacht werden muß.

Unter Digitalis kommt es auf dem Höhepunkt zu sehr kräftiger Wellung, zum Nachschwingen bei Atmungsprüfungen. Am 5. spontanes Absinken auf regelmäßige Bradykardie von 43 von einem Wellenstadium aus, am 7. im Atropinreizstadium! Für $^1/_4$ Stunde wird der Puls nahezu völlig regelmäßig. Die kräftigsten Digitaliswellen treten noch am 10. II. auf. Vom 14. ab sind keine Wellen mehr beobachtet.

Eine zweite Digitaliskur nach einer Pause von 22 Tagen gibt keine Steigerung der Wirkung.

3. Tiefatmungsausschläge:

Die durchschnittliche respiratorische Ausschlagsgröße beträgt etwa 30 bis in den Monat April hinein, dann sinken die Ausschläge auf 20—25. Abweichungen kommen unter folgenden Bedingungen vor:

I. Bei postinfektiöser Bradykardie ist am 2. I. und 14. I. der normale Ausschlag vorhanden, am 4. I. nach viertägigem langsamem Puls sind die Ausschläge dagegen verringert, auch unter Atropinwirkung nicht zu steigern.

II. Zu Zeiten der postinfektiösen Wellen sind die Ausschläge nicht vergrößert, auch nicht durch Adrenalin oder Atropin zu steigern.

III. Unter Digitaliseinfluß Zunahme der Ausschlagsgröße bis zu 36. Nach Abklingen der 1. Digitalisierung kommen bereits einige Tage von verringertem Ausschlag vor.

Die 2. Digitalismedikation macht die gleiche Ausschlagssteigerung am 11. bis zu 37. Bei dem allmählichen Absinken Ende März und im April ist der große Ausschlag sehr leicht zurückzurufen, so durch Adrenalin. Aber auch durch Körperbewegung: Zu Zeiten der abfallenden respiratorischen Ausschläge ist die maximale Atemschwankung 1 Minute nach der Kraftprobe gesteigert; die gleiche Wirkung einer Steigerung resp. Empfindlichkeit auch in dieser Phase nach stärkeren Körperanstrengungen, z. B. nach 15—20 Kniebeugen (die vorher am 24. I. die Ausschläge nicht beeinflußt hatten). — Im Stehen werden beim Patienten die Ausschläge wesentlich herabgesetzt.

4. Kraftprobenwerte:

Einige recht große Ausschläge nach Kraftprobe gehen einher mit starkem respiratorischen Anstieg; so am 2. I., 14. I. Sonst aber sind die Ausschlagswerte ziemlich gleichmäßig um 20. herum. Eine Zunahme etwa während der Digitalis-Periode ist nicht festzustellen.

5. Vagusdruckeffekt:

Die Vagusdruckversuche bleiben bei dem etwas mageren Mann lange Zeit wirkungslos oder nur von schwacher Wirkung. Kräftige, der D.-I.-Verlangsamung völlig analoge Ausschläge (Sinusverlangsamung) sind indessen gefunden am 20. I. (vor Digitalis), am 28. I. (Digitaliszeit), 31. I., 18. II. (jenseits Digitaliswirkung), während der 2. Digitaliskur am 6. III., 11. III. und nachher wiederum am 22. III.,

29. III., 5. IV., 8. IV., 16. IV. Es handelt sich also um ein Parallelgehen auch außerhalb der Digitaliszeiten. Am 27. II. (20 Minuten nach Atropin) ist als Effekt des Atropinreizes eine sehr kräftige Steigerung der Vagusdruckempfindlichkeit registriert.

6. Das Atropinreizstadium macht geringe Verlangsamung bei geringer Senkung im D.-I. und andererseits kräftiges Absinken, wenn auch im D.-I. ein kräftiger Sturz erfolgt (geringe Senkung am 4. I., starke Senkung am 19. I., 7. II., 27. II.). Es besteht also ein gewisses Parallelgehen zwischen Vagusdruckverlangsamung, Atropinverlangsamung und D.-I.-Verlangsamung, nur daß der Vagusdruckversuch recht ungleichmäßige Resultate liefert.

2. Beispiel.

Fräulein Vo., 31 jährig. Kräftig gebaute, muskulöse Bahnarbeiterin, die am 21. April 1916 mit Unterlappenpneumonie ins Krankenhaus kam. Krisis schon am 22. April, d. h. am 7. Tag. Schnelle Resorption des pneumonischen Infiltrates und gute Erholung. Völlig intaktes Herz: reine Töne, normale Herzgrenzen. Das einzig Auffallende am Kreislauf ist ein niedriges Blutdruckmaximum.

Im Laufe der 2. Woche nach der Krisis wird der Puls langsam, er sinkt auf durchschnittlich 40—50 Schläge — und es werden die unter dem 28. Mai beschriebenen Wellen beobachtet, die sich auch jenseits der Digitalis-Periode, etwa vom 18. Juli ab, verfolgen lassen. Die Frequenz hebt sich später. Eingeschaltet sind zwei Digitalis-Medikationen in Form von Digifolin.

Ein erstes Mal ist Digifolin gegeben vom 28. Mai bis 1. Juni je 5 mal 2 ccm täglich, d. h. also 5 Tage lang. Es trat am 31. Mai morgens Übelkeit auf, der Appetit war tagsüber schlechter; Widerwillen gegen Digifolin bestand. Das gleiche am 1. Juni. Daraufhin Aufhören am 1. Juni abends. — Der Effekt ist verfolgt in Pulsschreibungen am 3., 6., 9., 14., 25. und 30. Juni.

Zweite Digitalismedikation am 1. und 2. Juli, wiederum je 5 mal 2 ccm Digifolin. Schon am 2. Juli 11 Uhr nachts Erbrechen, am 3. mehrfach tags Erbrechen. Zuletzt am 4. frühmorgens, dann wieder normaler Appetit. Verfolgen der Wirkung vom 3. ab in erst täglicher Schreibung, dann mit größeren Intervallen. —

Medikation		Frequenz	Wellenexkursionen	T.A.
5 mal 2 ccm Digif.	28. Mai	55	68 — 46 = 19	30—35
,,	29. ,,			
,,	30. ,,			
,,	31. ,,			
,,	1. Juni			
	3. ,,	55	76 — 46 = 30	30—35
	7. ,,	55	75 — 43 = 32	35—40
	9. ,,	50	68 — 43 = 25	30
	14. ,,	55	68 — 40 = 28	30—35
	25. ,,	50	65 — 42 = 23	35—40
	30. ,,	50	70 — 46 = 24	35—40

Medikation		Frequenz	Wellenexkursionen	T.A.
5 mal 2 ccm Digif.	1. Juli			
,,	2. ,,			
	3. ,,	41	regelmäßig do.	50—55
	4. ,,	45	gel. 59 — 44 = 15	35—40
	5. ,,	50	60 — 44 = 16	35—40
	6. ,,	50	59 — 42 = 17	40—45
1 mg Atropin	9. ,,	42	regelmäßig	30—35
	13. ,,	43	,,	30—35
	17. ,,	60	60 — 49 = 11	30
	18. ,,	50	60 — 42 = 18	30—35
	21. ,,	50	61 — 45 = 16	25—30
	25. ,,	74	85 — 43 = 22	30—35
	29 ,,	70	80 — 60 = 20	30—35

1. Digitaliskur.

28. V. $12^1/_2$ Uhr. Ausgangsfrequenz erst im Durchschnitt 60 mit Wellungen zwischen 73 und 55, nach 10 Minuten abgesunken auf eine Durchschnittspulslage 55, die zwischen 68 und 49 schwankt. Die Wellung ist im Charakter dieselbe. Es sind seichte, langhingezogene Talsenkungen, zwischendurch fast ebene Strecken; hin und wieder ragt einmal ein schneller Einzelpuls empor als Folge eines Puls. resp. b. o. A., der sich manchmal energisch durchsetzt.

70 D.-I.-V. 88 — 66 = 28
54 D.-I.-V. 78 — 48 = 30
54 M. A. 80 — 45 = 35

Beispiel für den Typus der Wellung und ihr Fortlaufen im D.-I. in Einzelpulsfrequenz. Vorher: **63,8** (Insp.) 50,8 49 50 (Insp.) 50,4 53,1 (Insp.) 51,3 50,8 **58,2** (Insp.) 54,5 **70** (Insp.) 51,7 51,7 **58,2** (Insp.) 53,6 **58,8** (Insp.) 56,1 50,4.

Inspirationsakt 70 70 74 78.

Dauerinspirium 12 Sekunden: 48,8 48 50,8 53,1 53,6 **63,2** 48,8 53,1 55,5 50,4 53,1 55,5.

Ausatmung usw. 55,5 61,9 50,8 51,3 51,7 50,8.

Zunahme der Irregularität wird bereits am 4. Digitalistag palpiert; geschrieben ist erst am 3. VI., dem 2. Tag nach Ansetzen von Digitalis.

3. VI. $1^1/_2$ Tag nach letzter Digifolingabe, 1 Uhr. Mächtige Wellenbildung bei Durchschnittsfrequenz 55. Exkursionen zwischen 76 und 46. Das Auf und Nieder der Pulshöhen ist vergleichbar elegant geschwungenen Hügelzügen mit bald kurzem, bald lang sich dehnendem Tal und abgerundeten Kuppen.

D.-I.-V. 82 — 49 = 33
M. A. 82 — 53 = 29
D.-I.-V. 75 — 43,4 = 31,6
M. A. 42 — 46 = 26

Beispiel von Wellungen und 2. D.-I. im Einzelschlag (die oberflächliche Atmung ist auf der Kurve schlecht geschrieben und darum ausgelassen).

Vorher: **64,5** **63,2** **63,8** 46,9 50 48,2 50,8 48,4 50,4 **58,8** **63,2** **70,8** **63,2** 47 49,2 **76** **75** **71,4** 49,2 50,8 48,8 49,2 50,4 54,5 **63,2** **73,2**.

Inspirationsakt 47,6 57 75.

Dauerinspirium 12 Sekunden: 45,1 43,4 47 46,2 48,4 46,2 47 48,4 57,7.

Ausatmung usw. 53,1 54,6 66,7 67 67 67,4 64,5 63,2 60....

7. VI. Bei Durchschnittsfrequenz 55 wieder das kräftige Auf- und Niederwogen: Wellenberg bis 75, Wellental bis 42,5.

D.-I.-V. 82 — 44,5 = 37,5 ohne Wellung
M. A. 75 — 45 = 30
D.-I.-V. 75 — 43,4 = 31,6
M. A. 85 — 45,2 = 39,8

Beispiel der Wellenbildung Vorher: **67,4** (Insp.) **68,2 58,8 64,5** (Insp.) **59,4 61,9** (Insp.) 43,2 52,6 (Insp.) **75 78** (Insp.) **67,4 65,9** (Insp.) 45,2 49,6 (Insp.) 58,2 **71,4** (Insp.) **63,2 70** (Insp.) **63,8 64,5**) (Insp.) 38,7 55,5 (Insp.) **72,5 77 66,7** (Insp.) 47,6 50,8 (Insp.) 52,2 59,4

Inspirationsakt 67,4 75 64,5.

Dauerinspirium 15 Sekunden: **43,4** 47,6 47 46 46 48,4 49,2 49 49,2 49,6. Ausatmung usw. 55,5 60 62,5 65,2 69 70....

9. VI. 7 p. m. Wellenbildung wie vorher. Bei Durchschnittsfrequenz 50 Ausschläge zwischen 68 und 43.

D.-I.-V. 75 — 45 = 30
M. A. 70 — 41,7 = 28,3

14. VI. Durchschnittsfrequenz 55. Die Wellen werden protrahiert, schwankend zwischen 68 und 40.

D.-I.-V. 77 — 44,4 = 32,6, keine zentrale Wellung
M. A. 82 — 49 = 33

Beispiel der Wellung: **61,9 61,2** 47,6 49,2 49,6 51,7 50 (Insp.) 50,4 49,6 **68,2** (Insp.) **69 65,2 64,5** (Insp.) 57 39,8 50 (Insp.) 52,6 **61,2** (Insp.) **63,8 60 61,9** (Insp.) **61,2** 48,8 49,6 (Insp.) 49,2 50,8 (Insp.) 53,1 53 (Insp.) 55,5 50,8 **64,5** (Insp.) **60,5 60**..... — Der Einfluß oberflächlicher Atmung ist recht gering.

25. VI. 11 Uhr. Bei Durchschnittsfrequenz von 50 Wellenausschläge zwischen 65 und 42. Verflachung, zeitweilig Aussetzen der Wellen. Bei einer Anfangsfrequenz von 61 schwinden sie zeitweilig ganz, um dann mit dem Absinken auf durchschnittlich 50 Schläge deutlicher zu werden. Es kommt wieder vor, daß ein Wellenberg durch Einzelschlag gegeben ist im Durchbrechen eines Puls. resp. b. o. A.

61 D.-I.-V. 78 — 48,4 = 29,6
50 D.-I.-V. 83 — 42 = 41 mit Wellung
M. A. 76 — 43 = 33

Beispiel von Wellung und Fortlaufen im 2. D.-I. Vorher: **65,2** (Insp.) 54,5 44,1 45,5 (Insp.) 48,4 59,4 57,7 (Insp.) 47 48 (Insp.) 50,8 47,6 **65,2** (Insp.) 42 43,4 (Insp.) 44,1 46,2 (Insp.) 46,2 48 62,5.

Inspirationsakt 73,2 83 76 66,7.

Dauerinspirium 12 Sekunden: 42 50,8 **58,8 68,2** 47,4 54,5 45,1 50,4 **65,2 72 72 71,4** Ausatmungen usw.

30. VI. Blutdruck 70/110. Durchschnittsfrequenz 50, Exkursionen zwischen 70 und 46 (nach Absinken von durchschnittlich 58). Der Typus gleicht sehr dem Ausgangspuls vom 20. V. Nicht mehr der schöne Fluß der Digitaliswellen.

58 D.-I.-V. 82 — 49,2 = 32,8
M. A. 78 — 49 = 29
D.-I.-V. 75 — 43,4 = 31,6
M. A. 80 — 44 = 36

Beispiel der Wellung: 45,5 (Insp.) 46,2 **68,2** (Insp.) **65,2** 46,2 45,1 (Insp.) 48 **70,8** (Insp.) 46,2 46,5 (Insp.) 50 **60,5** (Insp.) 61,2 47 46,9 (Insp.)

46,5 **61,9** (Insp.) 46,5 49,6 (Insp.) 47 **65,9** (Insp.) **64,5** 55 **63,2** (Insp.) 52,2 59,4 (Insp.) 53,1.... Valsalva 30 mm 6 Sekunden: 67 78/64 reaktiv 94 P.

2. Digitaliskur am 1. und 2. Juli.

3. VII. 4 Uhr. Blutdruck 35/100. Gestern abend 11 Uhr Erbrechen, heute bei Frühstück und Mittagsbrot kein Appetit, nachher Erbrechen. — Frequenz nahezu regelmäßig erst 42, später 41; Schwankungen minimal.

42 D.-I.-V. 93 — 38,5 = 54,5
M. A. 93 — 39,5 = 53,5
41 D.-I.-V. 85 — 36,8 = 48,2
M. A. 83 — 41,4 = 41,6

Beispiel des 2. D.-I.-Versuchs. Vorher: 41,1 41,7 41,1 41,7 41,7 41 41 41 42 41,7 41,7.

Inspirationsakt 42,9 75 85.

Dauerinspirium 12 Sekunden: 36,8 37 38,9 38,5 39,7 40,5 40,2 40 39,5. Ausatmung usw.

4. VII. 4 Uhr. Blutdruck 60/105. Heute früh um 5 Uhr letztes Erbrechen. Mittags schon etwas Appetit. — Die Ausgangsfrequenz ist bald 45 mit nahezu regelmäßigem Rhythmus, bald erhebt sie sich zu einem Durchschnitt von 50 unter Auftauchen einer seichten, lang hingezogenen Wellung zwischen 59 und 44.

45 D.-I.-V. 80 — 41,5 = 39,5 regelmäßig
M. A. 72 — 39,5 = 32,5
50 D.-I.-V. 76 — 42 = 34 gewellt
M. A. 78 — 42,9 = 35,1

Beispiel der sanften Wellung des 2. D.-I. Vorher: 45,5 49,6 (Insp.) **56,1 59,4** (Insp.) **55,5** 49,6 (Insp.) 46,5 46,8 (Insp.) **53,1 58,2** (Insp.) **57,7** 43,1 (Insp.) 45,5 46,8 (Insp.) 46,8 46,2 (Insp.) 48,4 50,8 (Insp.) **55 58,8** (Insp.) 46,2 48,4 (Insp.) **59,4 57,7** (Insp.) **56,1** 44,1 (Insp.) 45,5 49,2 (Insp.) 50,4 **53,6**.

Inspirationsakt: 54,5 70 76.

Dauerinspirium 15 Sekunden: 42 48,4 53,6 46,9 42,5 42 42 42 42 42,5 42,9. Ausatmung usw. 44,4 42,9 67,4 75 57 74 76 73.

5. VII. 5 Uhr. Blutdruck 50/100. Seit heute früh Appetit wieder normal. — Bei Durchschnittsfreqnenz von 50 wiederholt sich die flache Dünung von gestern mit Ausschlägen zwischen 60 und 44. Strecken völlig regelmäßigen Pulses kommen vor.

D.-I.-V. 77 — 41,7 = 35,3
M. A, 74 — 42,9 = 31,1
D.-I.-V. 77 — 39,5 = 37,5 Andeutung von Wellung
M. A. 76 — 40,8 = 35,2

6. VII. 4 $^1/_2$ Uhr. Blutdruck 60/100. Appetit gut. — Bei Durchschnittsfrequenz 50 dasselbe Bild.

D.-I.-V. 82 — 39,2 = 42,8 keine zentrale Wellung
M. A. 76 — 42 = 34
D.-I.-V. 76 — 42 = 34
M. A. 78 — 40,3 = 37,7

Die Wellung steigert sich manchmal zu Schwankungen zwischen 59 und 42, dann wieder regelmäßige Strecken von 55 Pulsen.

9. VII. 5 Uhr. Blutdruck 65/100. Völlig regelmäßiger Puls von 42.

42 D.-I.-V. 75 — 40,5 = 34,5
M. A. 71,4 — 41,7 = 29,7
D.-I.-V. 74 — 39 = 35
M. A. 73,2 — 39,2 = 34

Valsalva 31 mm 6 Sekunden 45. 76/50 reaktiv Anstieg 74 P. keine reaktive Verlangsamung.

1 mg Atropin

42	nach	5	Minuten	D.-I.-V.	68,2 — 40 = 28,2
				M. A.	62 — 41,7 = 20,3
45	,,	10	,,	D.-I.-V.	65,2 — 42 = 23,2
				M. A.	67 — 48,4 = 18,6
55	,,	15	,,	D.-I.-V.	59,6 — 53 = 6,6
				M. A.	ohne Wirkung
70	,,	20	,,		
	,,	25	,,	D.-I.-V.	mit Sekundär-Ausschlag
81	,,	30	,,	Valsalva 83 88,5/90 113/65 1 Minuten,	
90	,,	40	,,	6 Sekunden 39 mm	
80	,,	50	,,		
84	,,	60	,,	Valsalva 84 81,5/82 109/60 $1^1/_2$ Minute 6 Sekunden 40 mm	

13. VII. 2 Uhr. Blutdruck 65/100. Wieder völlig regelmäßiger Puls. Frequenz 43.

D.-I.-V. 73 — 40,2 = 32,8
M. A. 71,4 — 41 = 30,4

17. VII. 11 Uhr. Blutdruck 65/100. Regelmäßige Frequenz von 60, gelegentlich in ganz flachen Talbildungen abfallend auf 49. Ein erster D.-I.-Versuch ist ausgeführt auf der Höhe von 60, ein zweiter im Tal von 50.

60 D.-I.-V. 73 — 43 = 30
50 D.-I.-V. 75 — 46,2 = 28,8
62 M. A. 73,2 — 47 = 26,2

18. VII. 4 Uhr. Blutdruck 70/120. Ein Pulsbild ähnlich dem am 20. V. Bei Durchschnittsfrequenz 50 Wellenausschläge zwischen 60 und 42. Wiederauftauchen von Wellenbergen, die aus nur einem schnellen Schlag bestehen; stärkeres Durchschlagen eines Respiratorius b. o. A.

D.-I.-V. 76 — 42,2 = 33,8
M. A. 77 — 45 = 32

Beispiel der Wellung: 53,6 49,2 **58,8** (Insp.) 48 49,6 (Insp.) 51,3 49,2 (Insp.) 52,6 53,1 **60** (Insp.) 53,1 44,8 45,2 (Insp.) 46,9 45,5 44,1 (Insp.) 46,2 **57,7** (Insp.) 48,8 44,1 (Insp.) 44,4 42,4 (Insp.) 42,2 42,2 (Insp.) 42,9 44,8 50 (Insp.) 46,3...

21. VII. 4 Uhr. Blutdruck 70/125. Frequenz bald regelmäßig 61, bald in Wellen zwischen 61 und 45 bei Durchschnitt 50. Der gleiche Charakter flacher Wellen mit Durchschlagen des Puls. resp. b. o. A. wie eben.

60 D.-I.-V. 78 — 48,8 = 29,2
65 M. A. 75 — 50 = 25

25. VII. 8 p. m. Blutdruck 70/115. Hohe Ausgangsfrequenz von 74 Pulsen mit der gleichen flachen Wellenbildung, die regelmäßige Strecken unterbricht, wie vorher. Ausschläge zwischen 75 und 43. Durchschlagen des Respiratorius.

D.-I.-V. 88 — 58,2 = 29,8
M. A. 89 — 58,2 = 30,8
D.-I.-V. 92 — 60 = 32
M. A. 95 — 65 = 30

Beispiel der sanften Wellung: 72,5 (Insp.) 70 68,2 68,2 (Insp.) 61,9 58,2 63,2 (Insp.) 63,8 66,7 74 75 (Insp.) 71,4 72 73,2 (Insp.) 68,2 53,6 66,7

(Insp.) 65,2 71,4 74 (Insp.) 61,2 66,7 77 (Insp.) 53 59,4 70,8 (Insp.) 70 73,2 73,2 (Insp.) 66,7 67,4 68,2 70,8 (Insp.) 65,2....

29. VII. 11 Uhr. Blutdruck 70/120. Durchschnittsfrequenz 70 bei gleichem Wellencharakter, Schwankungen zwischen 80 und 60.

D.-I.-V. 93 — 61,9 = 31,1
M. A. 96 — 70 = 26

Kraftprobe (25) Anstieg von 83 auf 94—11.

20. IX. Blutdruck 70/110. Puls. resp. b. o. A. Daneben immer noch die kurzfristigen Wellen mit Überschlagen eines Atemzuges. Einzelschlagbeispiel davon: 71,4 70 74 (Insp.) 59 55,1 59 (Insp.) 56,6 76 (Insp.) 73 66,7 73 (Insp.) 60 58,8 71,4 (Insp.) 69 70 73 (Insp.).

78 D.-I.-V. 93 — 64 = 29
73 M. A. 88 — 56 = 32

Nach 25 Kniebeugen keine Ausschlagszunahme. Spätes Wiederkehren der Wellen.

26. X. Nachuntersuchung. Patientin ist in einer Fischräucherei beschäftigt und muß den ganzen Tag stehen. Dabei volle Leistungsfähigkeit. Blutdruck 75/115. Ausgangsrhythmus wie vor einem Monat.

85 D.-I.-V. 100 — 68 = 32
84 D.-I.-V. 95 — 64 = 31

Ergebnis.

I. Klinische Daten: Der Blutdruck ist bei der Patientin abnorm niedrig. Unter Digitalis keine Steigerung, wohl später im Lauf des Juli. Irgend welche subjektive Beschwerden bestanden nicht. Patientin ist lediglich mit Rücksicht auf die Qualität des Pulses im Bett gehalten.

II. Frequenz-Verhalten. a) Kennzeichnung des Ausgangsrhythmus. Zugleich mit der postinfektiösen Bradykardie tritt die kurzfristige Wellung auf, wie sie am 28. V. beschrieben ist. Damit identisch erweisen sich alle Pulse vom 17. VII. ab, sowohl was die Amplitude anlangt (ca. 20), wie die Eigentümlichkeiten des Wellenablaufs: Flache Talsenkungen über mehrere Atemzüge hinweg reichend, der Wellenberg oft nur in einem einzigen schnellen Puls bestehend; ein Puls. resp. bei oberflächlicher Atmung schlägt hin und wieder kräftig durch. Auch die Pulse am 25. und 30. VI. haben diesen Typus, nur sind die Ausschläge mit 23 und 24 noch ein wenig groß.

b) Digitalisperioden. — Die beiden Digitalisperioden weichen von dem geschilderten Typus erheblich ab, differieren aber auch untereinander. Beide Male Digitalisierung bis zur Nausea: Trotzdem jedesmal ein anderes Frequenzbild. Aus der Analogie mit späteren Digitalisfällen ist anzunehmen, daß bei der Juli-Kur die Wirkung auf eine noch bestehende Ladung aufgepflanzt wurde. In der Tat viel schnellere, viel länger nachwirkende Nausea.

1. Die erste Digitalisierung veranlaßt ausschließlich eine großzügige Wellenbildung: Exkursionen von 30, 32, 28 sind typisch; die Wellen verlaufen bald mit kurzem, bald mit längerem Tal in elegantem Schwung dahin. Die Kuppen sind abgerundet und bestehen aus mindestens 3 Schlägen. Diese Form kurzfristiger Wellen emanzipiert sich so wesentlich vom Puls. resp. b. o. A., der auch jetzt noch kräftig durch-

schlägt, daß eine Auslösung anderer Art anzunehmen ist. Die Tiefatmungsprüfung beherrscht die Wellen völlig.

2. Dem gegenüber hat die zweite Digitaliskur den Effekt einer starken Verlangsamung und Regularisierung. Dauer der Verlangsamung vom 3. bis zum 12., zwischendurch auch hier einmal unter Anstieg der Frequenz Wellenbildung, so am 4., 5. und 6. Aber diese Wellungen wechseln ab mit dem langsamen regelmäßigen Rhythmus (4. VII.) und gehen in ihren Ausschlägen entfernt nicht so hoch wie zuvor.

Der Puls. resp. bei oberflächlicher Atmung spielt diesmal keine Rolle.

III. Tiefatmungsempfindlichkeit. a) Vor und nach Digitalis geben die Tiefatmungsprüfungen Ausschlagswerte zwischen 30 und 35. Eine Änderung der Größe tritt im Verlauf von 4 Monaten nicht ein.

b) Digitalisperioden: Nach der ersten Digitalisierung nur geringe Steigerung der Ausschläge (7. VI. auf 37,5 resp. 40). Möglicherweise sind aber, weil nicht täglich geschrieben wurde, manche großen Ausschläge der Prüfung entgangen.

Nach der zweiten Digitaliskur beträchtliche Zunahme auf 55 bis 56. Allmählich Abklingen bis zum 17. VII.

IV. Atropin. 1 mg Atropin zur Zeit des langsamen regularisierten Pulses (9. VII.) ist in seinem Reizstadium ohne Einfluß auf Frequenz und Rhythmus. Die Tiefatmungsausschläge werden kleiner. Im Lähmungsstadium Schwinden der Primärreaktion des D.-I.-Versuches, Auftreten einer deutlichen Sekundärreaktion.

V. Valsalva. Der Valsalvasche Versuch ist ausgeführt am 9. VII. bei langsamem regelmäßigem Puls (6 Sekunden 31 mm) und später bei Wiederkehr der Ausgangsfrequenz am 15. im VIII. (6 Sekunden 43 mm). Am 9. VII. bei 43 Pulsen ausgesprochener Verlangsamungstyp; und offenbar weit stärkere Sekundärempfindlichkeit.

30 Minuten und 60 Minuten nach 1 mg Atropin am 9. VII. hochgradige Steigerung der Sekundärempfindlichkeit.

Deutung der postinfektiösen Erscheinungen.

Nach der Darlegung des ersten Kapitels über Differentialdiagnose zentraler und peripherer Tonusänderungen kann nicht die Rede davon sein, auf Grund der Herzbeweglichkeit einwandfrei die Ätiologie einer Bradykardie klarzulegen.

Zentrale Zunahme kann die gleichen Symptome machen, wie eine Änderung der peripheren Disposition sie machen würde bei unverändertem zentralen Tonusgrad.

Lommel nimmt als Erklärung für die postinfektiöse Bradykardie zentrale Wirkung an; Wenckebach erkennt wenigstens insofern eine enge Verwandtschaft an, als er die postinfektiöse Bradykardie in Parallele stellt mit jener bei Hirndrucksteigerung.

Die Möglichkeit einer rein peripheren Änderung scheint aber doch nicht von der Hand zu weisen zu sein. Wir sahen bei der zweiten Patientin jene kurzfristigen Wellen Monate fortbestehen, auch bei einer Frequenz von 70—80, die nun wirklich nicht mehr als höherer Tonus aufgefaßt werden kann. Digitalis fand diesen Sinusknoten überempfindlich. Da liegt es nahe, auf das einheitliche Moment peripherer Schädigung zurückzugreifen und die gesamten postinfektiösen Wirkungen als Sinusschädigung aufzufassen. Als Symptom peripherer Veränderung wäre dann auch in Beispiel 1 die Zunahme der Tiefatmungsempfindlichkeit aufzufassen.

Das wäre diejenige Überlegung, die aus einheitlicher Betrachtungsweise alles auf die gleiche Ursache zurückführen möchte. Mehr als Vermutung ist es nicht.

3. Wirkung auf das Hissche Bündel.

Eine bekannte Infektschädigung betrifft die Reizüberleitung im Hisschen Bündel. Edens, Rihl u. a. haben bereits das Auslösen partiellen Herzblocks im Tiefatmungsversuch beschrieben. So bringen die beiden Fälle, die nachfolgend als Infektwirkung jene Dissoziation illustrieren sollen, in der Sache kein neues Material bei. Was hier verfolgt werden soll, das ist eine Beziehung, die möglicherweise besteht zwischen der Einwirkung der Infektschädigung, hier auf den Sinusknoten, dort auf das Hissche Bündel. Veranlassung zu dieser Fragestellung gibt ein Fall des späteren Digitaliskapitels, in dem ganz zweifelsohne Wechselwirkungen dieser Art anzunehmen sind.

Die erste Patientin zeigt nur geringen Herzblock 8 Tage nach lytischem Abfall einer Pneumonie und 6 Tage nach dem Abschlusse einer an sich geringen Digitalisierung. Systematisch geprüft ist in einer zweiten und dritten Digitotalkur, die den latenten Herzblock wieder ans Licht ziehen sollen. Es kommt bei erheblichem Herzblock der II. Digitalisierung nur zu ganz geringfügiger Ausschlagssteigerung der Sinusfrequenz, Bradykardie und kurzfristige Wellen tauchen auch unter Digitalis nicht auf. — Genau die gleiche Ausschlagssteigerung bei der dritten Kur, in der der Herzblock nur durch viel größere Dosen auszulösen war. Stärkere Schädigung des Hisschen Bündel setzt der Typhus des 2. Beispielfalles. Auch hier kein Anhalt für parallel gehende Schädigung des Sinusknotens und Reizleitungssystems.

1. Beispiel. Liesbeth D., 21jährig. Kräftiges Dienstmädchen (Influenza-Pneumonie).

Am 18. II., dem fünften Krankheitstag, eingeliefert. Kontinua vom 14.—20. Dann binnen 5 Tagen lytischer Abfall, massive Dämpfung über rechtem Unterlappen, rostbraunes Sputum. Schnelle Resorption.

Vom 19. bis 21. ist Digitotal gegeben, bis Erbrechen eintrat, am 19. 1,5 g, am 20. 0,9 g, am 21. 0,45 g; die Pulsfrequenz geht parallel dem Temperaturabfall herunter von 130 am 18. und 19. auf 100 am 21. und 80 am 23. Bis zum 26. diese Frequenzhöhe, dann am 27. Abfall auf 60 und Auftreten einer Arrhythmie, die sich als gelegentlicher Ventrikelausfall infolge partiellen Herzblocks herausstellt.

28. II. 66 77 — 59 = 18.

Im Dauerinspirium verlängertes A—C-Intervall (einmal Kammerausfall). Die Überleitungsstörung hält im D.-I.-Versuch 8 Tage an und besteht noch bei Einleiten einer zweiten Digitotalkur vom 7. III. bis 10. III.: 4 Tage lang je 0,75 g Digitotal, am 10. abends nach im ganzen 0,3 g Nausea. Zwischen dieser Digitaliskur und der ersten liegen 13 Tage, nach einem weiteren

Intervall von 19 Tagen letzte Digitalisierung: 8 Tage lang je 0,75 (6 g im ganzen) vom 30. III. bis 6. IV. inkl.

Wirkung der zweiten Digitotalkur:

8. III. 72 86 — 65 = 21.

Das A—C-Intervall im Dauerinspirium steigt von 0,95 auf 2,0 ($^1/_4$ Sekundenwert). Vagusdruck 80 — 5 ohne Block.

9. III. 64 76 — 47 = 29.

Im Dauerinspirium Verlängerung des A—C-Intervalls von 0,85 auf 1,2. Vagusdruck 68 — 8 ohne Block.

11. III. 65 83 — 55 = 28

1 g Atropin macht keine Verlangsamung im Dauerinspirium. Nach 10 Minuten ist bereits die Lähmung im Gange. Die Atropin-Reizwirkung äußert sich völlig parallel auf Sinusknoten, wie auf Hissches Bündel. Im nachfolgenden ist ein Dauer-Inspiriumsversuch vor Atropin mit dem Versuch 5 Minuten nach Injektion verglichen. Auf die Einzelperiodenfrequenz (in Minutenfrequenz umgerechnet) des Sinusrhythmus folgt in den eingeklammerten Zahlen die Länge des anschließenden A—C-Intervalls, bezogen auf $^1/_4$ Sekunde. Es zeigt sich, daß in diesem Beispiel bei jedem Anstieg der Pulsfrequenz auch das Hissche Bündel leicht gelähmt wird, bei jedem Abfall der Pulsfrequenz Überleitungsstörung resultiert. Nur selten wirkt Frequenzanstieg seinerseits hemmend auf das Hissche Bündel.

Vor Atropin: Ausgangsfrequenz 67 (1,15) 65 (1,15) 62 (1,0) 72 (1,05); Inspiriumsakt 75 (1,0) 77 (0,9) 83 (1,0) 75 (1,2); Dauerinspirium 55,5 (2,05) 62,5 (Block) 81,8 (1,1) 65 (1,3) 64 (1,2) 62,5 (1,3) 60,5 (1,4) 61 (1,3) 61 (1,3) 60 (1,25) 59 (1,25) 58 (1,2) 57 (1,3) usw.

5 Minuten nach 1 mg Atropin: Ausgangsfrequenz 77 (1,1) 73 (1,05) 65 (1,3) 62,5 (1,3) 68 (1,3) 68 (1,2); Inspirationsakt 71 (0,95) 76 (0,9) 96 (Block) 96 (1,85); Dauerinspirium 62,5 (Block) 59 (1,35) 60 (2,3) 60,5 (1,9) 60,5 (2,0) 61,2 (1,9) 60,5 (2,0) 61,2 (1,9) 60,5 (2,0) 63,1 (1,9) 62,5 (2,0) 60,5 (1,9) 61,2 (1,9) 60 (2,0) usw.

In der Sinusfrequenz ist also unter Atropinreiz Ausschlagssteigerung von 28 auf 37 aufgetreten, bedingt durch erhöhten Beschleunigungsausschlag; im Dauerinspirium kamen wesentliche Differenzen des Verlangsamungsniveaus gegenüber dem Versuch vorher.

Die Länge des A—C-Intervalls, die schon in der Ausgangsfrequenz unter Atropin zugenommen hatte, ist jetzt im Dauerinspirium sichtlich größer, also große Empfindlichkeit des Hisschen Bündels.

15 Minuten nach Injektion: 76 78 — 53 = 25 in träger Kurve. Dabei Herzblock radikal beseitigt. Dauernd ein A—C-Intervall von 0,85. — Der Vagus im Hisschen Bündel ist also schneller gelähmt als im Sinusknoten.

16. III. 76 96 — 71 = 25 kein Block mehr.
17. III. 64 73 — 53 = 20 ohne Überleitungsstörung.
Vag. 65 — 15
22. III. 64 84 — 63 = 21
25. III. 86 88 — 70 = 18.

Dritte Digitaliskur vom 30. III. bis 6. IV. Je 0,75 g. Nausea bleibt diesmal aus trotz der großen Gesamtdosis. Abgesetzt ist wegen beginnenden Blocks.

31. III. 62 80 — 59 = 21
1. IV. 63 82 — 60 = 22 Vag. 65 — 4
2. IV. 58 80 — 52 = 28
Puls. resp. b. o. A.

Normale Überleitung! Vag. 0

3. IV. 64 88 — 60 = 28 ,, 61 — 3

Puls. resp. b. o. A.

5. IV. 78 90 — 59 = 31 mit partiellem Block.

6. IV. 100 — 76 = 24

(schlecht ausgeruht)

A—C-Intervall von 0,8 auf 1,1 ansteigend. Vag. 90 — 17 ohne Block.

90 — 29 A—C-Intervall von 0,07 auf 1,0.

7. IV. 80 95 — 64 = 31 mit partiellem Block.

16. IV. 94 96 — 75 = 21.

Normale Überleitung. Vag. 84 — 14

Ergebnis.

I. Beziehungen zwischen Überleitungsstörung und Tiefatmungsempfindlichkeit des Sinusknotens.

Eine Überleitungsstörung kommt kurz nach dem Temperaturabfall einer Pneumonie 8 Tage nach der letzten Digitalis-Dosis zum Erscheinen. Postinfektiöse Bradykardie und Arrhythmie bestehen nicht, auch ist der Tiefatmungsausschlag der Sinusfrequenz ein geringer und bleibt so niedrig während der folgenden 8 Tage bis zur zweiten Digitaliskur.

Als Folge der zweiten Digitalisierung nur mäßige Zunahme des Blocks, deutlicher Anstieg des Tiefatmungsausschlags in Sinusfrequenz. Wellung der Ausgangsfrequenz ist vorhanden, aber nicht analysiert (elektrokardiographische Schreibung).

Die dritte Digitaliskur läßt genau so früh wie bei der zweiten den Tiefatmungsausschlag ansteigen, Überleitungsstörung tritt erst sehr viel später auf.

Es besteht also kein Parallelismus zwischen der Empfindlichkeit des Hisschen Bündels und der Empfindlichkeit des Sinusknotens.

II. Was den Typus der Überleitungsstörung anlangt, so wird hier zumeist jede Lähmung des Sinusknotens auch mit Verkürzung des A—C-Intervalls beantwortet, umgekehrt jede Reizung des Sinusknotens mit Verlängerung des Intervalls.

III. Atropinversuch. Das Hissche Bündel ist empfindlicher für die Reizung und schneller gelähmt.

IV. Vagusdruckversuch. An einzelnen Tagen Parallelgehen des Verlangsamungsgrades mit dem im D.-I., bei der dritten Digitaliskur Empfindlichkeitssteigerung.

Fräulein S., 21 jährig.

Von kräftiger Konstitution. Mittelschwerer Typhus. Fieberbeginn am 20. I., Ende am 20. II. Keine für die Atmungsprüfung störenden Komplikationen. Wegen schlechten Pulses ist vom 10. II. ab 6 Tage lang je 1,5 g Digitotal gegeben mit gutem dynamischem Erfolg.

Am 16. II. bei Beginn der Nausea Frequenzabsturz von 90 auf 45 bei Temperatur von 39 Grad. 2 : 1 Rhythmus. Vom 17. ab nur noch stundenweise Block, stets auszulösen im D.-I.-Versuch.

Am 18. bei Temperatur 39,5 auch Auslösung nicht mehr möglich. Träge Kurve: 88 90 — 76 = 14.

Doch kehrte die Neigung zur Blockade nach Schwinden des Fiebers wieder.

23. II. Temperatur 37,5°, Frequenz 80 im D.-I.-Versuch. Verlängertes A—C-Intervall, auch gelegentlich Ventrikelausfall.

26. II. 71 82 — 61 = 21. Normales A—C-Intervall.
27. II. 89 93 — 75 = 18. „ A—C- „

Die zweite Digitaliskur folgt zur Feststellung, ob die Disposition zum Block geschwunden ist. Nach 21 Tagen Pause vom 9. III. bis 12. III. wieder je 1,5 g Digitotal (4 Tage lang). Am 12. abends Erbrechen.

Die dritte Kur nach 17 Tagen Pause besteht in 1,5 g am 30. und 0,3 g am 31. Aussetzen wegen Nausea.

8. III. 78 102 — 64 = 38.

Verlangsamungstäler kurzfristiger Art im Ausgangsrhythmus. Kein Herzblock.

12. III. Wellen der Ausgangsfrequenz, die über einen Atemzug fortgleiten bei Puls. resp. b. o. A.

77 102 — 51 = 51.

Geringe Verlängerung des A—C-Intervalls bei frequentem Puls.

13. III.	78	102 — 49 = 53
2 Min. nach 1 mg Atr.	55	
5 „ „ 1 „ „	72	102 — 47 = 55
10 „ „ 1 „ „	80	82 — 75 = 7 (träge).

In Ruhe wieder mächtige Wellen über einen und mehrere Atemzüge hin. Partieller Herzblock. Die Länge des A—C-Intervalls hängt ab von der Länge der Diastole vorher.

Es folgt wieder ein D.-I.-Versuch vor Atropin und 5 Minuten nach Atropin, indem die Sinusfrequenz jeweils in Einzelschlag mit dem anschließenden A—C-Intervall gegeben ist. Der Höhepunkt der Wirkung der Atropinreizung ist nach 2 Minuten nach Injektion erreicht. Auch von diesem Höhepunkt der Reizwirkung ist ein Beispiel gegeben zur Illustrierung der Welle, die hier am deutlichsten sind.

Vor Atropin: Ausgangsfrequenz 82 (1,2) 82 (1,2) 76 (1,2) 76 (1,2) 5 (1,2) 88 (1,2) 85 (1,25); Inspirationsakt 89 (1,33) 96 (1,4) 100 (1,3) 102 (1,3) 95 (1,2); Dauerinspirium 49 (0,75) 59 (0,7) 65 (0,9) 72 (0,9) 76 (0,9) 75 (0,9) 71 (0,95) 71 (0,95) 70 (0,9) 68 (0,9) usw.

2 Minuten nach Atropin: 75 (1,2) 42 (0,75) 49 (0,8) 60 (0,8) 60 (0,8) 67 (0,85) 49 (0,75) 86 (1,1) 96 (1) 47 (0,75) 51 (0,75) 52 (0,8) 73 (0,95) 74 (0,95).

Infolge der niedrigen Pulsfrequenz kann sich die Überleitung so gut erholen, daß von einer spezifischen Reizung des Atropins hier gar nichts sichtbar wird. Nach 5 Minuten (bei Wiederanstieg der Frequenz) Ausgangsfrequenz 73 (1,5) 74 (1,2) 73 (1,25) 75 (1,25) 71 (1,25) 75 (1,2) 73 (1,2); Inspirationsakt 83 (1,2) 96 (1,4) 102 (1,2) 92 (1,2); Dauerinspirium 47 (0,65) 57,6 (0,8) 65 (0,75) 72 (0,75) 75 (0,7) 82 (0,7) 83 (0,7) 85 (0,7) usw.

Patientin zeigt im D.-I. Sekundärreaktion, während des Anstiegs der Sinusfrequenz ist das Hissche Bündel schon gelähmt.

Hier also im Hisschen Bündel kein Reizeinfluß des Atropin nachweisbar. Die Sinusfrequenz wird kräftig verlangsamt in den ersten 2 Minuten.

16. III.	86	100 — 45 = 55	im A—C-Intervall noch verlängert.	
18. III.	95	103 — 58 = 45		Vag. 106 — 43
22. III.	82	100 — 60 = 40		
25. III.		90 — 62 = 28	kein Block mehr	„ 102 — 32
27. III.	92	107 — 76 = 31		
29. III.	78	95 — 76 = 19		„ 81 — 10

3. Digitaliskur:

30.	1,5 g Digitotal.		
31.	0,3 g Nausea.		
31.	76	95 — 52 = 43 kein Block	
7. IV.	77	96 — 53 = 43 „ „	
8. IV.	85	103 — 65 = 38	
14. IV.	74	90 — 52 = 38. Nie mehr Block.	
25. IV.	90	96 — 57 = 39 (kein Block)	Vag. 73 — 20

Ergebnis.

1. Art der Überleitungsstörung.

Der Typus der Überleitungsstörung ist hier ein anderer als vorhin. Die Abhängigkeit von der Frequenzhöhe überwiegt über den jeweiligen nervösen Einfluß.

2. Beziehung zwischen Überleitungsstörung und Empfindlichkeit des Sinusknotens.

Die Überleitungsstörung ist bei der ersten Kur am stärksten, bei der dritten bleibt sie völlig aus. Umgekehrt ist gerade bei der dritten Kur der Einfluß auf die Sinus-Arrhythmie stärker. Ein Parallelismus besteht also auch hier nicht.

Die Sinuswirkung beschränkt sich nicht auf Zunahme der Tiefatmungsempfindlichkeit, in der zweiten Kur Auftauchen kräftiger, kurzfristiger Wellen. Pulsverlangsamung tritt indessen nicht ein.

3. Atropin macht im Reizstadium die analoge Verlangsamung wie der D.-I.-Versuch. Eine Atropin-Reizwirkung kommt im Hisschen Bündel nicht zum Ausdruck. Die Lähmungswirkung geht derjenigen des Sinusknotens voraus. Der Vagusdruckversuch war meist erfolglos und ist nicht weiter angegeben. An einigen Tagen voller Parallelismus.

Die Herzschädigung, die in diesen beiden Fällen sich äußerte in einer Überleitungsstörung bei gleichzeitiger Digitalismedikation, steht also in keiner Beziehung zur gleichzeitigen Empfindlichkeit des Sinusknotens, der in beiden Fällen eine übermäßige Empfindlichkeit vermissen läßt.

Was die Typen der Überleitungsstörung anlangt in ihrer Abhängigkeit vom Tiefatmungsversuch, so bilden sie einen Beitrag zu der Beziehung zwischen Tiefatmungsausschlag und andersartigen Herz-Irregularitäten.

Ein Gesamtüberblick über die Infektionsherzen läßt erkennen, daß die Myokardinsuffizienz des schwer toxischen Herzens sich in keiner Weise unterscheidet von dem Versagen aus irgend welchen anderen Gründen.

Das Stadium der Nachwirkung des Infektes wurde in 4 Beispielen ausführlich geschildert. Die sich darbietende Stufenfolge der Wirkung ist im Digitaliskapitel erörtert. Zur Ergänzung mögen hier einige klinische Bemerkungen folgen.

Wir haben bei Infektionskrankheiten in der v. Bergmannschen Klinik erst in Altona, dann in Marburg und jetzt in Frankfurt die Digitalisierung bis zur Nausea als Regel durchgeführt in Fällen von Kreislaufschwäche, in erster Linie bei der genuinen Pneumonie, dann aber auch seinerzeit bei den Grippe-Pneumonien, eventuell bei Typhus und bei Tuberkulose. Das Auftreten der Nausea schwankte zwischen dem Früherbrechen nach 2 Tagen und dem Späterbrechen erst am 24. Tag bei einer schweren Grippepneumonie. Ein Nachlassen des dynamischen Effekts trat nicht ein. Die Digitalisierung hatte geradezu als Regel den Effekt einer Steigerung der postinfektiösen Bradykardie, eventuell unter Begünstigung der geschilderten Sinusarrhythmien; ein verstärkter Tiefatmungsausschlag nahm auf der Wirkungshöhe ab. — Ein paar Beispiele besonders starker Reaktion des Sinusrhythmus sind in eine spätere Digitalistabelle aufgenommen.

Drittes Kapitel.

Digitaliswirkung.

Die Wirkung der Digitalis auf Sinusfrequenz und Sinusrhythmus, ihr Einfluß insbesondere auf die Tiefatmungsbewegungen des Sinusrhythmus sind bereits an dekompensierten Herzen und an Infektionsherzen geschildert. Träge Kurvenform der Myokard-Insuffizienz kehrte zu schnellem Frequenzumschlag zurück unter Zunahme der Ausschlagsgröße, manchmal weit über die Norm hinaus; Sinus-Irregularitäten der Ausgangsfrequenz wurden ausgelöst oder gesteigert, ein Puls. resp. bei oberflächlicher Atmung ebensowohl wie kurzfristige, mehrere Atemzüge überspringende Wellen, wie auch langfristige Schwankungen; Pulsverlangsamung konnte die Wellung wieder aufheben und die Ausschläge zugleich verringern. Diese mannigfaltigen Befunde, ergänzt und erläutert durch besonders charakteristische Beispiele, gilt es nunmehr zu einem Gesamtbild des Sinusrhythmus unter Digitaliseinfluß zusammenzufassen und die Ergebnisse einzureihen in die Schilderung tierexperimenteller und klinischer Digitaliswirkungen der Literatur, eine Deutung der einzelnen Symptome vorbereitend. Überdies sind die angewandten Prüfungen geeignet, einige klinische Sonderfragen der Digitaliswirkung in andere Beleuchtung zu rücken, unter denen der Zusammenhang zwischen Sinuswirkung und dynamischen Einflüssen der Droge bereits erörtert war. Hier soll weiterhin das Problem einer spezifischen Digitalisdisposition für Sinusverlangsamung zur Sprache kommen.

Ich beginne mit einem Überblick über die Literaturangaben des Tierexperiments und der Klinik in Beschränkung auf diejenigen Digitaliswirkungen, die für die Rhythmusuntersuchung eine Bedeutung haben. Der II. Abschnitt enthält die Digitalisprotokolle und ihre Beurteilung, ein III. Abschnitt bespricht die spezifische Verlangsamungsdisposition.

A. Literaturüberblick.

1. Tierexperimentelle Literatur.

Erste Kenntnis der Vagusbeeinflussung durch die Digitalis verdanken wir den tierexperimentellen Arbeiten Ludwig Traubes aus dem Jahre 1851 [1]) — also wenige Jahre nach Eduard Webers Entdeckung

[1]) Ludwig Traube: Gesammelte Beiträge usw. Berlin, 1878. Hirschwald, I—III.

der Vagushemmungswirkung. Erregung des Vaguszentrums in der Medulla trat nach geringer Dosis auf, periphere Reizung bei stärkerer Intoxikation (erschlossen aus einer geringen Frequenzsenkung trotz Vagusdurchschneidung); der Rhythmus während der Pulsverlangsamung ist in einigen Experimenten als irregulär angegeben, in einer späteren Arbeit wird geradezu ein zeitweilig regularisierender Einfluß betont (auf starken Puls. resp.?): „bei Hunden, die, regelmäßig atmend, einen unregelmäßigen, wenn auch noch einen bestimmten Typus zeigenden Puls haben, kann man durch Einspritzen von Digitalis in die Vena jugularis den Puls regelmäßig machen; setzt man aber die Einspritzungen fort, so wird der Puls wieder unregelmäßig“ [1]). Auf die Pulsverlangsamung folgte als Effekt zentraler Lähmung Anstieg auf Vaguslähmungsfrequenz. — Jene periphere Angriffsquote hat Böhm [2]) am Frosch und Hund weiter verfolgt: Elektrische Reizung des peripheren Vagusstumpfes war nach mittleren Digitalisgaben stärker wirksam. Neuere Untersuchungen von Rothberger und Winterberg bringen wichtige Ergänzung. Körper der Digitalisgruppe verändern die Reizschwelle des peripheren Vagus für den faradischen Strom nur wenig, bedingen dagegen bei stärkerer Reizung nicht nur graduelle Ausschlagszunahme, sondern vor allem Zunahme der Dauer einer Verlangsamung. Es handelt sich hier nicht ausschließlich um Beeinflussung der Hemmungsapparate, sondern zum Teil auch um eine Zustandsänderung der reizerzeugenden Zentren selbst, infolge welcher diese Zentren auf Vaguserregung viel stärker reagieren (Rothberger und Winterberg) [3]). Denn auch große Atropindosen bringen diese Hemmungswirkung nicht zum Schwinden. Die Autoren nehmen überdies eine Schädigung der Reizbildungsfähigkeit des Sinusknotens in späten Stadien an.

Bereits Traube berichtet von einer gelegentlich auftretenden initialen Pulsbeschleunigung nach Digitalis. Paradoxen Frequenzanstieg hat man zuerst (von Bezold) auf Sympathikuswirkung des Mittels zurückgeführt; allein weder Reizschwellenbestimmung, noch Faradisieren mit stärkeren Strömen ergibt erhöhte Erregbarkeit des Sympathikus (Rothberger und Winterberg a. a. O.). Vielmehr scheint es sich nach diesen Autoren um eine initiale Reizung des motorischen Apparates im Herzen zu handeln, wie sie am Langendorf-Herzen bereits von Hedbom [4]) und von Braun und Mager [5]) nachgewiesen wurde. Nach den Forschungen von Rothberger und Winterberg ist dieser beschleunigenden Wirkung der Digitalis auf die Automatie des Sinusknotens in der Regel eine Grenze nach oben gesetzt: Die Frequenzhöhe gleich nach Vagus- und Sympathikusdurchschneidung ließ sich nur in einem einzigen Beispiel durch Strophanthin-Vergiftung steigern.

[1]) Traube, Berl. klin. Wochenschr. 1871, Nr. 31.

[2]) Pflügers Arch. f. d. ges. Physiol. Bd. 5: Untersuchungen über die physiologische Wirkung der Digitalis und des Digitalin.

[3]) Pflügers Arch. f. d. ges. Physiol. Bd. 150: Über den Einfluß von Strophanthin auf die Reizbildungsfähigkeit der automatischen Zentren des Herzen.

[4]) Skandinav. Arch. f. Physiol. Bd. 8: Über die Einwirkung verschiedener Stoffe auf das isolierte Säugerherz.

[5]) Sitzungsber. d. Akad. Wien, Mathem.-naturw. Kl. III, IIb, 1, Bd. 108, III: Über die Wirkung der Digitaliskörper usw.

Doch kann der Verlust des Sympathikustonus, der nach Durchschneidung der Akzelerantes ganz allmählich erfolgt, durch Strophanthin völlig wieder ausgeglichen werden.

Völlig entgegengesetzt beurteilt Hans Horst Meyer die Digitaliswirkung [1]). Er findet die Erregbarkeit beider Nervenapparate am Herzen gesteigert, also auch auf Akzeleransreizung ein leichteres und stärkeres Ansprechen.

Was die feineren Vorgänge bei der Bildung des Sinusrhythmus anlangt und die Frage, ob wirklich mehr das Reizbildungsvermögen beeinflußt wird oder die Reizbarkeit des Sinusknotens, so sei an die Ergebnisse Straubs [2]) erinnert, der nach Antiarinvergiftung eine kontinuierliche Herabsetzung der Erregbarkeit und Verlängerung der refraktären Phase gefunden hat. Der eine wie der andere Vorgang muß nach dem Wenckebachschen Schema die Sinusfrequenz herabsetzen.

Dieser Überblick über die Sinuswirkungen bedarf noch einer kurzen Ergänzung, die Reizübertragungsstörungen zwischen Sinus und Vorhof betreffend. Hier ist von Kaltblüterherzen auszugehen, bei dem ja die Kontraktion an einer der Hohlvenen beginnt, um von hier auf den Sinus und zur anderen Hohlvene fortzuschreiten (Engelmann). Wie zwischen Hohlvene und Sinus, so kommt es auch zwischen Sinus und Vorhof normal schon zu einer Verzögerung der Kontraktionswelle. Straub, der wohl als erster auf Sinusvorhofblock als Digitaliswirkung beim Froschherzen geachtet hat, sah nach Antiarin 2 : 1 Rhythmus zwischen Sinus und Vorhof und schließlich komplette Sinusblockade bei verlangsamtem Sinusrhythmus.

Eine jüngere Digitalisarbeit Schönlebers [3]) registriert gleichfalls Blockerscheinungen zwischen Sinus und Vorhof, nie dagegen echte Sinusarrhythmien.

Das Froschherz reagiert freilich prinzipiell anders auf Digitalis als das Säugerherz, insofern als die Wirkung eine rein muskuläre bleibt, und doch sind die Kaltblüterversuche auch für die Beurteilung des Säugerherzens wesentlich geworden, weil hier ja der Sinus venosus in den Vorhof übergegangen ist und so beim Säuger ein exaktes Studium dieser Reizübertragungsstörungen illusorisch wird. Wir sind auf jene Analogien mit dem Froschherzen angewiesen.

In welcher Beziehung stehen andere Wirkungen der Digitalis zu diesem Einfluß auf Sinusfrequenz und Sinusrhythmus? Wichtig ist hier die Blutdrucksteigerung des Tierexperimentes, die bereits von Blake (1839) und Lenz (1853) [4]) festgestellt, später von Traube bestätigt worden ist. Sie hat nach Traubes Untersuchungen [5]) nichts mit der Pulsverlangsamung zu tun: Der Druckanstieg blieb aus nach Durchquetschung des Rückenmarks zwischen erstem und zweitem Halswirbel — die Digitalis-Bradykardie war nur um so stärker. Die

---

1) Wien. med. Wochenschr. 1920, Nr. 1: Über die Digitalistherapie.

2) Arch. f. exp. Pathol. u. Pharmakol. Bd. 45: Die Wirkung des Antiarins am ausgeschnittenen suspendierten Froschherzen.

3) Arch. f. exp. Pathol. u. Pharmakol. Bd. 87, 1920.

4) Zitiert nach Fränkel: Ergebn. d. inn. Med. u. Kinderheilkunde, Bd. 1: Über Digitalistherapie.

5) Arbeit aus dem Jahre 1870 (gesammelte Abhandl., Bd. 3).

Deutung der Blutdruckwirkungen ist indes umstritten. Schmiedeberg in seiner Pharmakologie führt die Erregung der nervösen Hemmungsvorrichtungen sowohl im zentralen Nervensystem wie im Herzen, die beide gemeinsam die Bradykardie bedingen, ganz ausschließlich auf den gesteigerten Blutdruck zurück und damit letzten Endes auf dynamische Muskelwirkung. Unter den modernen Autoren nehmen dagegen Kochmann [1]) und Gottlieb [2]) mit Traube eine spezifische Reizung des Vaguszentrums an: Die Pulsverlangsamung geht nicht selten dem Blutdruckanstieg voraus; und Niedrighalten des Druckes verhindert die Bradykardie nicht.

Noch ein weiteres Symptom ist hier von Bedeutung, die Reizerscheinungen des Digestionsapparates. Erbrechen und Singultus begleiten beim Hund die Pulsverlangsamung. In Traubes Experimenten ist Erbrechen bald vor Eintreten der Bradykardie notiert, bald gleichzeitig, bald etwas später. Nach vorheriger Vagusdurchschneidung blieb das Erbrechen aus — für Traube ein Beweis zentralen Angriffs. Auch moderne Untersucher (Hatcher und Eggleston [3]) nehmen zentrale Erregung des Brechzentrums an. — So viel über die tierexperimentellen Befunde, die hier von Interesse erscheinen.

2. Klinische Angaben.

Der pulsverlangsamende Effekt des Fingerhuts war den Ärzten seit Witherings Tagen bekannt; ich berichte nur über Angaben späterer Autoren, die bereits den Vergleich anstellen konnten mit dem Tierexperiment. Traube schildert als klinisches Extrem einer Digitalis-Verlangsamung bei einem Pneumoniker regelmäßige Bradykardie von 29, betont aber, daß auch klinisch eine Unregelmäßigkeit des Pulses vor oder gleichzeitig mit der Frequenz-Veränderung eintreten könne. Andererseits konnte bei Herzkranken im Stadium der Dekompensation Digitalis einen vorher unregelmäßigen Puls regelmäßig machen. Die durch Digitalis bewirkte Irregularität sah Traube zuweilen 4 Wochen andauern. Wie weit es sich in Traubes Berichten wirklich um Sinusrhythmus gehandelt hat, steht dahin.

Unter den modernen Autoren ist Wenckebach der Untersucher des Digitalisrhythmus gewesen. 1910 in Liverpool [4]) stellt er den später mehrfach wiederholten Satz auf: „Wenn Digitalis die Herzfrequenz herabsetzt, macht sie auch immer den Herzrhythmus unregelmäßig, einen schon unregelmäßigen Sinusrhythmus noch arrhythmischer.“ Charakterisiert wird die Digitalis-Irregularität als nicht regelmäßig periodisch und namentlich nicht von der Atmung abhängig, eine Kennzeichnung, die nach Wenckebach, wie schon erwähnt, für jede echte „Vagotonie“ zutrifft, für Hirndrucktonie, wie auch für postinfektiöse Bradykardie. Gemeinsam gilt für diese drei Arrhythmie-Typen die Ursache: Das Ermüden des vagischen Apparates. So identifiziert also

[1]) Arch. internat. de pharmaco-dyn. et de thérap. Bd. 16: Beiträge zur Wirkungsweise einiger Körper der Digitalisgruppe auf den Nervus vagus.
[2]) Med. Klinik 1906, Nr. 37: Zur Theorie der Digitaliswirkung.
[3]) Journ. of pharmacol. a. exp. therap. 1912, Bd. 4.
[4]) Brit. med. Journ., The effects of Digitalis on the human heart.

Wenckebach die Digitalistonie mit der zentralen Vagusreizung bei Hirndruck: hier wie dort Ermüden der Peripherie. Im Sinne von Böhm, Schmiedeberg, Rothberger und Winterberg deutet Weil[1]) 1916 die klinische Pulsverlangsamung als eine gleichzeitige Folge der zentralen und der peripheren Wirkung und stützt sich dabei auf seine Vagusdruckversuche bei Digitalisierten. Er fand eine Zunahme der Vagusdruckempfindlichkeit des Hisschen Bündels unter Digitalis und schloß daraus auf eine generelle periphere Sensibilisierung, also auch des Sinusknotens, für Vaguseinfluß. Beispiele, in denen einwandfrei auch der Sinusknoten unter Digitalis überempfindlich wurde gegenüber dem Vagusdruck, d. h. in denen vor und nach Digitalis eine andere Empfindlichkeit bestand, finden sich in seinem Material nicht. Einen derartigen Fall habe ich selbst 1917 veröffentlicht, es ist aber auch früher schon von englischer Seite[2]) auf das Symptom erhöhter Vagusdruckempfindlichkeit unter Digitalis hingewiesen worden; ein bereits früher zitierter Fall Wenckebachs zeigte gleichfalls erhöhten Vagusdruckeffekt in der Nachwirkung von Digitalis[3]).

Auch Edens in seiner Digitalis-Monographie neigt der Ansicht zu, daß die Verlangsamung mehr Folge peripherer Vagusreizung sei, als zentraler, und vermutet die Disposition begründet in dem asphyktischen Zustand dekompensierter Herzen. Er hat sich in gleichem Sinne schon in einer älteren Arbeit des Deutschen Archivs[4]) geäußert: „Die mit der Dekompensation einhergehende Schädigung des Koronarkreislaufs führt zu einer erhöhten Reizbarkeit der Gewebselemente, die den Hauptangriffspunkt der pulsverlangsamenden Wirkung der Digitalis beim kranken Herzen bildet."

Bei Besprechung der Wenckebachschen Sinus-Irregularität, die nicht regelmäßig periodisch und namentlich nicht von der Atmung abhängig sei, schildert Edens auch schon Steigerung respiratorischer Arrhythmie unter Digitalis. „Man findet aber auch Fälle, in denen mehr latente Vagotonie durch Digitalis erzeugt wird. Bei der Atmung tritt außergewöhnlich starke respiratorische Arrhythmie auf, und zwar durch abnorme Verlangsamung zur Zeit der Herrschaft des Vaguseinflusses." Die beigegebene Kurve entspricht einem Dauer-Inspiriumsversuch von 10 Sekunden.

Kommt eine initiale Pulsbeschleunigung, wie sie Traube bei Hunden fand, auch beim Menschen vor? Traube selbst sah derartige Fälle nicht. Weil hat auf Grund anderer Überlegungen (Zunahme der Heterotopie unter Digitalis) sich für eine Sensibilisierung des Sinusknotens auch gegenüber Sympathikusreizen ausgesprochen und damit das Ausbleiben einer Pulsverlangsamung bei gesunden Herzen zu erklären gesucht.

Jene Reizübertragungsstörungen zwischen Sinus und Vorhof, die als Typus 1 und 2 unter den Arrhythmien des ersten Kapitels geschildert

[1]) Dtsch. Arch. f. klin. Med. 1916, Bd. 119: Beiträge zur klinischen Elektrokardiographie. II.

[2]) Lewis, Irregular action of the heart in mitral stenosis. Quart. Journ. of med. 1908.

[3]) Beiträge zur Kenntnis der menschlichen Herztätigkeit. Virchows Arch. f. pathol. Anat. u. Physiol. Abr. 1906.

[4]) Über Digitaliswirkung. Dtsch. Arch. f. klin. Med. Bd. 104.

wurden, kommen gerade als Digitalisfolge gar nicht so selten zur Beobachtung. Derartige Fälle sind beschrieben von Rihl, A. W. Meyer, Hewlett und H. Straub.

Eine blutdrucksteigernde Wirkung der Digitalis, die noch Traube als wesentlich ansah, ist von modernen Klinikern teils völlig abgelehnt (Mackenzie), teils als vorübergehend und unwichtig erkannt (Fränkel, Krehl) worden; ja Blutdrucksenkung gehört manchmal zum Bild der Digitaliswirkung (bei Hochdruckstauung: Sahli). Fränkel und Schwartz haben zuerst auf die Amplitudenzunahme bei schwer Dekompensierten aufmerksam gemacht, die in der Regel nur durch Absinken des diastolischen Druckes zustandekomme; sie fand sich bei normalen Herzen nicht.

Was endlich die Nausea beim Menschen anlangt, so vertreten moderne Kliniker, wie z. B. Edens, die Ansicht, daß es sich um eine zentrale Angriffswirkung handeln müsse, da jede beliebige Art der Darreichung Erbrechen auslöst. Edens sah keinerlei Unterschiede zwischen saponinfreien Präparaten und anderen, die Wirkung schien immer die gleiche zu sein. An sich beurteilt er die Magenstörungen in erster Linie als Folge individueller Empfindlichkeit und nicht als abhängig von der Menge des Mittels. Frauen und Personen mit Hyperthyreodismus scheinen ihm besonders empfindlich.

Die Annahme einer besonderen lokalen Empfindlichkeit andererseits wird unter anderem betont von Meyer und Gottlieb. Ausgehend von der Feststellung, daß lokale Reizwirkung der Digitalis-Glykoside an allen Geweben festzustellen ist, nehmen sie auch beim Magen, vor allem bei längerer Verweildauer der Digitalispräparate im Magen, eine schädigende Wirkung auf die Magenschleimhaut an.

Demnach wäre die Nausea-Wirkung als eine komplexe anzusehen, teils als lokale Magenschädigung, teils als resorptive, zentral angreifende Reizung. — Daß sich lokale Wirkungen feststellen lassen, z. B. bei Stauungskatarrhen, wie Meyer und Gottlieb hervorheben, daran ist wohl kaum ein Zweifel; und auch in anderen Fällen wird man sich veranlaßt sehen, auf direkte Magenwirkung zurückzugreifen. Besonders charakteristisch waren mir zwei Patienten, bei denen Magenschmerzen aufgetreten sind nach Digitalis, beim einen als Vorstadium vor dem Erbrechen, beim andern Patienten dem Erbrechen folgend; Atropin half prompt in beiden Fällen.

Aber auch die vielen Beispiele, in denen das Erbrechen tagelang vorher eingeleitet wird durch Widerwillen gegen das jeweilige Digitalispräparat — auch diese Fälle lassen wohl zunächst an lokale Magenwirkung denken. — Nun besteht aber, wie ich in einem Vortrag auf dem Naturforscher-Kongreß Nauheim 1920 nachzuweisen versucht habe, ein gewisser Zusammenhang zwischen Nausea- und Sinuswirkung der Digitalis: In dem folgenden 3. Digitalisabschnitt sind die Beweismomente ausführlich gebracht. Dieser enge Zusammenhang spricht gegen die Annahme, daß es sich beim Digitaliserbrechen das eine Mal um periphere Empfindlichkeit, das andere Mal um zentrale handeln soll.

In der Tat läßt sich eine einheitliche Auffassung im Sinne eines zentralen Angriffs durchführen, soweit man nur die sekundäre

Beeinflussung der Peripherie vom Zentrum aus mitberücksichtigt.

Eine derartige sekundäre Beeinflussung der Peripherie liegt ja auch bei anderen Medikamenten vor, die vom Zentrum aus Brechen auszulösen vermögen, so bei Morphium. Hier läßt sich zur Bestätigung anführen der therapeutische Erfolg, den ein peripher angreifendes Mittel wie etwa das Atropin oder wie eine kleine Gabe Pepsinsalzsäure erzielt. Eine Patientin mit Ca-Metastasen z. B., die auf ihre Nachtdosis von 2 ccm Morphium morgens früh regelmäßig bricht, bleibt beschwerdefrei, wenn in der Nacht gleichzeitig 1 mg Atropin gegeben wird. — Derartige Überlegungen erlauben es, der zentralen Brechwirkung der Digitalis doch die Hauptrolle beizumessen, wobei allerdings der Einfluß einer peripheren Disposition sich deutlich äußern dürfte. Auch der Stauungskatarrh bedeutet dann eine periphere Disposition.

Ein entscheidender Beweis für die Notwendigkeit einer einheitlichen Auffassung der Digitalisnausea ist indes erst gegeben in der Tatsache, daß bei Anwendung äquivalenter Mengen das Erbrechen jeweils zur gleichen Zeit eintritt, ob nun intravenös oder per os Digitalis verabreicht wurde. Ich habe in Nauheim als intravenöses Digitalisquantum 40% der stomachal gegebenen Menge empfohlen; die Eichung wurde teils an Vorhofflimmerfällen durchgeführt, teils an Patienten, die mit ihrem Sinusrhythmus deutlich ansprachen. Und da ergab sich denn, daß bei Anwendung dieser äquivalenten Dosen jeweils am gleichen Tag Nausea eintrat — beim einen Patienten früh am vierten Tag, beim anderen spät am 9. oder 12. Tag. Ich bestreite damit nicht, daß schwere Stauung im Pfortaderkreislauf in entsprechenden Fällen Differenzen schaffen kann. Es scheint aber doch so zu sein, daß in der Regel eine katarrhalische Disposition des Magens auch für intravenöse Gaben eine erhöhte Disposition bedeutet. Der III. Digitalisabschnitt wird diese Fragen erneut erörtern.

B. Bild der Digitaliswirkung an charakteristischen Beispielen.

Auswahl der Beispielfälle. Bei den folgenden Paradigmen handelt es sich um Herzen, die nichts von Insuffizienz-Symptomen aufweisen, auch nicht hypertrophiert sind — um Herzen also, die zum Vergleich mit tierexperimentellen Bedingungen ganz besonders geeignet sind. Ich habe mich nicht beschränkt auf die alleinige Betrachtung des respiratorischen Spielraums bei Tiefatmungsprüfungen, sondern auch hier den Ausgangsrhythmus in breitem Umfange mit herangezogen, weil nur so ein abgerundetes Bild der Digitaliswirkung sich erzielen läßt. Und wie vorhin bei der Schilderung der Altersarrhythmien jene Vorhof-Unregelmäßigkeiten des Typus 1 und 2 Wenckebachs mit dargestellt werden mußten, weil fließende Übergänge sich zeigten zu echter Sinusarrhythmie, so wird dieser Einschluß erst recht bei der Schilderung der Digitaliswirkung unumgänglich sein.

Den ersten sechs ausführlichen Protokollen schließen sich vier kurze an, die vornehmlich dem 3. Digitalissabchnitt Material zuführen sollen.

Erstes Digitalis-Beispiel:

Patient Schulz. Ein schwächlicher Greis von 80 Jahren, den ich $^1/_2$ Jahr zuvor bereits wegen leichter Bronchitis 14 Tage auf der Station hatte, kommt am 29. III. 1916 herein wegen eines Anfalls von Bewußtlosigkeit. Er war morgens ohne Beschwerden die halbe Stunde von seiner Wohnung zur Arbeitsstelle gegangen und hatte bis 12 Uhr gearbeitet, dann ist er beim Essen hingeschlagen und 10 Minuten bewußtlos gewesen. An Schwindelanfällen hat Patient früher nie gelitten. — Gröbere Veränderungen an Herz und Gefäßen finden sich auch jetzt bei klinischer Untersuchung nicht. Das Herz schlägt regelmäßig bei einer Frequenz von 80. Nichts von Residuen eines Insultes. So begnügt sich die Diagnose bei der Annahme einer Vertigo arteriosclerotica, bis im Laufe des Nachmittags der Puls immer langsamer wird und absinkt bis auf 20 Schläge pro Minute: die Vorhoffrequenz beträgt jetzt 60.

Es handelt sich um kompletten Herzblock. der einige Tage bestehen bleibt. Am 3. April noch verlängertes A—C-Intervall ($\frac{1,1}{5}$ Sekunde), das in den nächsten Tagen auf eine Dauer von $\frac{0,8}{5}$ zurückgeht. Fortab sind langsame Pulse nicht wiedergekehrt.

Patient ist zweimal einer Digitaliskur unterworfen, zuerst in den Tagen vom 17.—19. April, zum zweitenmal Mitte Mai. Zweck der ersten Digitaliskur war eine Kontrolle, ob noch latenter Herzblock vorliege. Der Patient führt in dieser Zeit die Tiefatmungsversuche noch ungenügend aus; die erste Kur hat vor allem den Wert einer gewissen Ergänzung der systematisch angelegten zweiten Digitalisierung, ist aber wohl auch unabhängig davon von Interesse mit Rücksicht auf die Beziehung zwischen Läsion im Hisschen Bündel und Überempfindlichkeit des Sinusknotens. Man darf annehmen, daß die gleiche Läsion, die zu kompletten Herzblock geführt hat, auch für den Sinusknoten spezifische Folgen hatte.

Übersicht über die Digitaliswirkung bei Schulz.

1. Digitalisperiode: 17., 18., 19. je 5×2 ccm Digifolin.

	Tiefatmungsprüfung (stets m. Blockade)		1 mg Atr.	Kraftpr.	Vagusdruck
17. IV.	76 (reg.)				
18. IV.					
19. IV.					
20. IV.	50 (Wellen)				
21. IV.	71 ,,	75—48=27			70—29 von Min. Dauer
22. IV.	66 (reg.)	72—46=26	66 15/25		66— 4
23. IV.	60 ,,	62—41=21	60 13/?		62—27

2. Digitalisperiode:

	Tiefatmungsprüfung (stets m. Blockade)	1 mg Atr.	Kraftpr.	Vagusdruck
	A. Vor Digitalis			
14. V.	72 (reg.) 74—62=12			72,5—8
16. V.	80 „ 88—80= 8	80 5/22		81 —6
	B. Digitaliswirkung. I. Stadium. 2 cm Digifolin intr. am 18. früh 5×2 ccm per os am 18. und 19. V.			
19. V.	60 (Well.) 68—39,5=28,5			60—17
20. V.	45 „ 69—40,7=28,3			
23. V.	45 „ 67—37 =30			42+ 2
8Uhr(vor 2 ccm intrav.)				45+ 5

II. Höhestadium erreicht durch intrav. 2 ccm Digifolin am 23. früh 8 Uhr +5×2 ccm Digifolin, per os am 23., 2×2 ccm am 24. bis Nausea.

		1 mg Atr.	Kraftpr.	Vagusdruck
23. V.	10 Uhr 40 (reg.) 51 —33 =18			48—0,47+11
24. V.	40 „ 53 —35 =18	40 1/26	41+21 (30)	
25. V.	40 „ 49 —37 =12			
26. V.	39,5 „ 50 —36 =14			
27. V.	42 „ 52 —34,5=17,5			
28. V.	45 „ 56,6—38,5=18		45+20 (27)	41— 0
	III. Abklingen der Wirkung.			
30. V.	66 (reg.) 74—44=30			66— 0
31. V.	63 „ 75—40=35			
1. VI.	67,5 „ 73—49=24			
	Rückkehr zum Ausgangspuls.			
2. VI.	72 (reg.) 80—68=12		72+18 (30)	70— 4
3. VI.	72 „ 83—68=15	72 1/19		

Erste Digitaliskur: 17.—19. April je 10 ccm Digifolin per os (bis zum Auftreten der Nausea). 17. IV. Frequenzen seit dem 6. IV. ca. 70 bei normalem A—C-Intervall.

20. IV. (gestern 3 g Digitalis zu Ende). Normales A—C-Intervall, launenhaftes Pulsbild. In der Regel niedrige Durchschnittsfrequenz von ca. 50 Pulsen mit Puls. resp. b. o. A. und kurzfristigen Wellen, über 1—2 Atemzüge hin, zwischen 55 und 43. Hier ein Beispiel: 50 52,2 (Insp.) 50,8 44,4 43,1 (Insp.) 48,8 50 50,8 (Insp.) 54,5 51,3 51,7 (Insp.) 46,9 47,6 51,3 (Insp.)

48,8 52,6 (Insp.) 50 47 50,4 (Insp.) 48,8 51,7 (Insp.) 50,8 50 55,5 (Insp.) 49,6 43,4 51,7 (Insp.).

Dann wiederum kommt es bei fast regelmäßigem Ausgangspuls plötzlich zu Frequenz-Zacken bis hinauf auf 70. Ein Beispiel: 49,6 48,8 49,2 48,4 50,8 50 51,3 59,4 65,9 71 45,5 46,5 46,9 48 48,4 49,2 48,8 50 50,8 48.

Spontanes Hinaufklettern auch für längere Zeiträume, künstlich auslösbar durch wiederholtes tiefes Atemholen. Beispiel in $1^1/_{10}$ Minuten-Frequenz: 49,6 49,3 48,5 47,5 48 49 48,5 48 49 48,5 56 69 69,5 68,5 55 49,5 49 47,5 47,5 46 47 47,2.

Eine Rückkehr nach minutenlanger hoher Frequenz von 73 auf tieferen Stand erfolgt ruckweise. Einzelschlagfrequenz: 74 75 (Insp.) 72 72 72 73,2 (Insp.) 73,2 70 69,4 68,2 69 (Insp.) 60 38,2 (Insp.) 45,5 48 48,8 (Insp.) 49,2 51,3 (Insp.) 49,2 48,8 usw. Dabei normales A—C-Intervall von etwa 0,65 Länge.

Doch löst jeder Tiefatmungsversuch Überleitungsstörung aus. Beispiel einer maximalen Atemschwankung in Einzelschlagfrequenz mit Anfügung des nächsten A—C-Intervalles in $^1/_5$ Sekunde: 46,8 (0,65) 45,8 (0,65) 47 (0,65) 46,8 (0,65) 46,8 (0,65) 45,8 (0,65); Inspirationsakt 51,7 (0,65) 49,2 (0,9); Exspirium und Nachwirkung 55,5 (Kammerausfall) 48,4 (Idioventrikulär-Schlag) 46,8 (0,85) 48,4 (0,85) 46,1 (0,65) usw.

21. IV. Hohe Frequenz von 71—75 ist wieder die Regel. Absturz auf niedrige Werte kommt nur noch selten vor.

Dauerinspiriumsversuch und Vagusdruckversuch lösen kräftige Verlangsamung aus, der Vagusdruckversuch hier sogar minutenlange Verlangsamung.

Beispiele eines D.-I.-Versuchs: Vorher 74 (0,65) 73 (0,65) 71 (0,75) 73 (0,75) 74 (0,65) 76 (0,65); Inspirationsakt 75 (0,8) 73 (0,8) 72 (0,85); kurzes Dauerinspirium 72 (0,9) 66 (1,4) 56,6 (Kammerausfall); Exspirium 57 (Idioventrikulär-Schlag) 71 (0,65) 48,4 (0,65) 54,5 (0,65) 63,2 (0,65) 74 (0,65) 77 (0,65) 75 (0,65) 75 (0,65) usw.

Die nachhaltige Wirkung eines rechtzeitigen Vagusdruckversuches 6 Sekunden lang sei in $^1/_{10}$ Minutenwerten angegeben.

Vorher 70 70; 6 Sekunden Druck 41,5; Nachwirkung 44 45 45 45,5 46 47 47,5 47,2 48 48,5 49,2 61,5 67 68,5 usw.

Die Venenschreibung versagte während des Pressens selbst und ein Stück nachher; es ist aber während der lang dauernden Nachwirkung unzweideutig ein A—C-Intervall von 0,65 Dauer festzustellen und der Beweis für Sinus-Verlangsamung (also nicht etwa 2 : 1 Rhythmus, bei dem vielleicht die A-Zacke in der Venenkurve verborgen blieb) gegeben in der Art der Rückkehr zum beschleunigten Rhythmus. Die Verlangsamung klingt aus bei ständig normalem A—C-Intervall in folgenden Werten der Sinusfrequenz (Einzelperioden): 53 48,4 48,8 49 57,6 61,4 68,2 71 70,8 70 68,2 70 68 usw.

Während des Pressens selbst folgen die Einzelschläge der Kammerfrequenz: 40,8 41,5 43,8 42,9.

Hier besteht möglicherweise ein verlängertes A—C-Intervall, ohne daß es aber zum Kammerausfall kam.

22. IV. Frequenz 66 bei regelmäßigem Schlag.

Dauer-Inspiriumsversuch macht wieder Block und kräftigen Ausschlag der Sinusfrequenz. Der Vagusdruckversuch versagt. 1 mg Atropin verlangsamt um 14 Schläge im Reizstadium, löst kurzfristige Wellen aus im Absturz der Frequenz, steigert im D.-I.-Versuch die Blockade.

D.-I.-Versuch in Einzelschlagfrequenz (Venenschreibung im Versuch selbst nicht völlig gelungen): Vorher 62,5 (0,65) 65,2 (0,65) 63,8 (0,65) 62,5 (0,65); Inspirationsakt 63,1 (0,65) 72 (A—C-Intervall verlängert) 64,5 (A—C-Intervall verlängert); Dauerinspirium ca. 47 (Kammerausfall) ca. 46

(kurz vorher Idioventrikulärschlag) 49,2 (Kammerausfall) 49,6 (0,65) 51,7 (0,65); Exspirium usw. 61 (0,65) 71 (0,65) 65,2 (0,65) 68,2 (0,65) usw.

Vagusdruckversuch: Absinken für $^1/_4$ Minute von 66 auf 62.

Atropinversuch (1 mg): Schon nach 2 Minuten Abfall auf ca. 50 Schläge, mit abruptem Absturz beginnend. Normales A—C-Intervall. Einzelschläge nach $1^1/_2$ Minuten: 58,8 58,2 63,2 (Insp.) 54,5 45,2 (Insp.) 48,4 49,2 50,4 (Insp.) 50,8 50 50 (Insp.) 50,4 52,2 53,5 (Insp.) 50 50 50,8 (Insp.) usw.

Ähnlicher Abfall nach 3 Minuten, nachdem inzwischen wieder der Puls auf 60 gestiegen war. Mit 4 Minuten bleibt die Frequenz völlig regelmäßig bei 52. Das A—C-Intervall ist ständig $\frac{0,65}{5}$. Im D.-I.-Versuch 5 Minuten nach Injektion dreimal Kammerausfall.

10 Minuten nach Injektion Frequenz 60, im Dauerinspiriumsversuch nur noch zweimal Kammerausfall, Sinusverlangsamung auf 52. 15 Minuten nach Injektion bei Frequenz 75 während der Sinusverlangsamung noch Block.

23. IV. Frequenz regelmäßig.

Zur Kontrolle ist erneut 1 mg Atropin gegeben: Verlangsamung im Reizstadium auf 47.

Maximale Atemschwankung vor Atropin (Venenschreibung stellenweise versagend): Vorher 60,5 (0,65) 60,5 (0,65) 61,8 (0,65) 61 (0,65); Exspirium: ca. 57 (Kammerausfall) ca. 49 (Idioventrikulärrhythmus) 41 (1,6) 42,9 (1,1) 42,2 (0,65) 45,1 (0,65) 46,1 (0,65) 46,9 (0,65) 61,2 (0,65); Vagusdruckversuch vor Atropin: Ventrikelfrequenz vorher 63,2 63,2 60 62,5 61,2 62,5 63,2; 6 Sekunden Druck: 58,8 35,3 36,6 40 39,2 42.

Fortab Venenschreibung, also gesicherte Sinusfrequenz bei Überleitung von durchwegs 0,65 Dauer: 41,5 42,8 45 42 46,2 43 47 43,4 46,2 50 50 48,8 61,2 63,2 65,2.

Nach 1 mg Atropin bleibt die Frequenz 4 Minuten auf 60. Dann nach maximaler Atemschwankung Verbleiben bei ca. 47.

Vorher 61 (0,65) 59,5 (0,65) 60 (0,65) 62,5 (0,65) 60,5 (0,65); Inspirationsakt 59,4 (0,65) 62 (1,1) 60 (1,4); Exspirium usw. 50,4 (Kammerausfall) 46,2 (vorher Idioventrikulärausschlag) 42 (0,70) 45 (0,65) 44,8 (0,65) 46,2 (0,65) 45,5 (0,65) 46,9 (0,65) 46,9 (0,65) 47 (0,65).

Minutenlang bleibt die Frequenz auf dieser Höhe.

Vagusdruck bei Frequenz 50 dreimal negativ, nach dem dritten Versuch Ansteigen reaktiv auf 63.

10 Minuten nach Injektion Ausgangsfrequenz: 64 M. A. 67 — 59 = 9. Einmal Kammerausfall.

Vagusdruck: 65 — 2,5.

Als vorläufiges Ergebnis der ersten Kur also Auftreten von kräftiger Sinusverlangsamung, von Wellenbildungen kurzfristiger Art; außerdem gesteigerte Tiefatmungsausschläge der Sinusfrequenz. Auslösung von Blockade im Hisschen Bündel bis zu Kammerausfall und Auftreten von Idioventrikulärrhythmus. Keine Steigerung des Blocks im Atropin-Reizstadium, Überempfindlichkeit der Sinusfrequenz auch gegenüber Vagusdruck und gegenüber Atropinreizstadium.

Eine zweite Digitalisierung kontrolliert die Befunde in systematischer Durchführung der einzelnen Prüfungen. Hier ist nie mehr Überleitungsstörung während der Atmungsprüfungen beobachtet worden, die Darstellung ist daher viel einfacher.

Zweite Digitalisierung.

Die zweite Digitalis-Medikation beginnt am 18. V. 8 Uhr a. m. mit 2 ccm Digifolin intravenös; anschließend in 24 Stunden 5 mal 2 ccm per os 2 Tage lang, so daß die letzte Gabe am 20. früh gereicht wird. Langsamer Puls ist bereits zeitweilig am 19. mittags beobachtet (Schreibung 2 Uhr). Am 20. wird wegen der stärkeren Verlangsamung aufgehört, ohne daß Übelkeit aufgetreten wäre. Schreibung mittags 1 Uhr.

Pause bis zum 23. früh. Erneute Gabe wiederum 8 Uhr früh mit 2 ccm intravenös beginnend, fortgeführt wie vorhin per os: in 24 Stunden 5 mal 2 ccm. Am 24. nachmittags — nach 2 mal 2 ccm des 2. Digitalistages — bereits Erbrechen, das zum Aussetzen zwingt.

Schreibung der fortgesetzten Dosen: am 23. früh vor der Injektion; 2 und 5 Stunden nach der Einspritzung. Am 24. nachmittags 2 Stunden vor Beginn der Nausea. Fortlaufende Schreibungen bis in die ersten Tage des Augusts hinein.

14. V. 9 a. m. Regelmäßige Ausgangsfrequenz 72
D.-I.-V. 74 — 62 = 12
M. A. 73 — 64,5 = 8,5

Vagusdruckversuch 6 Sek.: Verlangsamung von 72,5 auf 64,5.

16. V. 6 Uhr p. m. Regelmäßiger Puls mit Durchschnittsfrequenz 81,5. Vagusdruckversuch 6 Sekunden lang: Pulsverlangsamung von 81 auf 75 für die Dauer des Druckes. Tiefatmungsprüfungen:

	D.-I.-V.	86,5 — 80 = 6,5	Ausgangsfrequenz	81,5
	M. A.	88 — 80 = 8		
1 mg Atropin				
bis 5 Minuten	D.-I.-V.	90 — 78 = 12	,,	78
	M. A.	84 — 80 = 4		
,, 10 ,,	D.-I.-V.	83 — 73,5 = 9,5	,,	78
	M. A.	82 — 75 = 7		
,, 15 ,,	D.-I.-V.	83 — 73 = 10	,,	75
	M. A.	= 0		
	Vagusdruckversuch: für 6 Sekunden von 72,5 auf **63,3**. reaktiv 74,5.			
,, 20 ,,	D.-I.-V.	90 — 82 = 8	Ausgangsfrequenz	82,5
	M. A.	= 0		
,, 20 ,,	D.-I.-V.	95 — 90 = 5	,,	93
,, 30 ,,	D.-I.-V.	105 — 99 = 6	,,	102
,, 35 ,,			,,	105
,, 40 ,,			,,	106,5
,, 45 ,,			,,	106,5
,, 50 ,,			,,	107
,, 55 ,,			,,	105
,, 60 ,,			,,	100

19. V. 1 Uhr (2. Digitalistag). In einem nahezu regelmäßigen Puls von 60 Schlägen tauchen gelegentlich Unregelmäßigkeiten auf, die unabhängig zu sein scheinen von der oberflächlichen Atmung: ein schneller Schlag von 72—75 ist gefolgt von mehreren langsamen; eine 2. Welle schließt sich meist an. Ein Beispiel in Einzelschlagfrequenzen: 61,9 (Insp.) 58,2 58,8 59,4 (Insp.) 58,8 58,2 61,2 (Insp.) 59,4 58,2 60 **69** (Insp.) 42,4 49,2 53,6 (Insp.) **74** 45,1 51,7 (Insp.) **66,7** 61,2 58,2 (Insp.) 61,2 60,0 61,2 63,15 (Insp.) 60 58,2 58,2 (Insp.) 60 60 63,8 **72,5** (Insp.) 45,5 49,6 56,6 (Insp.)

73,2 52,2 55,5 (Insp.) 59,4 63,8 64 (Insp.) 63 65,2 61,2 (Gipfelpunkte fett gedruckt).

Beispiel eines D.-I.-Versuchs. Vorher Einzelschlagfrequenz: 61,2 59,4 61,2 (Insp.) 60 58,8 61,2 62 (Insp.) 57,6 58,8 60 (Insp.) 58,8 60 59,4 (Insp.) 56,6; Inspirationsakt 55,5 74; Dauerinspirium 52,2 47,5 47 47,6 55 57,6 61 **73** 48,8 53,1 61,2 **74** 60,5 60, also zwei Wellen gegen Schluß; Exspirium usw. 65,2 **76** **77** 64,5 (Insp.) **80** **82** (Insp.) **80** 63 (Insp.) 56,6 (Insp.).

Beispiel einer maximalen Atemschwankung. Vorher 61,2 (Insp.) 60,5 60,5 61,8 (Insp.) 60 60 61,2 (Insp.) 61,2 60 60,5 (Insp.); Inspirationsakt 60 **73**; Exspirium 49,2 45,5 44,1 46,5 (Insp.) 53,1 59,4 **73** (Insp.) 49,2 51,7 51,7 63,8 (Insp.) **76** 49,2 58,2 (Insp.) 67,4 65 65 (Insp.) 63,5 62,5 64,5 (Insp.) 63,8 60 60.

D.-I.-V. 74 — 47 = 27 (2 Wellen in 12 Sek. D.-I.)
M. A. 69 — 42 = 27 (1 Welle in 12 Sek.)
D.-I.-V. 72 — 50 = 22
M. A. 74 — 50 = 24
D.-I.-V. 68 — 39,5 = 28,5 (1 ,, ,, 12 ,,
M. A. 76 — 90 = 26

Vagusdruckeffekt in Einzelschlagfrequenzen: Vorher 61,9 59,4 63,15 61,9 60,5; Druck 6 Sekunden 58,8 56,6 53,1 43 45,5; Nachwirkung 48 48,4 51,7 54,5 50,8 54,5 60 63,2 64,5 65,2 61,2 60.

20. V. (Nachwirkung von 2 g Digitalis) 1 Uhr: Frequenz weiter abgesunken auf ca. 45 im Durchschnitt, atypische Wellen charakterisieren den Puls. Auf 2 Minuten fallen bei 35 Atmungen in einem ersten Beispiel 11 große Wellen, im zweiten 13 Wellen. Einzelschlagprobe, bei der die Gipfelpunkte in Fettdruck gegeben sind: 42,4 46,9 50,8 (Insp.) 53,6 **61,9** 44,1 46,9 (Insp.) 43,4 45,2 **63,8** (Insp.) 50,8 45,1 48,8 (Insp.) 49,6 47,6 (Insp.) 45,1 48 49,6 (Insp.) 47,6 46,15 48,4 (Insp.) 48 47,6 **60** (Insp.) 45,5 45,8. Der Einfluß der oberflächlichen Atmung bricht also hin und wieder durch.

Tiefatmungsempfindlichkeit:

D.-I. 69 — 40,7 = 28,3 (1 flache Welle in 12 Sek.)
M. A. 60,5 — 42,5 = 18
D.-I. 66 — 44,5 = 22 (1 ,, ,, ,, 12 ,,)
M. A. 62 — 41 = 21

Beispiel eines D.-I.-Versuchs: Vorher 48,8 50 49,6 (Insp.) 48,4 48,8 53,5 (Insp.) 61,8 50,8 59,4 (Insp.) 57 43,4 47 (Insp.) 45,5 46,2 58,8 (Insp.) 53,6 50 (Insp.) 52,6 53,6 58,8 (Insp.) 54,5; Inspirationsakt 57 69 56,1; Dauer-Inspirium 40,8 40 41,7 42,2 41,1 42 50 42,4 46,2; Exspirium usw. 47 50,8 68,2 70,8 74 72 70 68,2 63,1 61,8 49,2 46,8.

Beispiel einer maximalen Atemschwankung: Vorher 61,8 (Insp.) 55,5 51,3 63,8 (Insp.) 56,6 52,2 60 (Insp.) 49,2 59 (Insp.) 53,1 61,2 (Insp.); Inspirationsakt 56,9 61,9 58,8; Exspirium usw. 41 43,4 48,8 50 (Insp.) 61,2 57,6 (Insp.) 44 46,1 48,8 50 (Insp.) 61,2 57,6 (Insp.) 44 46,1 49,2 (Insp.) 48,4 50 (Insp.) 46,8 52,2 (Insp.) 49,2 48.

Der Vagusdruckversuch macht keine Verlangsamung: 42+2; 45+5.

23. V. 8 Uhr morgens: Nachklingen der 2 g Digitalis vom 18. und 19., vor intravenöser Injektion von 2 ccm Digifolin: grobe Wellen mit Distanz der Gipfel $^1/_3$ bis 1 Minute. Gipfelpunkte bestehend in 2—3, gel. 5—6 Schlägen von 56—61. Talpunkte hinabgehend bis zu 45. Fast jeder Inspirationsakt reißt die Frequenz ein wenig nach oben.

Beispiel in Einzelschlagfrequenzen mit Fettdruck der höchsten Gipfel: **61,2** 59 **56,6** (Insp.) **56,1** 40,5 43,4 (Insp.) 44,4 44,8 48,5 (Insp.) 43,4 47,6 (Insp.) 46,15 46,9 (Insp.) 45,2 48 (Insp.) 42,4 45,5 46,2 (Insp.) 46,2 49,6

(Insp.) 49 47 49 (Insp.) 47 49 (Insp.) 45 46,9 **53** (Insp.) **53,6 62 61,2** (Insp.).... ; Inspirationsakt 64,5 64; D.-I. 41,4 40 41,4 40,5 43 38 44,1 50,4 **60 57,6** 52,2 50 60,5 61,2; Exspirium. — Also Welle am Ende des D.-I.

Auch hier eine maximale Atemschwankung: 50 52,6 (Insp.) 50,4 58,8 (Insp.) 53 50,8 59,4 (Insp.) 50,8 50 61,2 (Insp.) 56,9 49,5; Inspirationsakt 66,7 59,4; Exspirium 37,3 43,4 41,7 43,4 45,1 46,1 47 49,2 55,5 60 64,5 68 63,8 61,2 60 57,6 51,7 43,4 47,6.

Also große Tiefatmungsempfindlichkeit.

D.-I.-V.	64,5	— 38	=	26,5
M. A.	67	— 37	—	30
D.-I.-V.	65	— 37,5	=	27,5
M. A.	60	— 38	=	22.

Vagusdruckversuch 6 Sekunden: Keine Verlangsamung. 48 — 0; 48—0 47+11.

Die Digitaliswirkung scheint schon im Abklingen. Es wird deshalb eine weitere Dosis aufgepflanzt bis zur Nausea. Beginn mit 2 ccm Digifolin intravenös; Nausea am 24. abends erreicht.

23. V. 10 Uhr morgens (2 Stunden nach 2 ccm). Frequenz abgesunken auf durchschnittlich 40 Schläge. Es besteht ein Pulsus respiratorius mit Ausschlägen zwischen 37,5 und 42,5 maximal; selten überschlägt einmal eine gröbere Welle einen Atemzug. Beispiel: 41,1 (Insp.) 40,0 41,1 (Insp.) 38,5 41,1 41,5 (Insp.) 39,2 42 (Insp.) 40 40,8 (Insp.) 41,4 41,1 41,4 (Insp.) 39,2 42,9 (Insp.). — Die Schwankungen sind also minimal.

Auch die Tiefatmungsprüfung schafft jetzt nicht mehr die großen Differenzen wie vorhin; der D.-I.-Versuch kennt keine Wellung mehr.

D.-I.-V.	51,2	— 33	=	17,8
M. A.	51,7	— 34,5	=	17,2
D.-I.-V.	48	— 34,7	=	13,3
M. A.	55	— 35	=	20.

1 Uhr, also 5 Stunden nach der Injektion bei Durchschnittsfrequenz 42

D.-I.-V.	55	— 37	=	18
M. A.	52	— 40	=	12.

24. V. 16. Durchschnittsfrequenz 39—40; nahezu regelmäßiger Puls, gelegentlich Respiratorius mit Höchstschwankungen 43 : 35 Ausgangsfrequenz 39.

D.-I.-V.	53	— 35	=	18	ohne Wellung
M. A.	49	— 46,5	=	12,5	

Kraftprobe 30: Anstieg von 41 auf 52 Schläge.

1 mg Atropin

nach 5 Minuten	D.-I.-V.	47	— 33,3	=	13,7	Ausgangsfrequenz	40
	M. A.	50	— 33,3	=	16,7		
„ 10 „	D.-I.-V.	50,5	— 35	=	15,5	„	39
	M. A.	46,5	— 39	=	7,5		
„ 15 „	D.-I.-V.	58	— 40	=	18	„	48,5
	M. A.	57	— 46	=	11		
„ 20 „	D.-I.-V.	67	— 63	=	4	„	62,0
	M. A.			=	0		
„ 30 „						„	64,5
„ 40 „						„	63
„ 50 „						„	60
„ 60 „						„	60

Kraftprobe 30; Anstieg von 60 auf 66, nachher noch auf 73.

Im Reizstadium wieder geringer Puls. resp. b. o. A., streckenweise völlig regelmäßiger Puls. Beispiel des D.-I. 5 Minuten nach Injektion, bei dem die stärkste Pulsverlangsamung erreicht wird, in Einzelschlagfrequenzen: Vorher 41,7 44,8 (Insp.) 39 42,4 (Insp.) 42 42,9 (Insp.) 42,9 42,9 (Insp.).

Inspirationsakt 43,4 47 45,5.

Dauerinspirium 12 Sekunden lang 35 33,7 33,3 34,9 36,6 34,9 35,1, Ausatmung und Nachwirkung 42,2 43,4 43,4 39,2....

25. V. Frequenz 40, nahezu regelmäßig. Respiratorius b. o. A. 39,5—40,5.

D.-I.-V. 42,2 — 37,5 = 4,7
M. A. 45,5 — 40 = 5,5
D.-I.-V. 48,8 — 37 = 11,8
M. A. 42,9 — 40,5 = 2,4.

26. V. 16 10 Uhr. Durchschnittsfrequenz 37,5 minimaler Puls. resp. b. o. A. zwischen 36 und 39.

D.-I.-V. 50 — 36,15 = 13,85
M. A. 45,5 — 37 = 8,5.

27. V. 16. 10 Uhr. Durchschnittsfrequenz 42; Puls. resp. b. o. A. zwischen 40 und 45; Wellung gelegentlich zwei Atemzüge überspringend.

D.-I.-V. 52 — 34,5 = 17,5
M. A. 53 — 42 = 11
D.-I.-V. 45 — 35,1 = 10
M. A. 49 — 40 = 9.

Vagusdruckversuch 6 Sekunden lang: keine Verlangsamung.

28. V. 16. Ausgangsfrequenz 45; Puls. resp. b. o. A. zwischen 43 und 50. Wellen gelegentlich über 2—3 Atemzüge hinverlaufend.

D.-I.-V. 56,6 — 38,5 = 18,1
M. A. 51,7 — 40 = 11,7
D.-I.-V. 52,6 — 34,7 = 17,9
M. A. 59 — 44 = 15

Kraftprobe 27: Anstieg von 45 auf 65.

30. V. 12 Uhr. Regelmäßiger Puls von 66 Schlägen.

D.-I.-V. 74 — 44 = 30
M. A. 71,5 — 61 = 10,5.

Wiederholter Vagusdruck macht keine Verlangsamung.

31. V. 16. Nahezu regelmäßiger Puls von 63 Schlägen.

D.-I.-V. 75 — 39,7 = 35,3
M. A. 68 — 60 = 8
D.-I.-V. 75 — 41,5 = 33,5
M. A. 73 — 64,5 = 8,5
D.-I.-V. 74 — 42 = 32
M. A. 75 — 60 = 15

Illustration des ersten D.-I. in Einzelschlagfrequenzen: Vor dem Versuch ($^{1}/_{10}$ Minuten Frequenz) 63,5 62,4 63 62,3 63,3.

Versuch (Einzelschlagfrequenz),

Inspirationsakt: 63,2 64,5 75,

Dauerinspirium 11 Sekunden lang 60 48,8 42,3 39,7 42,9 43,8 45,5 53,1 61,9.

Nachwirkung ($^{1}/_{10}$ Minuten Frequenz) 67 67,5 63 61 62,5 62,5.

1. VI. 10 Uhr vormittags. Nahezu regelmäßiger Puls von 67,5.

D.-I.-V.	73 — 49 = 24
M. A.	73 — 70 = 3
D.-I.-V.	78 — 58 = 20
M. A.	74 — 66 = 8

2. VI. $9^{1}/_{2}$ Uhr a. m. Regelmäßige Ausgangsfrequenz 72.

D.-I.-V.	80 — 68 = 12
M. A.	80 — 72 = 8
D.-I.-V.	77,5 — 68 = 11
M. A.	83 — 72,5 = 11,5

Vagusdruckversuch 6 Sekunden lang: Verlangsamung von 70 auf 66. Kraftprobe 30; Anstieg von 72 auf 90.

3. VI. 5 Uhr p. m. Ausgangsfrequenz 72.

	D.-I.-V.	83 — 68,2 = 14,8	
	M. A.	77 — 71 = 6	
1 mg Atropin bis 5 Minuten	D.-I.-V.	77 — 68 = 9	Ausgangsfrequenz 72
	M. A.	77 — 68 = 9	
„ 10 „	D.-I.-V.	78 — 60 = 18	„ 71
	M. A.	80 — 71 = 9	
„ 15 „	D.-I.-V.	Extrasystolie	„ 78
	M. A.	82 — 77 = 5	
„ 20 „	D.-I.-V.	85 — 81 = 4	„ 84
	M. A.	89 — 84 = 5	
„ 25 „	D.-I.-V.	94,5 — 85 = 9,5 (träge Kurve)	88
	M. A.		
„ 30 „			Ausgangsfrequenz 90
„ 35 „			„ 88
„ 40 „			„ 88
„ 45 „			„ 86
„ 50 „			„ 85
„ 60 „			„ 82,5

Ergebnis.

1. Der Vergleich zwischen der 1. und 2. Digitalisperiode zeigt erhebliche Differenzen. Bei der ersten Digitalisierung starke Residuen der Überleitungsstörung, die im Mai völlig geschwunden ist und bei der ersten Kur viel energischerer Ausfall des Vagusdruckversuches, sowohl was Grad der Verlangsamung, wie Dauer der Verlangsamung angeht. Während des Pressens selbst ist die Venenschreibung nicht gelungen, zu Kammerausfall kam es aber mit Bestimmtheit nicht, und die anschließenden langsamen Schläge mit gutem Venenpuls beweisen die starke Sinusverlangsamung. Dieser stärkere Vagusdruckeffekt bei Vergleich mit der 2. Kur hat mit der Dosierung nichts zu tun, — die Dosis war in der 2. Digitalisperiode ja sehr viel stärker.

Diese Unterschiede spielen für die Tiefatmungsprüfungen keine Rolle.

2. Stufenfolge der Wirkung. Die Digitaliswirkung der 2. Kur durchläuft, am deutlichsten ereknnbar an den Tiefatmungsausschlägen, drei Stadien, in die sich die 1. Kur einfügt.

I. Initiale Wirkung:

Gesteigerte Herzbeweglichkeit.

Dieser Phase gehört die erste Digitalisierung an, von der zweiten der 19.—23. Mai. Die Pulsfrequenz ist abgesunken auf 60—45; der Tiefatmungsausschlag ist von 10—15 auf ca. 30 gestiegen; spontane Frequenzschwankungen im gleichen Umfang kommen vor; im Vagusdruckversuch großer Ausschlag, desgleichen im Atropinreizstadium.

Was die Wellenbildung anlangt, so zeigt die erste Digitalisperiode teils nur Puls. resp. b. o. A. unter gelegentlichem Überspringen eines Atemzuges (siehe Puls am 20. 4.), teils spontanen Absturz und Anstieg bis um 30 Schläge pro Minute. Bei der 2. Kur weit mannigfaltigere Wellenformen — bald ein Beschleunigungstyp, bald ein Verlangsamungstyp, bald auch ein Mittelding.

Am 19. V. ein Mitteltypus: jeweils 2 Wellen hintereinander mit einem schnellen Schlag als Wellenberg, ein paar langsamen als Tal. D.-I.-Versuch und maximale Atemschwankung nähern sich dieser Form, sie lösen auch wieder derartige Wellen aus, ja während des Dauerinspiriums schwingen 2 Wellen auf und nieder. Ein Puls. resp. b. o. A. ist meist gering. Die Wellen imponieren zunächst als Schwankungen von jenem Typus, wie sie Wenckebach beschrieben hat — als unregelmäßig periodisch und von der Atmung nicht abhängig. Es wird weiter zu verfolgen sein, wie weit diesen Wellen eine gewisse Selbständigkeit eigen ist, oder wie weit sie doch irgendwie ausgelöst werden — eventuell durch Summenwirkung vieler oberflächlicher Atmungen.

Am 20. V. bei langsamem Puls Beschleunigungstypus der kurzfristigen Wellen. Nach kürzerer oder längerer Pause ein Wellenberg in einem Schlag bestehend. Wiederum Verwandtschaft mit dem D.-I.-Versuch und M. A.-Ausschlag. Wie eng die Beziehung zum Puls. resp. b. o. A. ist, wird an der Ausgangsfrequenz der maximalen Atemschwankung ersichtlich: Hier einmal kräftige Ausschläge auch der oberflächlichen Atmung, jene atypischen Wellenformen verdrängend.

Am 23. V. dann stärkere Beschleunigungstendenz, Wellenberge mit größerer Kuppe, wie jetzt auch der Inspirationsakt nicht nur einen schnellen Schlag auslöst, sondern mehrere. Daneben wiederum ein Puls. resp. b. o. A. mit kräftigem Ausschlag (Ausgangspuls der maximalen Atemschwankung).

Alles das sind im Sinne der früheren Schilderung kurzfristige Wellenbildungen, die ein paar Atemzüge übergehen können: mit der Besonderheit, daß sie sich immer mehr zu emanzipieren scheinen von den üblichen Formen eines Puls. resp. b. o. A. Es sind Symptome gesteigerter Herzbeweglichkeit, die auf den geringsten Anlaß hin sich äußern, vielleicht ganz spontan ohne eigentliche Auslösung. Aber sie sind vielleicht weniger als Ermüdungserscheinung anzusprechen, denn als eine Art Reaktion im Sinne Houghs. Denn diese Wellen schwinden bei Reizzuwachs: so nach Vagusdruck (21. IV.), so im Atropinreizstadium (22. und 23. IV.), so auch auf vermehrte Digitalisgaben hin.

II. Höhestadium der Wirkung.

Der stärkste Wirkungsgrad bei Schulz ist gekennzeichnet durch nahezu regelmäßige Bradykardie von 40, durch verringerten respiratorischen Spielraum in den Atmungsversuchen, durch Ausbleiben der Verlangsamung im Atropinreizstadium, durch negativen Vagusdruckeffekt, durch kleine Kraftprobenausschläge. Die Herzbeweglichkeit ist also erheblich eingeschränkt gegenüber dem ersten Stadium.

Von Wellenbildungen kommen außer ganz flachem Puls. resp. b. o. A. nur selten kurzfristige Wellen vor, die einen Atemzug andauern. Ihre Amplitude ist minimal.

III Abklingende Wirkung.

Vom 30. V. bis 5. VI. nimmt die Herzbeweglichkeit unter Anstieg der Frequenz auf ca. 60 wieder so zu, daß im D.-I.-Versuch kräftige Ausschläge zustande kommen. Die Beweglichkeit ist nicht groß genug, um in der maximalen Atemschwankung Ausschläge zu setzen; dem entspricht wohl das Ausbleiben von spontanen Wellen und der geringe Vagusdruckeffekt.

3. In der Beurteilung des Falles Schulz wird man von den erwähnten Unterschieden im Vagusdruckeffekt der 1. und 2. Digitaliskur ausgehen müssen, zugleich von dem Befund einer gewissen Sinusbradykardie von 60 gleichzeitig mit dem kompletten Herzblock. Es handelt sich bei dem 80jährigen Manne um einen einmaligen Anfall von Adams-Stokesscher Krankheit. Zugrunde liegt, wie man fast mit Gewißheit annehmen darf, eine Blutung mit vorübergehender schwerer Schädigung des Hisschen Bündels, die aber wohl auch den Sinusknoten in Mitleidenschaft gezogen hat. Der Fall Schulz ist also als eine „Systemerkrankung" (Mönckeberg) auf arteriosklerotischer Basis anzusprechen. In der klinischen Literatur sind analoge Fälle einer Systemerkrankung, soweit ich sehe, nur in der Form eines sog. sinu-aurikulären Blocks bei gleichzeitiger Blockade im Hisschen Bündel beschrieben; ich erinnere an die früher zitierten Arbeiten von Wenckebach, Rihl, A. E. Meyer, Hewlet, in denen gleichfalls Digitaliswirkung vorlag. Daß es sich bei Schulz nicht um Reizübertragungsstörungen vom Sinus zur Vorhofsmuskulatur gehandelt hat, geht wohl zur Genüge aus den Protokollen hervor.

Ich habe die Vermutung, daß die Vorgeschichte des Mannes, die frühere Läsion des Hisschen Bündels, an dem Manifestwerden der peripheren Digitaliswirkung gewissen Anteil habe, bereits in einer 1. Publikation des Falles Schulz im Deutschen Archiv für klinische Medizin, Bd. 126, ausgesprochen und den peripheren Angriff der Digitalis als Teilwirkung durchaus betont.

Ich versuchte damals aber noch unter dem Eindruck der Kohlensäure-Versuche des Tierexperimentes, die Gesamtheit der Versuche einheitlich von den Kopfmarkzentren aus zu deuten. Die Vagusdruckergebnisse differierten stark bei 1. und 2. Kur, fielen unregelmäßig aus, wie auch in anderen Fällen, die ich damals in Arbeit hatte. Und so habe ich die gesteigerten Tiefatmungsausschläge bei Schulz, als scheinbar unabhängig vom peripheren Befund, geradezu als Beweis für zentralen

Digitalisangriff angeführt. Weil, von Vagusdruckuntersuchungen ausgehend, hat damals meine Schlußfolgerung beanstandet, und mit Recht. Wie kompliziert die Dinge liegen, wie schwer es ist, zwischen unmittelbar peripherer Wirkung und mittelbar peripherer Wirkung zu unterscheiden, wie sehr zentrale und periphere Einflüsse ineinander greifen, das geht wohl am deutlichsten aus den Hirndruckuntersuchungen hervor. Bei Schulz wird man indessen für die initiale Ausschlagszunahme der Tiefatmungsversuche eine direkte periphere Empfindlichkeitssteigerung annehmen dürfen.

Zweites Digitalisbeispiel: Pat. Krieg. (Vorgeschichte s. o.) Überblick über die Digitaliswirkung.

		Hungerkur: 8. bis 10. I. 1919.			
9.	I.	50	63 — 44 = 19	Wellen	Vag. 46 — 4
10.	I.	45	60 — 40 = 20	,,	,, 46 — 3
15.	I.	60	62 — 43 = 19		,, 61 — 19
20.	I.	80	84 — 52 = 32		,, 82 — 31
23.	I.	85	85 — 51 = 34		,, 85 — 30
		Erste Digitalisierung: 24. I. bis 5. II. (13 Tage).			
25.	I.	75	73 — 42 = 31		Vag. 70 — 27
28.	I.	75	75 — 43 = 32		,, 79 — 21
30.	I.	78	80 — 44 = 36		,, 76 — 31
2.	II.	78	84 — 41 = 37	Wellen	,, 70 — 31
4.	II.	50	59 — 37 = 22	Puls regelmäßig	,, 53 — 14
6.	II.	46	58 — 33 = 25	,, ,,	,, 44 — 7
7.	II.	40	53 — 33 = 20	,, ,,	,, 38 — 8
8.	II.	56	65 — 38 = 27	Wellen	,, 57 — 14
9.	II.	56	63 — 38 = 25	,,	,, 52 — 12
10.	II.	43	64 — 33 = 31	,,	
13.	II.	46	58 — 35 = 23	,,	,, 45 — 5
15.	II.	57	66 — 44 = 22	,,	,, 60 — 17
18.	II.	50	65 — 39 = 26	,,	,, 51 — 9
20.	II.	50	61 — 35 = 26	,,	
		Zweite Digitalisierung: 22. II. bis 4. III.			
22.	II.	68	76 — 44 = 32	Puls regelmäßig	Vag. 72 — 23
25.	II.	50	68 — 37 = 31	,, ,,	,, 60 — 12
27.	II.	45	57 — 33 = 24	,, ,,	,, 46 — 7
1.	III.	40	54 — 33 = 21	,, ,,	,, 40 — 3
2.	III.	48	51 — 31 = 20	,, ,,	,, 58 — 18
3.	III.	40	60 — 32 = 28	,, ,,	,, 45 — 8
4.	III.	50	67 — 39 = 28	Wellen	
5.	III.	50	63 — 33 = 30	,,	,, 51 — 14
6.	III.	50	60 — 35 = 25	,,	,, 55 — 10
9.	III.	44	53 — 33 = 20	Puls regelmäßig	
13.	III.	47	62 — 32 = 30	Flache Wellen	,, 48 — 13
18.	III.	53	75 — 42 = 33	,, ,,	,, 64 — 10
22.	III.	60	73 — 45 = 28	,, ,,	,, 71 — 22
24.	III.	65	80 — 47 = 33	Kräftige Wellen	,, 72 — 20
28.	III.	55	73 — 43 = 30	,, ,,	,, 49 — 9
31.	III.	55	71 — 38 = 33	,, ,,	,, 56 — 8
5.	IV.	54	78 — 43 = 35	,, ,,	,, 56 — 8
10.	IV.	56	73 — 35 = 38	,, ,,	,, 60 — 76
19.	IV.	56	78 — 42 = 36	,, ,,	,, 76 — 35

1. Digitaliskur: 24. I. bis 5. II. (=13 Tage) je 1,5g Digitotal (noch keine Nausea!).

25. I. 4 p. m. Puls fast regelmäßig.

	75	73 — 42 = 31	73+18 (110)	Vag. 70 — 27
	70	72 — 43 = 29		„ 72 — 31
M. A.	69	73 — 43 = 30		

28. I. 3 p. m. Regelmäßiger Puls.

				Vag. 79 — 21
	80	75 — 43 = 32		
M. A.	78	77 — 48 = 29		

30. I. Puls regelmäßig.

	78	80 — 44 = 36	73+19 (94)	Vag. 76 — 31
	79	82 — 47 = 35		
M. A.	76	76 — 43 = 33		

2. II. 10 a. m.

Zeitweilig sehr kräftige Wellenbildung, Amplitude weit größer als bisher. Es sind kurzfristige Wellen, die einen oder zwei Atemzüge überspringen, abwechselnd mit unkompliziertem Puls. resp. b. o. A. 80 82 (I.) 76 76 80 (I.) 76 77 77 80 (I.) 75 66,5 67 75 (I.) 80 80 82 82 (I.) 57,6 56,6 59 (I.) 60 64,5 68,2 (I.) 71 72 80 76 (I.) 75 72 75 76 (I.) 60 61 68 (I.) 73 76 77 (I.) 65 59,4 66 (I.) 70 70 74 (I.) 76 73 73 70 75 (I.) 64,5 62,5 71 (I.) ....

Auslösung derartiger Wellen durch M. A.

	78	84 — 41 = 37		Vag. 70 — 31
M. A.	75	78 — 43 = 35		

4. II. 3 p. m. Nahezu regelmäßiger Puls, minimaler Puls. resp. b. o. A.

	50	59 — 37 = 22	48+17 (95)	Vag. 53 — 14
	48	57 — 37 = 20		
M. A. n. Kraftprobe	48	60 — 34 = 26		

6. II. 3 p. m. Puls nahezu regelmäßig. Geringer Puls. resp. b. o. A. — Geprüft ist die Wirkung von 1 mg Atropin subkutan.

		46	58 — 33 = 25	43 3/12	44+16 (102)
					Vag. 44 — 7
		43	58 — 33 = 25		
	M. A.	45	58 — 33 = 25		
	M. A.	43	58 — 31 = 27		
Vals. 6 Sek. 40 mm		43	56/33 P 65/41		
1 mg Atropin: n. 5 Min.		44	51 — 33 = 18		Vag. 45 — 9
	M. A.	44	50 — 33 = 17		
„ 10 „		40	49 — 31 = 18	40+15 (100)	
„ 15 „		40	50 — 32 = 18		
	M. A.	40	49 — 30 = 19		
„ 20 „		43	50 — 30 = 20		
	M. A.	41	50 — 31 = 19		
„ 30 „		45	50 — 36 = 14	träger als vorher	
	M. A.	50	51 — 45 = 6		
„ 40 „		47	51 — 38 = 13		Vag. 50 — 9
	M. A.	50	53 — 43 = 10		etwas träg
Vals. 6 Sek. 40 mm		54	57/43 P 70/40	0,6 Min.	
60 „		52	56 — 36 = 20		Vag. 54 — 13
	M. A.	50	53 — 41 = 12		

7. II. 9 a. m. Geringer Puls. resp. b. o. A. Blutdruck 60 : 120.

40 53 — 33 = 20 40+10 (90) Vag. 38 — 8
40 48 — 32 = 16 38+12 (100) ,, 40 — 3
M. A. 40 49 — 32 = 17

25 Kniebeugen (in bequemem Tempo). Frequenz nach 1 Min. 50.

2 Min. M. A. 45 53 — 36 = 18
4 ,, M. A. 45 51 — 32 = 19
6 ,, M. A. 42 54 — 34 = 20

8. II. 6 p. m.

Puls. resp. b. o. A. kompliziert durch Wellentäler, die einen Atemzug überspringen. Durchschnittsfrequenz 50. Einzelschlagprobe: 58 (Insp.) 56,6 56,6 (Insp.) 51 50 **57,6** (Insp.) 52 **57,6** (Insp.) 53,5 55,5 (Insp.) **56,6 57,6** (Insp.) 53,5 55,5 (Insp.) **56,6 57,6** (Insp.) 53,5 49 (Insp.) 49 55,5 (Insp. 53,5 53,5 **58,8** (Insp.) **60** 50,8 56,6 (Insp.) 50,4 **58** (Insp.).

56 65 — 38 = 27 50+22 (115) Vag. 57 — 14
50 60 — 34,5 = 25,5 ,, 52 — 9

25 Kniebeugen (in energischem Tempo). Frequenz nach 1 Minute 71.

6 Min. M. A. 70 75 — 44 = 31
10 ,, D.-I. 68 75 — 42 = 33
12 ,, M. A. 61 69 — 42 = 27
14 ,, M. A. 61 72 — 38 = 34 Vag. 68 — 22

9. II. 10 a. m. Wellen wie gestern.

56 63 — 38 = 25 54+17 (110) Vag. 52 — 12
54 60 — 37 = 23
M. A. 55 65 — 37 = 28
M. A. 50 56 — 33 = 23

10. II. 11 a. m.

Zu Beginn bei ca. 46 Pulsen Puls. resp. b. o. A. mit gelegentlichem Überspringen eines Atemzugs: 45,5 45,5 **48,8** (Insp.) **49,6 49,6** (Insp.) 43,4 42,2 (Insp.) 43,4 **48,4** (Insp.) 47,6 46,5 (Insp.). Später nach längerer absoluter Ruhe nahezu regelmäßiger Puls von 42.

46 60 — 36 = 24 45+15 (120) Vag. 46 — 8
43 64 — 33 = 31 ,, 44 — 11
M. A. 44 66 — 34 = 32
M. A. 42 59 — 34 = 25

13. II. Ganz flache Wellentäler.

42 57 — 36 = 21 Vag. 45 — 5
M. A. 46 58 — 35 = 23

15. II. 4 p. m. nach Mittagsschlaf. Ausgangsrhythmus wie am 8. II.

58 65 — 46 = 19 63+26 (120) Vag. 53 — 9
57 66 — 44 = 22 ,, 60 — 17
M. A. 61 66 — 44 = 22
M. A. 55 65 — 35 = 30

18. II. gel. Wellen wie am 8. II.

50 65 — 39 = 26 49+26 (102) Vag. 51 — 9
M. A. 50 60 — 34,5 = 25,5

20. II. gel. Wellen wie am 8. II.

8,30 a. m.

50 61 — 35 = 26
M. A. 47 58 — 32 = 26

II. Digitaliskur:

Vom 22. II. bis 4. III. tags je 1,5 g Digitotal. Endend mit Nausea und Magenkrämpfen.

22. II. 9 a. m. Regelmäßiger Ausgangspuls.

		1,5 mg	
70	74 — 44 = 30	68 18/46 69+11 (110)	Vag. 72 — 23
68	76 — 44 = 32		
M. A. 70	75 — 42 = 33		
M. A. 67	74 — 42 = 32		

Nach 1,5 mg Atropin träge Verlangsamungswellen bei Absinken der Frequenz.

5 Minuten nach Injektion:

60	75 — 43 = 32		
M. A. 66	76 — 42 = 34		
10 Min. 50	60 — 41 = 19		Vag. 60 — 12
M. A. 53	63 — 38 = 25		
15 Min. 56	70 — 48 = 22		
		folgt Lähmung	
40 Min. 96	96 — 78 = 18		Vag. 100 — 20

25. II. 8 Uhr a. m. Puls fast regelmäßig; schwacher Puls. resp. b. o. A.

51	71 — 42 = 29	48+20 (98)	Vag. 49 — 13
50	68 — 37 = 31		
M. A. 48	66 — 36 = 30	mit Nachschwingen	
M. A. 47	68 — 36 = 32	,, ,,	

27. II. 9 a. m. Schwacher Puls. resp. b. o. A.

45	56,5 — 33 = 23,5	46+16 (108)	Vag. 46 — 7
44	54 — 36 = 18		
M. A. 48	62 — 35 = 27		
45	58 — 32 = 26		

1. III. 9 a. m. Schwacher Puls. resp. b. o. A.

40	52 — 33 = 19	43+13 (95)	Vag. 40 — 3
40	54 — 33 = 21		,, 42 — 4,5
M. A. 39	48 — 38 = 10		

2. III. 10 a. m. Puls resp. b. o. A.

rechts Vag. 58 — 18
linksseit. ,, 58 — 0
keine Überl.-Störung.

49	51 — 31 = 20
M. A. 48	49 — 26 = 23
M. A. 48	46,5 — 25,5 = 21 (Elektrokard.).

Die Elektrokardiogramme zeigen normale Vorhofzacken und normales Vorhofkammerintervall; also keine Interferenz des Aschoff-Tawara-Rhythmus trotz der hochgradigen Verlangsamung.

3. III. 8 a. m. Beginn von Magenkrampf-Schmerzen. Appetit gut. Pulsfrequenz 40; nahezu regelmäßige Stellen abwechselnd mit Wellen wie am 8. II. zwischen 63 und 37!

40	60 — 32 = 28	40+20 (90)	Vag. 45 — 8
41	60 — 33 = 27		
M. A. 38	56 — 32 = 24		

4. III. 9 a. m. nach dem Hinlegen.

Magenschmerzen halten an. — Puls. resp. b. o. A. verbunden mit Verlangsamungsformen wie am 10. II. Wellenexkursionen zwischen 59 und 42.

50 58— 32 = 26 48+20 (100)
51 67 — 39 = 28
M. A. 47 62 — 36 = 26
46 57,5 — 30 = 27,5

Kräftige, kurzfristige Wellen zwischen 58 und 38 als Komplikation eines Pulsus respiratorius.

5. III. Übelkeit, einmal Erbrechen.

7,30 p. m. 42,4 **54,5** (Insp.) **52,6 50 56,6** (Insp.) 38 48,8 (Insp.) **53,5 57,6** (Insp.) **55,5** 38 (Insp.) 42 45 51 (Insp.) **57 54,5 55,5** (Insp.).

50 63 — 33 = 30 Vag. ca. 51 — 14
M. A. 55 62 — 33 = 29

Nach längerem Liegen: 42 57 — 32 = 25; Puls regelmäßig.

6. III. 9 a. m.

Übelkeit besteht weiter. — Bei ca. 50 Durchschnittsfrequenz Wellen ähnlich denen am 5. III.; anfangs gleichfalls zwischen 59 und 38.

54 65 — 40 = 25 Vag. 55 — 10
50 60 — 35 = 25 (Elektrokard.)

Nach längerem Liegen sinkt die Frequenz wieder auf 42 ab, die Wellen schwinden:

42 54 — 34 = 20
10 Min. nach 1 mg Atr. 42 59 — 35 = 24
Puls jetzt dauernd regelmäßig.

9. III. 9 a. m.

Übelkeit fort. Nahezu regelmäßiger Puls mit Andeutung von jenen Wellen.

44 53 — 33 = 20 44+12 (101)
M. A. 43 48 — 31 = 17

13. III. 5 p. m. Hat sich eben erst zu Bett gelegt; den Tag über auf gewesen. Puls. resp. b. o. A. Daneben Andeutung der weiter reichenden Wellen.

46 60 — 32 = 28 47 +27(106) Vag. 48 — 13
47 62 — 32 = 30
M. A. 46 60 — 32 = 28
im Stehen 50 59 — 37 = 22
58 63 — 43 = 20

18. III. Ein nahezu regelmäßiger Puls von ca. 53, gerät zeitweilig in Schwingungen (Beschleunigungswellen): 56,6 (Insp.) 50 54,5 55,5 (I.) 55,5 53,1 53 (I.) 56,6 57 63 (I.) 70 76 76 (I.) 66 53 52 (I.) 51,7 59 (I.) 62,5 68,2 71,4 (I.) 59 49,2 53 (I.) 55,5 57 . . . . . .

53 75 — 42 = 33 56+14 (109) Vag. 64 — 10
M. A. 54 72 — 45 = 27

22. III. Puls. resp. b. o. A.

8 a. m.
60 73 — 45 = 28 65+14 (109) Vag. 71 — 22
M. A. 76 75 — 48 = 27

24. III. 8 a. m. Blutdruck 75 : 130.

Puls. resp. b. o. A. kompliziert durch kräftige Verlangsamungswellen über 1—2 Atemzüge hin. Gleichmäßiger Schwung dieser Wellen, die im Dauerinspirium unterdrückt werden. Exkursionen bald zwischen 75 und 55, bald zwischen 78 und 51, bald zwischen 71 und 48 usw.

Bei regelmäßiger Atmung: 72 (I.) 70 61 69 68 (I.) 66 64,5 71 (I.) 69 64,5 51 60 (I.) 64 71,4 72 (I.) 68,2 59,4 50,4 56,4 (I.) 56,6 61,8 70,8 (I.) 72 72 71,4 (I.) 70 66 65 72 (I.)

ca. 65 80 — 47 = 33 64+73 (104) Vag. 72 — 20
56 77 — 46 = 31
M. A. 60 74 — 43 = 31
5 Min. n. 1 mg Atr. 71 76 — 44 = 32 Vag. 68 — 25
10 „ „ 1 „ „ 50 80 — 44 = 36

28. III. 7,30 a. m. Frequenz in 50—60, zeitweilig in Wellen.
55 73 — 43 = 30 50+16 (102) Vag. 49 — 9
50 65 — 39 = 26
nach Kr. M. A. 48 72 — 40 = 32

31. III. Durchschnittsfrequenz 55 bei Wellen zwischen 49 und 61.
55 71 — 38 = 33 56+10 (105) Vag. 56 — 8
M. A. 67 78 — 48 = 30 „ 69 — 20

Nach 1 mg Adrenalin steigt die Frequenz in Wellen auf 69 (2 Min.) und hält sich zwischen 60 und 70 für 10 Min., um dann gelegentlich bis 80 hinaufzugehen.

Nach 2 Min. M. A. 69 78 — 48 = 30
„ 5 „ M. A. 65 76 — 45 = 31
„ 7 „ M. A. 73 80 — 48 = 32
„ 11 „ M. A. 66 76 — 44 = 32 66+22 (103)
„ 20 „ M. A. 75 83 — 46 = 37

5. IV. 1 p. m. Wellen zwischen 72 und 50, später zwischen 73 und 49.
60 77 — 43 = 34 57+22 (94) Vag. 56 — 8
M. A. 54 78 — 43 = 35

Beispiel der kräftigen Wellen: **64,5 67** (Insp.) 60 58 (Insp.) 51 57,6 63 (Insp.) **66 70** (Insp.) 60,5 49 (Insp.) 52,6 55,5 53,5 (Insp.) 56,6 59,4 (Insp.) 56,6 63,5 58 (Insp.) 55,5 . . . . .

8. IV. 19. 8 a. m.

10. IV. 19. 8 a. m. Mächtige Wellen wie am 5. IV. nach längerer Ruhe nachlassend; wieder Eingreifen des Puls. resp. b. o. A., hier sehr stark. Die Atmung ist ungleichmäßig.
Beispiel: **71** (Insp.) **70** 64,5 **70 71** (Insp.) 45 57,6 **73** (Insp.) 65,2 60 61 (Insp.) 52 58,2 **68** (Insp.) 63,8 57 56,6 61 **71** (Insp.) **71**.

ca. 60 82 — 42 = 40 ca. 55+20 (90) Vag. 60 — 16
M. A. 60 75 — 41 = 34
M. A. 56 73 — 35 = 38

nach längerem Liegen:
50 76 — 42 = 34
53 78 — 41 = 37

19. IV. 19. 10 a. m. Seit ½ Stunde zu Bett. Die gleichen energischen Wellen! Beispiel bei regelmäßiger Atmung: **74** (Insp.) **70 67 74** (Insp.) 68 52,6 67 (Insp.) **73 73 75** (Insp.) **73** 49 55,5 (Insp.) 52,6 64,5 **73** (Insp.) 68 61 **71** (Insp.)

73 83 — 46 = 37 ca. 66+23 (72) Vag. 76 — 35
56 78 — 42 = 36
M. A. 56 76 — 40 = 36
M. A. 55 75 — 40 = 35

Vals. 6 Sekunden 40 mm: 63 80/46 P 90/51 mit nachschwingenden kurzfristigen (1—2 Atemzüge überspringenden) Wellen über 1 Minute hin.

Zusammenfassung.

1. Klinische Angaben: Während zweier Digitaliskuren keine Änderung von Blutdruckmaximum und Blutdruckamplitude. Die Diurese wird sowohl während der ersten wie während der zweiten Kur beeinflußt. Bei einer durchschnittlichen Flüssigkeitszunahme von 1500—2000 steigt bei der ersten Kur die Diurese am 8. Tag auf über drei Liter, um dann abzufallen auf unternormale Werte am Tag nach der letzten Gabe. Bei der zweiten Kur Anstieg, schon am zweiten Tag beginnend, bis zum 4. auf über drei Liter, dann Abfall.

2. Erhalten von Frequenz und Rhythmus.

A. Vor Digitalis. Bereits der Ausgangsrhythmus zeigt während des Hungerns wie während der folgenden Tage bei ansteigender Pulsfrequenz einen Puls. resp. b. o. A. kompliziert durch Wellen, die ein oder zwei Atemzüge auslassen können. Mit dem Ansteigen der Pulsfrequenz nimmt die Amplitude dieser Wellen zu. Sie sind bei Einleitung der 1. Digitalisierung abgeklungen.

B. Erste Digitalisierung. Am 10. Digitalistage, bei noch hohem Frequenzstand zeitweilig tiefe Verlangsamungstäler über ein bis zwei Atemzüge hin. Bei Frequenzabsturz am 4. II. regelmäßiger Puls bis zum 7. inkl., also zwei Tage über die letzte Gabe hinaus. Fortab etwa 14 Tage lang flache, kurzfristige Wellen, die bei Beginn der zweiten Kur schon geschwunden scheinen. Hier zeigt sich weitgehende Ähnlichkeit mit dem Fall Schulz.

C. Anders die zweite Digitaliskur. Schon früh setzt jetzt ein Frequenzsturz ein, er beginnt am 6. Tage mit Absinken auf 45 und weiter auf 40. Voraus geht wieder eine Neigung zur Irregularität, sie verrät sich am 25. II. (dem 4. Tag) in den nachschwingenden Wellen nach tiefem Atemzug. Der Befund bis zum 2. III., dem 9. Digitalistag, gleicht völlig dem der ersten Kur: regelmäßiger, langsamer Puls von 40—45. Am 10. und 11. Tag aber, zugleich mit dem Auftreten der Magenschmerzen tauchen neben der regelmäßigen Bradykardie energische Wellen auf. Tageweise wieder nur regelmäßiger Puls, so am 9. III. Dann aber bleibt die Neigung zu kräftigen Wellen als Dauerfolge zurück. Über $1\frac{1}{2}$ Monate ist die Irregularität verfolgt.

In dieser fortdauernden Irregularität liegt ein Gegensatz zu dem vorhergehenden Fall Schulz. Was ist hier bei Grieg Höhepunkt der Wirkung? — Die regelmäßige Bradykardie oder die unter Frequenzanstieg sich eindrängende Wellung? Die Fortdauer der Irregularität über Monate widerlegt wohl die Annahme, daß sie das Höchststadium repräsentiert. Auch die regelmäßige Bradykardie am 6. III. im Atropinreizstadium spricht dagegen. Immerhin ist daran festzuhalten, daß jener langsame, regelmäßige Puls wieder zurückspringen kann in das Stadium der Arrhythmie.

3. Tiefatmungsempfindlichkeit.

A. Vor Digitalis als Effekt des dreitägigen Hungerns geringe Ausschläge von etwa 20, sowohl bei einer Frequenz von 44—50 wie noch bei Frequenz 60. Bei weiterem Anstieg auf 80 nehmen die Ausschläge zu bis auf 30—35.

B. Die erste Digitaliskur verstärkt diese Ausschläge vom 7. Tag an bis zum 10. Tag, um sie jetzt mit Absturz der Pulsfrequenz auf Bradykardie von 40 zu verringern auf 20—25. Im Abklingen der ersten Kur wird der respiratorische Spielraum wieder größer, er steigt auf 30—35 während der Pause von 16 Tagen bis zur 2. Kur.

C. Zweite Digitalisierung. Parallel der früheren Frequenzsenkung Reduktion des Ausschlages vom 6. bis zum 9. Tage. Sowie die Irregularität wieder auftaucht, nimmt auch die Tiefatmungsempfindlichkeit wieder zu: Ausschläge zwischen 25—30 sind die Regel, bis etwa 14 Tage nach der Kur, unter weiterem Frequenzanstieg, dauernd Werte um 35 herum notiert werden.

4. Die Kontrollprüfungen geben wichtige Ergänzungen.

a) Der Vagusdruckversuch liefert während der ganzen Zeit nahezu die gleichen Verlangsamungsgrade, wie die Tiefatmungsprüfung. Auch jetzt wiederholt im Atropinreizstadium Zunahme der Vagusdruckausschläge. Es handelt sich, wie die elektrokardiographische Kontrolle nachweist, um Sinusverlangsamung ohne Interferenz des Aschoff-Tawara-Rhythmus.

b) Atropin-Probe. Das Atropin ist während der verschiedenen Phasen der Digitalisierung zur Kontrolle der jeweiligen Tendenz der Peripherie verwandt, ebenso wie vorher während der Hungerkur. Es zeigt sich ein weitgehender Parallelismus während des Atropinreizstadiums.

A. Verhalten während der Hungertage und nachher. Auf der Höhe der Hungerbradykardie im Reizstadium keine Senkung der Frequenz, keine Zunahme der Tiefatmungsausschläge. Im Frequenzanstieg nach dem Hungern senkt das Atropinreizstadium von 60 auf 50, verstärkt atypische Wellen, erhöht die Tiefatmungsausschläge nicht.

Kurz vor der ersten Kur im Atropinreizstadium kräftige Frequenzsenkung von 80 auf 60, Auslösung der atypischen Wellen.

B. Prüfung in den einzelnen Phasen der Digitaliswirkung. Auf der Höhe der ersten und zweiten Digitaliskur am 6. II. und 6. III. der gleiche Befund wie am 3. Hungertag. Nach Abklingen der ersten Kur am 22. II. Verhalten wie nach Abklingen der Hungerbradykardie, ebenso am 24. III. nach Abklingen der 2. Kur.

Die jeweilige Frequenzsenkung im Atropinreizstadium entspricht wiederum dem Effekt der Vagusreize, sei es im Vagusdruck, sei es im Dauerinspirium.

c) Die Kraftprobe liefert die geringsten Ausschläge zu Zeiten, in denen die Tiefatmungsexkursionen die schwächsten sind. Damit stimmt überein, daß auch Kniebeugen nur geringen Frequenzanstieg machen.

d) Ein dosierter Valsalva ist kontrolliert am 6. II. (Höhe der Digitaliswirkung) und am 19. IV. (Digitalisnachwirkung). Es handelt sich um den primären Typ, der nur geringe reaktive Verlangsamung zustande bringt.

Die Herzbeweglichkeit in Valsalva bestätigt nur, was schon in den Tiefatmungsprüfungen des D.-I.-Versuches und des tiefen Atemzugs sich ergeben hatte.

3. Digitalisbeispiel: Behn.

58jähriger Mann, am 27. V. eingeliefert in der Krise einer Oberlappenpneumonie rechts. Zyanose, völlig irregulärer Puls, Vorhofsflimmern durch Schreibung bestätigt. Intravenös 2 ccm Digifolin, per os 4 Tage lang je 10 ccm Digifolin. Es wird aufgehört, ohne daß Grenzsymptome aufgetreten wären. Schon am 29. ist der Sinusrhythmus wiedergekehrt, der Puls regelmäßig. — Die Resorption des pneumonischen Infiltrates zieht sich lange hin, so daß Gelegenheit ist, eine Digitalisnachkur zu machen. Von Dekompensation ist keine Rede — im Urin kein Albumen, das Cor in normalen Grenzen, nichts von Stauungsorganen.

Schreibungen am 7. und 9. Juni beweisen, daß die Digitaliswirkung schon abgeklungen ist. Es wird aber vorsichtshalber mit der Medikation erst begonnen am 28. Juni. 7 Tage lang je fünfmal 2 ccm Digifolin. Erst am Abend des 7. Tages Auftreten von Symptomen, die zum Aussetzen zwingen. Schlechter Appetit, Klagen über Zittern.

Eine Tabelle gibt Überblick.

Medikation	Datum	Urin	Blutdruck	Frequenz	Rhythmus	Tiefatmung
	23. VI. 1 p. m.		65/120	58	Regelmäßig	5—10
	24. VI.					
	25. VI.	1600				
	26. VI.	1560				
	27. VI.	2500				
5mal 2 ccm Dig.	28. VI.	3780				
5 „ 2 „ „	29. VI. 10 a. m.	3600	60/125	57	„	5—10
5 „ 2 „ „	30. VI.	2500				
5 „ 2 „ „	1. VII. 1 p. m.	3100	80/140	60	„	10—15
5 „ 2 „ „	2. VII. 1 p. m.	3600	65/130	60	„	5—10
5 „ 2 „ „	3. VII. 1 p. m.	2660	70/150	38	P. r. b. o. A.	20—25
5 „ 2 „ „	4. VII. 10 p. m.	1820	60/120	50	in groben Wellen	20—25
	11 a. m.			75	in Wellen	35—40
	5. VII. 10 a. m.	1640	65/120	40	P. r. b. o. A. abwechselnd mit Wellung	20—25
	6. VII. 1 p. m.	850	65/145	37	P. r. b. o. A.	20—25
	7. VII. 2 p. m.	1500	65/135	62	regelmäßig	10—15
	8. VII. 9 a. m.	2480	70/140	60	selten Wellung	20—25
	9. VII. 7 p. m.	2050	70/145	60	„ „	10—15
1,5 mg Atr.			n. 5 Min.	55	Wellung	20—25
	10. VII. 10 a. m.		70/140	55	regelmäßig	10—15
	11. VII. 1 p. m.		70/140	49	„	10—15
	12. VII. 2 p. m.		85/170	52	„	10—15
	13. VII. 9 a. m.		65/130	65	„	5—10
	14. VII. 11 a. m.		65/120	61	„	5—10
1,5 mg Atr.			n. 5 Min.	58	„	5—10
	15. VII. 12 a. m.		70/140	55	„	5—10

7. VI. Regelmäßiger Puls von einer Frequenz 58. Vereinzelt stärkere Sinusverlangsamung für 1—2 Schläge. Beispiel in Einzelperioden-Frequenz: 60 57,6 58,8 47,5 53,1 58,8 60,5 usw. Zur Auslösung in den Tiefatmungsversuchen kommt es nicht.

D.-I.-V. 65 — 58 = 7
M. A. 62 — 57 = 5

9. VI. Regelmäßiger Puls von 60.

D.-I.-V. 63 — 59 = 4
M. A. 64 — 61 = 3

23. VI., 1 Uhr. Blutdruck 65/120. Regelmäßiger Puls von ca. 58 Schlägen.

D.-I.-V. 69,5 — 62,5 = 7
M. A. 64,5 — 59,5 = 5 (bei 61 Pulsen).

29. V. 10 Uhr. Blutdruck 60/125. Ausgangsfrequenz 57,5.

D.-I.-V. 62 — 54,5 = 7,5
M. A. 62 — 50 = 12
D.-I.-V. 60 — 54,5 = 5,5
M. A. 58 — 51,7 = 6,3.

Digitaliswirkung. 1. VII. 1 Uhr (4. Tag). Blutdruck 80/140. Frequenz 60.

D.-I.-V. 64 — 53 = 11
M. A. 64,5 — 51,7 = 12,8

Valsalva 6 Sekunden 49 mm

57 64/61,5 71/51,5 1 Min.
M. A. 60 — 52,2 = 7,8

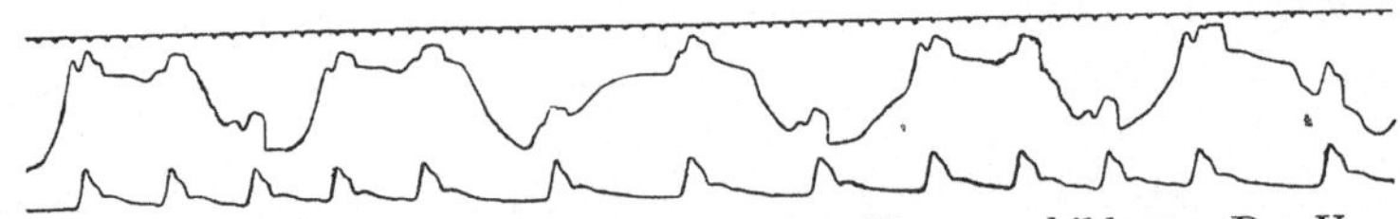

Abb. 15. Behn. 4. VII. 20. Abschnitt aus einer Frequenzbildung. Der Venenpuls zeigt normale Vorhofszacken von gleicher Dauer; keine Interferenz. Es handelt sich um Sinusrhythmus: Wollte man sinoaurikulären Block annehmen, so müßten Überleitungszeiten mehr als eine halbe Sekunde betragen, auch würde der hypothetische Sinusrhythmus Schwankungen von 61 auf 67 mitmachen.

2. VII. 1 Uhr (5. Digitalistag). Blutdruck 65/130. Frequenz 60, fast regelmäßig.

D.-I.-V. 64,5 — 58 = 6,5
M. A. 66 — 60 = 6.

3. VII. 1 Uhr. Blutdruck 70/150. Puls nahezu regelmäßig bei 38 Schlägen, geringer Respiratorius b. o. A.

D.-I.-V. 60,5 — 37 = 23,5
M. A. 60 — 37 = 23

Beispiel eines D.-I.-Versuches in Einzelschlagfrequenz: Vorher 39,2 (Insp.) 37 39,2 (Insp.) 38,2 39,5 (Insp.) 38,5 41,4 (Insp.) 37,7; Inspirationsakt 4 Sek. lang: 43,4 58,2 60,5 55,5; Dauerinspirium 9 Sek. lang: 37 37,9 38,2 36,8 37 38,5 37 37 39,5; Ausatmung usw. 36,8 48,4 56,6 37,3 37,9 37,5 ....

Kraftprobe 50: Anstieg von 38 auf 66 in fließendem Übergang, der sinu-aurikulären Block ausschließt. Valsalva 64 mm 6 Sek. 38 63/40 63,5/66 Rückkehr auf 38 binnen 36 Sekunden.

4. VII. 10 Uhr. Blutdruck 60/120 (7. Digitalistag). Mächtige spontane Wellungen in schönem gleichmäßigem Fluß, kaum berührt von der oberflächlichen Atmung. Vereinzelt Interferenz von Aschoff-Tawara-Rhythmus. Ein Beispiel in Einzelschlagfrequenzen **63,15** (Insp.) **62,5** 40,5 (A. T.) 42,2 (Insp.) 40 49,6 (Insp.) **61,9 63,1 63,8** (Insp.) 42,2 42,4 (Insp.) **61,2 61,9 63,8** (Insp.) **63,1** 41,1 41,7 (Insp.) 41,1 48,8 (Insp.) **60 61,2 61,2** (Insp.) 40,5 (Insp.) 40,5 45,2 60 usw. — Die Abb. 15 gibt einen Ausschnitt — zur Illustration, daß es sich um Sinusrhythmus handelt. In welcher Phase

auch immer, stets beherrscht der Tiefatmungsversuch diese Wellungen, so freilich, daß während des Dauerinspiriums Wellen weiterlaufen.

D.-I.-V.	63,15 — 42	= 21,15
M. A.	64,5 — 42	= 22,3
D.-I.-V.	63,8 — 41,4	= 22,4
M. A.	63,1 — 40	= 23,1

Beispiel eines D.-I. in Einzelschlagfrequenzen. Vorher **61,9** (Insp.) **58,2** 41,4 (Insp.) 42,4 51,3 (Insp.) **62,9** 42,9 48 (Insp.) **60,5 63,15** (Insp.) **62,5** 42 48 (Insp.) **62,2 60** (Insp.) 60; Inspirationsakt 58,2 63,8 63,15; Dauerinspirium 12 Sek. lang: 44,1 41,4 **53,6 62,5 62,5** 42,4 46,9 60 63,1 42; Ausatmung usw. 47 60 42 45,5 58,8 42,2 ....

Es schließt sich hier der Inspirationsakt an einen Wellenberg an und veranlaßt eine Folge von 6 kurzen Schlägen, während sonst nie mehr als 3 oder 4 kurze Schläge eine Kuppe bilden.

Kraftprobe 80: Anstieg von einem Durchschnitt von 55 Schlägen auf 72: Wellung aufgehoben.

Ein leichter, nicht dosierter Valsalva hebt in der reaktiven Verlangsamung auf 42 Schläge auf eine Minute die Wellung auf.

4. VII. 11 Uhr. Der Charakter der Pulsfrequenz hat sich inzwischen wieder geändert. In einen fast regelmäßigen Puls zwischen 77 und 81 schieben sich hin und wieder 2—3 langsame Schläge ein. Tiefatmungsempfindlichkeit noch stärker:

D.-I.	93 — 50	= 43
M. A.	90 — 53,6	= 36,4
D.-I.	86 — 51,3	= 34,7
M. A.	89 — 56,6	= 32,3

Beispiel von zwei dicht folgenden Spontansenkungen in Einzelschlagfrequenz: 75 75 77 76 55 (A. T.) 52,2 (A. T.) 68,2 80 84 85 88 82 80 78 54,5 (A. T.) 51,7 (A. T.) 68,2 80 76. Auch hier Interferenz von Aschoff-Tawara-Rhythmus.

5. VII. 10 Uhr. Blutdruck 65/120. Puls streckenweise nahezu regelmäßig bei 40 Schlägen: übergehend in kurze Wellen.

D.-I.	60,5 — 40	= 20,5
M. A.	60 — 39	= 21
D.-I.	60 — 39	= 21
M. A.	58,2 — 38	= 20,2

Beispiel eines D.-I.-Versuchs zu Zeiten der Wellung: Vorher **59,4 60,5** 42,2 (Insp.) 38,2 54,5 (Insp.) **58,2** 40,5 (Insp.) 39,8 53,1 (Insp.) 40,5 (A. T.) 43,4 (Insp.) 40,5 (A. T.) 42,9 (Insp.); Inspirationsakt 55,5 60 60,5; Dauerinspirium 13 Sek.: 42,2 (A. T.) 40,3 (A. T.) 49,2 39,8 (A. T.) 44,8 39,8 (A. T.) 41,7 40,8 41,7; Ausatmung usw. 39,5 (A. T.) 41,4 42,9 41,7 42,9 42 .....; und geringe fortlaufende Wellen. Ein Einfluß oberflächlicher Atmung auf die Wellen ist deutlicher als zuvor.

Die Interferenzen haben zugenommen.

6. VII. 16. 1 Uhr. Blutdruck 65/145. Nahezu regelmäßiger Puls von 38 Schlägen Puls. resp. b. o. A. zwischen 37 und 39. Keine Verkürzung des A—C-Intervalls mehr.

D.-I.	59,4 — 35,5	= 23,9
M. A.	59,4 — 37,5	= 21,9
D.-I.	63,2 — 35,4	= 27,8
M. A.	58,8 — 36,4	= 22,4

Kraftprobe 60: Anstieg von 38 auf 62.

7\. VII. 2 Uhr. Blutdruck 65/135. Regelmäßiger Puls von 62.

D.-I.	69 — 60	= 9
M. A.	64,5 — 60,5	= 4
D.-I.	64 — 60	= 4
M. A.	66 — 54,5	= 11,5

8\. VII. 9 Uhr. Blutdruck 70/140. Regelmäßiger Puls von 60 Schlägen. Ganz selten spontane Wellen von folgendem Typ (Einzelschlag): 59,5 59,5 37,5 (A. T.) 48,8 59,5 ....

D.-I.	63,2 — 49,6	= 13,6
M. A.	62 — 39,2	= 22,8

9\. VII. 9 Uhr. Blutdruck 70/165. Regelmäßiger Puls von 60 Schlägen.

	D.-I.	64,5 — 53	= 11,5	Ausgangsfrequenz 60
	M. A.	66 — 56	= 10	
	D.-I.	66 — 57,5	= 8,5	,, 60
1,5 mg Atropin nach 5 Minuten	D.-I.	64 — 48,4	= 15,6	,, 53
	M. A.	61,2 — 37,9	= 23,3	
,, 10 ,,	D.-I.	65,2 — 50,4	= 14,8	,, 57
	M. A.	62,5 — 56,6	= 5,9	
,, 15 ,,	D.-I.	71 — 66	= 5	,, 70
	M. A.		= 0	
,, 20 ,,				,, 69
,, 30 ,,				,, 72
,, 40 ,,				,, 70
,, 50 ,,				,, 70
,, 60 ,,				,, 69

Zwischen $6^1/_2$ und 8 Minuten treten Verlangsamungstäler auf von gleichem Charakter wie am 8. VII., zum Teil mit verkürztem A—C-Intervall. Beispiel in Einzelschlagfrequenz: die letzten abklingenden Wellen .... 55,5 49,6 48,8 42,4 55,5 54,5 54,5 52,2 49,2 40,3 (A. T.) 49,2 50 55,5 55,5 54,5 53,6 50,8 52,2 52,2 55,5 46,9 52,2 55 ... Die Abb. 16 zeigt, daß Sinusverlangsamung vorliegen muß.

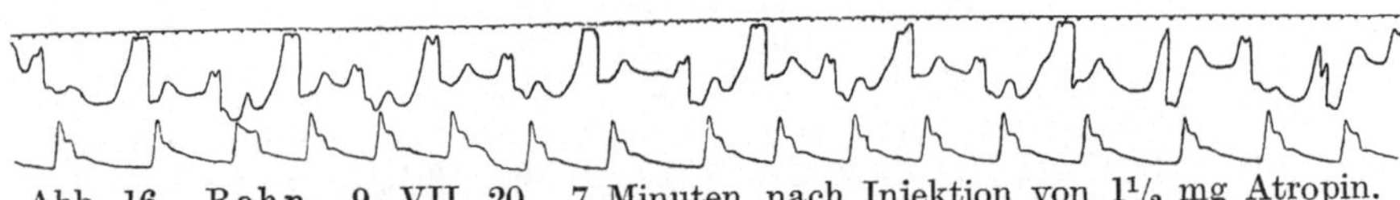

Abb. 16. Behn. 9. VII. 20. 7 Minuten nach Injektion von $1^1/_2$ mg Atropin. Periodische Sinusverlangsamungen; die 3. der langsamen Perioden endet mit Interferenz des Aschoff-Tawara-Rhythmus.

Eine M. A. kurz hinterher bringt die Schwankung 63,2 : 51,3. Die zitierte große Schwankung von 61,2 auf 37,9 lag ganz in Beginn der Spontanwellen, deren Ablauf unterbrechend. Auch hier interferierte der A.-T.-Rhythmus.

10\. VII. 6 Uhr. Blutdruck 70/140. Regelmäßiger Puls von 55 Schlägen.

D.-I.	63,2 — 52	= 11,2
M. A.	64,5 — 55,5	= 9
D.-I.	63,8 — 50,8	= 13
M. A.	61,2 — 54,5	= 6,7

Kraftprobe 75: von 55 auf 66.

11. VII. $1^1/_2$ Uhr. Blutdruck 70/140. Regelmäßiger Puls von 52.

D.-I. 61,2 — 49 = 12,2
M. A. 60 — 53 = 7
D.-I. 61,2 — 49 = 12,2

12. VII. 2 Uhr. Frequenz 52 mit Neigung zu ganz trägen Wellen zwischen 55 und 46, über Minuten hinziehend.

D.-I. 65 — 49 = 16
M. A. 61,2 — 53 = 8,2
D.-I. 60 — 49 = 11
M. A. 61,2 — 53,6 = 7,6

13. VII. 9 Uhr. Blutdruck 65/130. Regelmäßige Frequenz von 65.

D.-I. 69 — 63 = 6
M. A. 70 — 63,2 = 6,8
D.-I. 67,4 — 60 = 7,4
M. A. 71,5 — 66,7 = 4,8

14. VII. 11 Uhr. Blutdruck 65/120. Regelmäßiger Puls von 61.

	D.-I. 64,5 — 59,4 = 5,1		
	M. A. 64,5 — 59,4 = 5,1		
	D.-I. 64 — 57 = 7	Ausgangsfrequenz	60
	M. A. 62 — 55,5 = 6,5		
1,5 mg Atropin			
nach 5 Minuten	D.-I. 63 — 56 = 7	„	60
	M. A. 61,9 — 56,6 = 5,3		
„ 10 „	D.-I. 62 — 55 = 7	„	58
	M. A. 60,5 — 55,5 = 5		
„ 15 „	D.-I. 64,5 — 60 = 4,5	„	61
	M. A. = 0		
„ 20 „		„	67,5
„ 30 „		„	70
„ 40 „		„	70
„ 50 „		„	70
„ 60 „		„	70

15. VII. 12 Uhr. Blutdruck 70/140. Regelmäßiger Puls von 55 Schlägen.

D.-I. 60 — 51 = 9
M. A. 58,8 — 50 = 8,8

Ergebnis.

I. Tiefatmungsempfindlichkeit. Die Tiefatmungsausschläge demonstrieren, verglichen mit dem 1. und 2. Fall, die allmähliche Zu- und Abnahme der Herzbeweglichkeit, ohne daß hier das Hauptstadium Schulz erreicht wird. Der normale Alterswert 5—10 wird beobachtet am 23. und 29. VII. und vom 13. VII. ab. Mit dem 1. VII., d. h. dem vierten Digitalistag, wird der Ausschlag schon größer, hält sich dann vom 3. VII. bis zum 6. VII. auf einer Höhe 20/25 (um nur am 4. VII. 11 Uhr bei hoher Pulsfrequenz einmal eine höchste Steigerung auf 35/40 zu erfahren), am 8. kommt noch einmal ein Wert 20/25, dann klingt bis zum 12. die Ausschlagsgröße mit 10/15 ab. Also fließende Übergänge der Herzbeweglichkeit.

II. Verhalten von Frequenz und Rhythmus. Der Ausgangsrhythmus ist vonm 9. Jui ab regelmäßig. Am 7. Juni gab es noch kurze Verlangsamungstäler für 1—2 Perioden (Sinusverlangsamung).

Digitalis macht vom 6. Tag ab kräftige Verlangsamung von 60 auf 40, die 4 Tage anhält.

Diese Bradykardie ist am 3. VII. und 6. VII. regelmäßig, nur durch einen Pulsus respiratorius bei oberflächlicher Atmung leicht in Bewegung gehalten. Am 4. VII., dem letzten Digitalistag, bei zweimaliger Schreibung statt dessen grobe Wellenbewegungen des Rhythmus, kaum berührt von der oberflächlichen Atmung — bald Wellen zwischen 40 und 63, bald zwischen 52 und 80. Tags darauf wechselt regelmäßiger Puls von 40 mit einer Wellenform zwischen 40 und 60, die jetzt mehr einem Beschleunigungstyp entspricht, sich also einem atypischen Pulsus respiratorius nähert.

Hier also Ähnlichkeit im Verhalten mit dem vorigen Falle, bei dem ja auch regelmäßiger Puls umschlagen konnte in Wellenbildung.

Welchen Einfluß hat der Dauerinspiriumsversuch auf diese Unregelmäßigkeiten? Der D.-I.-Versuch am 4. greift zweifellos in die Wellenbildung ein, dergestalt, daß eine inspiratorische Beschleunigung sich durchsetzt. Aber die Wellen laufen während des Dauerinspiriums fort, nur wenig verändert. Ähnlich bei der Schreibung eine Stunde später am 4. VII. Kräftiger ist der Effekt in der Nachwirkung des Valsalva: hier gibt es starke Hemmung der Wellen zugunsten eines regularisierten, langsamen Pulses. Kräftiger zentraler Reizzuwachs vermag also die Wellen zu unterdrcüken.

Am 5. VII. gelingt schon im Dauerinspirium die Regularisierung des vorher gewellten Pulses.

Am 4. und 5. VII. treten Interferenzen des Aschoff-Tawara-Rhythmus auf, vereinzelt auch noch am 8. in den Verlangsamungstälern und am 9. VII. im Atropinreizstadium.

Die Abbildungen illustrieren, daß es sich um Sinusverlangsamung handelt.

III. Atropin. Ein Vergleich der Wirkung von 1,5 mg Atropin am 9. VII. mit der am 14. VII. bietet ein zweifaches Interesse.

Der 9. VII. steht der Digitaliswirkung noch recht nahe: Die Frequenz ist schon auf 60 zurückgekehrt, tags zuvor aber noch kurzfristige Wellen. Jetzt Absinken der Frequenz im Reizstadium von 60 auf 53, und es werden die geschilderten kurzfristigen Wellen für die Dauer einiger Minuten wieder geweckt, zugleich auch der Aschoff-Tawara-Rhythmus. Die Tiefatmungsempfindlichkeit nimmt zu auf den gleichen Grad wie vorher unter Digitalis.

Am 14. II. kaum ein Absinken der Frequenz, keine Beeinflußbarkeit des Tiefatmungsausschlages, keine Wellung.

IV. Der Valsalva-Versuch, angestellt von der Digitalis-Wirkung bei 57 Schlägen, auf der Höhe der Wirkung bei Frequenz 38, und bei Frequenz-Wellung zwischen 40 und 63, demonstriert:

a) die Verschiebung des Ausschlags aus dem Verlangsamungs- in den Beschleunigungstypus,

b) eine Steigerung auch der sekundären Vagus-Empfindlichkeit,

c) im Stadium der Wellen eine Beherrschung dieser Wellen durch die reaktive Verlangsamung.

V. Die Beschleunigung der Kraftprobe bei vergleichbarer Leistung ist zur Zeit der gesteigerten respiratorischen Herzbeweglichkeit sehr groß — mehr als doppelt so groß wie jenseits der Digitaliswirkung.

3. VII. (Dynanom. 50) von 38 auf 66 = 28
4. VII. („ 80) von 40/65 auf 70 = 25/30
6. VII. („ 60) von 38 auf 62 = 24
10. VII. („ 75) von 55 auf 65 = 11.

4. Digitalisbeispiel.

Fritz Schmidt, 19jährig.

Influenzapneumonie. Medianus- und Radialislähmung nach Schußverletzung. Nach 3 Krankheitstagen draußen vom 16. bis 20. Januar 1919 Kontinua um 39⁰, dann lytischer Abfall bis 23. I. Schnelle Resorption eines Unterlappenherdes. Patient bleibt monatelang im Krankenhaus zur Behandlung seiner Handlähmung. Er wird bis Ende Februar zu Bett gehalten.

Ende Januar völlige Erholung; normaler röntgenologischer Herzbefund; keine postinfektiöse Pulsverlangsamung, keine atypischen Wellen.

Digitalis ist zuerst gegeben während der Pneumonie: am 17. 0,75 Digitotal, am 18. und 19. je 1,5 g; am 20. früh Erbrechen: hier bleiben Frequenz und Rhythmus unbeeinflußt. — Ein zweites Mal vom 31. I. bis 4. II. je 1,5 g Digitotal, dann vom 11. II. bis 14. II. die gleiche Dosis, endlich vom 26. bis 29. IV. je 1,5 g — jeweils bis zur Nausea.

Die Rhythmuswirkungen der Digitalis ergeben bei Schmidt etwas ungewöhnliche Bilder, die eine Auseinandersetzung mit den Wenckebachschen Formen periodischer Vorhofsirregularität nötig machen. Man findet nebeneinander die Typen I und II Wenckebachs und andere Typen, die den bisher geschilderten Digitalisarrhythmien nahestehen.

Übersichtstabelle:

26. I. 19	80	88 — 66 = 22	Puls regelmäßig
28. I. 19	76	81 — 59 = 22	„ „
		Zweite Kur (31. I. bis 4. II.).	
3. II.	84	89 — 65 = 24	Puls regelmäßig
	81	83 — 45 = 38	„ „
4. II.	80	85 — 36 = 49	Dig.-Irregular., Formen der Frequenzhalbierung
5. II.	74	80 — 35 = 45	do.
6. II.	84	90 — 42 = 48	do.
8. II.	70	80 — 57 = 23	Puls regelmäßig
11. II.	71	90 — 63 = 27	„ „
		Dritte Kur (11. bis 14. II.).	
13. II.	50	77 — 39 = 38	Dig.-Arrhythmie, regularisiert im D.-I.-Versuch
14. II.	61	88 — 38 = 50	do.
17. II.	85	100 — 54 = 46	do.
19. II.	63	80 — 44 = 36	do.

23. II. 65 85 — 43 = 42 Dig.-Arrhythmie, regularisiert im D.-I.-Versuch
2. III. 88 98 — 52 = 46 do.
7. III. 82 92 — 50 = 42 do.
15. III. 72 82 — 41 = 41 do.
21. III. 85 95 — 51 = 44 do.
25. III. 80 93 — 48 = 45 do.
27. III. 64 88 — 44 = 44
5. IV. 76 93 — 43 = 50
17. IV. 87 103 — 60 = 43
25. IV. 80 98 — 50 = 48

Vierte Kur (26. bis 29. IV.).

28. IV. 65 92 — 45 = 47
29. IV. 54 96 — 39,5 = 56,5
30. IV. 54 96 — 41 = 55 Digitalis-Irregularität
1. V. 65 96 — 42 = 54
2. V. 73 100 — 48 = 52

Zweite Digitalisierung.

Nach 11 Tagen Pause vom 31. I. bis 4. II. (= 5 Tage lang) je 1,5 Digitotal; am 4. II. Erbrechen, nachher schnell vorübergehende Nausea.

26. I. 1919 80 88 — 66 = 22 regelmäßiger Puls
28. I. 1919 76 81 — 59 = 22 „ „ Vag. 68 — 8
„ 67 — 8

3. II. Während $^1/_2$stündiger Kontrolle stets regelmäßige Ausgangsfrequenz von etwa 80; Unregelmäßigkeiten treten nur bei Vagusreizversuchen auf.

I. Vorhofssystolenausfall findet sich nur einmal: in Nachwirkung des Vagusdruckversuchs; während des Pressens selbst kaum Verlangsamung. Frequenz vorher ($^1/_{10}$ M. F.) 80; Vagusdruck (Einzelperiode) 82 (I.) 76 75 78 (I.) 75 75 78 82 (I.); Nachwirkung 75 80 80 (I.) 41 76 78 (I.) 75 78 usw.

II. Die ersten D.-I.-Versuche bieten nichts Besonderes. Ausgangsfrequenz 80; Inspirationsakt 78 80 83 80; D.-I. 74 71 65 64 64 64,5 66 usw.

Ähnlich 3 andere Versuche.

Dann aber mehrfach die folgenden Bilder (Vorhofsfrequenz): Ausgangsfrequenz 78; Inspirationsakt 80 83 83 83; D.-I. 45 49 61 72 71 73 73 72 72 usw.

Diese Form, die fortab in geringen Variationen wiederkehrt, hat mit dem eben geschilderten Typus 2 nichts zu tun. Kann es sich aber nicht um den Typus 1 handeln, also um sinoaurikulären Block? Dann müßte den Vorhofperioden 45 und 49 eine Sinusfrequenz 70,5 70,5 70,5 entsprechen, und man käme auf die unwahrscheinliche Überleitungszeit Sinus—Vorhof von ½ Sekunde. Ebensowenig kann man die Perioden 83—49 zusammenfassen unter Zugrundelegung eines Sinusrhythmus 86 — 86 — 86; für eine derartige protrahierte Beschleunigung liegt kein Anlaß vor. Abgesehen davon aber: Auffälliger noch ist der Umstand, daß die konstruierte Sinusfrequenz nicht im selben Maße im Dauerinspirium verlangsamt wird, wie in dem oben angeführten Kontrollversuch. Wir finden hier eine eigentümliche Substitutionswirkung derart, daß an Stelle einer träger verlaufenden, eventuell geringeren Sinusverlangsamung stoßartig ein starker Frequenzabsturz einsetzt, dessen Genese zunächst noch dunkel bleibt. Ich will diesen Verlangsamungstyp vorläufig Typus X nennen.

Eine gleiche Substitutionswirkung findet sich auch an anderen Tagen. Die abgekürzten Daten seien wiederholt:

84 89 — 65 = 24
80 83 — 64 = 19

Daneben dann die großen Ausschläge

81 83 — 45 = 38

82 86 — 48 = 38

4. II. Auftreten von Verlangsamungstälern schon bei oberflächlicher Atmung — nebeneinander der Wenckebachtypus 2 und ein Typus, bei dem der Grundrhythmus verloren geht, und der weder dem Typus 2 noch dem Typus 1 entspricht; er sei wiederum als Typus X geführt.

Beispiel der Wellen: Das erste Verlangsamungstal jener Typus X mit Verlust des Grundrhythmus, dann zweimal Typus 2. Der exakten Halbierung folgt freilich eine etwas verlangsamte Periode 75 82 (I.) 77 75 77 78 (I.) 44 49 (I.) 56,6 80 84 (I.) 78 82 84 (I.) 41 74 80 (I.) 77 78 82 (I.) 41,1 75 80 (I.) 77 77 80 ......

Die quantitative Kontrolle des D.-I.-Versuchs (quantitativ insofern, als hier ein dosierter Vagusreiz im Dauerinspirium ausgeübt wird) liefert unzweideutige Halbierung, bald für die ganze Dauer des Dauerinspiriums, bald nur für einige Schläge.

Erstes Beispiel: Frequenz vorher 80; Inspirationsakt 82 84 85 85 84; D.-I. 41 37,7 36,1 36,6 37,5 41 42,9 48,8; Exspirium 73,1 78 85 usw. Erst Halbierungswerte, dann ein Frequenzanstieg, der dem Typus X angehört.

Zweites Beispiel: Ein Stück aus dem Dauerinspirium: 70 70 36,6 65 72 75 usw.

Das erinnert schon mehr an den Wenckebach-Typus 1: Keine exakte Frequenzhalbierung, folgende Periode verlängert.

Drittes Beispiel: gleichfalls Typus I (Abb. 18). Vorher 80; Inspirationsakt 80 84 84 80; D.-I. 80 77 75 38,2 36,6 36,6 71,4 75 76 77 76 75 77 74 75; Exspirium 74 40,8 51,7 73 86 82 — nach dem Exspirium also wieder Typus X. Hier kommt in der Nachwirkung folgende Strecke vor: 80 46 49,6 49,2 54 75 76 80 usw. (s. die Abb. 19).

Diese Halbierungswerte entsprechen weit eher einem Typus 1 (2 : 1 Rhythmus), als dem Typus 2.

Auch hier wieder die merkwürdige Tatsache, daß diese Halbierung an die Stelle einer Sinusverlangsamung getreten ist: Denn der zu konstruierende Sinusgrundrhythmus läßt den zu erwartenden Absturz auf etwa 64 vermissen (vgl. Protokoll vom 3. II.).

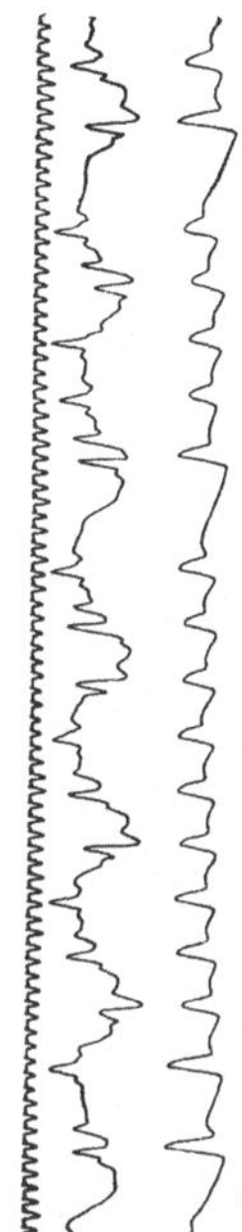

Handelt es sich also nicht doch nur um eine besondere Art des Sinusrhythmus? Sicherlich kommen neben den Halbierungsfrequenzen echte Sinusarrhythmien vor wie die Verlangsamungswelle der Nachwirkung, die weder in den Typ 2, noch in den Typus 1 hineinpaßt und des Grundrhythmus verlustig geht.

80 85 — 36 = 49 Vag. 80 — 0.

Abb. 17. Pat. Schmidt. 4. II. 19. Ruhepuls: Die erste Verlangsamung erstreckt sich über 4 Perioden. Der Grundrhythmus geht verloren. Unvollständige Periodenverdopplung. Die zweite Verlangsamung erstreckt sich über 3 Perioden, sonst wie oben. Die dritte Verlangsamung entspricht exakter Periodenverdopplung, der eine etwas verlangsamte Periode folgt. Die vierte Verlangsamung kann nur dann als exakte Periodenverdopplung gelten, wenn man von der unmittelbar vorhergehenden Periode ausgeht. Auch hier folgt wieder eine etwas verlängerte Periode.

5. II. Wiederum im Ruhepuls mehrere Arten von Vorhofs-Irregularitäten nebeneinander. Ein Beispiel: 75 76 37,9 72 74 45,5 52,6 73 75 75 76 73 75 37,7 73 75 75 77 usw. (s. auch die Abb.).

Erstes und drittes Tal exakte Halbierung, zweites Tal Typus X. Der Grundrhythmus ist diesmal erhalten. Doch spricht gegen Typus 1 wieder

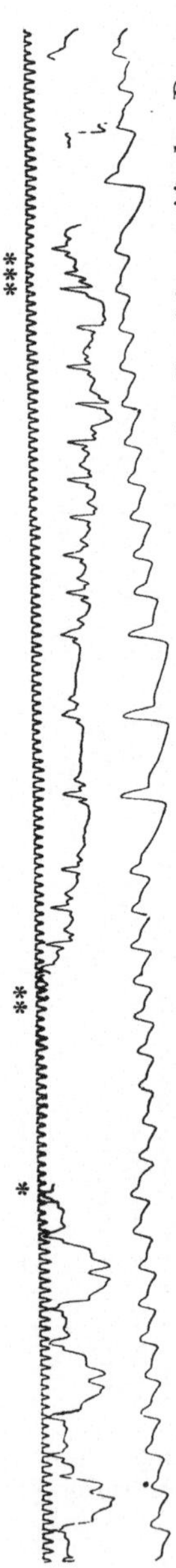

Abb. 18. Schmidt. 4. II. 19. Dritter D.-I.-Versuch des Protokolls: * Beginn des Inspiriums, ** des Dauerinspiriums, *** des Exspiriums: Im Dauerinspirium an Stelle einer Sinusverlangsamung dreimal Doppelpause. Da die erste Pause nicht ganz doppelt so lang ist wie die vorhergehende Periode, und da der dritten Doppelperiode eine etwas verlängerte Periode folgt, wird es sich hier um 2 : 1 Rhythmus, resp. um sinoaurikulären Block handeln. Gegen Ende des Dauerinspiriums setzt eine zweite Verlangsamung ein, die in den Typus des sinoaurikulären Blocks nicht hineinpaßt.

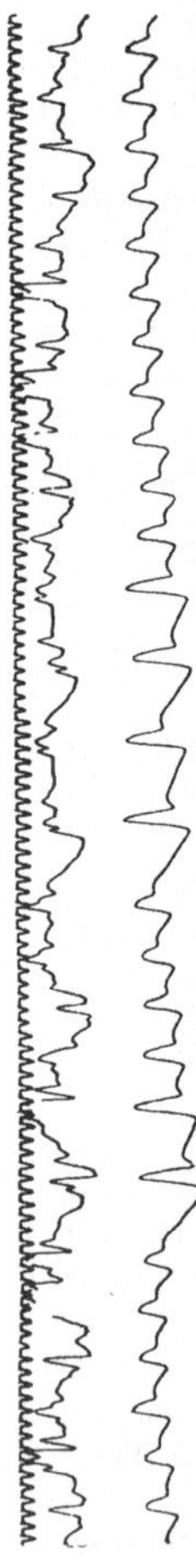

Abb. 19. Schmidt. 4. II. 19. Nachwirkung der obigen Dauerinspiriums-Verlangsamung vom Charakter der Sinusverlangsamung.

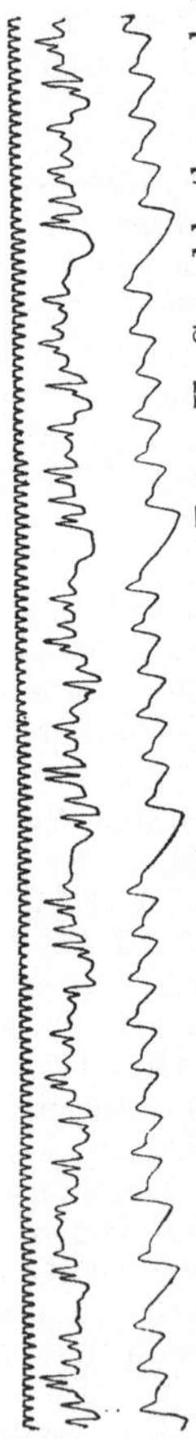

Abb. 20. Schmidt. 5. II. 19. Ruhepuls. Erste Verlangsamung: Typus X, Grundrhythmus erhalten. — Zweite Verlangsamung: Exakte Periodenverdopplung. — Dritte Verlangsamung: Dasselbe. — Vierte Verlangsamung: Verdopplung nicht ganz vollständig.

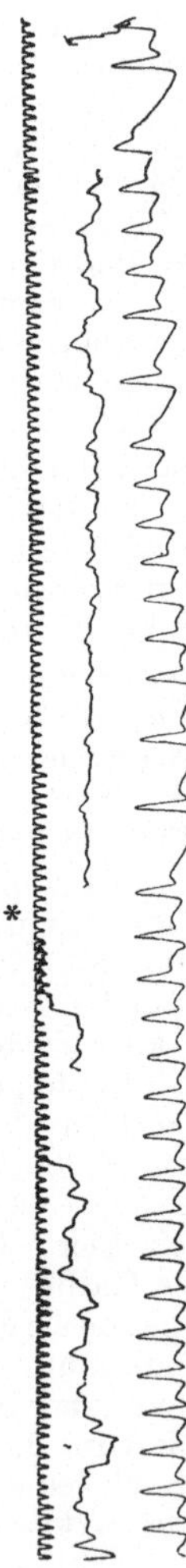

Abb. 21. Schmidt. 5. II. 19. D.-I.-Versuch vor Atropin: Im D.-I. * zunächst eine lange Periode, kürzer als die Verdopplung der vorhergehenden; also wohl sinoaurikulärer Block, der auch für die folgenden beiden Schläge durchführbar ist; die Überleitungszeit beträgt dann $\frac{2,2}{5}$ Sekunden. Dieser Block wäre jetzt an die Stelle einer Sinusverlangsamung getreten.

die Länge des Intervalls, das zwischen Sinusreiz und Vorhofsantwort anzunehmen wäre — wiederum etwa ½ Sekunde. Ein ähnliches Stück gibt die Abb. 20 wieder.

Die Talbildungen zeigen eine gewisse Regelmäßigkeit. Streckenweise nach jeder dritten Exspiration Frequenzabsturz. Im Dauerinspirium Auftreten von Wellen.

Beispiel: Vorher 73 75 76 (I.) 39,3 63,1 73 (I.) 49 53 (I.) 73 73 77 (I.) 71 73 74 74 (I.) 43 49 (I.) 68 75 74 (I.) 74 71 76 75 (I.) 41 45 (I.) 54 75 76 (I.) 75 75; Inspirationsakt 71 75 80 76; D.-I. 37,5 35 35,5 43 51 73 75 75 75 76 76 74 73 37 73 77; Exspirium 77 76 76 75 usw.

Im Dauerinspirium also mit den ersten 3 Schlägen eine Verlangsamung, die wie Frequenzhalbierung wirkt; dann wäre wiederum die Sinusverlangsamung ersetzt durch die Halbierung. Es schließt sich ein Frequenzanstieg im Typus X an. Gegen Ende des Dauerinspiriums einmalige exakte Halbierung.

Der reproduzierte (Abb. 21) D.-I.-Versuch vor Atropin läßt immerhin noch die Annahme eines sinoaurikulären Blockes zu.

Zur Orientierung ist ½ mg Atropin subkutan gegeben. Die Wirkung ist hier etwas kompliziert; zu achten ist auf die Häufigkeit der Täler, auf ihren Charakter (d. h. das Verhältnis zwischen exakter Halbierung und anderen Formen) und auf eine eventuelle Interferenz des Aschoff-Tawara-Rhythmus — daneben dann auf die Tiefatmungsversuche. Ich trenne Schilderung des Ausgangsrhythmus und der D.-I.-Versuche.

1. Ausgangsrhythmus.

Vor Atropin ca. 10 Täler pro Minute bei 21 Atemzügen.
Zu 50% Typus II.
Keine Interferenz.

Nach	5 Min.	Unverändert.
,,	10 ,,	16—20 Täler bei 20 Atemzügen. Typus II vermehrt. Gelegentlich Interferenz.
,,	15 ,,	Ca. 15 Täler bei 22 Atemzügen. Kein Typus II mehr, nur noch Typus X. Trotzdem Häufung der Interferenzen: In jedem Tal 1 Interferenz.
,,	20 ,,	10 Täler bei 23 Atemzügen. Nur noch Typus X. Interferenz seltener.
,,	30 ,,	5—6 Täler pro Minute vom Typus X. Keine Interferenzen.
,,	45 ,,	Keine Täler, keine Interferenzen.
,,	60 ,,	Wieder vereinzelte Täler vom Typus X (2—3 pro Min.). Ganz selten Interferenz.

2. D.-I.-Versuche.

Als Ausgangsfrequenz ist zunächst die wirkliche Vorhofsfrequenz pro Minute angegeben, also in Mitberücksichtigung der Verlangsamungstäler. Der eingeklammerte Wert ist von regelmäßigen Pulsstrecken gewonnen; er zeigt so gut wie keine Veränderung.

Vor Atropin	63 (74)	80 — 35 = 45	Keine Interferenz
Nach 5 Min.	63 (71)	77 — 57 = 20	,, ,,
,, 10 ,,	56 (75)	80 — 34 = 46	,, ,,
,, 15 ,,	62 (73)	80 — 38 = 42	3 Interferenzen im D.-I.
,, 20 ,,	64 (74)	76 — 44 = 32	1 Interferenz im D.-I.

Nach 30 Min.	66 (72)	77 — 45 = 32	Keine Interferenz
„ 45 „	75 (75)	73 — 43 = 30	„ „
„ 60 „	68 (75)	80 — 50 = 30	„ „

Je ein D.-I.-Versuch auf der Höhe des Reiz- und Lähmungsstadiums sei herausgegriffen.

10 Minuten nach Injektion; vorher exakte Halbierung beim 1. und 2. Exspirium: 73 (I.) 35 73 73 (I.) 37,5 73 73 (I.) 49 48 (I.) 71 72 72 (I.) 37,5 69 75 (I.) 77 75 (I.) 37,5 68 73 (I.); Inspirationsakt 71 77 80 75; D.-I. 38 42,4 49 68 69 68 33,7 34 43 62 73 77 75 42,4 72; Exspirium usw.

Im Dauerinspirium also Wellen, deren erste sich kaum anders wie als Sinusverlangsamung deuten läßt.

45 Min. nach Injektion. Vorher regelmäßig 75; Inspirationsakt 75 77 78 80 80; D.-I. 74 50 50,8 53,1 57 71,4 72 73,1 72 69 69 64,5 65,2 66,7 69; Exspirium.

Hier also reine Sinusverlangsamung.

Die Abb. 22 gibt eine Sinusverlangsamung während des Dauerinspiriums 30 Minuten nach Atropininjektion wieder.

6. II. Puls nahezu regelmäßig bei einer Frequenz von ca. 80. Auf die Minute fallen meist nur noch 1—2 Frequenzabstürze. Im folgenden Beispiel zuerst ein Typus X mit Verlust des Grundrhythmus; das zweite Tal hat Ähnlichkeit mit dem Typus 1.

80 83 (I.) 80 50 (I.) 53,5 77 82 (I.) 85 82 82 (I.) 80 44 (I.) 63,8 80 .... Vgl. Abb. 23.

Ein anderes Stück nähert sich wiederum dem Typus 2: 78 80 (I.) 80 78 80 (I.) 80 77 77 80 (I.) 41,7 74 (I.) 78 77 80 82 (I.) 80 80 76 80 (I.) 77 77 77.

Im D.-I.-Versuch gleichfalls der Charakter des Typus 1 (ähnlich Abb. 24).

D.-I.-Versuch: Inspirationsakt 83 85 90 90 80 78; D.-I. 75 39,2 64,5 76 75 76 75 75 usw.

Nimmt man hier einen Typus I Wenckebachs als vorliegend an, so wäre die zu erwartende Sinusverlangsamung ersetzt durch den Block.

Den gleichen Ersatz einer Sinusverlangsamung demonstriert ein zweiter D.-I.-Versuch, bei dem dreimal exakte Frequenzhalbierung registriert wird. Vorher 75 75 76 75 74 76 76; Inspirationsakt 77 83 83 82; D.-I. 40,8 38,9 38,2 73 78 77 81,6 78 76 73 78 usw. (s. die Reproduktion Abb. 25).

1 mg Atropin subkutan ändert das Bild durchaus. Ich registriere wieder getrennt die Qualitäten des Ausgangsrhythmus und der Atmungsversuche.

1. Ausgangsrhythmus.

Vor Atropin 2—3 Täler pro Minute. Selten Annäherung an Typus II, vorwiegend I oder X.

Keine Interferenz.

Nach 5 Min.	Geringe Zunahme der Täler auf 9 pro Minute. Beginn von Interferenzen. Nur noch Typus X.
„ 10 „	Ganz seltene Täler, Typus X. Interferenz in jedem Tal.
„ 15 „	Kein Verlangsamungstal mehr.
„ 30 „	Kein Verlangsamungstal mehr.

2. D.-I.-Versuche.

Vor Atropin	80	90 — 39 = 51	Keine Interferenz
Nach 5 Min.	75	85 — 42 = 43	„ „
„ 10 „	76	83 — 49 = 34	Interferenz im D.-I.
„ 15 „	75	88 — 58 = 30	Interferenzen im D.-I.
„ 30 „	84	88 — 76 = 12	Keine Interferenz.

Wieder ein paar Beispiele in Einzelperioden-Umrechnung: 10 Min. p. inj. vorher 77 (I.) 75 77 77 (I.) 53,1 52,6 (I.) 70 80 82 (I.) 80 75 82 (I.) 75 52 (I.) 50,8 70 77 (I.) 78 80 80 (I.) 82 75 77 (I.) 75; Inspirationsakt 82 82 83 82 80; D.-I. 77 52,5 49,2 64,5 74 75 76 76 usw.

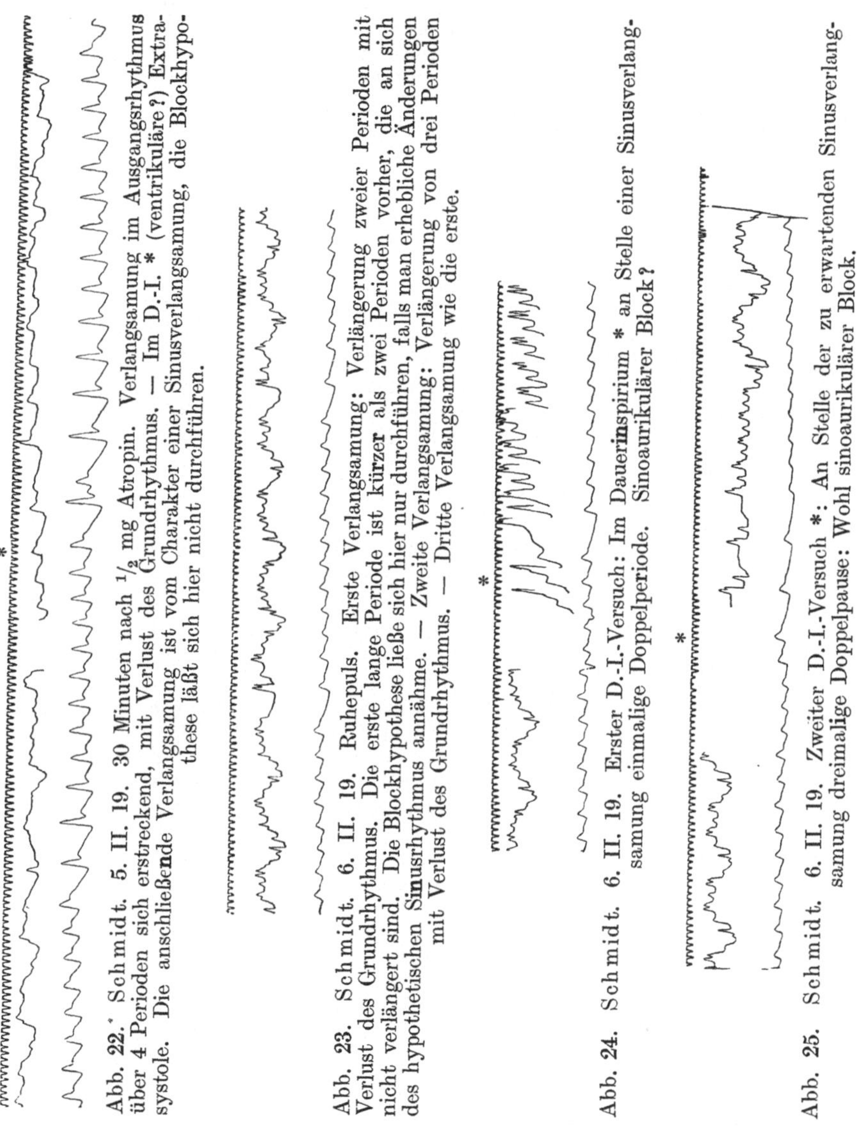

Abb. 22.* Schmidt. 5. II. 19. 30 Minuten nach $^1/_2$ mg Atropin. Verlangsamung im Ausgangsrhythmus über 4 Perioden sich erstreckend, mit Verlust des Grundrhythmus. — Im D.-I. * (ventrikuläre?) Extrasystole. Die anschließende Verlangsamung ist vom Charakter einer Sinusverlangsamung, die Blockhypothese läßt sich hier nicht durchführen.

Abb. 23. Schmidt. 6. II. 19. Ruhepuls. Erste Verlangsamung: Verlängerung zweier Perioden mit Verlust des Grundrhythmus. Die erste lange Periode ist kürzer als zwei Perioden vorher, die an sich nicht verlängert sind. Die Blockhypothese ließe sich hier nur durchführen, falls man erhebliche Änderungen des hypothetischen Sinusrhythmus annähme. — Zweite Verlangsamung: Verlängerung von drei Perioden mit Verlust des Grundrhythmus. — Dritte Verlangsamung wie die erste.

Abb. 24. Schmidt. 6. II. 19. Erster D.-I.-Versuch: Im Dauerinspirium * an Stelle einer Sinusverlangsamung einmalige Doppelperiode. Sinoaurikulärer Block?

Abb. 25. Schmidt. 6. II. 19. Zweiter D.-I.-Versuch *: An Stelle der zu erwartenden Sinusverlangsamung dreimalige Doppelpause: Wohl sinoaurikulärer Block.

Hier ist bereits ganz leichte Lähmung eingetreten. Der Sturz der Vorhofsfrequenz ist nicht mehr so tief, dafür erstreckt sich die Verlangsamung auf mehr Perioden, der Grundrhythmus ist im zweiten Tal verloren gegangen. Bei diesem Typus **X** kommt wohl nur Sinusverlangsamung in Frage. Das gilt erst recht für die folgenden Beispiele:

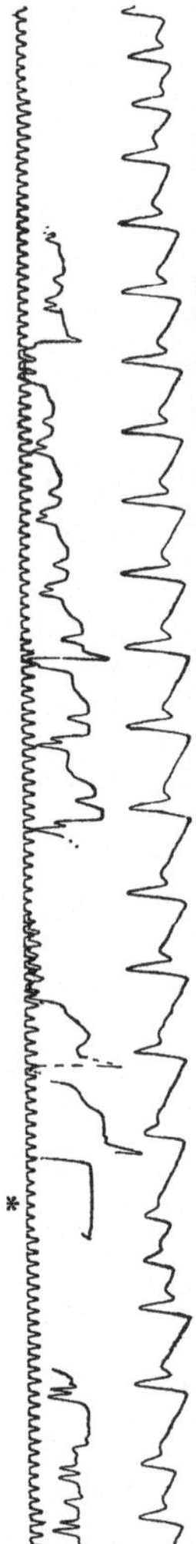

Abb. 26. Schmidt. 13. II. 19. D.-I.-Versuch *. Die erste Periode läßt im Venenpuls Interferenz des Aschoff-Tawara-Rhythmus erkennen. Der Ausgangsrhythmus ist irregulär. — Im Dauerinspirium Regularisierung. Hier ist der Venenpuls erst von der sechsten Periode ab geschrieben: von hier ab ist keine Interferenz nachweisbar.

15 Minuten nach Injektion. Vorher regelmäßige Frequenz von 75. Im Dauerinspirium dreimal Interferenz des Aschoff-Tawara-Rhythmus.

Inspirationsakt 75 77 82 86 83; D.-I. 80 75 64,5 62,5 (A. T.) 59 (A. T.) 57,6 (A. T.) 58 70 71,4 71,4 72 73 73; Exspirium usw.

30 Minuten nach Atropin bei schon ausgesprochener Lähmung. Vorher regelmäßige Frequenz von 84.

Inspirationsakt 84 85 88 88 89 89; D.-I. 88 85 82 82 80 80 78 77 76 76 76 76 77 77 77 78 78 79 80 81 83; Exspirium usw.

8. II. Regelmäßiger Rhythmus, im Dauerinspirium gleichmäßige Verlangsamung.

70 80 — 57 = 23 Vag. 70 — 0.

Dritte Digitalisierung.

Nach 6 Tagen Pause vom 11. bis 14. (= 4 Tage lang) je 1,5 Digitotal. Am 14. abends Erbrechen. Schnelles Nachlassen der Nausea.

11. II. Die Spontanwellen sind fort.

Beispiel eines D.-I.-Versuchs bei Ausgangsfrequenz 70. Inspirationsakt 76 76 88 83; D.-I. 59 52 52,6 59 57 57 59 62,5 68,2 70 72.

Hier also ganz sicher reine Sinusreaktion.

70 88 — 52 = 36
71 90 — 63 = 27 Vag. 69 — 1

13. II. Wieder sehr unregelmäßiger Ausgangspuls. — Teils Puls. resp. b. o. A., teils kurzfristige Wellen, die 1—2 Atemzüge zulassen; hier im Beschleunigungstypus. Fortab im Dauerinspirium stets Regularisierung (s. Abb. 26).

Beispiel in Einzelschlagfrequenz: Vorher 44 48,4 (I.) 58,2 58,8 64,5 (I.) 41 (A. T.) 44 (I.) 70 73 74 75 (I.) 42,4 (A. T.) 47 (I.) 42,4 48,8 58 (I.) 44 55,5 (I.) 66,7 43,4; Inspirationsakt 48 75 76; D.-I. 42,4 42,9 43,1 46,1 42,4 42,9 45,1 48,8 48,8 50 50,4 50 50,8; Exspirium usw. 54,5 65 73 80 77 80 78 48,4 47,6 61,2 62,5.

Hier macht sich bei tiefen Verlangsamungstälern Interferenz des Aschoff-Tawara-Rhythmus geltend, so in der 6. und 12. Periode des Ausgangsrhythmus, die durch ein nachfolgendes A. T. gekennzeichnet sind. Im Dauerinspirium selbst ist keine Interferenz nachweisbar.

50 77 — 39 = 38 Vag. 52 — 0.

14. II. Ausgangsrhythmus wie gestern: Ein langsamer Puls mit gelegentlichen Beschleunigungszacken; vereinzelt Interferenzen. Ein Beispiel: 47 52,2 (I.) 64,5 47,5 47 (I.) 46,8 48,8 (I.) 46,8 50 (I.) 70 73 74 (I.) 38,2 (A. T.)

50 78 — 37 = 41 Im D.-I. keine Interferenz.

19. II. Bei einer Frequenzlage von 60—70 Puls. resp. b. o. A. mit Wellen, die einen Atemzug überspringen. Gelegentlich wieder Frequenzabsturz vom Typus X. Regularisierung im D.-I.-Versuch.

73 (I.) 64,5 69 71,4 (I.) 43 49 64,5 (I.) 64,5 71,4 75 (I.) 68,2 69 71,4 (I.) 63,8 63,8 64,5 (I.) 63,8 70 73 (I.) 73; Inspirationsakt 73 82 76 73; D.-I. 48 48,5 58,2 57 53 53 55,5 55 57 58,2 58,8 58,8; Exspirium 61,2 71,4 76 82 usw.

Also Kombination der üblichen atypischen Wellung nach Digitalis mit Typus X.

ca. 63 80 — 44 = 36 Vag. 65+5, reaktiv 1 Schl. 43, dann 64
,, 68 82 — 48 = 34

23. II. Puls. resp. b. o. A. mit Verlangsamungstälern, die ein und mehr Atemzüge überspringen können. Ein Beispiel: 58,2 65,2 (I.) 65,2 62,5 75 (I.) 72 65,2 69 (I.) 70 58,8 61,8 (I.) 55 55 59 (I.) 59 68,2 (I.) 68,2 61,8 69 (I.).

65 85 — 43 = 42.

25. II. Ekg. normale Vorhofzacken im D.-I.-Versuch, normales Vorhofkammerintervall. Sinusverlangsamung.

76 95 — 59 = 36.

2. III. Bei frequentem regelmäßigem Puls von ca. 88 energische Verlangsamung im Dauerinspirium, die hier ganz sicher nichts mit dem Wenckebachschen Typus zu tun hat.

Inspirationsakt 90 96 98 98; Dauerinspirium 73 52 53,5 57,6 58,2 59,4 59,4 62 usw.

7. III. Bei langsamer Grundfrequenz kurzfristige Wellen wieder im Beschleunigungstypus. Im D.-I. Regularisierung (Elektrokardiogramm).

Beispiel: 67,4 65 63,8 75 82 88 74 70,8 ..... 64,5 63 68,2 73 66 61 70 57,6 57 58,8 57; Inspirationsakt 56 84 80; D.-I. 53 50,4 50,4 55 usw.

Im Elektrokardiogramm Kleinerwerden der A-Zacke, gelegentlich Schwinden: So beim ersten 50,4 und bei 55. Die kleineren A-Zacken befinden sich an normaler Stelle und sind von normaler Form.

Werte bei der Pulsschreibung:

68 86 — 49 = 37
82 92 — 50 = 42
Im Stehen 98 100 — 80 = 20 Vag. 73 — 1.

15. III. 1919. Unregelmäßiger Puls. resp. b. o. A. Einzelschlagbeispiel: 61,2 74 (I.) 70 62 76 (I.) 68 62 75 (I.) 75 51 62 (I.) 59 53,5 62,5 (I.) usw.

72 82 — 41 = 41 Vag. 63+8 reakt. 49 für 4 Schläge.
Im Stehen 82 95 — 68 = 27
nach 3 Min. 96 96 — 72 = 24 träge.

21. III. 1919. Puls. resp. b. o. A. mit flachen Wellentälern über 2 bis 3 Atemzüge hin.

85 95 — 51 = 44 Vag. 76+10

25. III. 1919. Geringer Puls. resp. b. o. A. 1 mg Atropin verlangsamt von 72 auf 60, vertieft den resp. und löst nach 7 Minuten kurzfristige Wellen aus, die 1—2 Atemzüge überspringen, von geringer Exkursion. Interferenz des Aschoff-Tawara-Rhythmus tritt nicht auf.

80 93 — 48 = 45 Vag. 72+4 reakt. 1 Schl. 50
5 Min. nach Atr. 77 92 — 42 = 50
10 Min. nach Atr. 60 82 — 40 = 42 ,, 63+9 ,, 47 ,,

27. III. 1919. Puls. resp. b. o. A.

64 88 — 44 = 44
Nach 3 Min. Stehen 94 96 — 74 = 22 in träger Kurve.

5. IV. 1919. Puls. resp. b. o. A.

76 93 — 43 = 50 Vag. 77 — 20 (1 Schlag)

17. IV. 1919. 87 103 — 60 = 43
25. IV. 1919. Puls. resp. b. o. A. mit graduellem Unterschied.
80 98 — 50 = 48.

Vierte Digitalisierung.

26. bis 29. IV. 19 (=4 Tage lang) je 1,5 Digitotal. Abgebrochen bei Nausea. Diesmal kein Erbrechen.
28. IV. 19 Puls. resp. b. o. A.
65 92 — 45 = 47
29. IV. 19 Geringer Puls. resp. b. o. A.
54 96 — 39,5 = 56,5 Vag. 54+6.

30. IV. 1919. Puls. resp. mit gelegentlichem Überspringen eines Atemzuges. Beispiel in Einzelschlagfrequenz: 59,5 61 69 (I.) 60 60,5 64,5 (I.) 47 53 51,3 (I.) 51,3 59 59,4 (I.) 53,5 59 68 (I.) 61,2 58,2 54,2 (I.) 50 57,6 (I.) 52,6 52,2 62 (I.) 57,6 56,6 58,8 (I.) 52,6 56,6 60 (I.).

Nach längerem Liegen werden die Exkursionen der Ruhefrequenz geringer und mehr vom Typus eines Puls. resp. b. o. A., der auf jeden Atemzug reagiert.

Beispiel (s. Abbildung). Vorher 60 (I.) 58,5 58 68,2 (I.) 64 59,4 70 (I.) 60 56,6 61,2 (I.) 60 59 66,7 (I.) 65 61,2 67,4 (I.) 62,5 57,6 51 (I.) 60; Inspirationsakt 85 96 84; D.-I. 41 43 50 50,4 50,8 50,4 51,7 53,5 55,5 58,2 60; Exspirium 65,2 77 82 93 95 89 51 57,6 58,8 61,6 76 usw.

	55	96 — 41 = 55	Vag. 59+5 reakt. Mehr Schläge 51.
Nach 5 Min. Stehen		117 — 76 = 41	in träger Kurve.
1. V. 1919.	65	96 — 42 = 54	Puls. resp. b. o. A. Vag. 61+3 reakt. 55 in Wellen.
Nach 5 Min. Stehen	106	117 — 76 = 41	träge
2. V. 1919.	73	100 — 48 = 52	Vag. 73+11 reakt. 47 1 Schl.
Im Stehen	88	100 — 48 = 52	
Nach 5 Min. Stehen	86	103 — 72 = 31	träge

Elektrokardiogramm im Sitzen. Vagusdruckversuch in Einzelschlagfrequenz. Vorher 73 80 78 72 73 82; Vagusdruck 77 73 72 77 80 76 77 82 80; Nachwirkung 64,5 78 72 49,2 57,6 72 73 67,4 71,4 75. Stets normale Vorhofszacken bei normalem Vorhofkammerintervall.

Ergebnis.

A. Arrhythmieformen bei unbeeinflußter Atmung.

I. Getrennte Betrachtung der einzelnen Typen des Ruhepulses an Hand der Unterscheidungsmerkmale Wenckebachs.

a) Einmalige exakte Frequenzhalbierung ohne Nachwirkung auf die folgenden Perioden. Also Vorhofsystolenausfall im Sinne Wenckebachs = Typus I.

Am 5. II.: Erstes Beispiel des Ruhepulses (erstes und drittes Verlangsamungstal). Oder Ruhepuls 10 Minuten nach Atropin, die ersten beiden Verlangsamungen. Siehe auch Abb. 20, zweite und dritte Verlangsamung.

Nicht unbedingt hergehörig ist das zweite und dritte Verlangsamungstal am 4. II.: Hier folgt auf exakte Frequenzhalbierung jeweils eine etwas verlangsamte Periode.

b) Erst allmähliches leichtes Absinken der Vorhof-Frequenz, dann unvollständige Halbierung in einer Periode, anschließend noch eine mäßig verlangsamte Periode, Grundrhythmus erhalten: Sinoaurikulärer Block Wenckebachs = Typus I.

Am 6. II. Ruhepuls vor Atropin: Erstes Beispiel, zweite Verlangsamung.

c) In der Mitte zwischen beiden Typen Wenckebachs stehen folgende Formen: Frequenz nicht völlig halbiert — folgende Periode verlangsamt.

Am 5. II. im Ruhepuls vor dem D.-I.-V. die erste Verlangsamung.
Am 6. II. zweites Beispiel des Ruhepulses.

d) Der Typus X würde diejenigen Verlangsamungsformen zusammenfassen oberhalb des Halbierungswertes, bei denen sich die Blockhypothese nicht durchführen läßt. Zwei und mehr Perioden sind verlangsamt; bald die erste am stärksten — dann ähnelt die Form dem Typus I — bald beide Perioden gleichstark. Der Grundrhythmus geht verloren.

Am 4. II. erstes Verlangsamungstal des Ruhepulses.
,, 5. II. zweites ,, ,, ,,
,, 6. II. erstes ,, ,, ,,
,, 19. II. Verlangsamungstal vor dem D.-I.-Versuch (Beispiel 1).

Abb. 4. II. Erste und zweite Verlangsamung.
Abb. 5. II. 30 Minuten nach Atropin: Verlangsamung vor dem D.-I.-Versuch.
Abb. 6. II. Alle 3 Täler.

e) Eine letzte Arrhythmieform zeigt sich bei der dritten Digitalisierung am 13. und 14. II., weniger ausgesprochen auf der Höhe der vierten Digitalisierung am 30. IV. Die Frequenz ist abgesunken, nunmehr gibt es nur noch Beschleunigungszacken irregulärer Art. Es ist derselbe Typus, der in den Beispielen Schulz und Behn als Beschleunigungstyp geschildert worden ist.

II. Zeitliche Beziehung der Irregularitäten zueinander, Vergleich mit den früheren Beispielen.

a) Typus II („Vorhofsystolenausfall“) wird nur bei der zweiten Digitaliskur am (3.) 4. und 5. II. festgestellt. Die vorhin unter b, c und d geführten Formen, die von vornherein neben dem Typus II auftauchen, verdrängen ihn am 6. völlig.

Die dritte Digitaliskur liefert auf der Höhe der Wirkung nur mehr den Beschleunigungstyp (s. oben), am 19. findet sich noch einmal ein Typus X. Dann aber gibt es nur noch kurzfristige, ein und mehr Atemzüge überspringende Wellen, die immer flacher werden; vom 27. III. ab nur noch Puls. resp. b. o. A. mit graduellen Unterschieden. Somit ist diese dritte Digitaliskur der Wirkung bei Schulz und Behn an die Seite zu stellen.

Die vierte Digitalisierung löst nur noch geringfügige Unregelmäßigkeiten aus. Analog nahm in den früheren Beispielen die Neigung zu atypischen Wellen bei starkem Digitaliseffekt ab.

b) Was die Dauer der Digitaliswirkung anlangt, so steigert sie sich mit jeder Digitalisierung: Nach zweiter Kur Abklingen in wenigen Tagen, nach der dritten Erstreckung über $1\frac{1}{2}$ Monate.

III. Beurteilung der Arrhythmietypen.

Das zeitliche Neben- und Nacheinander der Rhythmusbilder begünstigt eine einheitlichere Auffassung, als sie vorhin in der Aufreihung von 5 Arten gegeben war.

Diese Vereinheitlichung gelingt am ehesten für die Rubriken d und e. Gerade die Tatsache, daß eine Überführung des Typus X in Beschleunigungstyp vorkommt, spricht für einfache Sinusreaktion auch bei jenem Typus X. Hier wie dort das gleiche ruckartige Auftreten, hier wie dort die Unmöglichkeit, konstruktiv einen zugrunde liegenden, regelmäßigen Grundrhythmus zu finden.

Die einheitliche Erklärung für die Formen a—c könnte gesucht werden in der ausschließlichen Annahme eines sinoaurikulären Blocks, sobald man geringfügige Sinusbeeinflussungen zu Hilfe nimmt. Doch ist auch ein Nebeneinander beider Formen nicht ganz unwahrscheinlich. Wenigstens findet man unter den Reizübertragungsstörungen zwischen Vorhof und Kammer gelegentlich sowohl Typus I wie Typus II. Winterberg beschreibt das beim Menschen. Im Tierexperiment finde ich entsprechende Bilder bei Erlanger.

Wesentlich ist mir bei dieser Schilderung, daß neben diesen Typen I und II Wenckebachs auch echte Sinusarrhythmie vom Charakter brüsker, kurzdauernder Frequenzstürze vorkommt, so daß also fließende Übergänge bestehen vom Systolenausfall über sinoaurikulären Block zur echten Sinusarrhythmie.

B. Wirkung stärkerer Vaguseinflüsse; ihre Verwendung zur Analyse der Irregularitäten.

An sich stellt der Reiz des jeweiligen Exspirationsaktes bei gleichmäßiger oberflächlicher Atmung eine konstante Größe dar, wenigstens bei fortlaufender Untersuchung des Patienten; von Tag zu Tag kann freilich die Tiefe der Atmung aus schwer übersehbaren Gründen wechseln. Unter den stärkeren Vagusreizen fehlt dem Vagusdruckversuch gleichfalls die quantitative Vergleichbarkeit von heut auf morgen. Besser steht es um den Atropinreiz, der freilich nur an wenigen Tagen angewandt ist. Für die Analyse der Irregularitäten voll nutzbar gemacht ist im folgenden nur der gleichsam dosierte, maximale Vagusreiz des Dauerinspiriums. Die Ergebnisse des Vagusdruckversuchs und der Atropinisierung (Reizung und Lähmung) seien vorausgeschickt.

I. Vagusdruckversuch. Am 3. II. gelingt es dem rechtsseitigen Vagusdruck (ebenso wie dem D.-I.-Versuch), die noch latente Wirkung hervorzulocken. Reaktiv nach beendetem Druck stellt sich ein Vorhofsystolenausfall ein, allerdings mit geringfügiger Verlangsamung der folgenden Perioden.

In der Folge bleibt der Versuch meist wirkungslos. Selten kommt es einmal zur Verlangsamung während des Pressens selbst — im Gegenteil, hier ist deutlicher Frequenzanstieg verhältnismäßig häufig (17. II., 15. III., 21. III., 25. III., 30. IV.), dem reaktiv ein Absturz auf etwa den gleichen Verlangsamungsgrad folgen kann, wie er im Dauerinspirium erreicht wird. Dieser Typus ist von Wenckebach beschrieben.

II. Atropinversuche.

Geprüft ist auf der Höhe der zweiten Digitalisierung die Wirkung von $^1/_2$ mg (5. II.) und 1 mg (6. II.), ferner im Abklingen der dritten Digitalisierung der Effekt von 1 mg am 25. III.

a) Höhepunkt der II. Digitaliskur: Am 5. und 6. II. zeigt sich sowohl nach $^1/_2$ wie nach 1 mg Atropin im Ausgangsrhythmus erst eine Zunahme der Täler (am 5. II. unter Begünstigung des Typus II), dann bei einsetzender Lähmung Verringerung resp. Schwinden der Täler, Begünstigung von Sinusverlangsamung. In diesem Übergangsstadium zur Lähmung sind Interferenzen des Aschoff-Tawara-Rhythmus festzustellen. — Die Dauerinspiriumsverlangsamung nimmt mit zunehmender Lähmung immer unzweideutiger den Charakter der Sinusverlangsamung an.

Am 5. II. nach $^1/_2$ mg drücken sich Reiz- und Lähmungsstadium in einer Durchschnittsfrequenz, die von regelmäßigen Pulsstrecken gewonnen ist, überhaupt nicht aus; am 6. II. nach 1 mg gibt es immerhin eine Verlangsamung von 80 auf 75. Diese Bradykardie des Reizstadiums steht aber in keinem Verhältnis zu den starken Frequenzstürzen im Dauerinspirium.

Die Atropinwirkung geht also auch in diesem Stadium den gleichen Weg wie die Wirkung der Digitalis und bereitet schon auf spätere Effekte vor, wie sie hier durch die nächste Digitalisierung erzielt werden: Am 13. und 14. II. tritt auf die dritte Digitaliskur hin Interferenz des Aschoff-Tawararhythmus hervor.

b) Stadium abklingender Digitaliswirkung. Am 25. III. nach 1 mg Atropin entsprechend dem jetzt veränderten Zustand der Peripherie kräftige Frequenzsenkung von 80 auf 60. Zu Beginn der Frequenzsenkung werden Digitalisirregularitäten ausgelöst, die bereits im Schwinden waren. Es sind wieder kurzfristige, 1 und mehr Atemzüge überspringende Wellen.

III. Tiefatmungsprüfungen.

a) Wie in früheren Fällen, tritt bei Schmidt erhebliche Steigerung der Tiefatmungsempfindlichkeit ein. Sie recith nach der zweiten Digitalisierung etwa 4 Tage lang, nach der schnell folgenden dritten Digitalisierung über 2 Monate. Eine Bestätigung für diese lange Dauer der Digitalisnachwirkung liegt in dem parallelen Fortbestehen der geschilderten Digitalisirregularitäten.

b) Was die Analyse der Arrhythmieformen anlangt, so ist der Erfolg eines jeweiligen Dauerinspiriums besonders dazu angetan, die Verwandtschaft aller Verlangsamungsformen zu unterstreichen.

Am einfachsten liegen die Dinge vom 13. II. ab, also bei der dritten und vierten Kur. Jetzt wird im Dauerinspirium der Rhythmus regularisiert in offenkundiger Sinuswirkung. Damit legitimiert sich sowohl der Beschleunigungstyp der Arrhythmie am 13. und 14. II. als Sinusirregularität, wie der Verlangsamungstyp am 19. II.

In den früheren Stadien ist für die Beurteilung vor allem maßgebend jene Eigenschaft des Rhythmus, die im Text als Substituierbarkeit bezeichnet wurde. Beispiele fanden sich an allen 4 Tagen. So wie es im Dauerinspirium zu brüsken Frequenzstürzen kommt, vermißt man einen Einfluß auf den hypothetischen Sinusrhythmus.

3. II. In einem ersten D.-I.-Versuch etwas träge Verlangsamung von 80 auf 64 — sichere Sinusverlangsamung; statt dessen im Parallelversuch ein Frequenzsturz, scheinbar von Blockcharakter, dem nur ein ziemlich frequenter hypothetischer Sinusrhythmus zugrunde liegen könnte.

Am deutlichsten wird dieser Ersatz da, wo exakte Frequenzhalbierung vorliegt, wie im ersten und zweiten Beispiel am 4. II., dem D.-I.-Versuch am 5. II. und dem zweiten D.-I.-Versuch am 6. II.

Am 5. und 6. II. wirkt dieser Ersatz einer Sinusverlangsamung um so auffälliger, als später im Atropinlähmungsstadium noch kräftige Sinusverlangsamungen zustande kommen.

Und endlich liefert der Vagusreiz des Dauerinspiriums wiederum die gleichen fließenden Übergänge ineinander, wie sie die Arrhythmien der unbeeinflußten Atmung bieten.

Der gleiche Reiz macht am 4. II. zwei mal ein Blockbild (Beispiel 2 und Beispiel 3), dann wieder exakte Halbierung mit allmählichem Frequenzanstieg im Sinusrhythmus (Beispiel 1).

Ebenso findet sich am 5. II. bald ein Blockbild, bald exakte Halbierung, bald Sinusverlangsamung.

Eine leichte Änderung des Vaguszustandes durch kleine Atropindosen genügt, um jetzt nur noch Sinusverlangsamung im Dauerinspirium herbeizuführen (5. II.: 30 Minuten nach Injektion Beginn des Lähmungsstadiums). Ebenso 6. II., 10 Minuten nach Injektion und nachher.

c) Als Ersatz für die Kraftprobe, die infolge linksseitiger Handlähmung nicht ausgenutzt werden konnte, ist bei Schmidt vom 15. III. ab die Tiefatmungsprüfung im Stehen verwandt. Die Frequenzsenkung im Dauerinspirium verläuft träge. Die Ausschlaggröße ist wenig konstant von Mal zu Mal. Ein Unterschied zwischen Nachwirkung der 3. Digitalisierung und Höhepunkt der 4. Digitaliskur läßt sich nicht feststellen.

5. Digitalisbeispiel: Vaupel.

22jährig, Basedowsche Krankheit.

Vor einem halben Jahr erkrankt mit Kopfschmerz und Herzklopfen, Schlaflosigkeit. Seit einem Monat ist der Hals dicker geworden, die Augen springen vor. Schreckhaftigkeit, leichtes Weinen schon im Laufe des letzten Jahres. Kein Durchfall, geringe Abmagerung in den letzten Monaten.

Kräftiges Mädchen in gutem Ernährungszustand. Weiche Struma, Exophthalmus, Tremor; Tachykardie bei Einlieferung 120. Herz nicht vergrößert. Reine Töne.

Am 8. IV. und 3. V. Röntgentiefenbestrahlung der Struma.

Die Digitaliswirkung ist festgestellt in einer ersten Digitalisierung vom 9. bis 12. III. (9. und 11. je 1,05 Digitotal, am 12. nach 0,45 Erbrechen), und in einer zweiten Digitalisierung am 30. und 31. III. (je 1,05), am 31. III. abends Erbrechen.

Patientin bleibt zu Bett. Die nachfolgenden Frequenzzahlen beziehen sich auf Schreibung frühmorgens vor dem Waschen.

Übersichtstabelle.

I. Digitalisierung 9. bis 12. III. Im ganzen 3,6 g Digitotal. 9. bis 11. je 1,05, 12. 0,45. Daraufhin Kopfschmerzen, Übelkeit, nachts Erbrechen. Kopfschmerz und Übelkeit bis 14. IV. inkl.

8. III. 19	125	136 — 107 = 29	127	10 (35)	Vag. 126 — 5
10. III.	118	132 — 56 = 76	121	12 (30)	„ 118 — 23
		Wellen im D.-I.			
11. III.	130	136 — 107 = 29	129	11 (33)	„ 125 — 1
		0,5 mg Atropin subkutan:			
nach 5 Minuten	130	136 — 60 = 76			
„ 10 „	132	139 — 57 = 82			
„ 15 „	138	142 — 70 = 72			
„ 30 „	138	146 — 132 = 14			
„ 40 „	148	150 — 137 = 13			
12. III.	130	142 — 59 = 83	131	9 (35)	Vag. 136 — 4
13. III.	128	132 — 51 = 81	128	12 (38)	
14. III.	137	146 — 136 = 10 gleich nach dem Hinlegen.			
		Nach 1 Stunde ruhigen Liegens:			
	128	132 — 51 = 81	128	12 (38)	
		im Stehen:			
	157	158 — 67 = 91			
		Nach 5 Minuten Stehen:			
	164	165 — 144 = 21			
17. III.	122	136 — 109 = 27			
18. III.	111	125 — 50 = 75	119	9 (41)	
20. III.	104	111 — 93 = 18	105	13 (38)	
24. III.	101	106 — 92 = 14			
27. III.	109	113 — 93 = 20			
28. III.	118	120 — 88 = 32			
29. III.	96	102 — 83 = 19	97	10 (48)	

II. Digitalisierung nach 17 Tagen Pause. 30. und 31. III. je 1,05 Digitotal. Abgesetzt wegen heftiger Kopfschmerzen und Erbrechen. Kopfschmerz und Übelkeit dauern an bis zum 4. inkl.; sie sind schlimmer als das erste Mal.

31. III.	113	125 — 55 = 70			Vag. 114 — 9
1. IV.	111	113 — 50 = 63			„ 112 — 17
2. IV.	119	123 — 49 = 74	120	10 (41)	„ 120 — 64
4. IV.	104	111 — 48 = 63	109	8 (39)	„ 102 — 57
		im Stehen:			
		111 — 48 = 63			
7. IV.	112	117 — 48 = 69	112	10 (40)	
9. IV.	114	125 — 59 = 66	116	13 (47)	
Valsalva 120		130/98 125/62 1 Min. (30 mm Quecks. 6 S.).			
11. IV.	108	117 — 50 = 67	114	12 (42)	Vag. 111 — 58
14. IV.	138	142 — 113 = 29	133	12 (41)	
	129	140 — 111 = 29			
16. IV.	120	130 — 53 = 77			„ 117 — 19
18. IV.	118	132 — 60 = 72	116	12 (43)	

23. IV.	110	125 — 58 = 67			Vag. 119 — 23
26. IV.	102	111 — 59 = 52			„ 99 — 17
28. IV.	100	113 — 60 = 53	106	12 (46)	„ 94 — 34
1. V.	127	136 — 63 = 73	127	16 (46)	„ 126 — 15
3. V.	130	136 — 71 = 65			
9. V.	110	115 — 90 = 25	112	12 (41)	„ 115 — 19
11. V.	119	125 — 59 = 66	118	10 (50)	„ 126 — 26
12. V.	123	130 — 100 = 30	119	13 (46)	„ 116 — 7
14. V.	131	142 — 65 = 77	130	12 (45)	„ 136 — 73
27. V.	Patient ist am 17. V. entlassen und kommt jetzt zur Bestrahlung.				
	140	142 — 109 = 33			Vag. 142 — 27
		Nach 1 Tag Bettruhe			
28. V.	123	136 — 105 = 31			
26. VI.	119	130 — 100 = 30			

Der Überblick über die Verlangsamungswerte läßt bereits erkennen, daß bei Vagusreizversuchen Halbierung der Pulsfrequenz eintritt. Es handelt sich um sinoaurikulären Block. Bei Vaupel bleibt die Digitaliswirkung auf einer Stufe stehen, die dem Befund vom 3. II. bei Schmidt entsprechen würde: Nur bei starken Vagusreizen im Vagusdruckversuch und im Dauerinspirium kommt es zur Verlangsamung. Und so ist jedesmal die zugrunde liegende Sinusfrequenz erst zu konstruieren. Die hypothetischen Werte sind in Schrägziffern (wieder auf Minutenfrequenz umgerechnet, um das Lesen zu erleichtern) gegeben. Die Elektrokardiogramme veranschaulichen den Originalbefund.

Zum 8. III. Beispiel eines D.-I.-Versuchs vor Atropin. Ausgangsfrequenz 124; Inspirationsakt 125 127 132 134 132 132 130; D.-I. 127 115 107 107 105 105 105 107 107 111 113 113 115 115 usw.

Zum 10. III. Vergleich von 2 maximalen Atemzügen.

Erster M. A.: Vorher 120; Inspirationsakt 127 130 130 132 125; Exspirium 125 115 113 102 93 105 107 111 usw.

Zweiter M. A.: Vorher 123; Inspirationsakt 125 130 132 132 132 125; Exspirium (109 109 109 93 93 109 109 109) 103 117 130 usw. mit nach-
95 58,8 78 74 70 92
schwingender Welle auf 103 herunter.

Wie die eingeklammerten Zahlen zeigen, gelingt es leicht, in Anlehnung an die Verlangsamungswerte des ersten tiefen Atemzugs eine Sinusvorhofblockade im Sinne Wenckebachs zu konstruieren. Die hypothetische Sinusfrequenz geht dann genau so tief herunter wie in Vergleichsbeispielen: Von Substituierung ist hier keine Rede.

Zum 11. III. D.-I.-Versuch vor Atropin bei Ausgangsfrequenz 130: Inspirationsakt 130 136 136 136 136 130; D.-I. 125 113 113 113 107 113 111 113 113 113 usw.

D.-I.-Versuch 5 Minuten nach Injektion von ½ mg bei Ausgangsfrequenz 130: Inspirationsakt 132 136 136 139 139 139 136; D.-I. 120 $\frac{115\ 115\ 115}{103\quad 60}$ $\frac{106\ 100\ 100\ 100}{80\quad 84\quad 64{,}5}$ 96 103 103 107 115 113 107 98 82 90 95 96 102 usw.

Hier läßt sich also wiederum im Anfang des Dauerinspiriums (ohne Substitution) ein sinoaurikulärer Block konstruieren, während das zweite Tal wohl als eine kräftige Sinusverlangsamung angesprochen werden muß. Hier alterniert also Blockade und echte Sinusverlangsamung. Höhepunkt der Digitaliswirkung.

Zum 12. III. Elektrokardiogramm mit entsprechenden Verlangsamungsbildern. Die Abbildung zeigt, daß die Form der Vorhofszacke normal bleibt,

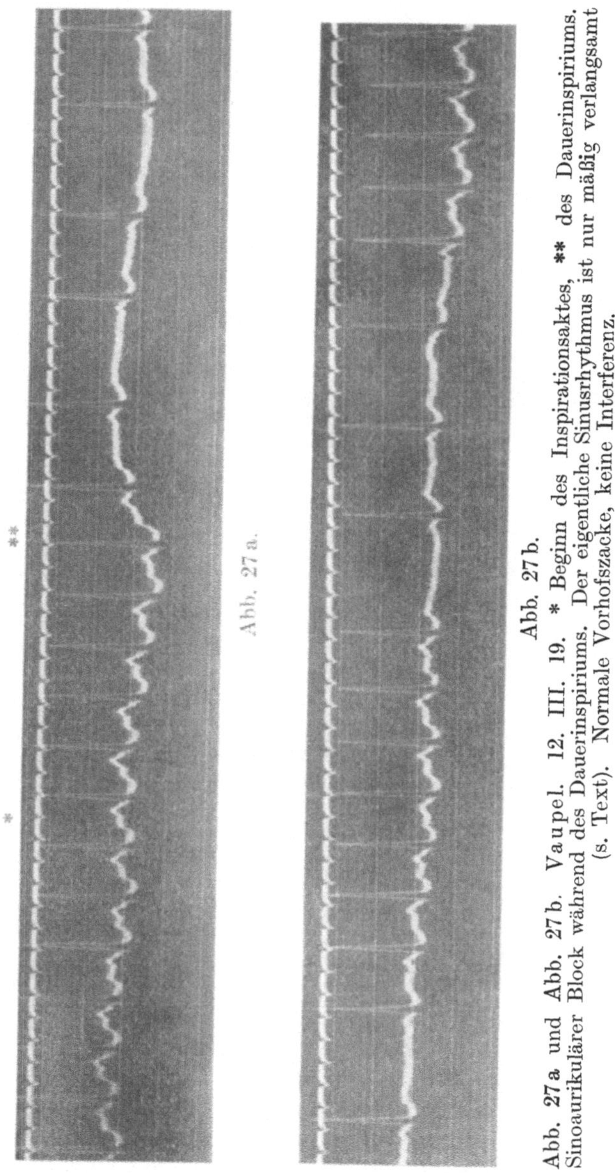

Abb. 27b.

Abb. 27a und Abb. 27b. Vaupel. 12. III. 19. * Beginn des Inspirationsaktes, ** des Dauerinspiriums. Sinoaurikulärer Block während des Dauerinspiriums. Der eigentliche Sinusrhythmus ist nur mäßig verlangsamt (s. Text). Normale Vorhofszacke, keine Interferenz.

daß freilich das Intervall sich um ein weniges verkürzen kann gegenüber dem Vorhofkammerintervall bei frequenten Schlägen. Das ist Folge der hohen Frequenz des Ausgangspulses.

Erstes Beispiel: Vorher 130 132 139 130 132 130; Inspirationsakt 132 136 139 136 127; D.-I. $\frac{120\ 120\ 120\ 100\ 100\ 100\ 100\ 93\ 93\ 93\ 93}{113\quad 60\ \ 85\ \ 89\quad 60\ \ 77\ \ 82\ \ 56{,}6}$ 113 127 130 usw.

Zweites Beispiel: Siehe Abbildung. Vorher: 130 136 136 123 132 132; Inspirationsakt 132 142 139 142 130; D.-I. 127 115 $\frac{103\ 103\ 103\ 107\ 107\ 107}{78\quad 61{,}8\ \ 83\quad 61{,}2}$ $\frac{102\ 102\ 102\ 102}{85\ \ 90\quad 60{,}5}$ 109 130 130 132 130 125 113 114 $\frac{114\ 114\ 114\ 114}{57\quad 75\quad 66{,}7}$ $\frac{125\ 125}{75}$ 127 127 139 136 136.

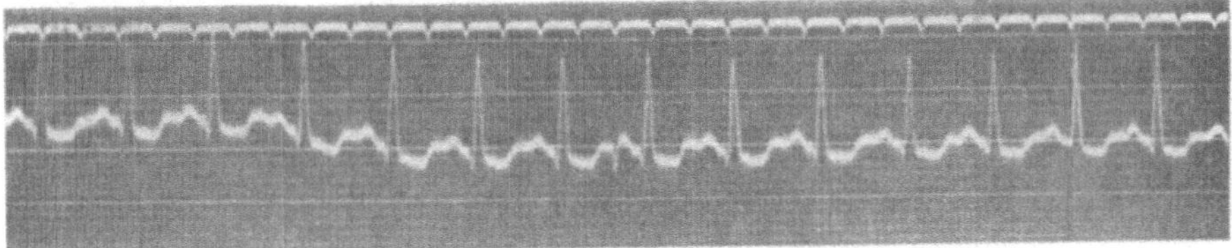

Abb. 28 a.

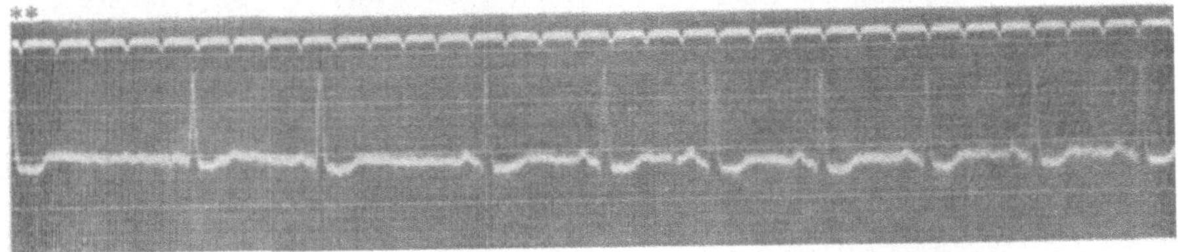

Abb. 28 b.

Abb. 28 a und Abb. 28 b. Vaupel. 1. IV. 19. * Beginn des Inspirationsaktes, ** des Dauerinspiriums. Auf den Block der ersten drei Perioden folgte regelmäßige Sinusverlangsamung erheblichen Grades: Höhepunkt der Digitaliswirkung.

Zum 14. III. Neben den bisherigen Blockbildern jetzt auch streckenweise exakte Frequenzhalbierung im Dauerinspirium. Daß es sich auch hier um den Typus 1 handelt, läßt sich wohl an Hand der nachfolgenden Rekonstruktionen des Sinusrhythmus nachweisen.

Vorher 129; Inspirationsakt 130 130 130 132 136; D.-I. 104 $\frac{104\ 111\ 111}{52\quad 55{,}5}$ $\frac{111\ 111\ 115\ 115\ 100\ 100\ 100}{55{,}5\quad 57{,}6\quad 86\ 103\ 120}$ 125 120 125 117 115 $\frac{102\ 102\ 107\ 107\ 100}{50{,}8\quad 53{,}5\quad 83}$ $\frac{100\ 100}{107\ 120}$ 120 120 125 125 120 113 115 117 120 120 130.

Zum 18. III. Gleichfalls Wenckebach-Typus 1. Beispiel einer maximalen Atemschwankung mit Halbierung für einen Schlag: Vorher 119; Inspirationsakt 113 120 120 115; Exspirium 113 107 $\frac{111\ 111}{55{,}5}$ 85 100 103 109 usw.

Zum 31. III. Bilder wie am 14. III.

Eine prinzipielle Änderung tritt erst wieder am 1. IV. auf der Höhe der zweiten Digitalisierung auf. Wie am 11. III., so wird auch jetzt eine Mitbeteiligung des Sinusrhythmus nachweisbar, nur freilich in weit stärkerem Grade als dort. Zu Beginn des Dauerinspiriums wohl noch ein paar blockierte Schläge, dann erhebliche Sinusverlangsamung. Sie verrät sich an dem kontinuierlichen Fluß des Frequenzanstiegs. Wollte man auch hier eine Blockade konstruieren, so käme man auf unwahrscheinlich geringe Grade der Sinusverlangsamung und später während des Dauerinspiriums auf unwahrscheinliche Tachykardie.

Beispiel des D.-I.-Versuchs. Frequenz vorher 111; Inspirationsakt 113 113 113 113 105; D.-I. $\dfrac{92\ \ 92\ \ 92\ \ (107\ \ 107\ \ 107)\ \ (113\ \ 113\ \ 113)\ \ (125\ \ 125\ \ 125)}{75\ \ \ 50{,}4\ \ \ 72\ \ \ 70{,}8\ \ \ 73\ \ \ 77\ \ \ 80\ \ \ 80}$ 82 82 80 77 80 80 83 82 85 90 90; Exspirium 100 105.

Vielleicht entspricht den ersten beiden langsamen Zahlen 75 und 50,4 der Sinusrhythmus 92. Die folgenden eingeklammerten Rekonstruktionen eines hypothetischen Sinusrhythmus würde ich aber nach dem obig Gesagten für falsch halten.

Ähnlich ist der Verlust in dem abgebildeten Ekg.

Vorher 132 132 132 130; Inspirationsakt 132 132 132 130; D.-I $\dfrac{117\ \ 117\ \ 103\ \ 103\ \ 103}{58{,}2\ \ \ 80\ \ \ 61{,}2}$ 88 100 100 100 98 96 96 90 92 95 95 96 100 95 93 98; Exspirium 111 117 125 127 132 139.

Die Elektrokardiogramme zeigen normale Formen der Atriumzacke, hin und wieder im D.-I.-Versuch eine Verkleinerung bei Ableitung 2; das Vorhofkammerintervall ist von gleicher Länge wie vor dem Versuch.

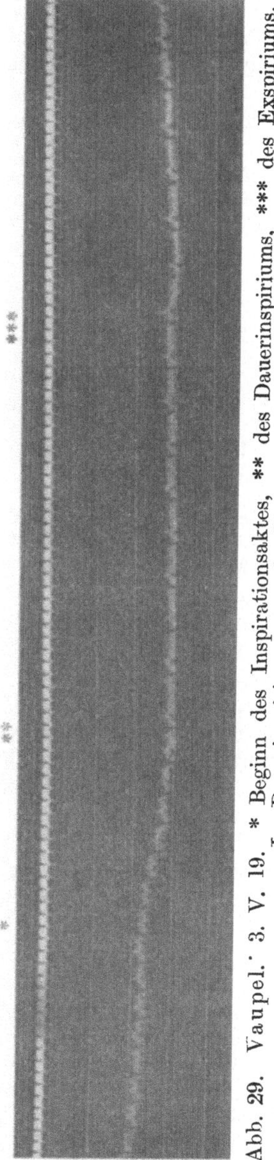

Abb. 29. Vaupel. 3. V. 19. * Beginn des Inspirationsaktes, ** des Dauerinspiriums, *** des Exspiriums. Im Dauerinspirium nur mehr Sinusverlangsamung.

Zum 2. IV. Wieder Halbierungsbilder: vereinzelte Ausfälle im Vagusdruckversuch und in maximaler Atmungsschwankung.

D.-I.-Versuch: Vorher 119.

An den folgenden Untersuchungstagen (4. und 7. IV.) sind neben der Blockade wieder Spuren einer sicheren Sinusverlangsamung nachweisbar. Stärkere Grade finden sich vom 9. IV. ab in einem Maße, daß manchmal die Blockade vollkommen verdrängt wird durch hochgradige Sinusverlangsamung.

Zum 9. IV. Im D.-I.-Versuch eine Verlangsamung, die jetzt durchaus den Charakter der Sinusverlangsamung zeigt. Auch in der Nachwirkung eines Valsalva findet sich ein sanftes Auf- und Niederfließen der tiefen Verlangsamungswellen, wie es nur bei reiner Sinusverlangsamung vorkommt. Beispiel des D.-I.-Versuchs. Vorher 114 114 114 113 113; Inspirationsakt 113 115 125 117 115; D.-I. 113 103 85 59 60 70 70 75 75 75 75 76 76 76 77; Exspirium 96 95 96 100 111 usw.

Zum 11. IV. Im D.-I. wiederum Typus einer Sinusverlangsamung.

Zum 26. IV. Wieder Sinusverlangsamung.

Im D.-I. vorher 107 102 103 109 107 102 100 103; Inspirationsakt 105 109 111 111; D.-I. 98 60 68,2 69 71,4 72 72 73 74 73 73 72 73 76; Exspirium 78 80 82 88 90 93 96 96 usw.

Zum 1. V. Durchaus gleichmäßige Verlangsamung im D.-I.-Versuch vom Sinuscharakter (Ekg.).

Zum 3. V.: Siehe Abbildung. Vorher 130; Inspirationsakt 132 132 136 139 136 136 136; D.-I. 117 111 71 84 89 86 83 82 82 80 80 78 77 76 78 75; Exspirium 89 100 usw.

Das Elektrokardiogramm zeigt normale Vorhofszacke mit normalem A—C-Intervall. Während der letzten Phase des D.-I. wird wiederum die Vorhofszacke kleiner.

Zum 11. V. Vorher 119; Inspirationsakt 120 125 123 120 120; D.-I. 109 105 80 59 75 80 80 78 78 77 76 76 80 usw.[1]

Zum 26. VI. Vorher 112; Inspirationsakt 120 123 123 125; D.-I. 115 109 105 100 95 95 95 95 96 95 98 100 98 98 98 98 usw.

Ergebnis.

1. Eine Beeinflussung des Ausgangsrhythmus bei unbeeinflußter Atmung tritt nicht ein unter Digitalis.

2. Die Tiefatmungsausschläge erfahren eine starke Zunahme, nach der ersten Digitalisierung von dreiwöchentlicher Dauer, nach der zweiten 1½ Monate anhaltend.

Es handelt sich um Halbierungsfrequenzen, die hier ausschließlich auf sinoaurikulären Block zurückzuführen sind. Die Abwandlungen, unter denen der Typus I W e n c k e b a c h s in Erscheinung tritt, imponieren bald als 2 : 1 Rhythmus, häufiger als Überleitungsverzögerung im Übergang zu 2 : 1 Rhythmus.

Eine Substitutionswirkung tritt nicht auf. Der zu konstruierende Sinusrhythmus entspricht in den ersten Tagen der Digitaliswirkung völlig dem Verlangsamungsgrad, der vor Digitalis im Dauerinspirium erreicht war.

Doch besteht insofern eine Verwandtschaft mit dem Falle Schmidt, als die B l o c k f o r m e n i m L a u f e d e r z w e i t e n D i g i t a l i s n a c h w i r k u n g i n e c h t e S i n u s v e r l a n g s a m u n g ü b e r g e h e n: Vom 9. April ab stellt sich im Dauerinspirium in der Regel nur mehr Sinusverlangsamung ein, fast ebenso hochgradig wie vorher die Vorhofsverlangsamung beim Block. Erst nach 1½ Monaten verliert sich diese starke Sinusempfindlichkeit und macht dem alten Zustand Platz.

Erste Anzeichen einer Mitbeeinflussung des Sinusrhythmus fanden sich bereits auf der Höhe der ersten Digitalisierung (5 Minuten nach Atropin am 11. III.) und stärker noch auf der Höhe der zweiten.

3. Atropinwirkung. Am 11. III. (Höhepunkt der ersten Digitaliskur) macht ½ mg Atropin binnen 40 Minuten kräftigen Frequenzanstieg, doch fehlt jene Frequenzsenkung eines Reizstadiums (also analog dem Fall Schmidt). Eine Reizwirkung verrät sich lediglich in der Auslösung von Block im Dauerinspirium. Hier tritt zugleich in einem zweiten Verlangsamungstal Sinuswirkung zutage.

4. Vagusdruckversuch. Rechtsseitiger Vagusdruck löst an einzelnen Tagen die gleichen Verlangsamungsformen aus und die gleichen Bradykardiegrade wie der D.-I -Versuch. Vom 9. IV. ab treten auch hier Sinusverlangsamungen an Stelle des Blocks, eventuell in Form nachschwingender Wellen wie am 11. IV.

5. Die Kraftprobe macht zu allen Zeiten vor und nach Digitalis die gleichen Beschleunigungsgrade, ein Beweis, daß sich die Beschleunigungstendenz nicht ändert.

6. Digitalisbeispiel.

Klara Stark, 20jährig. Leichter Basedow. Seit 1 Jahr ist Patientin aufgeregt und schwitzt leicht. Sie ist schnell verstimmt und zu Tränen gebracht. Die Hände zittern bei der Arbeit. Seit 1 Jahr auch Neigung zu Durchfällen.

Befund: Mäßig große Struma, bereits deutlicher Exophthalmus, Tremor manuum. Eine anfängliche Tachykardie von 110 Pulsen geht bei Bettruhe in 8 Tagen auf 80—85 herunter, zu stärkerer Verlangsamung kommt es nicht. Starke vasomotorische Erregbarkeit, häufige Schweißausbrüche. Sonst normaler Organbefund.

Digitalis in Form von Digitotal (tägl. 10 Tabletten) wird gegeben vom 12. VIII. 20 bis 20. VIII. = 9 Tage lang. Am 19. VIII. Nachlassen des Appetits, am 20. nachmittags dreimal Erbrechen; Inappetenz hält noch 2 Tage an.

10. VIII.	89	103 — 64 = 39	Vag. 100 — 5
11. VIII.	91	100 — 60 = 40	
	85	100 — 58 = 42	

In Einzelperiodenfrequenz zeigt sich im Dauerinspirium ein federndes Zurückschnellen der Verlangsamung bei vorwiegendem Verlangsamungstyp. Vorher ($^1/_{10}$ M. F.) 86,5 85 85; Inspirationsakt 95 96 100; D.-I. 80 58 63,1 72 76 78 82 80 82 84 85 89; Exspirium 82 85 95 98 usw.

18. VIII.	75	96 — 53 = 43	
	75	96 — 51 = 45	Vag. 76 — 4

Ausschlagsform wie oben.

20. VIII. Die Ausgangsfrequenz ist in regelmäßigen Strecken abgesunken auf etwa 70; ein Puls. resp. b. o. A. wird manchmal deutlich. Daneben aber zeigen sich in wechselnder Häufigkeit — meist 5—6mal pro Minute — bei Gelegenheit eines oberflächlichen Exspirationsaktes energische Verlangsamungstäler von gleicher Art wie bei Schmidt: Nebeneinander komplette Halbierung ohne verlängerte Periode hinterher oder unvollständige Halbierung mit je nachdem stärker oder schwächer verlangsamter folgender Periode.

Der Urrhythmus ist von vornherein etwas unregelmäßig infolge des Pulsus respiratorius b. o. A. Immerhin läßt sich sagen, daß bei Verlangsamung mehrerer Perioden dieser Urrhythmus hin und wieder deutlich verloren geht.

Beispiel der Verlangsamungstäler in Einzelperiodenfrequenz: 62,5 63 70 (I.) 67 69 73 (I.) 36,4 73 (I.) 75 74 74 (I.) 72 70 70 (I.) 64,5 66,7 69 (I.) 64,5 37 (I.) 69 74 75 (I.) 75 72 75 (I.) 69 41 (I.) 60 73 (I.) 71,4 72 ......

Nur bei der ersten Verlangsamung handelt es sich also um exakte Frequenzhalbierung. Die folgenden zwei Verlangsamungstäler entsprechen anderen Typen.

Ein anderes Stück, bei dem wohl einfache Sinusverlangsamung deutlich wird: 77 75 (I.) 43 49,6 (I.) 75 75 (I.) 74 72 76 (I.) 73 42 46,6 (I.) 75 72 75 76 (I.) 69 72 usw.

Wieder sei hier zur Orientierung die dosierte Vagusreizung in Form des D.-I.-Versuches herangezogen. Sie liefert bei gleichen Verlangsamungsgraden Bilder reiner Sinusverlangsamung.

Erster D.-I.-Versuch: Vorher 71,4 72 75 41,7 58,8 74 73,1 76 71,4; Inspirationsakt 78 82 77; D.-I. 42,2 46,1 59,4 61,2 63,8 65,2 70 71,4 71,4 70 71,4 71,4 74 74; Exspirium 76 78 82 83 usw.

Zweiter D.-I.-Versuch: Vorher 72 70 71,4 37,5 69; Inspirationsakt 75 77 64,5; D.-I. 37 40,8 44,4 62,5 64,5 62,5 61,8 61,8 62,5 63,1 65,2; Exspirium 72 75 usw.

Dritter D.-I.-Versuch: Vorher 70 37,5 64,5 70 69; Inspirationsakt 70,8 77 71,4; D.-I. 34,7 37,5 44,1 47,5 62,5 63,1 37,5 50 60,5 38,9 49,2 70,8 66,5 66,5; Exspirium 72 76 75 75 72 72 66,7 64,5 usw.

Das erste Beispiel entspricht völlig der Dauerinspiriumsverlangsamung am 11. VIII., nur daß jetzt der Verlangsamungstyp noch stärker ausgesprochen ist. Beispiel 2 gibt eine leichte Variante.

Das dritte Beispiel ist einige Minuten nach dem Vagusdruckversuch erhalten. Jetzt zeigen sich Wellen im Dauerinspirium, wie wir sie von Schulz, Behn u. a. kennen. Dabei besteht unzweideutige Sinusverlangsamung, die sich in keiner Weise umdeuten läßt in den Typus 2 oder 1 Wenckebachs.

Der erwähnte rechtsseitige Vagusdruckversuch gibt ähnliche Verlangsamungsbilder und hinterläßt für etwa 2 Minuten eine starke Häufung der Verlangsamungstäler, so daß auf etwa 2—4 kurze Perioden jeweils eine lange folgt. Vor dem Versuch ($^1/_{10}$ M. F.) 69,5 67 69,5; Vagusdruck (E. F.) 64,5 37 61,2 64,5 65,2 73,1 73,1 73,1; Nachwirkung 37,9 71,4 76 usw.

In abgekürzter Wiedergabe sahen die Zahlen aus:

	70	82 — 42	= 40	
	70	77 — 37	= 40	
	70	77 — 34,7	= 42,3	Vag. 69 — 32
22. VIII.	82	96 — 49	= 47	
	80	90 — 47	= 43	Vag. 80 — 7
24. VIII.	69	80 — 42	= 38	
	69	83 — 42	= 41	Vag. 71 — 11
				„ 69 — 27

Ablauf eines D.-I.-Versuchs vorher ($^1/_{10}$ M. F.) 69 66,5 70; Inspirationsakt 80 83 80; D.-I. 42,2 52,2 58,2 59,4 61,2 61,2 63,8 64,5; Exspirium 68,2 72 76 usw. — Also unverkennbar der gleiche Typ des federnden Zurückschnellens wie am 11. VIII. und am 20. VIII.

25. VIII.	73	88 — 45 = 43	Vag. 74 — 0
27. VIII.	85	96 — 52 = 44	„ 82 — 15

Ergebnis.

1. Verhalten des Ausgangsrhythmus.

Auf der Höhe der Digitaliswirkung Herabsinken der Pulsfrequenz auf etwa 70, gleichzeitig die gleichen Bilder einer Vorhofsverlangsamung wie bei Schmidt: Die exakte Frequenzhalbierung in fließendem Übergang zu einem Typus X, der gelegentlich wohl als sinoaurikulärer Block gedeutet werden könnte, zumeist sich aber schon durch die Änderung des Urrhythmus als Sinusverlangsamung kundgibt.

2. Tiefatmungsausschläge. Eine geringe Steigerung der Ausschlagsgröße ist am 18., 22. bis 27. nachweisbar. An Tagen der langsamsten Frequenz (20., 24.) sind die alten Werte wieder da.

Zieht man den dosierten Vagusreiz des Dauerinspiriums heran zur Beurteilung der Verlangsamungstäler bei oberflächlicher Atmung, so sprechen die Bilder deutlich für Sinusverlangsamung.

3. Der Vagusdruckversuch geht an einzelnen Tagen parallel der D.-I.-Verlangsamung.

7. Digitalisbeispiel: Louise Urbach, 20jährig.

Juli 1918 geräuschvolles Atmen beim Treppensteigen, Herzklopfen, schnelle Abmagerung. August 1918 Kropfoperation.

Die Operation war zunächst von gutem Erfolg, die Atemnot war beseitigt, die Patientin nahm gut zu. November 1918 fiel den Angehörigen auf, daß die Augen vorsprangen; Patientin ist seitdem immer aufgeregter geworden. Dabei gutes Körpergewicht, kein Herzklopfen, keine Atemnot. Patientin kommt nur in Behandlung aus kosmetischen Gründen.

Befund: Kräftiges, gut genährtes Mädchen, starke Struma, leichter Exophthalmus, feinschlägiger Tremor. Pulsfrequenz zwischen 80 und 90.

Eine Digitaliskur ist am 27. und 28. Februar durchgeführt:

Am 27. 1,5 Digitotal; am 28. 0,75: Bereits mittags Erbrechen. Inappetenz für 2 Tage.

21. II.	84	100 — 68 = 32	
	90	100 — 71 = 29	Vag. 84 — 0
24. II.	90	100 — 68 = 32	
27. II.	80	98 — 69 = 29	
	84	96 — 64 = 32	
1. III.	91	100 — 59 = 41	Vag. 96 — 0
2. III.	87	105 — 60 = 45	„ 93 — 1

Ergebnis.

Starke Digitalisempfindlichkeit: Schnelle Nausea, schnelle Zunahme der Tiefatmungsausschläge.

8. Digitalisbeispiel: Fräulein Muck, 22jährig.

Leichter Basedow: Seit 2 Jahren Herzklopfen. Neigung zum Schwitzen. Struma, Glanzauge, Tachykardie bei Bettruhe um 100 herum. Tremor manuum angedeutet. Herz von normaler Größe.

Eine erste Digitalisierung vom 23.—26. IV. (3 Tage 5mal 2 ccm Digitotal, am 4. zweimal 2 ccm) führt am 4. Tag zu Erbrechen, das auch am nächsten Tag noch anhält.

Nach 12 Tagen Pause wurde vom 9. bis 12. Mai inkl. erneut Digitotal gegeben, jetzt in Tablettenform. Am 4. Tag abends wieder Erbrechen.

Beide Digitalisierungen führen zu Frequenzabsturz am 4. und 5. Tag, während dann das alte Niveau von etwa 80 (bei morgendlicher Registrierung) wieder erreicht wird.

23. IV. 21.	82	100 — 59 = 41	
23. IV. 21.	78	103 — 63 = 40	Vag. 70 — 1
26. IV. 21.	55	95 — 42 = 53	„ 58 — 8
27. IV. 21.	48	85 — 45 = 40	
9. V. 21.	77	96 — 60 = 36	„ 74 — 14
11. V. 21.	80	98 — 58 = 40	
12. V. 21.	59	92 — 50 = 42	„ 66 — 15
13. V. 21.	55	95 — 47 = 48	„ 63 — 6

Ergebnis.

Digitalisierung bis zur Nausea führt zweimal zu Frequenzabsturz am 4. und 5. Tag unter gleichzeitigem Anstieg des Tiefatmungsausschlags; obwohl nur eine Pause von 12 Tagen zwischen den Kuren liegt, wird beim zweiten Male die gleiche Menge vertragen, und ist auch die Sinuswirkung nicht gesteigert.

9. Digitalisbeispiel: Maria Feile, 25jährig.

Morbus Basedowii. Patientin stammt aus nervöser Familie. Seit drei Jahren ist der Hals dick geworden, sie bekam starre Augen, regte sich schon über Kleinigkeiten auf, Herzklopfen stellte sich ein, sie konnte wegen Zittern der Hände keine feine Arbeit mehr verrichten. In den letzten 2 Jahren Gewichtsabnahme um 25 Pfund. Auch jetzt 85 Pfund. Seit einigen Monaten Kurzluftigkeit beim Bergangehen.

Befund: Mittelgroße Struma, starker Exophthalmus und Tremor. Tachykardie, in Bettruhe ca. 120. Herz: Leichte Vergrößerung nach links, blasendes systolisches Geräusch über Spitze und Basis. Lebhafte Haut- und Sehnenreflexe.

Digitalis wird gegeben in Form von Digitotal vom 28. I. bis zum 12. II. inkl., d. h. 16 Tage lang. Der Blutdruck erfährt während dieser Zeit keine Änderung (50/125). Die Pulsfrequenz bleibt die gleiche. Die respiratorischen Ausschläge halten sich auf gleicher Höhe.

20. I.	118 — 114 = 4	Vag.	118 — 0
28. I.	124 — 119 = 5	,,	117 — 1
29. I.	117 — 113 = 4	,,	113 — 0
31. I.	114 — 109 = 5	,,	114 — 0
1. II.			
2. II.	112 — 108 = 4		
4. II.	121 — 116 = 5	,,	120 — 0
8. II.	111 — 106 = 5	,,	109 — 1
13. II.	122 — 118 = 4	,,	120 — 0

Ergebnis.

Große Digitalistoleranz: Weder Auftreten von Nausea, noch von sonstigen Allgemeinerscheinungen, noch von speziellen Herzsymptomen. Insbesondere keine Zunahme der respiratorischen Empfindlichkeit.

10. Digitalisbeispiel: Adolf Hau, 22jährig.

Basedowoid. Struma, Exophthalmus, Tremor manuum. Mäßige Tachykardie. Patient ist bereits röntgenbestrahlt worden wegen seiner Struma — ohne nennenswerten Effekt.

Digitalisiert wird vom 27. V. 21 bis zum 18. VI. mit täglich 10 Tabletten Digitotal (= 18 Tage lang). Vom 11. Juni ab verschlechtert sich der Appetit, eine Schläfrigkeit tritt auf. Zu Erbrechen kommt es nicht.

Vom 13. Tag ab etwa geht die Pulsfrequenz deutlich herunter, sie erreicht ihren Tiefstand am 14. VI., dann wieder allmähliches Hochklettern.

27. V.	87	107 — 75 = 32	Vag.	89 — 16
29. V.	74	105 — 65 = 30	,,	74 — 12
31. V.	88	100 — 72 = 28	,,	90 — 19
3. VI.	83	100 — 73 = 27	,,	72 — 15
5. VI.	74	93 — 64 = 29	,,	73 — 1
6. VI.	80	100 — 73 = 27	,,	95 — 27

8. VI.	68	92 — 59 = 33	Vag. 78 — 16
10. VI.	67	100 — 70 = 30	
11. VI.	67	96 — 60 = 26	„ 73 — 23
13. VI.	62	92 — 60 = 32	„ 69 — 18
14. VI.	56	89 — 60 = 29	„ 67 — 25
15. VI.	66	95 — 68 = 27	„ 67 — 24
16. VI.	67	93 — 63 = 30	„ 66 — 16
18. VI.	84	103 — 75 = 28	„ 78 — 27

Ergebnis.

Bei einer Form fruste des Basedow tritt generelle Intoxikation erst vom 16. Tag der Digitalisierung ab auf.

Pulsverlangsamung setzt ein etwa am 13. Tag, bis zum 18. Tag kommt es zu einer Frequenzsenkung vom Ausgangsniveau ca. 75 auf 56.

Der Tiefatmungsausschlag zeigt Beschleunigungstypus. Eine Vergrößerung des Ausschlags unter Digitalis ist nicht festzustellen. Dagegen ist im rechtsseitigen Vagusdruckversuch eine Effektsteigerung vom 16. Tag ab unverkennbar.

Zusammenfassung der Digitaliswirkung auf Sinus- (resp. Vorhof-) Frequenz und -Rhythmus.

Die geschilderten Digitalisbeispiele des letzten und der vorigen Kapitel zeigen trotz mannigfacher Sonderheiten des Einzelfalles doch durchaus einheitliche Züge. Ich greife in dieser zusammenfassenden Darstellung vorwiegend auf die Abbildungen zurück, um ein anschaulicheres Bild geben zu können.

I. Latentbleiben der Wirkung bei oberflächlicher Atmung. — Nahezu allen untersuchten Patienten war gemeinsam (als einziger Digitaliserfolg oder nur in Einleitung stärkeren Wirkungsgrades) bei noch unbeeinflußtem Frequenzstamd und Ausgangsrhythmus die Symptomentrias der vermehrten Tiefatmungsausschläge, des gesteigerten Vagusdruckeffektes und einer stärkeren Bradykardie im Atropinreizstadium. Je geringer der respiratorische Ausgangsspielraum (im Alter, bei Myokardinsuffizienz), um so deutlicher diese Zunahme der Tiefatmungsempfindlichkeit; nach tiefem Inspirationsakt in der Regel kein stärkerer Beschleunigungsanstieg als zuvor, im Dauerinspirium dagegen eine bald allmählich zunehmende, bald plötzlich verstärkte Verlangsamung. Der Frequenzablauf im Dauerinspirium, meist eine gleichmäßige Talbildung, kann gerade in den ersten Stadien wechselvolle Formen zeigen — Formen, wie sie etwa die Abbildungen von Schmidt vom 5. II. (vor und nach Atropin) wiedergeben, oder die Abbildungen Behn vom 4. VII. (man abstrahiere in diesen Kurven von dem hier schon irregulären Ausgangsrhythmus): Energische Wellenbildungen, eventuell Frequenzhalbierungen laufen durch das Dauerinspirium hin, und ganz entsprechend lösen Vagusdruck oder ein tiefer Atemzug Wellenbewegungen ähnlicher Art aus.

II. Sichtbarwerden der Wirkung schon bei oberflächlicher Atmung. — Eine erste Form, in der sich weitergehende Digitalisierung manifestiert, ist das allmähliche Absinken der Pulsfrequenz bei unverändertem

Rhythmus; oder nur dergestalt verändertem Rhythmus, daß ein typischer Pulsus respiratorius b. o. A. auftaucht, ein vorhandener an Ausschlagsgröße zunimmt. Aber das kann ja bei jeder Pulsverlangsamung leicht eintreten. Und so würde nichts auf spezifische Bradykardie hindeuten, wären nicht die Tiefatmungsausschläge abnorm groß (Frau Linne, zweite und dritte Digitalisierung; Hein, Schardt, Gruber, Kreuter u. a.). Vielleicht darf man auch langfristige, über Minuten sich hinziehende Wellen wie bei Hein als spezifisch ansehen.

Häufiger manifestiert sich der höhere Wirkungsgrad schon bei oberflächlicher Atmung in den charakteristischen Rhythmusschwankungen der Digitalisierung, einem Begleitsymptom der erhöhten Herzbeweglichkeit. Noch vor Absinken der Frequenz setzt irgendein oberflächlicher Exspirationsakt eine ungewöhnlich starke Verlangsamung, die einen oder zwei Atemzüge überspringt (eine kurzfristige Wellung vom Verlangsamungstyp, wie wir sie auch bei Nichtdigitalisierten gelegentlich antreffen) — seltener kommt es zu den Formen einer mehr weniger exakten Frequenzhalbierung. Derartige Täler, anfangs nur selten auftauchend, folgen einander bald mit jedem zweiten oder dritten Exspirium (Schmidt, 5. II. vor Atropin), dann eventuell mit jeder Exspiration (Schmidt, 5. II., hier nach Atropin), so daß jetzt eine besondere Abart des Puls. resp. b. o. A. deutlich wird. Im Absinken der Frequenz verliert sich wohl die Arrhythmie in minutenlang regelmäßigem Puls: Auf einmal aber gerät der Puls bei irgend einem Inspirationsakt in kräftige Beschleunigung, dem Exspirium parallel geht ein abnorm tiefes Verlangsamungstal, auch eine zweite kräftige Welle kann folgen, ohne daß sich die Atmung irgendwie verändert hätte (s. Schulz, 19. V.). — Noch stärkere Wellenbewegung bei mittlerer Frequenzlage veranschaulicht die Kurve Voß vom 7. VI. Es ist das ein mächtiges Auf- und Niederwogen des Pulses, bei dem jeweils ein Beschleunigungsberg sich über mehrere oberflächliche Respirationen erstreckt, ebenso ein Verlangsamungstal. Der D.-I.-Versuch der Abbildungen greift energisch in diese Wellen ein. Die Abbildung zeigt übrigens in ihrem ersten Abschnitt, daß derartige grobe Wellen abwechseln können mit einem gewöhnlichen Puls. resp. b. o. A. — Ähnliche Bilder bei Schmidt (5. II.) und Behn (4. VII.).

III. Ist der Puls auf einem gewissen langsamen Niveau angelangt, so nehmen Vagusdruckempfindlichkeit und Atropinverlangsamung stark ab. Dem entspricht auch abnehmende Verlangsamung in den Tiefatmungsprüfungen, ohne daß der Gesamtausschlag verringert wäre: Die Exkursionen sind jetzt vom Beschleunigungstypus. Auch der Kraftprobenausschlag kann zunehmen. Die Rhythmusgrundlage bei oberflächlicher Atmung neigt noch immer zu starken Arrhythmien, jetzt vom Beschleunigungstypus. Typische derartige Bilder seien an Hand der graphischen Wiedergabe besprochen:

Bei Schulz vom 20. V. sehen wir bei Durchschnittsfrequenz 45 bei jedem zweiten oder dritten Inspirationsakt einen starken Ausschlag, während zwischendurch geringere Exkursionen vorkommen. Mannigfacher ist das Bild bei Schmidt am 13. II.: Abwechselnd ein Puls. resp. b. o. A. (charakterisiert durch graduelle Unterschiede) mit mächtigen

Beschleunigungsbergen, die sich über mehrere Atemzüge hin erstrecken. Auch Behn (5. VII.) zeigt diese Phase.

Bei den meisten Patienten, die bis zur Nausea digitalisiert wurden, ging die Wirkung nicht über diese Stufe hinaus.

IV. Höhepunkt der Wirkung. — Eine letzte Steigerung des Effektes zeigten die Beispielfälle Schulz, Grieg und Frau Linne. Die Verlangsamungsproben des Vagusdruckversuchs, des Atropinversuchs, der bradykardische Reiz einer Tiefatmungsprüfung sprechen kaum an. Vor allem bei Schulz ist auffallend das Versagen der Vagusreizprüfung. Aber auch der Beschleunigungsausschlag ist jetzt ein geringer, die inspiratorische Exkursion wie die einer Kraftprobe. Der Rhythmus bei oberflächlicher Atmung entbehrt gleichfalls der gröberen Wellen, ja ein nahezu regelmäßiger Rhythmus ist die Regel.

Hier zeigt sich indessen eine gewisse Gegensätzlichkeit zwischen Schulz und Frau Linne auf der einen Seite, Grieg auf der anderen. Bei Grieg schlägt regelmäßige Bradykardie gegen Ende der 2. Digitaliskur zeitweilig zurück in Wellenbildung.

V. Die abklingende Wirkung passiert dann wieder ein Stadium erhöhter Tiefatmungsausschläge, resp. verstärkter Vagusreizeffekte. Auch der Rhythmus kann bei oberflächlicher Atmung wieder in Schwingungen geraten, ja es können sich monatelang Wellenbewegungen der geschilderten Art anschließen.

Deutung.

I. Zentrale oder periphere Wirkung.

Ein Deutungsversuch der geschilderten Digitaliswirkungen verlangt Auseinandersetzung mit den tierexperimentellen Tatsachen eines mehrfachen Angriffsortes der Droge. Wieviel im Bilde gehört der zentralen Quote an, wieviel der peripheren in ihren verschiedenen Formen? Für die Differentialdiagnose zentral-peripher steht zur Verfügung die unzweideutig peripher einsetzende Prüfung des Vagusdruckversuchs: Gelingt die Scheidung?

Ein Rückblick auf die Daten des I. Kapitels zeigt zunächst gewisse Schwierigkeiten. Begegnen wir doch bei dem rein zentral bedingten Tonuszuwachs der Hirndrucktonie den gleichen Symptomen wie bei der allem Anschein nach peripher ausgelösten Hungerbradykardie. Wellen kurzfristiger Art (die Wenckebach schlechthin als Beweis echter Tonie auffaßt) sind vergesellschaftet mit Zunahme der Tiefatmungsempfindlichkeit. Nun aber gehört gesteigerter Vagusdruckeffekt so sehr zu dem geschilderten Symptomenkomplex atypischer Wellung und erhöhter Tiefatmungsempfindlichkeit, daß damit auch dieses scheinbar so sichere Kriterium diskreditiert wird. Im Stadium der Wellenbildungen kann gesteigerter Druckeffekt lediglich sekundäre Begleiterscheinung der zentralen Tonie sein — von einem Ausschließen zentraler Tonie gar ist nicht die Rede. — Indes auch mit dieser Einschränkung, die nur der manifesten Verlangsamung gilt, bleibt dem Vagusdruckversuch seine Beweiskraft für peripheren Digitalisangriff: Sie stützt sich auf jene Fälle, in denen die Ausgangsfequenz unverändert hoch bleibt trotz zunehmender Vagusdruckwirkung, nicht minder auf die überwiegenden Beispiele, in denen erhöhter Druckeffekt der Pulsverlangsamung vorauseilt. Nimmt man hinzu, daß dieses bei disponierten Herzen geradezu konstante Symptom energischer Digitalisierung sich gelegentlich mit rein peripheren Digitaliswirkungen wie Frequenzhalbierung, verbindet, so kann der Schluß auf generelle periphere Wirkungsweise als gesichert gelten. — Ausschluß einer zentralen Mitbeteiligung freilich ist nicht möglich, um so weniger, als gewisse klinische Befunde ohne diese Mitbeteiligung schwer verständlich würden. Das Altersherz zeigte gelegentlich ganz auffallende Zunahme des Vagusdruckeffektes als Digitaliswirkung, ohne daß es zu Sinusverlangsamung kam. Das läßt vermuten, daß zum Zustandekommen der Verlangsamung doch auch ein zentraler Tonuszuwachs erforderlich ist.

II. Übertragung tierexperimenteller Ergebnisse peripherer Digitaliswirkung.

Initial geringe Reizung des Sinusknotens (oder Sympathikusreizung nach H. H. Meyer); bei stärkerer Dosis Schädigung der Reizbildungsfähigkeit, resp. der Vorgänge bei der Entstehung des Sinusrhythmus; Empfindlichkeitssteigerung des peripheren Hemmungsapparates, zugleich auch Empfindlichkeitsänderung der Zentren selbst gegenüber dem Vagusreiz — alle diese Wirkungsformen eines peripheren Angriffs waren aus den tierexperimentellen Befunden zitiert. Die klinischen Ergebnisse erwiesen eine weitgehende Übereinstimmung mit jenen des Tierexperiments, bis in Einzelheiten hinein. So fand z. B. die Beobachtung von Rothberger und Winterberg, daß die Dauer einer Verlangsamung nach elektrischem Vagusreiz zunimmt, ihr klinisches Analogon in jener lang anhaltenden Vagusdruckwirkung bei der ersten Digitalisierung von Schulz. — Nur in einer Richtung ergab sich eine Einschränkung. In den kurzzeitigen Tierversuchen nahm der Verlangsamungsausschlag bei elektrischem Vagusreiz ständig zu mit steigender Dosis — bei den untersuchten Patienten, vor allem bei Schulz, beobachteten wir dagegen Abnahme des Vagusdruckeffekts und anderer Reizwirkungen, sobald eine gewisse Bradykardie erreicht war. Bei Schulz ist in Frequenzhöhe 40 weder im Vagusdruckversuch, noch im Atropinreizstadium, noch im Dauerinspirium mehr eine nennenswerte Verlangsamung zu erzielen. Für das Einspringen des Aschoff-Tawara-Rhythmus fand sich in den Kurven kein Anhalt. Allerdings wurde in diesem Falle nie während des Vagusdruckversuchs selbst geschrieben, sondern die Venenpulskontrolle beschränkte sich auf die Nachwirkung. Hier darf man wohl an jene Gesetzmäßigkeit denken, daß von einem gewissen Grad der Verlangsamung ab auch der Sinusrhythmus selbst zunehmende Resistenz gewinnt gegenüber Hemmungsimpulsen.

Über die einzelnen Angriffsformen der peripheren Digitaliswirkung lassen sich folgende Vermutungen aufstellen.

Geradezu beherrscht wurde das Bild der Digitaliswirkung durch die gesteigerte Hemmungswirkung bei irgend einer Form des Vagusreizes — mit ihrem starken Verlangsamungsausschlag des Dauerinspiriums — des Atropinreizes, des Vagusdruckversuches usw.

Die Deutung scheint zunächst erleichtert durch die offensichtliche Verwandtschaft mit dem Atropinreizstadium. In welchem Zustand sich das Herz befand: ob es dekompensiert war und seinen Tiefatmungsausschlag verloren hatte; ob der Rhythmus verändert war nach einem Infekt, nach Volhardscher Hunger- und Durstkur, infolge Altersveränderungen des Herzens — stets löste Atropin Wirkungen aus, wie sie nachher auch bei der Digitalisierung gesehen wurden. Ebenso führte bei abklingendem Digitaliseffekt das Atropinreizstadium wieder auf eine frühere Stufe zurück — es ließ den Tiefatmungsausschlag wieder anschwellen, die verschiedenen Arrhythmien wiederkehren; weckte aufs neue die Interferenz des Aschoff-Tawara-Rhythmus.

Und doch ist mit dieser Ähnlichkeit noch nicht bewiesen, daß es sich wirklich bei der Digitalis nur um periphere Empfindlichkeitssteigerung des Hemmungsapparates handelt. Ebensowohl kann der Sinusknoten stärker reagieren auf die Vaguserregung, wie das ja im Tierexperiment gesehen wird. Auch die Vaguslähmung im späteren Verlauf der Atropinwirkung läßt in diesem Dilemma im Stich — sie vernichtet hier wie dort den Ausschlag. Bedeutsam erscheinen mir indessen gewisse klinische Gesichtspunkte, die dem nachfolgenden Abschnitte über die Digitalisposition entnommen werden können:

Unter welchen Bedingungen tritt nach Digitalis die früheste und stärkste Verlangsamung auf? Falls man den Begriff der spezifischen Disposition zur Sinusverlangsamung orientiert am Gesamtbild der Digitaliswirkung, läßt sich folgende Regel ableiten: Zur Sinusverlangsamung disponiert sind nicht jugendliche Herzen mit ihrem empfindlichen Vagusapparat, der ja doch auf Atropin so starke Ausschläge gibt, vielmehr ausschließlich Patienten mit irgend welchen Prozessen am Sinusknoten — sei es daß diese Sinusaffektion im Mittelpunkt des Bildes steht, wie bei den geschilderten Arteriosklerotikerherzen mit ihrem starken Vagusdruckeffekt und ihren Sinusarrhythmien, oder bei der postinfektiösen Bradykardie und Sinusarrhythmie — sei es, daß sie nur eine Komplikation darstellt einer Gesamtschädigung des Myokards, die im wesentlichen zu insuffizienter Dynamik führt.

Ich möchte also folgern, daß die pathologisch starken Hemmungseffekte bei kräftigem Vagusreiz mit einer Empfindlichkeitsänderung des Sinusknotens selbst gegenüber dem Vagusreiz zu erklären sind.

Bei der Wiederbelebung der respiratorischen Herzbeweglichkeit nach schwerer Dekompensation taucht eine 2. Frage auf: Ist diese Wiederbelebung bereits zurückzuführen auf spezifische Empfindlichkeitssteigerung des peripheren Apparates — oder besorgt die dynamische Wirkung der Digitalis die Wiederherstellung des normalen Ausschlags? Bei Frau Linne erzielte das Atropinreizstadium sogleich Ausschlagszunahme, ebenso bei anderen Dekompensierten. Andererseits ist hier der Vergleich mit dem erschöpften Herzen nach Körperanstrengung heranzuziehen, bei dem Atropin ebenso wirkt, wie nachher die Erholung.

Beweisend für spezifischen Angriff scheint mir nur, wenn der Ausschlag späterhin über das Altersübliche hinausgeht.

Die von Rothberger und Winterberg festgestellte initiale Reizung des Sinusknotens kann die Ursache gewesen sein für die fortbestehende Tachykardie der Basedowpatientin Vaupel, für das Rückfälligwerden in früheren Tachykardiegrad (längst nachdem die Ausgangsfrequenz gesunken ist) bei jedem tiefen Inspirationsakt oder bei Sinusirregularitäten des Ausgangsrhythmus. Sie würde Tachykardie-Anfälle erklären, etwa wie beim Patienten Behn, bei dem scheinbar unmotiviert die Frequenz für Stunden von einer Ausgangslage 50—60 anstieg auf ca. 80. Auch das plötzliche Umschlagen in große Wellenbildungen bei der 2. Digitalisierung von Grieg läßt sich mit dieser Reizung des Sinusknotens zusammen bringen. — Behn lieferte auffallend großen Kraftprobenausschlag zur Zeit des langsamen Pulses.

An herabgesetzte Reizbildungsfähigkeit endlich (oder vorsichtiger gesagt: an verminderte Leistung des Sinusknotens) läßt speziell bei Schulz und Frau Linne das Spätstadium einer verringerten inspiratorischen Beschleunigung denken, zugleich das Nachlassen der Wellenbewegungen, der geringe Kraftprobenausschlag in dieser Phase. Gerade bei pathologischem Sinusknoten ist ein frühes Versagen nicht abzuweisen. Im gleichen Sinne muß freilich ein verstärkter zentraler Vagustonus, aufgepfropft auf periphere Empfindlichkeitssteigerung, zur Wirkung kommen. Wenn man bedenkt, wie ähnlich die Bilder bei reiner Zunahme des Vagustonus (Hirndruck-Patienten) und bei Nachlassen der peripheren Energie (Hungerbradykardie) einander sind, wird man es aufgeben, allzu weitgehende Schlüsse dieser Art zu ziehen.

III. Die Irregularitäten des Sinusknotens und des Vorhofs, zurückgeführt auf einen Antagonismus zwischen Hemmungsimpuls und Tendenzen der Peripherie.

Für das Auftreten der Digitalisirregularitäten könnte man eine bestimmte Skala aufstellen. Sie beginnt unter besonderen Umständen — zu denen Tachykardie gehört — eventuell mit dem Bilde mehr weniger exakter Frequenzhalbierung und schreitet in fließendem Übergang von sog. Vorhofsystolenausfall über sog. sinoaurikulären Block weiter zu unverkennbarer Sinusirregularität mit großen Wellenbildungen, die sich wieder umformen lassen in regelmäßigen langsamen Puls.

Diese Digitalis-Arrhythmien verlangen eine Sonderbesprechung. Was zunächst die Auslösung anlangt, so war auf die Beziehung von Wellenbergen und Wellentälern jeweils zu einem Inspirations- oder Exspirationsakt der oberflächlichen Atmung bereits in der Beschreibung der Arrhythmieformen hingewiesen. Zwischen derartigen Arrhythmien lagen oft große Pausen, in denen oberflächliche Atmung nicht den geringsten Einfluß ausübte. Man hat den Eindruck, als handle es sich jeweils um eine Summenwirkung unterschwelliger Reize oder um einen Entladungsvorgang. Die großzügigen Wellenbildungen bei oberflächlicher Atmung aber, erst recht die fortlaufenden Wellen im Dauerinspirium sind nicht ohne weiteres mit auslösenden Faktoren zu erklären.

Ich möchte zur Erklärung dieser Arrhythmieform zurückgreifen auf die im ersten Kapitel erörterte Vorstellung eines Kampfes zwischen Sinusknoten und Vagushemmungsimpulsen, dem sich Sympathikuseinflüsse beimischen. Jede Frequenzlage unterhalb der Vagusausschaltungsfrequenz ist naturgemäß Ausdruck einer derartigen Kampfstellung, der normale Sinusrhythmus ist ihr Ergebnis. Aber es war im ersten

Kapitel erörtert, daß der Antagonismus sich verschärfen kann, daß sich gegen einen gesteigerten Vagustonus der Sinusknoten gleichsam erbittert zur Wehr setzt; und das Resultat dieses Aufeinanderprallens sind dann jene Toniebilder, die Wenckebach beschrieben hat als Ermüdungssymptome des vagischen Apparates. Wenckebach reiht hier die Digitalis-Arrhythmien ein; und zweifellos erleichtert es das Verständnis dieser Arrhythmien, wenn man sie aus jenem gesteigerten Antagonismus heraus entwickelt. Nur freilich erweckt die Digitalisirregularität den Eindruck, als ob nicht der Vagusapparat ermüde, resp. eine Umwandlung erfahre, sondern vielmehr der Sinusknoten selbst.

a) Stadium der Halbierungsfrequenzen. — Die erste Phase des Kampfes ist nur unter besonderen Bedingungen gegeben, Bedingungen, die identisch scheinen mit einem erhöhten Widerstand des Sinusrhythmus gegen den aufoktroyierten Verlangsamungsimpuls. Bei den Patienten Schmidt, Stark und Vaupel wird der Sinusrhythmus in diesem Stadium der Digitaliswirkung in seinen regelmäßigen Strecken kaum verlangsamt. Auch ein aufgepfropfter Atropinreiz bleibt hier ohne Einfluß. Dagegen gelingt es der aufgespeicherten Hemmungsenergie, sich von Zeit zu Zeit in brüsken Verlangsamungstälern durchzusetzen, gleichsam eine Bresche zu schlagen. Atropin vermehrt bei Schmidt die Zahl der Täler.

Der natürliche Einwand lautet: in allen drei Fällen handelt es sich ja doch nicht um Sinusrhythmus — die Verlangsamung kommt vielmehr zustande in Form von sinoaurikulärem Block oder Vorhofssystolenausfall. Indes alternieren diese Verlangsamungsformen in allen drei Fällen mit echtem Sinusrhythmus, in dem Verhältnis, daß bei fortschreitender Digitalisierung die echte Sinusverlangsamung immer mehr bevorzugt wird, so daß also auch bei Festhalten an der Wenckebachschen Hypothese die vorhin gegebene Darstellung zu Recht besteht.

Bleibt man im Rahmen der Wenckebachschen Erklärung des Typus 1 und 2, so ist das Gemeinsame, das für diese Typen ebenso wie für den alternierenden Sinusrhythmus gilt, wohl in der stoßartigen Entladungsform zu sehen. Die Vagusendigungen, möchte man sich vorstellen, summieren an ihren verschiedenen Angriffsstellen die zufließenden Impulse so lange, bis sich von Zeit zu Zeit die gehäufte Energie durchsetzt. Zwischendurch fehlt jedes Symptom etwa eines partiellen sinoaurikulären Blocks geringeren Grades, ja selbst die Periode vor der manifesten Halbierung braucht noch nichts zu verraten — dann plötzlich das Blockbild. Ebenso ist es mit dem Sinusrhythmus.

Von vornherein braucht ein Locus minoris resistentiae für den Vagusangriff nicht zu bestehen; nur die Form der Entladung, jener energische Ruck begünstigt die Entstehung von Typus 1 oder 2. Und man hat den Eindruck, daß, wenn sich die Energie des Stoßes an einer Stelle verausgabt, daß dann für die anderen Angriffspunkte kein Impuls mehr übrig bleibt. So erklärt sich vielleicht die Substituierbarkeit.

Bei fortschreitender Digitalisierung tritt indes ein Locus minoris resistentiae ein — es kommt jetzt vorwiegend zur Sinuswirkung und nicht mehr zu Typus 1 oder 2. Ob das lediglich eine Folge der kumulativen Wirkung ist, der Anhäufung von Digitalismaterial im Gewebe, oder ob irgend welche Reaktionserscheinungen sich abspielen und nachher mit einer dauernden Veränderung des Sinusknotens abschließen, ist nicht zu entscheiden. Der

Fall Vaupel spricht für derartige Veränderungen in später Nachwirkungszeit. Hier ändert sich die Ausgangsfrequenz nicht, das Fehlen komplizierender Nebenwirkungen erleichtert die Beurteilung. Auf der Höhe der Digitaliswirkung sind bei beiden Kuren schon Anzeichen einer Sinuswirkung gegeben, die freilich vorerst noch zurücktreten vor den Blockbildern, um sich erst später, 8 Tage nach der zweiten Digitalisierung, allmählich durchzusetzen. — Bei Schmidt wird erst im Laufe der dritten Digitalisierung der Angriffsort völlig zugunsten der Sinuswirkung verschoben.

Nun verführt der fließende Übergang zwischen den Arrhythmietypen dazu, einen noch engeren genetischen Zusammenhang zwischen den einzelnen Formen zu suchen. Hier scheint die Straubsche Hypothese einzuspringen, nach der ein sinoaurikulärer Block im Wenckebachschen Sinne angesichts der engen anatomischen Nachbarschaft zwischen Sinusknoten und Vorhofmuskulatur abgelehnt wird und die entsprechenden Rhythmusbilder lediglich aus einem Mißverhältnis zwischen Reizstärke und Reizbarkeit erklärt werden. Im Prinzip bleibt also die Erklärung dieselbe wie für die Bildung einer Sinusarrhythmie, nur daß für abnorm schwache Reize (resp. für normale Reize bei herabgesetzter Reizbarkeit) im Fall der Blockbildung eine vermehrte Latenzzeit angenommen wird. S t r a u b scheint aber auch die Bildung des Sinusrhythmus anders aufzufassen als W e n c k e b a c h. Nicht der Schnittpunkt der Reizbildungskurve und der Reizbarkeitskurve bestimmt den Moment einer Entladung, sondern der angesammelte Zündstoff explodiert (von selbst), wenn sich eine bestimmte Masse angesammelt hat. Ohne diese ergänzende Hypothese wäre S t r a u b nicht imstande, exakte Frequenzhalbierung zu deuten.

Welchen Vorteil bringt die Straubsche Annahme für die Erklärung jener fließenden Übergänge? Man wird hier wohl unterscheiden müssen zwischen dem Fall Vaupel, für den die Bedingungen ja etwas anders liegen — hier handelt es sich mehr um ein Nacheinander — und dem Fall Schmidt, bei dem ein Nebeneinander der Formen vorkommt, und der Übergang von der einen Form zur andern wirklich ein fließender ist. — Wie mir scheint, bleibt die Substitutionswirkung des Falles Schmidt auch hier ungeklärt.

Warum im einen Fall lediglich Verringerung des Reizmaterials bei regelmäßigen Explosionszeiten statthaben soll, im andern Fall eine beträchtliche Verspätung der Explosion oder mehrerer Explosionen, das erfordert wiederum dieselben Hilfshypothesen, wie sie vorhin für die Wenckebachsche Theorie aufgestellt wurden. Auch für die stoßartige Entladungsform würde die Erklärung fehlen. So sprechen also die hier gegebenen Befunde weder für noch gegen die Annahme S t r a u b s.

Wollte man den Befunden bei Schmidt eine Theorie gleichsam auf den Leib zuschneiden, so wäre etwa zu verlangen, daß jene brüske Entladung im extremen Fall sowohl Reizbildung wie Reizbarkeit für Periodendauer inhibiert, während ein weniger brüsker Stoß sich auf mehrere Perioden verteilt. Wenn auch beim Altersherzen wie bei Becker ähnliche fließende Übergänge auftauchen, so wird man gern nach einer Lösung ausschauen, die über die Digitalisfrage hinausreicht. Indes findet die geschilderte Hypothese keine Stütze im Tierexperiment, soweit ich sehe.

Ich möchte hier noch eine neuere Hypothese H e r z o g s anführen, die sich an die Wenckebachschen Vorstellungen anlehnt und immerhin für gewisse Kombinationsformen ein Verständnis beibringt. Lange Vorhofsintermissionen, welche die Dauer der doppelten Periodenlänge übertreffen, werden damit erklärt, daß nicht nur die Reizbarkeit des Vorhofs, sondern auch jene des Sinus vermindert war. Darum unterblieb die Vorhofskontraktion, darum erfolgte aber auch die Kontraktion des Sinus nicht zur rechten Zeit. — Entsprechende Arrhythmiebilder fehlen bei meinen Patienten.

B. Spätere Stadien der Digitalisarrhythmie.

Patient Schmidt bietet vom Höhepunkt der dritten Digitalisierung ab Bilder einer Irregularität, wie sie in der Regel als Initialstadien zu imponieren pflegen. Zunächst sind die Unregelmäßigkeiten des Pulses noch immer von etwas brüskem Charakter.

Bei hoher Ausgangsfrequenz kommt es zu Verlangsamungstälern, die sich jetzt aber länger hinziehen, bis über 2—3 Atemzüge hin: die Widerstandskraft des Sinusknotens hat nachgelassen. Auf dieser Stufe angelangt, bietet der Rhythmus gern Bilder des mächtigen Auf- und Niederwogens wie bei Voß am 7. VI., bei Behn am 4. VII., bei Grieg am 24. III. Hier wird die Vorstellung von heftigstem Druck und Gegendruck besonders lebendig, die Vorstellung, als ob ein mühsam hergestelltes Gleichgewicht irgendwie gestört wird und erst nach längerem Hin- und Herschwanken sich wieder ausgleicht. Diese Gleichgewichtsstörung ist etwa ausgelöst durch einen Vagusdruckversuch, durch einen tiefen Atemzug, wie bei Marosoff oder wie bei Schulz am 19. V. Aber gerade dieser Befund bei Schulz legt nahe, daß auch schon bei unbeeinflußter Atmung ein oberflächlicher Inspirationsakt genügen kann, um derartige energische Wellenbewegungen zu erregen, hier bei einem regelmäßigen Puls, der schon von 80 auf 60 herabgesunken ist. Ich lasse dahingestellt, ob nicht ein rhythmisches An- und Abschwellen gewisser Herzqualitäten, etwa der Reizbarkeit, diese großen Wellenbewegungen unterstützt.

Ein Schritt weiter: Jetzt ist die Frequenz schon langsam, der Vagus hat sich durchgesetzt. Doch gibt es immer noch Rückfälle, diesmal Beschleunigungszacken über mehrere Atemzüge hin, ausgelöst wieder durch einen oberflächlichen Inspirationsakt, dessen geringfügige Vaguslähmung sich die gewaltsam zurückgedrängten Energien des Sinusknotens gewissermaßen zunutze machen. Beispiele sind Marosoff am 7. XII. auf der Höhe der Digitaliswirkung, Schulz am 20. IV., Schmidt am 13. II. Das endgültige Überwiegen der Vagusherrschaft wird dann besiegelt durch die Herabsetzung des Reizbildungsvermögens im Sinusknoten; ein regelmäßiger, langsamer Puls ist die Folge.

Schon für dieses Höhestadium, erst recht für die Nachwirkungsperiode, teilen sich indessen die Wege. Der Fall Schulz ist das eine Prototyp. Hier ist im Abklingen der Wirkung kein Stadium atypischer Wellen mehr zu finden, auch bei Linne hören alle Irregularitäten von einem bestimmten Stadium ab auf: Die zweite und dritte Digitalisierung macht nur mehr regelmäßige Verlangsamung. Unter den pathologischen Herzen fand sich eine Anzahl, bei denen überhaupt nie Irregularitäten nach Digitalis gesehen wurden, auch bei kräftiger Verlangsamungswirkung. Bei Hein gibt es lang sich hinziehende, langfristige Wellen: Vielleicht gehören auch sie noch hierher. Das wäre der eine Entwicklungsweg. Charakterisiert ist diese Entwicklungsrichtung also dadurch, daß der Widerstand des Sinusknotens gleichsam dauernd gebrochen ist, daß er sich gutwillig den Vagusimpulsen fügt.

Anders ist das Bild bei Grieg. Nachdem die erste Digitalisierung unter energischer Frequenzsenkung zu völlig regelmäßiger Bradykardie geführt hatte — von 60 auf 40 herunter — nachdem auch die zweite

Tabelle I.

Nicht vergrößerte Herzen ohne Kreislaufstörungen.

1. Gruppe: **Basedowherzen.**

Name	Digitalistage und Digitalispausen	Intoxikations-symptome	Pulsfrequenz und Rhythmus	Tiefatmungs-ausschlag	Vagusdruck-effekt (rechts)	Klinische Bemerkungen
1. Frl. Stark, 20j.	9 (je 1,5 g Digitotal)	3 mal Erbrechen, Inappetenz 2 Tage	von 80 auf 70 Halbierungs-frequenzen am 9. Tag	von 40 auf 45 vom 7. Tag ab; auf etwa 8 Tage	Zunahme vom 9. Tag ab; auf 4 Tage	—
2. Frl. Urbach, 20j.	2 (1. Tag 1,5 Digi-total; 2. Tag 0,75)	Erbrechen	unverändert 90	von 33 auf 45	—	—
3. Frl. Muck, 22j.	4 (je 1,5 g Digitotal) 12 Tage Pause	Erbrechen	von 80 auf 55 am 4. Tag für 2 Tage	von 40 auf 50 am 4. Tag	Kein deutlicher Parallelismus	—
	4 (je 1,5 g Digitotal)	Nausea	von 80 auf 55 für 2 Tage (ab 5. Tag)	von 40 auf 50 am 5. Tag	do.	—
4. Frl. Vaupel, 22j.	4 (3 Tage je 1,05 g, 1 Tag 0,45 g Digi-total) 17 Tage Pause	Kopfschmerz, Übelkeit für 3 Tage, 1 mal Erbrechen	unverändert ca. 175	von 29 auf 83 für 1 Woche (Beginn am 2. Tag vormittags)	—	Halbierungs-frequenz und Sinusverlang-samung zum Schluß nur noch Sinusver-langsamung
	2 (je 1,05 g Digi-total)	heftiger Kopfschmerz, Übel-keit für 5 Tage; an 3 Tagen Erbrechen	leichter Frequenz-anstieg von 100 auf ca. 115	von 33 auf 74 für 1½ Monate (Beginn vormittags des 2. Tages)	—	
5. Hau, 24j.	18 (je 1,5 g Digi-total)	Inappetenz, Schläfrigkeit vom 15. Tag ab	von 80 auf 55, beginnend am 13. Tag, anhaltend noch 3 Tage nach Aussetzen	unverändert (Beschleunigungs-typ)	Starke Zunahme vom 16. Tag ab	—

6. Frl. Veile, 25j.	16 (je 1,5 g Digitotal)	keine Intoxikationssymptome	keine Änderung von Frequenz und Rhythmus	unverändert	keine Zunahme	—
2. Gruppe: Junges und altes Herz bei vorhandener Disposition.						
7. Grig, 33j. Leichte Nephritis, ohne Ödeme und Blutdrucksteigerung	13 (je 1,5 g Digitotal) 16 Tage Pause	ohne Nausea	von 80 auf 40 am 12. Tag unter zeitweiliger Wellenbildung am 9. Tag. Dauer ca. 14 Tage lang	von 33 auf 27 vom 6. bis zum 10. Tag, dann Abnahme auf 22	Vagusdruckeffekt parallel der D.-I.-Verlangsamung	Steigerung der Diurese am 8. Tag
	11 (je 1,5 g Digitotal)	am 10. Tag Magenkrampf; am 11. einmal Erbrechen, für 3 Tage Inappetenz	von 70 auf 40 (45 schon am 6. Tag) — Digitaliswellen 1½ Monate verfolgt	von 33 auf 21, am 6. Tag beginnend	do.	Steigerung der Diurese vom 2. bis 6. Tag
8. Becker, 55j.	3 (1. Tag abends intravenös 2 ccm Digitotal; 2. u. 3. Tag je 1,5 g Digitotal per os)	Nausea ist nicht abgewartet	von 40 auf 34 am 3. Tag früh	abnorm großer Ausschlag über 30 reduziert auf 20—25	Verlangsamung parallel derjenigen im Dauerinspirium	—
9. Göltenbold, 64j.	7 (1. Tag 4 ccm Digitotal intravenös; 6 Tage je 1;5 g per os)	Nausea am 7. Tag	von 75 auf 50 am 4. Tag	abnorm großer Ausschlag etwas verringert	do.	—
10. Schulz, 80j.	2 (1. Tag 0,2 Digifolin intravenös + 1,0 Digifolin per os; 2. Tag 1,0 per os) 3 Tage Pause	keine Nausea	von 72 auf 45 in Wellen, am 2. Tag beginnend	von 12 auf 30 am 2. Tag	teilweise parallel Verlangsamung	—
	2 (1. Tag 0,2 Digif. intravenös + 1,0 per os; 2. Tag 0,4 per os)	Erbrechen	auf 40 für 6 Tage	wieder Abnahme auf 12; im Abklingen vorübergehend 35	do.	—

Name	Digitalistage und Digitalispausen	Intoxikationssymptome	Pulsfrequenz und Rhythmus	Tiefatmungsausschlag	Vagusdruckeffekt (rechts)	Klinische Bemerkungen
3. Gruppe: Herzen nach einem Infekt.						
11. Fritz Schmidt 19j. Leichte Unterlappenpneumonie	3 (1. Tag 0,75 g Digifolin; 2. und 3. Tag je 1,5 g Digifolin) 11 Tage Pause	Erbrechen	Während des Fiebers keine Frequenz und Rhythmusbeeinflussung	—	—	—
	5 (je 1,5 g Digitotal) 6 Tage Pause	Nausea	Digitalis-Irregularität; Frequenzhalbierung u. Sinusirregularität ab 5. Tag	von 24 auf 49 für 5 Tage; Beginn am 4. Tag	Steigerung vom 4. Tag ab	—
	4 (je 1,5 g Digitotal) 69 Tage Pause	1 mal Erbrechen Inappetenz schnell schwindend	Frequenzsenkung von 70 auf 50 Wellen vom 3. Tag ab	von 36 auf 50, zunehmend ab 3. Tag Dauer 2 Monate	Steigerung 1½ Monate anhaltend	—
	4 (je 1,5 g Digitotal)	Nausea	von 70 auf 50, mit leichter Irregularität am 4. Tag beginnend	von 47 auf 57 am 4. Tag	—	—
12. Frl. Krebs, 18j. Abgekapseltes Pleuraempyem. Kein Fieber mehr	12 (je 0,45 Digitotal)	Inappetenz	am 6. Tag Wellenbildung, am 7. Frequenzsenkung von 100 auf 55	von 27 auf 45	—	—
13. Frl. Diehl, 21j. nach Influenzapneumonie partieller Block zwischen Vorhof und Kammer	3 (1. Tag 1,5 g Digitotal; 2. Tag 0,9 g Digitotal; 3. Tag 0,45 g Digitotal) während der Pneumonie 13 Tage Pause	Erbrechen	Sinusfrequenz unverändert	—	—	Herzblock für etwa 8 Tage

	4 (je 0,75 g Digitotal) 19 Tage Pause	Nausea	unverändert ca. 65	von 21 auf 29 am 3. Tag; auf etwa 1 Woche	—	Wiederkehr des Blocks
	8 (je 0,75 g Digitotal)	keine Nausea; ausgesetzt wegen des Blocks	unverändert	von 22 auf 31 ab 4. Tag	—	Block wiederkehrend am 7. Tag
14. Frl. Seip, 21 j. Typhus u. Nachwirkung: partieller Vorhofkammerblock	6 (je 1,5 g Digitotal) während des Infekts 21 Tage Pause	Nausea	Sinusfrequenz-Rhythmus unverändert	—	—	am 6. Tag 2 : 1 Rhythmus; Spuren des partiellen Blocks
	4 (je 1,5 g Digitotal) 17 Tage Pause	Erbrechen	unverändert ca. 70	von 21 auf 51 ab 4. Tag; auf 10 Tage	—	am 4. Tag verlängertes A—C-Intervall kein Block
	2 (1. Tag 1,5 g 2. Tag 0,3 g)	Nausea	unverändert ca. 75	von 20 auf 43 über 1 Monat	—	
15. Frl. Voß, 31 j. nach Pneumonie postinfektiöse Bradykardie und Arrhythmie	5 (je 1,0 Digifolin) 3 Wochen nach dem Infekt 29 Tage Pause	Nausea für 1 Tag	unverändert 55 Zunahme von atypischen Wellen	von 35 auf 40	—	—
	2 (je 1,0 Digifolin)	1½ Tag Erbrechen	von 50 auf 40 unter Schwinden der atypischen Wellen	von 36 auf 55	—	—
16. Marossow, 35 j. Influenzapneumonie	12 (je 1,5 g Digitotal) 3 Wochen nach der Pneumonie 22 Tage Pause	Kopfschmerzen, Augenflimmern, Inappetenz 5 Tage lang	von 55 auf 40 am 11. Tag; atypische Wellen vom 5. Tag ab	von 34 auf 36 ab 5. Tag	—	Steigerung der Diurese am 3. und 4. Tag
	12 (je 1,5 g Digitotal)	Kopfschmerzen, Flimmern vor den Augen	von 60 auf 50 Wellen ab 7. Tag	von 33 auf 37	—	Steigerung der Diurese vom 1.—5. Tag

Name	Digitalistage und Digitalispausen	Intoxikationssymptome	Pulsfrequenz und Rhythmus	Tiefatmungs-Ausschlag	Vagusdruckeffekt (rechts)	Klinische Bemerkungen
17. Frl. Weiß, 58j. Phthise, subfebrile Temperaturen	7 (je 0,45 Digitotal)	Erbrechen, Inappetenz 3 Tage lang	von 110 auf 60 am 4. Tag, auf 40—50 ab 7. Tag 5 Tage anhaltend zugleich Wellen	von 75 auf 36 vom 4. Tag ab	—	—
18. Behn, 58j.	7 (je 1,0 Digifolin)	Zittern; Nachlassen des Appetits	von 60 auf 40 unter zeitweiliger Wellenbildung; Beginn am 6. Tag	von 12 auf 28; Beginn am 3. Tag	—	Steigerung der Diurese am 1. und 2. Tag, ferner am 4. bis 6. Tag

Tabelle II.

Dilatierte, dekompensierte Herzen.

1. Gruppe: **Endokarditiden.**

Name	Digitalistage und Digitalispausen	Intoxikationssymptome	Pulsfrequenz und Rhythmus	Tiefatmungsausschlag	Vagusdruckeffekt (rechts)	Klinische Bemerkungen
1. Lauterwald, 12j. Endocarditis aortica, schwer dekompensiert	3 (2 Tage je 0,3 Digitotal intravenös, 3. Tag 0,15 Digitotal intravenös)	Erbrechen	von 104 auf 91 am 3. Tag; keine Irregularität	unverändert, minimaler Ausschlag	geringer Effekt, keine Zunahme	Klinisch kurzdauernde Besserung
2. Grebing, 24j. Endoc. ulcerosa aortica u. mitral., schwer dekompensiert	7 (je 1,5 g Digitotal) 7 Tage Pause	Übelkeit für 2 Tage	von 100 auf 82 am 5. Tag	von 4 auf 29, Zunahme ab 5. Tag	geringe Zunahme	Klinisch Erfolg
	5 (je 1,5 g Digitotal)	Nausea	von 103 auf 80	Zunahme	—	do.

3. Metzler, 32j. Endoc. aortica, mäßig dekompensiert	4 (je 0,6 g Digitotal intravenös)	Nausea	von 100 auf 87 am 4. Tag	von 4 auf 12 am 4. Tag	geringe Zunahme	Besserung der Dekompensat.
		2. Gruppe: **Vitien nach Gelenkrheumatismus.**				
4. Rönniger, 15j. Aorteninsuffizienz, leicht dekompensiert	6 (je 0,8 Difigolin)	Erbrechen	von 90 auf 70; vom 9. Tag ab Digitalis-arrhythmie	von 21 auf 45 für 8 Tage (Beginn am 4. Tag) dann dauernd ca. 30		Stauungsleber kleiner
5. Frl. Wilms, 18j. Aorteninsuffizienz, leicht dekomp.	23 (je 0,9 g Digitotal)	Inappetenz	von 90 auf 80	von 70 auf 25 ab 20. Tag	Kräftige Zunahme	Völlige Dekompensierung
6. Stein, 32j. Mitralinsuffizienz, stärker dekompensiert	5 (je 1,5 g Digitotal)	Nausea	von 95 auf 80 am 6. Tag	von 5 auf 18 am 5. Tag	Zunahme am 5. Tag	Besserung; gute Diurese
7. Frau Linne, 33j. Mitralstenose, stärker dekompensiert	3 (je 1 g des Infuses) 8 Tage Pause	Nausea*	von 75 auf 50 vom 3. Tag ab; die Senkung beginnt mit Dig.-Arrhythmie	von 12 auf 33, Zunahme vom 3. Tag ab; Höhepunkt 1 Tag, dann 26	Zunahme am 3. Tag	Diurese gebessert, Stauungskatarrh besser, Hepar kleiner
	3 (je 1,5 Digitotal) 7 Tage Pause	wiederholt Erbrechen, Inappetenz 2 Tage	von 60 auf 50 ohne Wellung am 4. Tag	von 26 auf 40 am 4. Tag, 3 Tage anhaltend, als Dauerwirkung 30—35	parallel der Verlangsamung im D.-I.-Versuch	am 1. Tag Zunahme der Diurese, dann Abnahme
	2 (1. Tag 1,5 g Digitotal; 2. Tag 1,2 g Digitotal)	wiederholt Erbrechen; Übelkeit 3 Tage lang	von 60 auf 46; am 2. Tag ohne Wellung	von 30 auf 25; später wieder 30—35, 14 Tage verfolgt	do.	Verringerte Harnmenge

Name	Digitalistage und Digitalispausen	Intoxikations-symptome	Pulsfrequenz und Rhythmus	Tiefatmungs-ausschlag	Vagusdruck-effekt (rechts)	Klinische Bemerkungen
8. Frau Meyer, 38j. Mitralstenose leicht dekompensiert	12 (je 0,6 g Digitotal intravenös)	vom 10. Tag ab Schläfrigkeit; Inappetenz am 12. Tag	Verlangsamung von 70 auf 60 ab 10. Tag	Zunahme von 12 auf 21 am 12. Tag nur kurz anhaltend	Zunahme am 12. Tag	Kompensierung
9. Ehlers, 51j. Mitralinsuffizienz, schwer dekompensiert	3 (je 1 g des Infuses)	Nausea	von 100 auf 85 am 3. Tag	von 0 auf 19 am 3. Tag	—	glänzende Diurese am 2. und 3. Tag
10. Lingelbach, 36j. Mitralinsuffizienz, schwer dekompensiert	11 (5 Tage je 1 g des Infuses; bei nachlassender Diurese 6 Tage je ½ g des Infuses)	keine Nausea, keine Intoxikationssymptome	von 90 auf 80 vom 4. Tag ab	von vornherein großer Ausschlag, 25—30; keine wesentliche Änderung	kräftiger Ausschlag; Verlangsamung parallel der D.-I.-Verlangsamung	gute Diurese; Blutdruckanstieg, Kompensierung
3. Gruppe: **Hypertrophische Herzen ohne rheumatische Ätiologie.**						
11. Hein, 57j. Aorteninsuffizienz, schwer dekompensiert	4 (je 1,0 Digifolin) 10 Tage Pause	Nausea	von 80 auf 60 am 4. Tag	Anstieg von 0 auf 21 für 2 Tage	—	Schwinden der Ödeme des Stauungsharns; leidliche Kompensierung für 1 Woche
	3 (je 1,0 g Digifolin)	do.	von 73 auf 60 am 3. Tag	von 13 auf 21 für 1 Tag	—	kurzdauernde Besserung
	3 Tage Pause 3 (2 Tage je 1,0 Digifolin, 3. Tag 0,4 g Digifolin)	do.	keine Verlangsamung	Verringerung der Ausschläge	—	fortschreitende Dekompensation

12. Frau Siebel, 58 j. Aorteninsuffizienz auf arteriosklerotischer Grundlage Dekompensat. mäßigen Grades	8 (je 1,5 Digitotal) 12 Tage Pause	Inappetenz	von 130 auf 84 vom 4. Tag ab, ohne Wellung	von 5 auf 46 vom 4. Tag ab; als Dauerwirkung ca. 30	kräftige Zunahme	Früh- und Spät-Diurese
	7 (je 1,5 g Digitotal)	do.	von 90 auf 75 vom 5. Tag ab	von 33 auf 46 . am 3. Tage	—	Gute Kompensierung
13. Kreuter, 49 j. Cor renale, mäßig dekompensiert	5 (je 1,5 g Digitotal) 12 Tage Pause	Widerwillen gegen Digitotal	unverändert, ca. 75	von 9 auf 20, Zunahme vom 3. Tag ab	kräftige Zunahme	Schwinden von Ödemen
	7 (je 1,5 g Digitotal)	Kopfschmerzen	do.	von 12 auf 15	do.	Kompensierung
14. Frau Schardt, 52 j. Cor hypertonicum, mäßig dekompensiert	3 (je 1,0 Digifolin)	1 mal Erbrechen, 2 Tage Übelkeit	von 80 auf 60 am 3. Tag abends	von 13 auf 26 am 3. Tag abends	—	Besserung
15. Gruber, 63 j. Cor hypertonicum, schwerer dekompensiert, Asthma cardiale	3 (je 1,0 Digifolin) 6 Tage Pause	Erbrechen	—	—	—	keine Förderung der Diurese
	3 (je 1,0 Digifolin) 54 Tage Pause	do.	—	—	—	do.
	3 (2 Tage je 1 g Digitotal, 3. Tag 0,8 g Digitotal 3 Tage Pause	Nausea	von 80 auf 65 am 3. Tag	von 10 auf 16 am 4. Tag	—	gute Diurese
	3 (2 Tage je 1 g Digitotal, 3. Tag 0,4 g Digitotal)	Nausea	ca. 60 unverändert	von 11 auf 18 am 4. Tag	keine Zunahme	do.

Name	Digitalistage und Digitalispausen	Intoxikations-symptome	Pulsfrequenz und Rhythmus	Tiefatmungs-ausschlag	Vagusdruck-effekt (rechts)	Klinische Bemerkungen
16. Konrad Schmidt, 64j. Cor renale, mäßig dekompensiert	22 (je 1,5 g Digitotal)	keine Nausea keine Intoxikationssymptome anderer Art	unverändert ca. 60	unverändert ca. 10	keine Zunahme	Klinische Besserung
17. Frau Dehn, 74j. Cor hypertonicus, leicht dekompensiert	3 (je 0,2 Digifolin intravenös)	keine Intoxikationssymptome	von 60 auf 50, Digitalis-Arrhythmie	von 20 auf 32	—	Kompensierung
4. Gruppe: **Dilatation des nicht hypertrophischen Herzens.**						
18. Recke, 17j. Dilatat. cordis infolge Überanstrengung	15 (je 1,5 g Digitotal)	Inappetenz	von 115 auf 90 am 14. Tag, einsetzend am 5. Tag am 14. Tag Digitalis-Wellen	von 40 auf 60, vom 5. Tag ab	Zunahme deutlich	Rückkehr zur Suffizienz
19. Hoffmann, 33j. Dilatat. cordis nach Pericarditis	28 (je 1,5 g Digitotal) 12 Tage Pause	keine Nausea	unverändert 120	unverändert 5—10	keine Zunahme	—
	18 (je 1 g Infus)	Inappetenz	do.	—	—	—
20. Häfner, 49j. Basedowberg, leicht dekompensiert	6 (je 1,5 g Digitotal) 1 Monat Pause	Nausea	unverändert 100	von 5 auf 11	keine Zunahme	Besserung
	7 (je 1 g Infus)	do.	do.	von 11 auf 33 am 7. Tag	starke Zunahme am 7. Tag	do.
21. Kreile, 53j. Myokard-insuffizienz	10 (je 1,5 g Digitotal)	Gelbsehen, Flimmern vor den Augen, Kopfschmerz	unverändert ca. 65	unverändert ca. 5	starke Zunahme vom 7. Tag ab	gute Wirkung

Digitalisierung bis zum 10. Tag im gleichen Sinn verlaufen war, setzen plötzlich zugleich mit den Magendarmsymptomen und mit leichtem Frequenzanstieg für 5 Tage Digitaliswellen ein. Und diese Wellen halten sich in der Nachwirkung, solange der Patient untersucht wird (1½ Monate). Ähnlich die 1½ Monate Digitalisirregularität nach der zweiten Digitaliskur bei Schmidt. Vielleicht darf man hier an eine erst jetzt zur Wirkung gelangende Reizung des Sinusknotens denken, die ihn in jenem Antagonismus zu Hilfe kommt.

Das Gesamtbild dieser Digitalisirregularitäten zeigt uns im Kampf zwischen Vagusimpuls und peripherem Widerstand alle Stufen von energischster Resistenz des Sinusknotens bis zu allmählichem Versagen, bis zu willfährigem Nachgeben auf die Vaguspression hin. Dort wo als Endstadium ein regelmäßiger, langsamer Puls resultiert, wo es auf kräftigen Reizzuwachs in Form von Vagusdruck oder Atropinreiz schon vorher zu einer Aufhebung bestehender Digitalisirregularitäten kam, konnte die Erklärung der Digitalisarrhythmien schwerlich in einer Ermüdung des Vagusapparates gesucht werden, hier unterlag offensichtlich der Sinusknoten im Kampf. Andere Bilder, in denen auf der Höhe der Wirkung regelmäßige Bradykardie wieder umschlagen konnte in Wellen, wurde mit eingreifender Reizung des Sinusknotens erklärt. Die Bilder waren nicht wesentlich verschieden beim jungen und alten Herzen, beim gesunden und kranken — nur daß wohl beim Altersherzen und beim schwerkranken Herzen ein geringerer Widerstand des Sinusknotens angenommen werden konnte.

C. Spezifische Disposition zur Sinusverlangsamung.

Es war einleitend bereits darauf hingewiesen, daß diese verfeinerten Prüfungen des Sinusrhythmus auf Digitaliswirkung gewisse klinische Fragen wieder aufleben lassen, deren wichtigste lautet: Gibt es eine spezifische Disposition für Digitalis-Verlangsamung? Ein Literatur-Überblick wird sich gleichzeitig auseinander zu setzen haben mit dem Dosierungsprinzip und mit der kumulativen Wirkung der Droge — Problemen, die bisher nur oberflächlich berührt wurden.

Das älteste und noch heute wertvolle Dosierungsmaß stammt von Withering selbst. Wohl hat Withering schon gewisse absolute Dosen anempfohlen — als Gesamtmenge 5 g im Infus oder 2½ g der Blätter, als Tagesdosis etwa ½ g Fol. dig. — aber höher als diese schematische Dosierung stand ihm eine andere Regel: Man lasse das Mittel so lange nehmen, bis es entweder auf die Niere, oder auf Magen und Darm, oder auf den Puls seine Wirkung äußert. Man kennt das Auf und Nieder der Digitalis-Dosierung in der Geschichte der Medizin. Immer wieder folgt auf die Neigung zu großen energischen Dosen eine Zeit, in der man sich auf fast homöopathische Menge beschränkte. Traube hat mit ausgezeichnetem klinischen Erfolg bei schweren Dekompensationen bis zu 4 g des Infuses in 24 Stunden gegeben, vor allem, wenn es sich um Patienten handelte, die schon jahrelang mit Digitalis behandelt worden waren. Und diese heroischen Dosen sind später für die Pneumoniebehandlung von Petrescu wieder aufgenommen worden (bis 8 g pro die!).

In Deutschland ist zur Zeit von den bedeutendsten Autoren eine gemäßigte Dosierung empfohlen, so von Krehl täglich 0,4 g des Infuses oder 0,2 des Pulvers, so lange, bis die Diurese zunimmt und die Herzfrequenz sinkt; dann Minderung der Gaben. Bei ausbliebendem Erfolg rät Krehl, abzusetzen und nach 1—2 Wochen mit größerer Menge zu versuchen, bis zu 1 g des Infuses oder 0,5 Pulv. fol. dig.; Dosen, die nur bei hochgradiger Kreislaufschwäche bereits zu Beginn angewandt werden. Romberg [1]) geht ungern über 0,3 des Pulvers (= 0,6 Infus) hinaus und läßt in der Regel 5—7 Tage nehmen — so lange, bis eine deutliche Kreislaufwirkung eintritt — ein erstes Kriterium ist ihm die fühlbare Zunahme der Wandspannung bei vorher abnorm weichem Puls. Gerhardt verabreicht nach Naunyns Regel anfänglich 0,2—0,5 des Infuses täglich bis im ganzen 1—1,5 g und fährt dann mit 0,1—0,2 fort. Dosierung bis zum Eintritt der Wirkung ist heute wohl im Prinzip anerkannt, nur daß die Neigung besteht, schon auf frühe Symptome hin zu sistieren, um nur ja eine Intoxikation zu verhindern. Bis an die Intoxikationsgrenze heran geht dagegen auch heute noch nach dem alten Witheringschen Schema Mackenzie, der die Grenzsymptome lediglich entsprechend unseren jetzigen Arhythmiekenntnissen modernisiert hat. Zeichen einer genügenden Dosis sind nach Mackenzie Nausea oder Erbrechen, Pulsverlangsamung dauernd oder in Intervallen, Herzblock oder Extrasystolen. — Das Prinzip, nach dem in den hier untersuchten Fällen die Dosierung durchgeführt ist, hält sich an die englische Schule mit einer leichten Modifikation: Soweit nicht Extrasystolen und Herzblock im Spiele sind (Fälle mit Extrasystolie scheiden für diese Untersuchungen aus), ist in der Regel die Nausea als wesentliches Grenzsymptom angenommen worden, ganz ohne Rücksicht darauf, wie weit die Pulsverlangsamung gediehen war.

Wenn auf diese Weise die Beziehung der beiden markanten Empfindlichkeitssymptome zueinander restlos verfolgt wird, so ist damit nur eine praktische Konsequenz gezogen aus dem experimentellen Zusammengehören der Wirkungen: Trat doch bei Traubes Hunden das Erbrechen annähernd gleichzeitig mit der Pulsverlangsamung auf. In das klinische Denken ist freilich diese Auffassung einer Zusammengehörigkeit nicht übergegangen. Vielmehr wird auch da, wo energische Dosierung empfohlen wird, das Digitaliserbrechen vielfach mehr als Symptom einer isolierten Überempfindlichkeit gewertet, als eine lästige Begleiterscheinung, die naturgemäß zum Aussetzen zwingt (so von Edens); aber doch nicht als die wichtigste Erscheinungsform einer generellen Intoxikation, eines Gesamtangriffs der Digitalis auf den Organismus. Der Unterschied in den Auffassungen wird bedeutsam in dem Augenblick, in dem wir die hier interessierende Frage aufnehmen nach einer spezifischen Disposition für Sinuswirkungen der Digitalis; spezifisch will hier sagen: unmittelbar im Gegensatz zur mittelbaren, dynamisch bedingten Verlangsamung. Ist die Nausea nur eine isoliert dastehende lästige Nebenwirkung, so hilft sie uns in der Frage nach der spezifischen Disposition in keiner Weise. Steht sie dagegen im Zentrum

[1]) Die Erkrankungen des Herzens, in Nothnagels Handbuch 1913.

der Gesamtintoxikation, als ihr häufigstes Symptom, so erlaubt sie uns eine wesentliche Orientierung.

Eine spezifische Digitalis-Disposition in bezug auf Pulsverlangsamungswirkung hat wohl als erster Mackenzie ins Auge gefaßt. Mackenzie erwähnt bereits die erheblichen individuellen Differenzen in diesem Betracht. Aber weiterhin trennt er doch auch spezifisch empfindliche Gruppen ab: Nach rheumatischer Erkrankung findet Mackenzie stärkere Verlangsamungsneigung gegenüber dem Digitaliseinfluß als bei Fällen von Herzsklerose. Das war der Fall beim Vorhofflimmerherzen, das ja als eine Sondergruppe abzutrennen ist; das war aber auch festzustellen bei Herzen mit Sinusrhythmus. Unter deutschen Forschern ist es Edens gewesen, der mit besonderer Energie die Frage nach einer spezifischen Sinus-Disposition verfolgt hat. Er entschied sich dahin, daß nur das hypertrophische, dekompensierte Herz der Digitalisverlangsamung zugänglich sei und erklärt diese Disposition, wie erwähnt, aus den Bedingungen der Asphyxie im Herzgewebe. Wenckebach betont, daß pathologische Herzen durchaus anders reagieren als normale, insbesondere als die Herzen des Tierexperiments. Nur wenige Untersuchungen liegen vor über Wirkung der Digitalisgruppe am gesunden Menschenherzen. Hier ist anzuführen eine Veröffentlichung Fränkels über regelmäßige Strophantin-Verlangsamung nach intravenöser Injektion[1]). Empfindlichkeitsprüfungen systematischer Art scheinen nicht ausgeführt zu sein.

Der Beitrag meiner Digitalis-Untersuchungen besteht darin, daß nicht nur an Patienten mit grob verändertem Myokard — hypertrophischen und dekompensierten Herzen, Dilatationen usw. — eine Digitalisierung eventuell bis zur Nausea durchgeführt wurde (diese Patienten sind in einer Tabelle II zusammengefaßt), sondern auch an jenen nicht gröber veränderten Herzen, die klinisch zum Teil als durchaus normal imponieren in ihrer Dynamik, wenn sie auch teilweise gewisse Veränderungen ihrer Rhythmus-Unterlagen dargeboten haben (s. Tabelle I). Damit ist die Brücke zum Tierexperiment geschlagen und die Möglichkeit gegeben, die Disposition zur Digitalisverlangsamung auf breiterer Grundlage zu verfolgen.

Hier also, auf dem Weg zur Bestimmung spezifischer Sinusdisposition bei gesunden und kranken Herzen, taucht das Bedürfnis auf nach einem Kriterium der Digitaliswirkung, das zunächst einmal Aufschluß gibt über Unterschiede individueller Empfindlichkeit, einem Kriterium unabhängig von den Herzwirkungen. Wir wünschen die Kennzeichnung einer generellen Digitalisdisposition im Gegensatz zur Herzdisposition selbst, die in ihren einzelnen Formen jeweils nur als Teildisposition anzusprechen ist, wie z. B. die erwähnte dynamische Disposition oder jene Sinus-Disposition. — Als das von vorneherein gegebene Kriterium bietet sich das Intoxikationsbild des gesamten nervösen Apparates. Die Tabelle notiert von nervösen Symptomen Kopfschmerz, Schläfrigkeit, Tremor; von Augensymptomen Flimmern vor den Augen, selten Gelbsehen; von Magensymptomen endlich alle Stufen, vom Wider-

[1]) Münch. med. Wochenschr. 1905 Nr. 32. „Über Digitaliswirkung am gesunden Menschen.“

willen gegen das Medikament angefangen bis zur Inappetenz, Übelkeit, zum Erbrechen seltener den Magenschmerz. Alle diese Anzeichen einer Intoxikation können sich vereinigen und so ihre Zusammengehörigkeit erweisen. In der Regel aber dominiert die (zentral bedingte) Reaktion des Magens, es dominiert die Nauseadisposition, wie fortab gesagt werden soll.

Und nun läßt sich in der Tat nachweisen, daß diese Nauseawirkung den vorher skizzierten Ansprüchen an ein generelles Kriterium genügt. Weder ist sie praktisch in nennenswertem Maße abhängig vom Herzzustand, noch steht sie den eigentlichen Herzsymptomen so fern, daß man von isolierter Wirkung sprechen müßte. Im Gegenteil: Es geht schon aus der Schlußerörterung des Digitalisabschnittes Kapitel 2 hervor, daß die erhöhten Vagusreizeffekte nach Digitalis die individuellen Empfindlichkeitsdifferenzen der Brechwirkung mitmachen. Das läßt sich nunmehr an Hand der Tabellen verallgemeinern zu einer Regel der Digitaliswirkung.

Auf dieser Grundlage soll sich ein ins einzelne gehender Vergleich beider Wirkungen aufbauen. Es ist der Einfachheit halber im folgenden der Ausdruck „Sinuswirkung", „Sinusdisposition" gebraucht an Stelle der vorsichtigeren Ausdrucksweise „Disposition zur Sinusverlangsamung".

Auch die kumulierende Wirkung der Digitalis gehört in den Komplex der Fragen, die bei diesem Vergleich zu verfolgen sind: Hängt sie doch gleichfalls mit spezifischer Disposition zusammen. Kurz einige Zitate über die moderne Auffassung von kumulierender Wirkung. Schmiedeberg: „Wenn die Ausscheidung mit der Resorption nicht völlig Schritt hält, so kann es allmählich zu einer Anreicherung der wirksamen Bestandteile im Organismus kommen, und es tritt die bei längerem Gebrauch von Digitalis gefürchtete kumulative Wirkung ein, welche darin besteht, daß unerwartet Unregelmäßigkeiten der Herztätigkeit und Kollaps-Zustände sich einstellen." Ergänzend führt er die Auffassung der Autoren von der Heide und Stokvis an, „daß die chemische Veränderung der Organe, auf welcher in letzter Instanz die Veränderung der physiologischen Funktion beruht, nur sehr langsam zustande kommt und auch sehr langsam wieder verschwindet." Ähnlich Meyer und Gottlieb: „Die Körper dieser Gruppe werden im Körper längere Zeit festgehalten, auch wenn das Blut schon längst giftfrei geworden ist; und Grad und Dauer der Wirkung wird durch diese Speicherungen im Herzen bestimmt."

Jene vorsichtige Dosierung der verschiedenen Klinikerschulen basiert ja auf dieser Erfahrung. Hier sei nur Mackenzies Verfahren angeführt: Er läßt nach Erreichen der Grenzsymptome 24 Stunden aussetzen — oder bis Schwinden der Nausea und fährt dann mit halber Dosis fort.

Eine systematische Kontrolle, wie weit jeweils individuell die kumulative Wirkung am Sinusrhythmus erkennbar ist, ist meines Wissens nicht durchgeführt, ebensowenig die Prüfung, ob eine besondere spezifische Disposition, etwa im Sinne Mackenzies oder im Sinne von Edens, die lange Nachwirkung der Digitalis begünstigt. Auch über diese Fragen geben die Tabellen Auskunft.

Die Einteilung der Tabellen trägt den Gedankengängen „Mackenzies und Edens“ Rechnung. Sie entspricht im übrigen den bisher gewählten Scheidungen.

Besprechung der Tabellen.

1. Erste Digitalisierung.

I. Unterschiede der individuellen Disposition, beurteilt nach dem Intoxikationsbild.

Geht man bei der Betrachtung der Tabellen von den Extremen aus, so zeigen sich Intoxikationssymptome am frühesten auf Tabelle I bei Nummer 2 (Basedow: in 2 Tagen 2,5 g Digitotal), Nummer 4 (Basedow: in 4 Tagen 3,6 g Digitotal), Nummer 17 (3,15 g Digitotal); auf Tabelle II bei den Patienten Nummer 7 (Mitralstenose: in 3 Tagen 3 g des Infuses), Nummer 14 und 15 (dekompensierte Hypertonikerherzen: jeweils in 3 Tagen 3 g Digifolin).

Extremgroße Digitalistoleranz ist unter den Herzen mit versagender Dynamik sicher ebenso häufig, wie unter den leistungsfähigen Herzen. Auf Tabelle I sind die Extreme Nummer 5 (Basedow: 18 Tage lang je 1,5 g Digitotal ohne Intoxikationssymptome), Nummer 7 (13 Tage die gleiche Dosis) und Nummer 16 (12 Tage je 1,5 g Digitotal). Dem stehen gegenüber auf Tabelle II die Fälle Nummer 19 (Dilatatio cordis nach Perikarditis: 28mal 1,5 g Digitotal, später 18mal 1 g des Infuses) oder Nummer 16 (Cor renale decomp.: 22 Tage lang je 1,5 g Digitotal) oder Nummer 18 (Dilatatio cordis bei einem 17jährigen: 18 Tage je 1,5 g Digitotal). Unter den Vitien die Aorteninsuffizienz eines 18jährigen, schwächlichen Mädchens: Nummer 5 (23 Tage lang 0,9 g Digitotal) und die Mitralstenose Nummer 8 (12 Tage lang je 0,6 g Digitotal intravenös).

So zeigt also dieser Überblick die gleichen Empfindlichkeitsschwankungen unter allen Kategorien — Schwankungen, wie wir sie sonst kaum bei einem Medikament zu sehen gewohnt sind. Woher diese ungemeinen Differenzen? Ich glaube nicht, daß wir mit dem üblichen Versuch einer Einreihung in vegetative Empfindlichkeit, oder sonstwie Einreihung in eine konstitutionelle Gruppe viel weiter kommen. Wir sehen die Differenzen ja ebensowohl im hohen Alter vertreten, wie bei Jugendlichen, sehen erstaunlich individuelle Unterschiede auch innerhalb von Krankheitsgruppen, wie der Gruppe des Basedow, die etwas Einheitliches zu bieten scheinen. Vielleicht mag im Sinne des schon Besprochenen unter gewissen Umständen eine Magen- und Darmdisposition sich einmischen. Ich denke in erster Linie an den Stauungskatarrh, an die vorwiegend hepatische Stauung Fränkels; hier wird man gut tun, mit Fränkel intravenös zu digitalisieren (s. Tabelle II, die Patienten 1, 3, 8). Vielleicht spielen auch sonstige Magenaffektionen hinein, etwa dyspeptische Zustände bei Infekten. So wurde auf Tabelle I bei Fall 12 und Fall 14 während des Infektes Digitalis schlechter vertragen als einige Wochen später; daneben sieht man aber, und vielleicht noch häufiger, bei anderen Patienten eine günstige Toleranz während des Fiebers.

Jedenfalls lehren die Tabellen, daß praktisch diese Einschränkung infolge lokaler Magendisposition keine wichtige Rolle gespielt hat.

II. Beziehungen zwischen Nauseaempfindlichkeit und Sinusverlangsamung.

Als nächste Aufgabe war gestellt der Nachweis, daß für eine Betrachtung aus größerem Abstand die Sinusverlangsamung nicht allzu fern der Nausea gelegen sei. Das gilt schlechthin, wie ein Blick auf die Tabelle zeigt, für alle Beispiele mit geringer Nauseatoleranz; überzeugender sind die Fälle mit jener ausgesprochenen Spätempfindlichkeit, wie etwa in Tabelle I die Nummern 1, 5, 7, 16, in Tabelle II die Nummern 5, 8, 18. Wenn hier von Sinuswirkungen gesprochen wird, so sind auch jene feineren Anzeichen mit berücksichtigt, wie sie in den geschilderten Prüfungen zutage treten. — Dort wo trotz energischer Digitalisgaben jede Intoxikation ausgeblieben ist, vermißt man andererseits auch die Pulswirkung (Tabelle I Nummer 11, Tabelle II Nummer 16, 19).

Darin liegt die gewünschte Legitimierung der Nausea als Testprobe für generelle Digitalisdisposition. Und wir dürfen hoffen, bei genauerem Eingehen auf die einzelnen Gruppen für den Begriff einer spezifischen Sinusdisposition einen brauchbaren Führer zu gewinnen. Wo liegen die Grenzen des Normalen, welche Abweichungen zeigt das pathologische Herz? Als Prototyp des normalen Herzens ist das des Basedowpatienten gewählt, bei Einschluß auch ganz leichter Fälle, die mehr die Bezeichnung „Basedowoid" verdienen. Gerade für diese Herzen ist von Edens als charakteristisch angegeben, daß sie schnell mit Erbrechen reagieren, während Pulsverlangsamung nicht zustande kommen soll.

a) Die Basedowgruppe als Beispiel für die Reaktionsweise des gesunden Herzens. — Als charakteristisch für die geschilderten Beispiele erweist sich eine annähernd gleiche Empfindlichkeit für Magen- und Sinuswirkung, soweit man sich auf die erste Digitalisierung beschränkt. Ob die Nausea am 2. Tag auftritt (Fall 2) oder am 4. Tag (Fall 3 und 4) oder am 9. Tag (Fall 1) oder endlich am 18. Tag (Fall 5) — fast auf den Tag genau sind auch Sinussymptome vorhanden. Allerdings sind graduelle Unterschiede zu verzeichnen. Um bloße Ausschlagszunahme bei aufgepfropftem Vagusreiz handelt es sich in den Fällen 2, 4; zu manifester Sinusverlangsamung kommt es bei Fall 1, Fall 3, Fall 5.

Wenn ich diese Beispiele als Typen des normalen Herzens schildere, so will ich damit nicht sagen, daß nun bei jedem Herzgesunden diese Kongruenz der Wirkung beobachtet werden muß. Wohl aber handelt es sich um einen erheblichen Prozentsatz, wie wir späterhin noch bei Besprechung der postinfektiösen Herzen bestätigt sehen werden; sie stehen dem normalen Herzen am nächsten. Und so ist zu verlangen, daß diese gleiche Empfindlichkeit für beide Reaktionsformen noch als normal angesprochen werde, daß demgemäß der Begriff einer besonderen Sinusdisposition, einer spezifischen Bereitschaft für Sinusverlangsamung und Sinusarrhythmie nur auf Fälle beschränkt bleibe, bei denen eine relative Überempfindlichkeit des Sinus festzustellen ist.

b) Junges und altes Herz bei vorhandener Disposition. Eine derartige relative Überempfindlichkeit registrieren die 4 Beispiele dieser Gruppe an einem 33jährigen und 3 Patienten über 50. Patient Nummer 7, den ich den Altersherzen beigegeben habe, hatte vor der Digitalisierung auf eine Volhardsche Hunger- und Durstkur mit starker Bradykardie reagiert, zugleich mit einer Irregularität des Ausgangsrhythmus, verwandt den kurzfristigen Wellen der Digitaliswirkung. Jetzt setzen erste Zeichen der Sinusreaktion schon am 6. Tag ein (verstärkter Tiefatmungsausschlag), am 9. treten Wellen auf, am 12. Tag ist die Frequenz heruntergegangen auf 40. Dann wird noch einen Tag weiter digitalisiert — auch jetzt noch keine Intoxikationszeichen. Ich habe damals ausgesetzt mit Digitalis, weil die Diurese absank. — Also erhebliche Überempfindlichkeit der Sinusreaktion. — Ich sah mehrfach, daß Digitalis, gegeben während einer Hunger- und Durstkur und im Anschluß daran, das Wiederansteigen der Frequenz auf lange Zeit verhinderte, also doch wohl ein für Sinusverlangsamung empfindliches Herz vorfand. — Die Neigung zu ähnlichen Sinusarrhythmien wie bei Grieg hatte sich auch bei der Hungerbradykardie von Burk gezeigt.

Ähnlich starke Grade einer relativen Überempfindlichkeit finden sich nun auch bei den Altersherzen Nummer 8, 9 und 10: Bei Patienten Becker (Nummer 8) Sinusverlangsamung 12 Stunden vor der letzten Dosis, die noch keine Nausea macht; bei Göltenbot Verlangsamung am 4. Tag, 3 Tage vor der Nausea. Bei Schulz am 2. Tag; hier darf man wohl sagen: sicher 48 Stunden, bevor Nausea zu erwarten war. — Die Fälle 9 und 10 haben gemein mit dem Patienten Grieg eine erhebliche Irregularität, wie sie wiederum ähnlich durch Digitalis ausgelöst wird. Zur Erklärung dieser Arrhythmien, die sich verbanden mit starker Vagusdruckempfindlichkeit, wurden Veränderungen in der Gegend des Sinusknotens auf arteriosklerotischer Basis angenommen. Ich halte es für berechtigt, eine ähnliche Schädigung des Sinusknotens auch bei Schulz (Nummer 10) zu diagnostizieren; jenem 80jährigen mit einmaligem Adams-Stokesschen Anfall.

Es ist nicht unwahrscheinlich, daß auch aus den nachfolgenden Beispielen einzelne stark reagierende Patienten dieser Gruppe der Arteriosklerotiker-Herzen anzugliedern wären.

c) Herzen nach einem Infekt. Der klassische Typus des postinfektiösen Herzens ist gekennzeichnet durch postinfektiöse Bradykardie und Sinusarrhythmie, also wiederum durch eine Irregularität ähnlich der Digitalisirregularität. Die Nummern 15, 16 und 18 vertreten diesen Typ. Und es scheint mir charakteristisch, daß auch sie wiederum relativ überempfindlich sind in ihrer Sinusreaktion.

Gleichfalls überempfindlich sind in dieser Gruppe Nummer 12 und Nummer 18. Bei Patientin 12 handelt es sich um ein Pleuraempyem, das vor $1/2$ Jahr entstanden ist und sich seitdem abgekapselt hat. Klinisch normales, leistungsfähiges Herz. — Patientin Nummer 18 ist eine abgemagerte, zarte Phthisika mit subfebrilen Temperaturen und klinisch normalem Herzen. Die Zurückführung der Überempfindlichkeit auf Infektschädigung ist hier nur hypothetisch.

Die übrig bleibenden Fälle 11, 13 und 14 kommen dem Normalen nahe, sowohl was das Klinische anlangt, wie in ihrer Digitalisreaktion; Frequenz und Rhythmus zeigen nichts von Infektnachwirkungen. Bei Patienten Nummer 11 leichte Pneumonie, bei 13 etwas schwerere Pneumonie, bei 14 mäßig schwerer Typhus. Immerhin zeigen die beiden letzten Fälle vorübergehend Herzblocksymptome.

d) Endokarditis. — Ich beginne die Besprechung der insuffizienten Herzen mit einer Gruppe, bei der man vielleicht von einer relativen Überempfindlichkeit der Sinuswirkung sprechen darf. Man kennt die Beharrlichkeit, mit der eine Tachykardie bei Endokarditis der Behandlung trotzt. Nun ist zwar in allen drei Fällen eine gewisse Frequenzsenkung zu erreichen gewesen, aber sie ist erfolgt unter klinischer Kompensation eines jeweils insuffizienten Herzens; und so bleibt doch noch fraglich, ob es sich hier um spezifische, unmittelbar wirkende Verlangsamung handelt. Dagegen spricht das Verhalten der Tiefatmungsempfindlichkeit. Sie ist beim ersten Patienten völlig unverändert, beim dritten Patienten nur minimal vergrößert und auch bei Fall 2 nicht über den üblichen Alterswert hinaus. So gibt gerade die Kontrolle der Tiefatmungsprüfungen, unterstützt hier durch den negativen Ausfall des Vagusdruckes, Anhaltspunkte für bloß dynamische Ursachen der Frequenzsenkung. — Vielleicht darf man den in Tabelle 2 unter Nummer 19 geführten Patienten hier mit einbeziehen. Auch bei diesem Patienten weicht eine Tachykardie von 120 selbst der energischsten Digitalisierung nicht, die bei der 2. Kur zu Inappetenz führt. Ebensowenig wird der Tiefatmungsausschlag verändert. Nun waren hier freilich keine Symptome einer Endokarditis vorhanden, wohl aber darf man vielleicht an eine Myokarditis denken als Begleiterin der Perikarditis.

e) Vitien nach Gelenkrheumatismus. — Die Gruppe der Vitien nach Gelenkrheumatismus würde nach Mackenzie besonders disponiert sein. In der Tat finden sich unter den 7 Beispielen 2 (4 und 10), die relativ überempfindlich sind in ihrer Sinusreaktion, vor allem Patient 10. Bei Fall 10 war schon vor der Digitalisierung trotz schwerer Dekompensation ein abnorm großer Tiefatmungsausschlag und entsprechend kräftiger Vagusdruckeffekt gegeben. Das deutet auf Veränderungen des Sinusknotens hin, die in der Tat von vornherein eine Disposition geschaffen haben können.

Bei den anderen Beispielen fallen Sinuswirkung und Nausea zeitlich zusammen, ebenso wie bei den Basedowherzen. Überdies liefern hier die Proben auf spezifische Vagusreaktion zum Teil nur die normalen Altersausschläge und lassen wiederum mehr an dynamische Wirkungen denken, also an die Krehlsche Normierung der Pulsfrequenz.

f) Hypertrophische Herzen ohne Gelenkrheumatismus in der Anamnese. — In dieser Gruppe sind relativ überempfindlich die Patienten 12, 17, weniger deutlich Nummer 11. Den normalen Befund würden entsprechen die Nummern 13, 14, 15.

Faßt man im Sinne der Edensschen Auffassung die hypertrophischen, dekompensierten Herzen der beiden letzt besprochenen Gruppen zusammen, so ist zuzugeben, daß es unter ihnen überempfindliche Herzen gibt. Sie treten aber prozentual zurück gegenüber jenen mit nur normaler

Reaktionsweise. Ich möchte annehmen, daß jene Normierung der Pulsfrequenz, eine indirekte Einwirkung dank verbesserter Dynamik, der wir auch bei Endokarditis begegneten, Edens zu seiner Auffassung gebracht hat.

g) Nicht hypertrophische, insuffiziente Herzen. Hier sind deutlich überempfindlich Nummer 18 und Nummer 21, bei dem es freilich nur im Vagusdruckversuch gelingt, diese Überempfindlichkeit zu erweisen.

2. Untersuchung der kumulierenden Wirkung.

Die bisherigen Betrachtungen beschränkten sich lediglich auf die erste Digitalisierung, sei es, daß Digitalis überhaupt zum ersten Male gegeben wurde wie bei den meisten Patienten der Tabelle I, sei es daß eine lange Digitalispause vorhergegangen war. Nach den gleichen Gesichtspunkten soll nunmehr die Einwirkung einer 2. oder 3. Digitaliskur verfolgt werden, die sich jeweils in kurzen Abständen angeschlossen hat. Wieder soll die Relation zwischen genereller Disposition (d. h. also Nauseaempfindlichkeit) und Teildisposition der Sinusempfindlichkeit notiert werden. Es handelt sich um die Patienten 3, 4, 7, 11, 13, 14, 15, 16 der Tabelle I, und die Patienten 2, 7, 11, 12, 13, 15, 19 und 20 der Tabelle II.

I. Nauseaempfindlichkeit bei kumulierender Wirkung. — Die gleichen erstaunlichen Differenzen des individuellen Verhaltens finden wir auch gegenüber der Digitaliskumulierung: alle Abstufungen zwischen schnellstem Schwinden der Digitalis auf der einen Seite, weitreichender Nachwirkung auf der anderen.

a) Hochgradige Kumulierungswirkung. — Auf Tabelle I zeigt Patientin Nummer 4 nach 17 Tagen Pause sich gegen eine fast halb so große Dosis empfindlicher als das erste Mal; die Allgemeinreaktion mit Erbrechen und Übelkeit, Kopfschmerz ist jetzt sehr viel heftiger.

Nummer 14 verträgt nach 21 Tagen Pause nur $^2/_3$ der vorigen Menge, nach 17 Tagen Pause nur noch $^1/_4$ jener Dosis, Nummer 15 toleriert nach 29 Tagen weniger als die Hälfte der Erstdosis.

Es wird Zufall sein, daß auf Tabelle II Extreme dieser Art nicht vorkommen. Nummer 11 toleriert nach 10 Tagen Pause $^3/_4$ der Erstdosis. Fall 7 (hier vergleiche ich nur die Digitotalkuren) erträgt nach 7 Tagen Pause bei der 3. Kur nur $^3/_5$ der Dosis der 2. Kur. Hier ist auch Fall 19 zu notieren: zuerst 28 Tage Digitotal ohne Intoxikationssymptome, nach 12 Tagen Pause Inappetenz auf 18 Tage einer gleichwertigen Menge hin.

Also unabhängig von der Qualität des Herzens bei manchen Individuen hochgradige Kumulierungswirkung, meist bei jenen Fällen, die bei der ersten Digitaliskur nur geringe Dosen vertragen hatten.

b) Große Toleranz gegen Kumulierung. — Aus Tabelle I sind anzuführen Fall 3 (nach 12 Tagen Pause Toleranz für die gleiche Dosis — sogar schwächere Reaktion); Fall 13 und Fall 16 (nach 22 Tagen die gleiche Dosis). Hier wie bei dem ähnlichen Fall 7 bestand bei der ersten Digitalisierung große Toleranz.

Auf Tabelle II gehören hierher die Fälle 12 (nach 12 Tagen Pause fast die gleiche Dosis) und 13 (nach 12 Tagen Pause sogar größere Dosis vertragen. Es bestehen leicht urämische Symptome während der ersten Kur, welche die geringe Toleranz erklären). Vor allem Nummer 15. Ob die Pause 50 Tage beträgt oder 6 Tage oder 3 Tage — stets führen etwa 3 g Digifolin zur Nausea.

Der Überblick zeigt also, daß schnelle Empfindlichkeit bei der ersten Kur meist auch eine lange Kumulierungswirkung verbürgt, große Toleranz bei der ersten Kur umgekehrt eine geringe Kumulierung. Doch kommt auch das Entgegengesetzte vor.

Wenn die Kumulierung bei den Patienten der Tabelle I stärker nachweisbar war, als bei jenen der Tabelle II, so unterstützt das die Auffassung, daß der Herzzustand die lokale Magendisposition nur wenig beeinflußt hat.

II. Beziehung zwischen Nauseadisposition und Sinusverlangsamungsdisposition bei späteren Kuren. — Es gibt einige wenige Fälle auf Tabelle I wie auf Tabelle II, die bei der 2. Digitalisierung das Verhältnis der Empfindlichkeit beider Wirkungsformen aufrecht erhalten. Es sind das die Beispiele 3, 16 auf Tabelle I, 2, 12, 15 auf Tabelle II.

Aber das sind Ausnahmen. Die Regel ist geradezu, daß sich bei einer 2. oder 3. Kur ,ob nun Kumulierung für Nausea eingetreten ist oder nicht, eine Verschiebung der Disposition in dem Sinne geltend machte, daß die Sinuswirkung relativ eine sehr viel stärkere wurde; stärker im Grade der Sinusverlangsamung, stärker aber auch in der Dauer der Symptome. Beispiele sind auf Tabelle I Nummer 4, 7, 11, 13, 14, 15, 16, auf Tabelle II Nummer 7, 20. Beispiele, insbesondere für längere Dauer der Nachwirkung: Tabelle II Nummer 7 — bei erster Kur Ausschlag von 33 nur 1 Tag; bei zweiter Kur Ausschläge von 35—40 drei Tage anhaltend. Stärkste Dauerwirkung nach der dritten Kur. — Tabelle I Nummer 7: Nach erster Kur Wirkung 14 Tage lang, nach zweiter Kur 1½ Monate lang verfolgt; Nummer 4: nach 1. Kur Effekt für eine Woche, nach 2. Kur 1½ Monate; Nummer 11: nach 2. Kur Effekt für 5 Tage, nach 3. Kur für 2 Monate; Nummer 14: nach 2. Kur Effekt für 10 Tage, nach 3. Kur über 1 Monat verfolgt.

Der Vergleich lehrt also, daß hier kein Unterschied besteht zwischen dem insuffizienten Herzen der Tabelle II und den nicht vergrößerten Herzen der Tabelle I, bei denen Kreislaufstörung nicht vorliegt. Aber er zeigt weiter, daß bei 2. und 3. Digitalisierung normaler Herzen alle jene Formen der Digitaliswirkung beobachtet werden können, speziell in Hinsicht auf die Digitalisarrhythmie, die bei pathologischen Herzen je vorkommen; nur daß hier eventuell von vornherein die relative Überempfindlichkeit für Sinuswirkungen vorhanden war, während sie bei den normalen Herzen erst durch wiederholte Digitalisierung gleichsam gezüchtet wurde. Man vgl. insbesondere die Bilder bei Nummer 9 und 12 auf Tabelle I mit jenen von 8 und 9 auf Tabelle I.

Zusammenfassung.

Welche Schlußfolgerungen erlauben diese Studien über eine spezifische Sinusdisposition für Digitaliswirkung?

1. Die theoretischen Ergebnisse, auf die bisher allein eingegangen wurde, sind die folgenden: 1. In der Nauseadisposition ebensowohl wie in der Sinusdisposition zeigten sich bei einer Digitalisierung entsprechend täglich 1 g des Infuses außerordentliche individuelle Differenzen.

Die Empfindlichkeit konnte in einem Maße schwanken, daß bald am 2. Tage die Wirkungen auftraten, bald erst am 20. oder selbst 25. Tage. Ebenso schwankte die Kumulierungswirkung bei wiederholten Kuren nach 1—3 Wochen Pause.

2. Bei einer Orientierung an der Nauseadisposition zeigte das normale Herz in 1. Digitaliskur gleiche Empfindlichkeit in der Nausea- wie in der Sinuswirkung. Dem gegenüber konnte das kranke Herz in seiner Sinusreaktion relativ überempfindlich sein.

3. Am klarsten übersehbar war der Grund der Überempfindlichkeit dort, wo eine Sinusirregularität ähnlich der Digitalisarrhythmie den Ausgangspuls bildete, oder wo ein pathologisch starker Vagusdruckeffekt vor Digitalis bestand. Hier gab es auch die stärksten Grade relativer Überempfindlichkeit. Es waren das Sinusarrhythmien des Altersherzens, nach Hungerbradykardie, nach einem Infekt. Das führt zu der Annahme, den Grund für jene relative Überempfindlichkeit zu suchen in teils organischen, teils funktionellen Änderungen des Sinusknotens.

Diese Überempfindlichkeit fand sich relativ selten bei insuffizienten Herzen mit und ohne Hypertrophie.

Hier kann eine Normierung der Pulsfrequenz nichtspezifischer Art (als Effekt dynamischer Digitaliswirkung) gesteigerte Sinusdisposition vortäuschen.

Bei den Altersherzen mit peripherer Disposition kann hin und wieder bei Versagen des Zentralapparates, trotz Steigerung der peripheren Empfindlichkeit, der Verlangsamungseffekt ausbleiben.

4. Bei wiederholten Digitalisierungen trat in dem Verhältnis beider Empfindlichkeitsformen (Nauseawirkung und Sinuswirkung) eine Verschiebung auf. Die Kumulierungswirkung wurde relativ immer stärker in der Sinusreaktion, sowohl was den Grad, wie was die Dauer anlangt.

5. Ein prinzipieller Unterschied zwischen den Reaktionen des kranken und des gesunden Herzens besteht nicht. Man kann ein völlig gesundes Herz durch fortgesetzte Digitalisierung so weit bringen, daß alle Stadien durchlaufen werden, denen das pathologische Herz zugänglich ist.

Welches sind die praktischen Folgerungen, die sich aus diesen Ergebnissen ableiten lassen? — Zu verlangen ist eine weit systematischere Einstellung auf die individuelle Digitalisempfindlichkeit, als das gemeinhin üblich ist; sowohl für eine 1. Digitaliskur, wie auch für Wiederholungen. Derartige Differenzen individueller Empfindlichkeit spielen eine sehr viel größere Rolle als alle Differenzen anderer Art bei insuffizienten Herzen. Ob es sich nun handelt um eine Aorteninsuffizienz oder eine Mitralstenose, um ein Hypertonikerherz oder eine Dilatatio cordis — stets richte man sich nur danach, die Insuffizienz zu bekämpfen mit den individuell wirksamsten Dosen.

Das führt zu einer Digitalisierung mit Gaben, die im Einzelfalle als außerordentlich hoch erscheinen können. Schaden habe ich indessen bei diesen großen Gaben nie gesehen, war auch nie veranlaßt, Einschränkungen eintreten zu lassen bei alten Leuten, bei Hypertonikerherzen wie es Romberg z. B. verlangt. Eine stärkere Betonung, als es im bisherigen Zusammenhang erforderlich war, verlangt hier bei der praktischen Formulierung der Hinweis auf noch andere Grenzsymptome der Digitaliswirkung. Exzessiver Block, Extrasystolie wollen berücksichtigt sein als Warnungssignal; stärkeres Absinken der Diurese desgleichen.

Chronische Digitaliskuren mit kleinen Dosen können sich nur aufbauen auf der Kenntnis dieser individuellen Disposition. Die hier angewandten Prüfungen des tiefen Atemzuges und des Dauerinspiriumversuches, unterstützt durch rechtsseitigen Vagusdruckversuch und Atropinversuch, wird man mit Vorteil für die individuelle Digitaliseinstellung heranziehen.

Ich habe diese praktischen Forderungen bereits in einem kurzen Extrakt dieser Studien in den therapeutischen Monatsheften ausgesprochen.

Anhang.

Der Valsalvasche Versuch.

Theoretischer Teil.

Betrachtet man die Prüfung der Lungenvagusausschläge bei tieferer Atmung in ihrer Beziehung zum Ausgangsrhythmus, so war das praktische Ergebnis dies, daß ein Puls. resp. der oberflächlichen Atmung auch quantitativ nutzbar gemacht wurde im Herausholen kräftiger Ausschlagswerte. Läßt sich eben dieses Prinzip nicht auch durchführen für andere Sinus-Irregularitäten selbständiger Art, so gerade für jene Schwankungen, die nach Pick und von Funke auf Sigmund Mayersche Blutdruckwellen zurückgehen: dergestalt also, daß auch Blutdruckschwankungen in quantitativer Auslösung herangezogen werden zur Charakterisierung des Pulses?

Zu denken wäre an jene Sekundär-Reaktion, die neben dem Lungenvagusausschlag gelegentlich bereits im Dauerinspiriumsversuch zutage trat, und für die das Tierexperiment nur die Erklärung der Füllungsreaktion zuließ. Wenn auch in dieser Form der quantitativen Kontrolle völlig entzogen, so würde die Sekundärreaktion im Valsalva schon weit leichter als Füllungsprobe verwendbar sein mit einer Anzahl von Einschränkungen freilich, von denen gesprochen werden soll. An sich ist allerdings Füllungsverschiebung und Blutdruckverschiebung nicht ohne weiteres gleichzuachten, wie sich aus den Abklemmungsversuchen der Vena cava beim Tier ergab: Halbierung der Blutmenge bewirkte keineswegs auch immer eine proportionale Änderung des Blutdrucks.

Der Wunsch nach einer derartigen quantitativen Füllung und Blutdruckprobe läuft also nebenher, wenn nunmehr die theoretischen Grundlagen des Valsalva noch einmal zusammenfassend besprochen werden sollen; ist doch der Valsalva die einzige ergiebige Herzentleerungsmethode, die vielleicht einen gewissen Ersatz liefern kann für jenen Abklemmungsversuch der Vena cava inferior zur Kennzeichnung einer spezifischen Füllungsempfindlichkeit.

Für die Verschiebung aus Beschleunigungs- in Verlangsamungstypus und umgekehrt gelten durchaus die gleichen Regeln — die periphere Disposition ist maßgebend. Diese Verschiebung wurde auch beim Valsalva beobachtet nach Bewegungen, nach Tachypnoe, im Atropinreizstadium, ja auch im Atropinlähmungsstadium. Hier freilich ergab der Vergleich zwischen maximalem Lungenvagusausschlag und dosiertem Valsalva einen Unterschied: Die Lungenvagusausschläge mit ihren flüchtigeren, zarteren Reaktionen erliegen bereits bei ganz geringfügigem Lähmungsgrad der Ausschaltung. Der Valsalva mit seiner kräftigen Reizung behielt selbst noch bei fortgeschrittener Vaguslähmung seinen energischen Ausschlag. So erklären sich jene starken Ausschläge im Atropinlähmungsstadium, sowie nach erheblicher körperlicher Anstrengung: Nach geringfügiger Beschleunigung während des Pressens selbst setzt (bei vorliegender Disposition) sehr energische, langdauernde Verlangsamung ein. Einzelne Vagusdruckversuche im Atropinlähmungsstadium hatten gleichfalls protrahierte Verlangsamung im Gefolge: So daß die Dauer einer Verlangsamung in derartigen Lähmungsstadien vielleicht als nachwirkende Sinusreizung wirken kann und nicht auf fortdauernde Drucksteigerung schließen lassen muß. — So war im Menschenversuch des ersten Teils, wie später im klinischen Teil immer wieder Material gewonnen zur Beurteilung des Valsalva. Das Tierexperiment dann demonstrierte die Bedeutung der Füllungsverschiebungen für die Herzfrequenz und brachte den Nachweis vagischer Natur auch schon für die Herzentleerungsquote des Valsalva.

I. Tabellengruppe.

Tiefatmungsempfindlichkeit				Atropinausschlag	Kraftprobe	Valsalva					
						Dauer in Sek.	Ausgangsfrequenz	Primäranteil	Sekundäranteil	Verlangsamungsdauer	Druck in mm Hg
			15.—19. Jahr.								
1. Du.	15j.		80 105 — 58 = 45 — 50		80+20 (31)	12	80	105/69	90/72	0,2	30
			100 115 — 68 = 45 — 50	100 15/30							
		1 mg Atr. nach 20 Min.	85 107 — 60 = 45 — 50								
2. Be.	16j.		90 99 — 61 = 35 — 40	90 25/60		6	100	110/75	130/68	1,8	45
		1,5 mg Atr. nach 20 Min.	65 95 — 58 = 35 — 40	1,5 mg							
3. Mo.	17j.		100 122 — 70 = 55 — 50	100 20/60	100+17 (63)		100				
		1 mg Atr. nach 10 Min.	78 120 — 64 = 55 — 60								
4. Kie.	17j.	N. V.	50 74 — 48 = 25 — 30	50 3/33	50+14 (70)	12	57	78/49	P 75		50
5. Eh.	17j.	P. r. b. o. A.	65 112 — 52 = 55 — 60	65 2/23	65+28 (50)						
		1 mg Atr. nach 20 Min.	63 102 — 46 = 55 — 60								
6. Stu.	17j.		80 98 — 63 = 35 — 40		80+23 (70)	12	75	93/78	118/76	0,9	60
		nach Bewegung	90 100 — 55 = 45 — 50								
7. He.	17j.	N. V. P. r. b. o. A.	75 93 — 60 = 30 — 35	80 14/30	73+ 7 (55)	12	73	90/60	P		25
8. T. N.	17j.		130 134 — 85 = 45 — 50	130 17/47	125+17 (50)	12	124	136/96	P		20
9. G. N.	18j.		130 135 — 111 = 20 — 25			12	130	136/129	138/116	0,7	25
		M. A.	130 134 — 124 = 10		125+10 (50)						
10. Hü.	19j.		80 87 — 51 = 35 — 40		80+12 (60)						
		Magenneurose	75 100 — 60 = 35 — 40	75 5/43 (1,5 mg)		12	80	97/70	98/68	0,3	35
		1,5 g. Atr. nach 20 Min.	70 93 — 51 = 40 — 45								
			90 95 — 60 = 35 — 40	90 30/46 (1,5 mg)							
		1,5 mg „ „ 20 „	62 92 — 51 = 40 — 45								

20.—29. Jahr.

11.	Jo.	21 j.	Basedowoid; N. V.	90	103 — 76 = 25 — 30	88	8/36	85+10 (40)	12	92	99/89	102/85	0,7	30
12.	Wi.	21 j.	N. V. P. r. b. o. A.	65	102 — 50 = 50 — 55	65	5/30	65+14 (40)						
			1 mg Atr. nach 5 Min.	60	98 — 44 = 50 — 55									
13.	Di.	21 j.	N. V.	60	95 — 58 = 35 — 40	60	4/30	65+15 (63)	12	70	104/73	114/58	1,0	40
			1 mg Atr. nach 5 Min.	56	93 — 51 = 40 — 45									
			Atyp. Puls. resp. b. o. A.	71	100 — 63 = 35 — 40	71	3/33							
			1 mg Atr. nach 10 Min.	68	93 — 57 = 35 — 40									
14.	Or.	22 j.		90	105 — 68 = 35 — 40			90+13 (10)	12	90	105/73	P	0,8	30
15.	Bo.	22 j.	N. S.	120	133 — 97 = 35 — 40			120+35 (55)	6	120	132/130	148/72	1,0	55
16.	Kl.	22 j.	S. Basedowoid N. V.	85	110 — 68 = 40 — 45	83	13/45	100+27 (110)	12	85	105/101	125/58	1,0	80
17.	La.	23 j.	Magenneurose N. V.	73	93 — 55 = 35 — 40	75	8/32	75+17 (100)	14	68	95/60	100/59	0,9	65
18.	Du.	23 j.	Basedowoid N. V.	105	111 — 75 = 35 — 40			120+18 (95)	12	110	115/75	130/95	1,0	50
19.	Ka.	23 j.		110	124 — 77 = 40 — 45	85	2/6	100+23 (80)	12	95	110/89	P		80
			½ Stunde Liegen	95	115 — 73 = 40 — 45	80	0/14							
						2	mg							
20.	Eg.	23 j.	S. Basedowoid N. V.	80	96 — 68 = 25 — 30	65	3/6	80+21 (55)	6	83	94/73	135/58	1,2	80
						2	mg							
21.	Schl.	24 j.		60	78 — 55 = 20 — 25	62	6/6	60+19 (85)	12	60	73/61	80/50	1,3	50
22.	Fr.	24 j.	P. r. b. o. A.	80	96 — 50 = 45 — 50									
				70	91 — 46 = 45 — 50	70	10/30		12	80	95/58	100/55	0,7	40
			1 mg Atr. nach 20 Min.	60	89 — 43 = 45 — 50									
23.	Zi.	25 j.		58	81 — 41 = 40 — 45	58	2/9	53+27 (110)	12	51	75/50	64/50	0,3	85
				56	84 — 39 = 45 — 50									
24.	Cz.	26 j.		105	113 — 91 = 20 — 25	105	0/18	110+20 (92)	15	103	108/99	138/60	1,8	80
			1 mg Atr. nach 10 Min.	105	118 — 88 = 25 — 30									
25.	He.	27 j.		90	118 — 84 = 30 — 35	90	3/30	90+18 (55)	12	83		122/62	1,3	55
26.	Sch.	27 j.		75	97 — 61 = 35 — 40			75+11 (70)	12	75	92/64	110/65	0,3	80
			10% CO_2-Atmung	82	100 — 64 = 35 — 40									
			5 Minuten später	71	100 — 57 = 40 — 45									
			10 „ „	66	95 — 57 = 35 — 40									
27.	Po.	28 j.	Puls. resp. b. o. A.	75	97 — 60 = 35 — 40	77	12/35	76+27 (110)	12	76	92/66	109/52	1,1	60
28.	Wa.	28 j.		62	94 — 50 = 40 — 45			65+32 (45)	12	65	93/53	P 79/56	0,9	60
29.	Ri.	29 j.		90	102 — 59 = 40 — 45			87+13 (78)	12	90	103/63	P 91/76	0,2	85

Tiefatmungsempfindlichkeit				Atropinausschlag	Kraftprobe	Valsalva					
						Dauer in Sek.	Ausgangsfrequenz	Primäranteil	Sekundäranteil	Verlangsamungsdauer	Druck in mm Hg
			30.—39. Jahr.								
30. Po.	30j.		75 86 — 64 = 20 — 25			6	90	116/90	123/57	•0,9	50
31. Gr.	31j.		60 78 — 51 = 25 — 30			12	55	67/43	68/46	1,0	75
			53 68 — 43 = 25 — 30	53 0/3	53+12 (100)						
		10% CO_2-Atmung	66 78 — 49 = 25 — 30								
		10 Minuten später	58 73 — 46 = 25 — 30								
32. B.	31j.		60 80 — 53 = 25 — 30	60 8/24	63+17 (80)	12	60	78/64	103/54	1,0	55
33. W.	31j.		150 148 — 130 = 15 — 20				120				
		Phthise, Fieber M. A.	140 140 — 136 = 30 — 5		148+ 8 (45)						
34. K.	33j.	Magenneurose N.	63 83 — 49 = 30 — 35	63 10/7	68+10 (105)	12	56	74/54	76/54	0,4	65
		Atr.	53 81 — 47 = 30 — 35								
35. Re.	33j.		90 103 — 71 = 30 — 35		90+ 5 (45)	9	90	102/72	105/72	0,9	40
36. Pe.	34j.	Basedowoid	95 108 — 65 = 40 — 45	100 10/10	102+13 (35)	6	110		160/57	2,2	75
37. Sa.	34j.	N.	54 76 — 43 = 30 — 35		55+35 (80)	12	55	74/60	102/50	1,0	70
38. R.	34j.		70 84 — 58 = 25 — 30		65+15 (60)	14	72	91/71	P 85/70		60
39. Ha.	36j.	Potator N. V.	47 71 — 41 = 25 — 30		47+14 (70)	12	48	68/40	P 72/46	0,4	35
40. Gr.	36j.		60 86 — 55 = 30 — 35			12	66	85/59	P 78/59	0,4	35
41. B.	38j.	N. V.	60 64 — 42 = 20 — 25		60+ 9 (80)	12	60	66/51	85/51	0,4	65
			40.—59. Jahr.								
42. Cl.	40j.	N. V.	55 79 — 49 = 25 — 30	55 2/8	74+28 (82)		70				
			75 90 — 61 = 25 — 30	75 12/24							
		Atropin nach 20 Min.	63 86 — 53 = 30 — 35	1,5 mg							
		Puls. resp.	62	62 3/26							
43. Eck.	40j.		83 86 — 65 = 20 — 25		80+25 (90)						
44. Ep.	42j.		77 83 — 75 = 5 — 10		75+21 (130)	12	77	82/89	93/73	0,4	100
45. Kr.	44j.		75 83 — 63 = 15 — 20		74+18 (60)	12	73	82/68	P		50

46. Be.	44 j.	Tumor cerebri	47 52 — 44 = 5 — 10		47+ 4 (55)						
47. Sch.	45 j.	S. Potator	65 81 — 59 = 20 — 25		65+30 (67)	12	56	90/89	117/59	0,5	80
48. Op.	46 j.	N.	80 94 — 66 = 25 — 30		80+14 (45)	12	79	92/70	P		65
49. Tr.	50 j.		72 80 — 63 = 15 — 20		70+14 (60)	9	74	88/72	103/55	1,8	60
50. Ru.	50 j.	B. 180. Lues cerebrosp.	80 82 — 75 = 5 — 10		80+11 (65)	9	80	83/78	P 88/75		55
51. Lö.	50 j.	B. 120. Tabes dors.	85 89 — 81 = 5 — 10		81+28 (70)	9	80		109/82		85
52. Sch.	51 j.	B. 175. Potator	63 88 — 58 = 25 — 30		60+20 (15)	12	63	81/55	P 75/60		35
53. Ro.	52 j.	B. 130. Potator	65 76 — 55 = 20 — 25	65 3/20	65+11 (15)	12	69	85/65	P		50
54. Li.	52 j.	B. 180	98 106 — 90 = 15 — 20	100 10/22	100+10 (50)						
55. Ka.	53 j.		70 (69) — 53 = 15 — 20	70 2/42		18	60	63/53	P		80
				1,5 mg							
				65 2/17							
				1 mg							
56. Ja.	55 j.	B. 220	118 121 — 115 = 5 — 10	118 6/10	120+20 (70)	12	125	132/130	139/120	0,9	60
57. Ed.	56 j.	Tabes	90 91 — 86 = 5 — 10	90 5/10	90+ 3 (30)	12	85	90/81	P 95/80	1,0	55
		Atr. nach 10 Min.	85 88 — 81 = 5 — 10								
58. Sa.	57 j.		80 80 — 61 = 15 — 20			12	85	91/79	P		40
			60.—80. Jahr.								
59. Mö.	60 j.	B. 220	70 78 — 59 = 15 — 20		60+20 (35)	6	67	78/63	P		85
			55 69 — 54 = 15 — 20								
60. Ca.	60 j.	B. 220	77 83 — 70 = 10 — 15	75 4/24	80+15	7	76	81/71	P 83/73		60
			65 76 — 63 = 10 — 15								
61. Pi.	60 j.	B. 210	62 74 — 60 = 10 — 15		63+19 (60)	6	61	59/64	P 74/57		65
62. Ti.	61 j.	B. 130	80 89 — 80 = 5 — 10	80 1/20	86+ 7 (70)	7	89	90/84	P		55
63. Ka.	64 j.	B. 140	63 70 — 62 = 5 — 10		63+10 (75)	12	62	69/60	P		70
64. Re.	65 j.	B. 140	90 (88) — 78 = 10 — 15	83 5/13	89+ 5 (60)	7	89	86/78	P		60
65. Br.	67 j.	B. 180	85 92 — 80 = 10 — 15		82+10 (50)	9	84	90/80	P		50
66. Ro.	69 j.	B. 190	57 58 — 49 = 5 — 10	54 2/14	55+ 6 (25)						
67. Hag.	77 j.		57 64 — 50 = 10 — 15	57 5/8	56+11 (55)						
		Atr. nach 10 Minuten	52 62 — 45 = 15 — 20								
68. Kr.	78 j.		80 82 — 70 = 10 — 15		75+ 9 (55)						

II. Tabellengruppe: Grob veränderte Herzen.

1. Gut kompensierte Aorteninsuffizienzen.

69. Schm. 12 J. Im Anschluß an Polyarthritis vor $^1/_4$ Jahr Endokarditis. inzwischen Ausbildung einer Aorteninsuffizienz. Sehr großes Herz. Blutdruck 45/115.

70. Ko. 25 „ Vitium vor 3 Jahren im Krankenhaus gefunden. Schon 1 Jahr zuvor Herzklopfen. Blutdruck 50/120.

71. Ro. 45 „ Luetische Aorteninsuffizienz in guter Kompensation, Dauer unbekannt. Blutdruck 70/180.

72. Stoh. 52 „ Lues. Potatorium. Herzfehler sicher 4 Jahre alt. Bisher nur leichte Dekompensationszustände. Blutdruck 60/140.

Schm.	110	114— 72=40—45		100+11 (20)						
Ko.	70	87— 58=25—30		65+17 (80)	6	70	83/64	70/61		40
			1mgAtr.							
Ro.	70	86— 63=20—25	72 8/24	72+18 (50)	9	75	90/77	100/56	1,5	50
Stoh.	65	82— 56=25—30	60 2/12	62+12 (60)	9	62	69/53	P		55

2. Aorteninsuffizienzen nach schwerer Dekompensation.

73. La. 28 J. Vitium nach Polyarthritis, sicher 10 Jahre alt. Seit $^1/_4$ Jahr leicht dekompensiert. Seit 2 Wochen Anasarka. Blutdruck 65/135.

74. Dü. 31 „ Vitium vor 8 Jahren festgestellt. Eine erste schwere Dekompensation mit Anasarka, Transsudaten usw. gerade behoben. Blutdruck 70/170.

75. Ra. 40 „ Tabes. Herzfehler vor 3 Jahren ärztlich festgestellt. Seit $^3/_4$ Jahren dauernd an der Grenze der Kompensation; Exitus unter akuter Dekompensation 4 Wochen nach Pulsuntersuchung. Blutdruck 50/150.

76. Ri. 40 „ Vor 18 Jahren Polyarthritis, seitdem Herzfehler. Seit 5 Jahren Oppressionsgefühle. Zur Zeit schmerzhaftes Stauungshepar.

77. Nu. 45 „ Lues. Beginn des Vitiums unbekannt. Seit $^1/_2$ Jahr ständig Ödeme, Leberschwellung. Blutdruck 65/145.

78. Ju. 48 „ Lues. Beginn des Vitiums unbekannt. Seit 7 Jahren Herzbeschwerden. Zur Zeit noch Stauungshepar; Stauungskatarrh abgeklungen.

79. Scho. 49 „ Tabes. Vitium seit? Seit $^1/_2$ Jahr ständig Atemnot. Stauungslunge und Stauungsleber bei Eintritt ins Krankenhaus. Untersucht nach Schwinden des Katarrhs.

80. Ru. 52 „ Lues. Vitium seit? Vor 2 Jahren Infarkt. Ödeme, Asthma cardiale eben geschwunden. — Exitus 4 Wochen nach Untersuchung.

			1mgAtr.							
Lau.	68	78— 68= 5—10	72 5/16	70+18 (76)						
Düh.	88	96— 88= 5—10	90 4/34	87+11 (33)	9	88	94/88			30
Ra.	87	87— 85= 0— 5	87 0/0	83+ 5 (52)	7	85	0			50
Ri.	80	89— 80= 5—10		80+28 (50)	6	81	90/82	101/75	0,8	70
Nü.	115	115—109= 5—10		114+ 5 (45)	6	113	114/110	P		65
Ju.	63	69— 63= 5—10	75 5/23	60+10 (55)	12	62	69/62	70/61	0,2	40
Scho.	87	94— 79=10—15	83 0/10	84+16 (40)						
Ru.	75	87— 76=10—15		79+ 9 (40)	6	77	86/77	80/75		35

Alle diese Dinge aber, die bisher über den Valsalva zur Sprache kamen, projizierten lediglich die Vorstellungen des Dauerinspiriumsversuchs auf die Verhältnisse des anderen Versuchs, ohne daß der erheblichen Differenzen Erwähnung geschah, die beide Prüfungsarten in ihren Kreislaufsbedingungen trennen und ohne daß das praktische Interesse gestreift wäre, das wir an beiden Versuchen nehmen: das Dauerinspirium eine experimentelle Kuriosität, der Valsalva eine wesentliche physiologische Notwendigkeit.

Was bedeutet der Valsalva für den Organismus? Wir verwenden ihn bei jeder schweren Anstrengung, ob nun der oberen Extremitäten, die an einen fixierten Rumpf angreifen müssen, oder der Bauch- und Rumpfmuskulatur, die nur bei ruhig gestelltem Zwerchfell arbeiten kann: für alle diese Bedingungen sind wir aus mechanischen Gründen auf einen absolut stabilen Torso angewiesen. Diese Stabilisierung gelingt allein im Valsalva nach extremer Inspiration unter Bedingungen, bei denen ein Ausgleich zweier Kräfte wirksam wird, der die Kompression schaffenden Muskelarbeit — des widerstrebenden Luftkissens. Die mechanische Unerläßlichkeit des Valsalva ist damit unbestritten; ergänzend ist nur zu sagen, daß ja auch jede stärkere abdominelle Drucksteigerung nur erreicht werden kann durch Zwerchfellunterstützung mit Hilfe des Valsalvadrucks. Erkauft aber werden diese Notwendigkeiten unter Preisgabe fundamentaler Vorbedingungen eines rationellen Kreislaufs.

Ungemein mannigfaltig sind die Einwirkungen, die sich für die gesamten Thoraxverhältnisse ergeben. Wohl wird, um an die Bedingungen des Dauerinspiriumsversuchs anzuknüpfen, der Lungendehnungszustand nur um ein weniges differieren gegenüber dem bei maximaler Inspiration, und dies Minus wird reichlich aufgewogen durch die gleichmäßige Verteilung des vorhandenen Überdrucks auf sämtliche Alveolen; so daß also dem Einfluß der Lungenvagusreizung der gleiche Spielraum gesetzt ist wie beim Dauerinspiriumsversuch. Wohl wird als Endeffekt der Herzgefäßexpression ein analoger Füllungsabfall in der Aorta bewirkt, wie etwa nach Abklemmung der Hohlvene im Tierversuch und reaktiv ein analoger Füllungszuwachs. Allein im Valsalva ist der Angriffspunkt der Abklemmung nicht beschränkt auf die großen Venen, sondern verteilt sich gleichmäßig auf alle Kreislaufabschnitte im Thorax, komprimiert vor allem das Herz selbst. Und wir sahen bei Besprechung der Knollschen Hypothese, daß eine Reizung sensibler Herzfasern bei Herzkompression zustande kommen kann; in welchem Maße sie praktisch wirksam wird, sei weiter unten betrachtet. — Das ist der eine große Unterschied, aber noch ein zweiter kommt für uns in Frage. Wenn im Tierexperiment immer eine Abklemmung der Cava inferior vorgenommen war, die so bequem zu fassen ist, und damit die venöse Stauung nur im Abdomen bewirkt wurde, so kommt beim Valsalva eine venöse Stauung ebensowohl im Gebiet der Cava superior zustande, ja, das subjektive Gefühl empfindet diese Abflußbehinderung der Cava superior als den wichtigsten Eindruck während des Pressens. Jeder, der den Valsalva kräftig ausführt, glaubt, der Kopf müsse ihm platzen; das Gesicht wird hochrot, die Venen strotzen vor Blut, ja, kapillare Blutungen kommen vor, und ein benommenes Gefühl bleibt zurück; kurz, die Vorstellung drängt sich auf, diese venöse Stauung der Hirnvenen müsse doch in der Wirkung mitsprechen, zum wenigsten die konsekutive Hirndrucksteigerung. Wenn in diesen Dingen der tierexperimentelle Abschnitt fragmentarisch geblieben ist, so sei hier wenigstens im klinischen Versuch ein Anlauf genommen, Kopfstauung und konsekutive Hirndrucksteigerung in ihrem Einfluß zu betrachten sowohl für den primären wie für den sekundären Ausschlag.

Was zunächst die Primärreaktion im Valsalva anlangt, so liegt es ja gerade hier nahe, Hirndrucksteigerung für die während des Pressen auftretende Verlangsamung verantwortlich zu machen. Das Experiment bestätigt die Annahme nicht. Die Überlegung, daß bei jedem Valsalva beträchtliche Hirndrucksteigerungen resultieren müssen, läßt eine Hirndruckkontrolle während des Valsalva vollkommen harmlos erscheinen sofern nur ein Anpressen der Liquormasse verhindert wird; und das ist leicht möglich, wenn man einen mit physiologischer Kochsalzlösung gefüllten langen Schlauch während des Pressens anhebt und damit das Austreten des Liquors unmöglich macht. Bei einem Patienten mit beginnender Paralyse und luetischer Meningitis stieg im Valsalva der Hirndruck von 30 auf 63 cm (Valsalvadruck 35 mm Quecksilber 6 Sekunden lang). Nachher schnelles Abfallen binnen 4 Sekunden. Brachte man bei diesem Patienten künstlich durch Einlaufenlassen von physiologischer Kochsalzlösung für 6 bis 12 Sekunden den Hirndruck auf eine Höhe von 70 cm Wasser und ließ ihn schnell wieder abfallen, so blieb jede Frequenzbewegung aus, während im Valsalva ein erheblicher Ausschlag sich gezeigt hatte (Kombination von Primär- und Sekundärreaktion). Ein Kontrollversuch ergab das gleiche. In dieser Form bleibt also Hirndruckanstieg und Abfall in den hier in Betracht kommenden Zeiträumen ohne Einfluß.

24. Folge:
Valsalva und Kopfstauung.

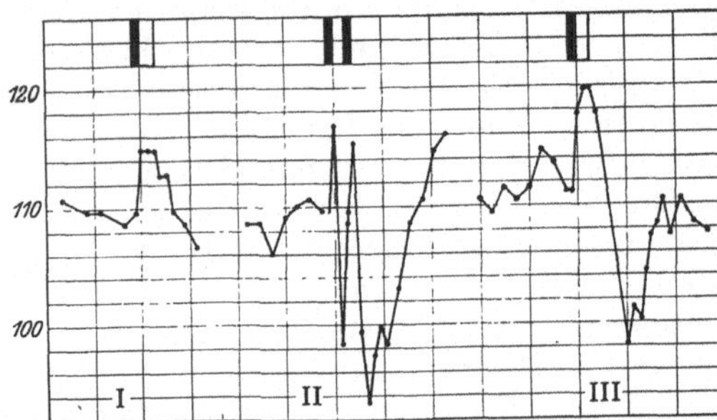

I. Kopfstauung bei Manschettendruck 30 mm, 6 Sek. (+ 3).
II. Valsalva 29 mm 6 Sek.
III. Kopfstauung bei Manschettendruck 70 mm, 6 Sek. (+ 3); (bis zur Auffüllung der Manschette vergehen ca. 3 Sekunden; daher der Zusatz + 3).

Subjektiv wird eine Hirndrucksteigerung dieser Art überhaupt nicht empfunden. Das gleiche Gefühl der Kopfbeengung dagegen wie beim Valsalva verursacht eine leichte Strangulation mit einer Gummimanschette, ähnlich der beim Riva-Rocci verwandten, wenn man den Halsdruck auf die gleiche Höhe bringt, wie der Valsalvadruck ergab. Wie aber beurteilen, welcher Venendruck in Wahrheit jener Hirndrucksteigerung des Valsalva entspricht? Ich schließe hier einen Versuch an, in dem der Kopfstauungsgrad so lange gesteigert wurde, bis der Hirndruckanstieg des Valsalva erreicht war: nicht die primäre, sondern eine sekundäre Reaktion erschien (siehe 24. Folge).

1. Anordnung: Valsalva 30 mm Quecksilber mit Hirndruckkontrolle. Primäranteil: 117/99 bei 110 Pulsen. Sekundäranteil: 114/94 mit Rückkehr binnen einer Minute. Hirndruckanstieg von 30 auf 59 cm (Abb. II).

2. Anordnung: Halsmanschette 30 mm, Hirndruckanstieg von 30 auf 43, Frequenzbewegung: Anstieg von 110 auf 115 (Abb. I).

3. Anordnung: Manschettendruck 70, Hirndruckanstieg 64, Frequenzanstieg 120, reaktiv Abfall auf 99. Diese starke Kopfstauung macht dem Patienten Kopfschmerz (Abb. III).

Die Kopfstauungsquote also des Valsalva, so irrelevant sie ist für die Bildung der Primärreaktion, ist durchaus imstande, einen Ausschlag vom Sekundärtyp hervorzurufen. Und es steckt sowohl in der Beschleunigung wie in der reaktiven Verlangsamung der Valsalvakurve ein Anteil, der über die reine arterielle Füllungsreaktion hinausgeht: denn die Frequenzreaktion trat bereits bei einer Kopfstauung auf, die auf die arterielle Füllung des Pulses keinen Einfluß haben konnte. — Als Ursache der Frequenzausschläge vermute ich auch hier nutritive Einflüsse, die sowohl die Beschleunigung machen wie reaktive Verlangsamung (postanämische Vasomotoren und Vagusreizung). Ob sich dieser einfache Versuch zu einer Prüfung des Vasomotorenzentrums ausbauen läßt, müsste erst an größerem Material festgestellt werden.

Die praktische Bedeutung dieser Venenstauungsquote im Valsalva tritt zurück. Wählt man den gleichen Manschettendruck, wie ihn der jeweilige Valsalvadruck ergab, so ist bei gleichem Kopfstauungsgefühl der Ausschlag ein minimaler. Immerhin, die Kopfstauung ist als eine Teilursache der Sekundärreaktion wirksam. Und wenn fortab die Rede ist von der Sekundärreaktion des Valsalva, so umfaßt der Begriff die Summenwirkung beider Komponenten.

Ich gehe über zu den Angaben der Tabelle, die nachfolgend besprochen werden in der angedeuteten Zweiteilung. Ein Erstes ist die rein theoretische Feststellung: Was ereignet sich an Frequenzerscheinungen im Valsalva, welche Summanden sind es, die zur Frequenzbildung beitragen? Für diese Fragestellung war ein jeweils maximales Pressen im Valsalva das Gegebene. Hinein gehört in diesen Abschnitt lediglich die Untersuchung des gesunden Herzens.

Ein zweiter Abschnitt greift zurück auf die gegebenen Valsalvadrucke und bringt an Gegenüberstellungen vergleichbarer Druckwerte einen vorläufigen Versuch der praktischen Auswertung im Sinne einer Füllungsprobe. Hier ergibt sich an Fragen: wieweit sind die Herzen überhaupt miteinander vergleichbar? Welche Schlußfolgerungen dürfen wir aus der Altersskala ziehen, die sich auch hier bietet; und weiter ist in diesem Abschnitt das nervöse, das hypertrophische, das pathologische Herz betrachtet unter Valsalvaeinwirkungen.

I. Primärreaktion im Valsalva.

Die Werte der Tabelle verzeichnen als Primärreflexanteil des Valsalva die inspiratorische Beschleunigung und eine anschließende Verlangsamung. Recht betrachtet, gehört natürlich der inspiratorische Frequenzanstieg nicht hinein, weil die Drucksteigerung erst jenseits der Inspiration ansetzt. Fälle, bei denen es während des Pressens lediglich zu einer Verlangsamung kommt, sind mit einem P markiert. Es ist eventuell nachher die reaktive Beschleunigung oder Beschleunigung + Verlangsamung angeschlossen.

Betrachten wir vorerst frei von allen theoretischen Überlegungen das Vorkommen dieser Verlangsamung im Valsalva, so finden wir sie in den verschiedensten Altersstufen bei den verschiedensten aufgewandten Drucken:

Im	Alter	von	15—20	unter	9	Patienten	3 mal
,,	,,	,,	20—29	,,	18	,,	4 ,,
,,	,,	,,	30—39	,,	11	,,	3 ,,
,,	,,	,,	40—59	,,	13	,,	8 ,,
,,	,,	,,	60—80	,,	7	,,	7 ,,

Aber darüber hinausgehend läßt sich sagen, daß nur ganz wenige Fälle da sind, in denen nicht wenigstens in den ersten 3 Sekunden der Effekt mit einer Verlangsamung beginnt, die erst nachher in Beschleunigung umschlägt. Was die Füllungsverhältnisse dieser Herzen anlangt, so braucht kaum gesagt zu werden; auch sie verkleinern sich unter dem Valsalvadruck, nur daß diese Verkleinerung in der Frequenz aufgenommen wird von langsamen Pulsen, während umgekehrt der reaktive starke Blutstrom nach Entlassen der Luft synchron ist einer Pulsbeschleunigung, der wiederum in 8 Fällen eine Verlangsamung folgt.

Wie haben wir diese Frequenzreaktion zu deuten? Daß Perikardreizungen hier im Spiel sein könnten, ist ausgeschlossen, Hirndrucksteigerung war auch unwahrscheinlich gemacht; und nichts hindert uns, die Parallele durchzuführen mit der Lungenvagusverlangsamung des Dauerinspiriumsversuchs, der in allen diesen Fällen zum Vergleich ausgeführt ist. Die Werte des Dauerinspiriumsversuchs gesondert anzuführen, wäre zu umständlich gewesen. Hier mag die Angabe genügen, daß die Analogie zur Dauerinspiriumsverlangsamung eine absolute ist, dergestalt, daß nie die Vagusverlangsamung außer Proportion steht zu jener. Ich deute also diesen sogenannten Primärreflexanteil im Valsalva als eine Lungenvagusreaktion. Sie ist eine Reaktion des Atemzentrums auf die Peripherie.

Mit dieser Annahme gewinnt ein tierexperimentelles Ergebnis neues Interesse, auf das ich hier zurückkommen will. Es handelt sich um die Frage, wie sich das Atemzentrum einzustellen vermag auf Füllungsverschiebungen. Eine starke Reizung des Atemzentrums, das war der Eindruck der Kohlensäureversuche, inhibiert jede Empfindlichkeit für Füllungsverschiebung; mag diese Reizung soweit gehen, daß es zur reinen Automatie kommt oder wie bei den Tieren vom 13. 6. und 9. 6., daß der Lungenvagus noch sein Eingriffsrecht behält. Hier diese letzten beiden Beispiele: Vor Kohlensäure eine mächtige Abklemmungsreaktion, während der Kohlensäure-Einleitung nicht der geringste Eingriff mehr in den zentralen Respiratorius — weder im Sinne einer Beschleunigung der Atemzüge, noch im Sinne einer Frequenzänderung — und doch war auch jetzt das Herz der Hälfte seiner Füllung beraubt wie zuvor. Zwiefach ist der Angriff, der sich auf das Vaguszentrum richtet. Hier einmal siegt restlos das Atemzentrum.

Der Primärreflex im Valsalva ist nichts anderes als ein Sieg des vom Lungenvagus beherrschten Atemzentrums über die Füllungseinflüsse.

II. Sekundärreaktion im Valsalva.

Die Tabelle verzeichnet weiterhin einen Sekundäranteil, bestehend aus Beschleunigung und reaktiver Verlangsamung. Es handelt sich zum Teil um ein extremes Auf und Nieder der Pulsfrequenz bei jugendlichen Individuen. Die Maximaldifferenzen sind:

bei	15—20	45	Pulse
,,	20—30	77	,,
,,	30—40	60	,,
,,	40—50	56	,,
,,	50—60	19	,,
,,	60—70	17	,,

Die Pulsbeschleunigung ist in der Literatur verschieden gedeutet. Sommerbrod faßt sie auf als Heringsche Lungenvagusbeschleunigung — eine Annahme, die durch die Lungenvagusversuche widerlegt erscheint; ich will nur als Kuriosum zitieren, daß Sommerbrod in der Tatsache des Pulsanstiegs im Valsalva eine besonders zweckmäßige Einrichtung erblickt. — Knoll, der früher schon erwähnt war, führt die Tachykardie auf Vagusfaserreizung infolge Herzkompression zurück, während er die reaktive Pulsverlangsamung erklärt als eine postanämische oder dyspnoische Reizung des Vasomotoren- und Vaguszentrums.

Eine Besprechung der Füllungsreaktion mit ihren mechanischen und nutritiven Folgen war im tierexperimentellen Abschnitt bereits gegeben. Ich will mich hier darauf beschränken, der differenten Bewertung von Beschleunigung und Verlangsamung im Valsalva den einheitlichen Begriff der Füllungsreaktion gegenüberzustellen als einer Frequenzbewegung, in der das Auf und Nieder als etwas durchaus Zusammengehöriges erscheint. Rein hervortretend in den Kavaversuchen mit ihrer Halbierung der Blutmenge stellte sich die Füllungsreaktion dar bei langsamem Puls als eine erhebliche Tachykardie, die geringe Bradykardie hinterließ; bei hoch frequentem Ausgangspuls als ein geringer Anstieg, gefolgt von tiefer Talwelle. Weniger rein, gestört durch die Interkurrenz der Primärreaktion, finden wir sie im Valsalva wieder. Auch da der Verlangsamungstyp und der Beschleunigungstyp, das eine ins andere überzuführen durch Atropinversuche: ein Auf- und Niedertauchen also je nach dem Tonusgrad; auch da die Abhängigkeit von Herzentleerung und Neufüllung, krasser noch hervortretend entsprechend der vollständigeren Herzexpression, die hier möglich werden kann. Das zu veranschaulichen seien jene Fälle der Tabelle mit den extremen Ausschlägen in ihrem

Röntgeneindruck vorgeführt. In wenig Sekunden schrumpft im Valsalvadruck der Herzschatten zusammen bis zu einem schmalen Band, als ob es keine diastolische Erweiterung mehr gäbe. Über dieser mächtigen Verkleinerung erst, nach 2—3 langsamen Schlägen, erhebt sich die Frequenz hinauf zu ihrer wilden Tachykardie. — Der Druck hört auf. Das Exspirium läßt die Frequenz noch hoch, indes sich schon das Herz vollsaugt mit angestautem Blut; und dann folgt der majestätische Vaguspuls, in maximalen Diastolen und Systolen die neue Blutfülle bewältigend. Es ist der gleiche Eindruck, den, nur schöner noch in seiner Plastik, das freigelegte Herz bei Kavaklemmung bietet: erst Kleinerwerden und Durchbrennen, dann in langsamem Rhythmus ein mächtiges Sichweiten und -Engen der Herzkugel.

Diese beiden Dinge, die Identität des Gesamtbildes mit dem Kavaauschlag, das Auf- und Niedertauchen je nach dem Tonusgrad, sind es, die Anlass geben, auch die Beschleunigung im Valsalva als abhängig anzusehen von der Füllung. Die Möglichkeit direkter Vagusfaserreizung im Sinne Knolls sei nicht in Abrede gestellt; nur tritt diese Einwirkung in der Frequenzbildung durchaus zurück. Man kann das Perikard nicht aufblähen, ohne zugleich eine Füllungsreaktion zu setzen. Die entsprechenden Pulsbilder Knolls sind Abklemmungsbilder. Andererseits erscheint der gleichmäßige sanfte Druck der das Herz komprimierenden Lungen ein anderer als der lokale Reiz palpierender Finger.

Ein letztes Argument geben die Daten der Tabelle an Hand in der Verwandtschaft zwischen Sekundärausschlag im Dauerinspiriumsversuch und im Valsalva. Die mit einem S versehenen Patienten gaben im D.-I. bei offener Glottis einen Sekundärausschlag. Es herrschte also negativer Druck im Thorax, und die Herzvagusfasern, von denen Knoll spricht, waren einem Reiz nicht ausgesetzt. Wir lassen den Valsalva machen: und die Exkursionen zählen zu den größten der Tabelle.

III. Einfluß einer intentionellen Quote.

Die Valsalvawirkung war dargestellt als das Ergebnis zweier einander entgegenarbeitenden Kräfte: des Widerstandes, den die komprimierte Luft bietet, der Thoraxkompression. Die Thoraxkompression aber ist eine Muskelarbeit wie jede andere, und wie sonst die Kraftprobe ihre Beschleunigung auslöst als Folge des psychischen Aufwandes, so kann nicht ausbleiben, daß auch die Anstrengung der entsprechenden Rumpfmuskulatur und des Zwerchfells mit ihrer Beschleunigung sich hineinmischen in die Frequenzbildung des Valsalva.

Die schlagendste Illustration liefert die Kombination von Kraftprobe + Valsalva. Auch da, notabene, wo der intrathorakale Druck vollkommen der gleiche war und wo zuvor ein Primäranteil bestand im Valsalva, jetzt wird er überrannt durch die intentionelle Beschleunigung, und jeder Füllungsanstieg wird beträchtlich vermehrt.

Eben diese Interkurrenz der intentionellen Quote wird manchmal auch beim einfachen Valsalva stark zur Wirkung kommen: in einem Maße, daß die Muskelleistung der Thoraxkompression mit ihrem Beschleunigungsausschlag die Valsalvareaktion geradezu beherrscht. Es handelt sich um Leute mit ausgesprochener Empfindlichkeit gegenüber der Kraftprobe, speziell bei den älteren Patienten um solche, die in ihren Kopfmarkzentren alle Beweglichkeit verloren haben, bei denen überdies die reaktive Verlangsamung meist fehlt. Ein Beispiel ist Pat. Lö, in der 25. Folge abgebildet.

Praktischer Teil.

Wir betrachteten einleitend bereits die Valsalvaprüfung mit dem Wunsche, den zweiten Typ der Vagusempfindlichkeit in einer energischen Belastungsprobe hervorzuziehen und jene Prüfung des Tierexperimentes nachzuahmen, in der durch Abklemmen der Vena cava das Herz erst entleert, dann vermehrten Füllungen ausgesetzt wird. Wie steht es um diese Möglichkeit einer klinischen Prüfung auf Füllungsempfindlichkeit? Die bisherigen Überlegungen suchten den Nachweis zu bringen, daß in der Tat die arterielle Füllungsminderung und -Mehrung dem Sekundär-Ausschlag des Valsalva seinen Charakter geben, wenn auch Wirkungskomponenten anderer Art ihren Einfluß beimischen. Ein Mehr an Ausschlag, bedingt durch die Kopfstauungsquote oder durch Knollsche Vagusfaser-Reizung würde übrigens der quantitativen Wertung kein Hemmnis sein: weil beide Dinge in absoluter Proportion stehen zum angewandten Valsalvadruck und letzten Endes die gleiche zentrale Empfindlichkeit mitschwingen lassen. Ob die Primärreaktion mit ihrer Interkurrenz die Beurteilung der Füllungsempfindlichkeit trüben kann, sei späterhin untersucht.

Indes ein anderer Einwand ist zur Stelle, der die Valsalvaprüfung als ein Reagens auf Füllungsempfindlichkeit diskreditiert: es ist die Unmöglichkeit der Dosierung. Wir haben es nicht in der Hand, das Herz um ein Bestimmtes zu entleeren, es etwa dem Tierexperiment vergleichbar auf halbe Ration zu setzen. Nur ein Prinzip der Ausübung des Valsalva wäre theoretisch einwandfrei: das Ausquetschenlassen des Herzens bis zu völligem Schwinden des arteriellen Pulses. In jenem Extrem der Valsalvaausschläge, die ich vorhin in ihrem Röntgeneindruck geschildert habe, war diese Forderung erfüllt, — aber das sind Ausnahmen; und für die Mehrzahl der Patienten bleibt die völlige Herzentleerung eine Unmöglichkeit. Ein zweites Prinzip dagegen — das Pressenlassen bis zu bestimmter Druckhöhe — gibt unzweifelhafte Unterschiede der Herzentleerung und macht die differenten muskulären Voraussetzungen noch deutlicher, die im Valsalva zutage treten. Es ist ein anderes, ob ein schwächliches oder ein muskelstarkes Herz einem bestimmten Außendruck ausgesetzt wird und mit seinem rechten Ventrikel den vermehrten Kapillarwiderstand der Lunge bewältigen muß — ob ein Mensch mit niedrigem Blutdruck dosierten Valsalva besteht oder ein Hypertoniker, dessen Herz gewohnt ist, gegen hohe Drucke zu kämpfen. Es sind das Unterschiede, die in groben Umrissen bereits bei der Betrachtung des Valsalvaherzens vor dem Röntgenschirm anschaulich werden. Das Herz des einen ist bei einem Druck von 40 mm Quecksilber schon völlig ausgequetscht und wird nicht kleiner auf jede weitere intrathorakale

Drucksteigerung hin. In einem anderen Falle ist an sich die Verkleinerung bei 40 mm Quecksilber weit geringer; sie nimmt zu bei Pressenlassen gegen 80 oder 120 mm Quecksilber, und erst dann ist der Puls verschwunden. Bei einem dritten Patienten endlich, der röntgenologisch gleiche Verhältnisse bietet, ist auch bei diesem extremsten Druck von 120 mm ein deutlicher arterieller Puls erhalten.

Es liegt auf der Hand, daß diese Herzkriterien im Röntgenverfahren, deren genaue Betrachtung den Rahmen der Arbeit überschreiten würde, ebensowenig einen quantitativen Anhaltspunkt liefern können, wie die Untersuchung etwa des arteriellen Pulses, dessen Blutdruckänderungen in so kurzen Zeiträumen unmöglich exakt gemessen werden können (von der Möglichkeit einer Abklemmung der Subklavia ganz zu schweigen); das Plethysmogramm würde noch mehr versagen. Immerhin vermitteln Durchleuchtung und Pulspalpation (oder Pulsschreibung) im Valsalva einen gewissen Eindruck der Herzexpression, an den man sich halten mag. Wesentlicher erscheint demgegenüber in manchen Fällen die klinische Charakterisierung der Patienten als muskelschwach oder muskelstark, die Berücksichtigung der Blutdruckverhältnisse usf.

I. Frage der Alterskala.

(25. und 26. Folge.)

Vergleicht man analoge Valsalvawerte der jugendlichen Herzen mit denen älterer Leute von 40 Jahren aufwärts, so geht unzweideutig auch aus den Angaben der Tabelle die gleiche, gesetzmäßige Abnahme der Ausschlagsgröße hervor, wie sie vorhin für die Lungenvagusausschläge konstatiert war. Der Primärreflex überwiegt, die Sekundärausschläge nehmen, wie eben schon zitiert war, progressiv ab.

Allein steckt nicht hinter alle dem eine Täuschung? ist nicht alles was wir an Differenzen sehen lediglich eine Folge des Unterschieds der Herzentleerung, so daß anzunehmen wäre: Überwiegen der Primärreaktion heißt geringe Herzentleerung gleich verringerte Komprimierbarkeit, Überwiegen der Sekundärreaktion: starke Herzentleerung gleich erhöhte Komprimierbarkeit. Ich will mich hier darauf beschränken, durch Gegenüberstellung einiger Kurvenbilder diese Möglichkeit zu widerlegen.

Wohl ist zu sagen, daß alte Leute, speziell Hypertoniker, nicht selten jene schwerer komprimierbaren Herzen haben — Herzen, die auch bei maximalem Valsalva noch kräftige arterielle Pulse zu liefern vermögen. Ich zitiere hier als charakteristischen Typus den Patienten Mö, Nr. 59 (BD 110: 220 mm Hg), der in der Kombination Kraftprobe + Valsalva die Quecksilbersäule sogar bis zu 115 mm hochtreibt, trotzdem aber noch einen leidlichen arteriellen Puls behält. Vier andere Patienten (60, 61, 65, 66) sind analog zu werten: auch hier ist die muskuläre Voraussetzung eine andere als im Durchschnitt bei Jugendlichen (siehe 25. Folge).

Indes als Regel schlechthin gilt das nicht. Ein schlagendes Gegenbeispiel lieferte Patient Lö, Nr. 51, BD 70: 100, 50jähr., ein schlanker, dürrer Mann mit einem Tropfenherzen, das bei 40 mm Quecksilber bereits

25. Folge:
zur Altersskala 1.

Pat. Lö., 51 j.

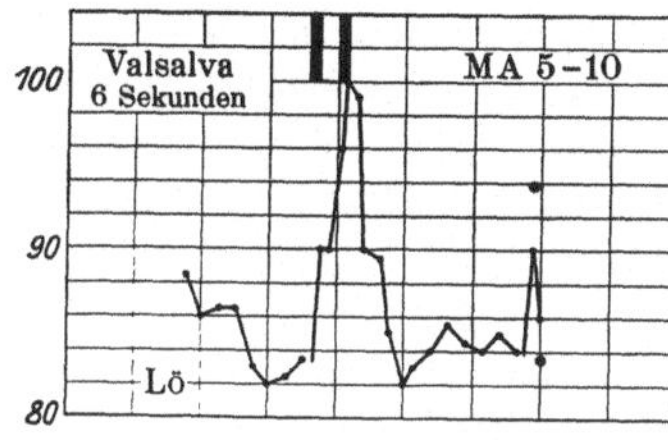

Vals. 85 mm 6 Sek.
macht nur geringen Ausschlag

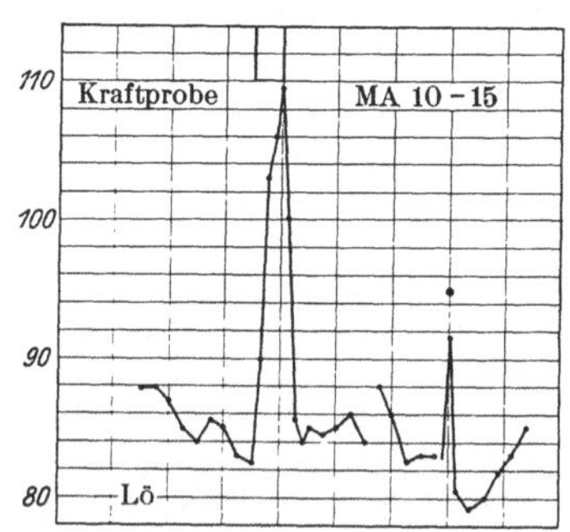

dabei starke Wirkung der Kraftprobe (70)

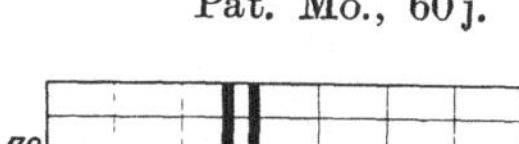
Pat. Mö., 60 j.

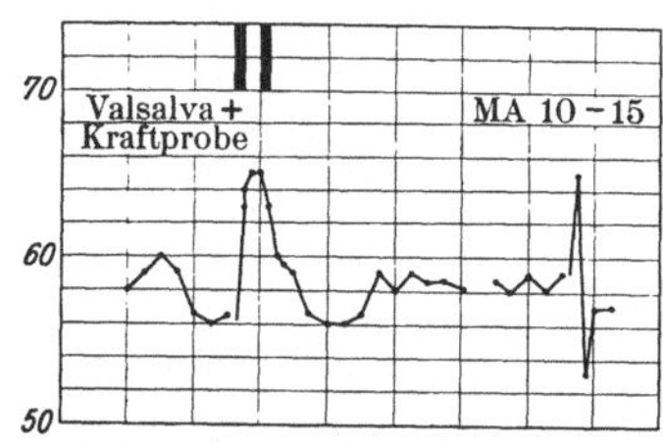

Trotz Kombination von Vals. 110 mm 6 Sek. mit Kraftprobe (55) nur kleine Exkursion.

26. Folge:
zur Altersskala 2.

Pat. Eg., 23 j.

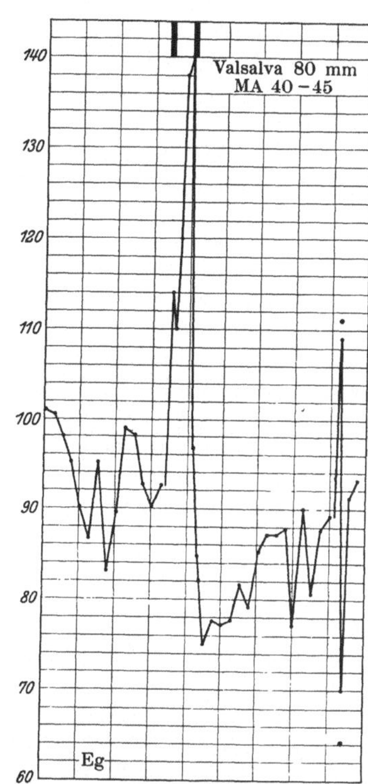

Starker Sekundärausschlag bei 80 mm 12 Sek. Vals.

Pat. Ka., 23 j.

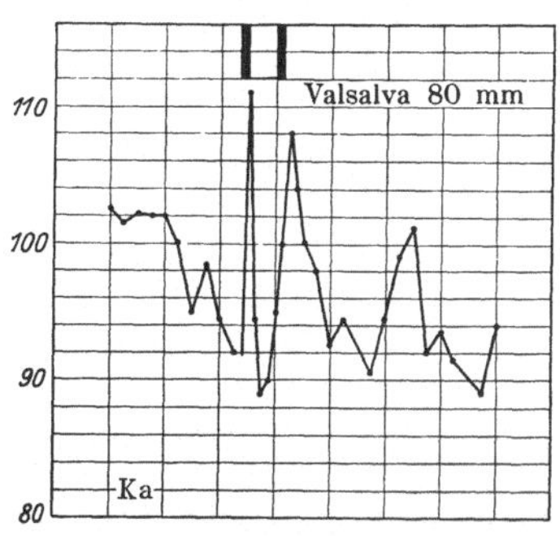

Vals. 80 mm 12 Sek., hier Primärreaktion, überwiegend.

ausgequetscht ist, so daß der arterielle Puls fast verschwindet. Trotzdem auch bei ihm lediglich eine geringe Reaktion, die überdies zu werten ist als eine intentionelle Beschleunigung (s. den starken Ausschlag der Kraftprobe); die reaktive Verlangsamung fehlt (s. 25. Folge).

Nun gibt es auch unter den Jugendlichen Leute mit Herzhypertrophie und zugleich Primärreaktion im Valsalva. Der muskelkräftige Ka behält bei einem Valsalvadruck von 80 mm einen schönen arteriellen Puls bei trotz 12 Sekunden Pressens, während bei gleichem Druck der schwächlichere Eg pulslos wird; dieser Letztere hat extremen Sekundärreflex, Ka dagegen Primärreaktion. Doch gelingt es bei Kraftprobe + Valsalva und Steigerung des Thoraxdruckes auf 105 mm auch bei Ka binnen 6 Sekunden eine erhebliche Sekundärreaktion zustande zu bringen (s. 26. Folge; hier fehlt der Ausschlag Kraftprobe + Valsalva). Bei Mö war das, wie wir sahen, ein Ding der Unmöglichkeit. Es gibt also eine Altersskala auch unter vergleichbaren muskulären Voraussetzungen.

Ich will nicht unterlassen darauf hinzuweisen, daß das Nachlassen der Valsalvaempfindlichkeit im höheren Alter nicht ohne praktische Bedeutung ist. Jene Vaguspulse der reaktiven Verlangsamung, die vorhin beim Sekundärtyp im Röntgeneindruck geschildert wurden, gehen einher mit einer ganz beträchtlichen Steigerung des Blutdrucks die dem Arteriosklerotiker verhängnisvoll werden könnte.

II. Das Cor nervosum.

(27. Folge.)

Diese Altersskala der Sekundärempfindlichkeit läßt allerdings der jeweiligen Altersstufe einen weit größeren Spielraum, als es vorhin der Fall war bei den Lungenvagusausschlägen. Und gerade die erheblichsten Ausschlagsdifferenzen finden sich bei Jugendlichen, in einem Alter also, in dem die Primärempfindlichkeit nicht besonders variiert. Es wäre daraus zu folgern, daß — wenn wir von der Vorstellung eines Kampfes zwischen Atemzentrum und Vasomotorenzentrum ausgehen (s. oben). — Atemzentrum und Lungenvagus mit einem ziemlich konstanten Aufgebot auf dem Feld erscheinen, daß mithin die großen Schwankungen der Sekundärempfindlichkeit beizumessen sind. Kommt diesen großen Ausschlagsdifferenzen eine klinische Bedeutung zu?

In der Tat läßt sich eine Beziehung unschwer finden. Alle diese Patienten mit großem Sekundärausschlag im Valsalva (der oft schon im DI-Versuch sichtbar wird) sind hochgradige Neurotiker. Kurze Angaben über die Beispiele der 1. Tabelle mögen das illustrieren; sie lassen wiederum erkennen, daß jene unterschiedlichen muskulären Voraussetzungen, von denen eingangs gesprochen war, in ihren Wirkungen durchaus zurücktreten hinter Differenzen zentraler Empfindlichkeit — wie schon bei Besprechung der Altersskala sich zeigte.

Der Kurvenablauf bei hoher Ausgangsfrequenz ist wiederholt im Bilde vorgeführt (siehe Folge 7, 13, 26). Für niedere Frequenzlagen seien hier einige Abbildungen angeschlossen. Sie vergleichen die Valsalvakurven der Pat. Klu (Nr. 16), Schi (Nr. 47), Tr (Nr. 49) mit Leuten gleichen Alters, übrigens auch annähernd gleichen Herzbedingungen.

Die Gegenstücke sind Menschen frei von Symptomen erhöhter nervöser Erregbarkeit.

Nr. 2. Be., 16 J. Lues cerebrospinalis, abklingende Meningitis luetica; Paralysis incipiens. Als Nebenbefund sehr erregbares Herz, Tachykardie. Hochgeschossener, schwächlich entwickelter Junge mit Tropfenherz.

Nr. 15. Bo., 22 J. Sexualneurasthenie. Abusus in Venere, Pollutionen. Pulsbeschleunigung, Herzklopfen, Oppressionsgefühl. — Stämmiger Matrose, kräftiger Herzmuskel.

Nr. 16. Klu., 22 J. Struma, forme fruste, Morbi Bas. Unfallneurose: Klagen über ständigen Kopfschmerz nach geringem Trauma. — Radrennfahrer, Hypertrophie des linken Ventrikels.

Nr. 20. Eg., 23 J. Basedowoid, Herzneurose. Schnelles Versagen bei Anstrengungen, Neigung zu Tachykardie bei geringem Anlaß. — Büroangestellter. Dürftiger Muskelbefund, schlaffes Herz.

Nr. 24. G., 26 J. Bleiintoxikation. Angina pectoris spastica, Bleineurasthenie. Ständige Tachykardie, Klagen über Herzstiche. — Muskulöser Werftarbeiter.

Nr. 25. He., 27 J. Sexualneurasthenie infolge Masturbation. Ständiges Druck- und Schmerzgefühl auf der Brust. — Schwächlicher Mensch.

27. Folge: 1.
Cor. nervosum. Vergleich mit normalen Herzen.
Altersstufe 20—30.

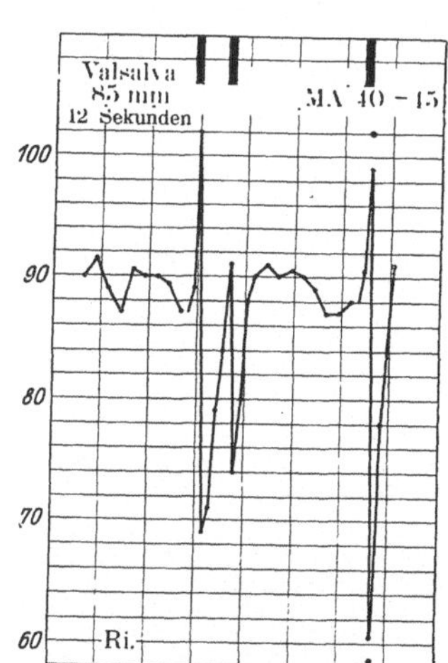

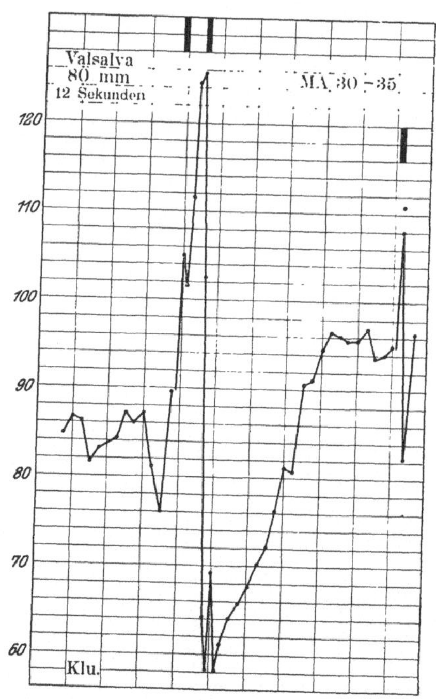

Nr. 27. Po., 28 J. Darm- und Herzneurose. Vegetative Stigmata. Überwiegend Klagen über Darmbeschwerden; Durchfälle, Schmerzen bei Erregung. — Muskulöser Arbeiter.

27. Folge: 2.

Cor nervosum, Vergleich mit normalen Herzen.

Altersstufe ca. 40.

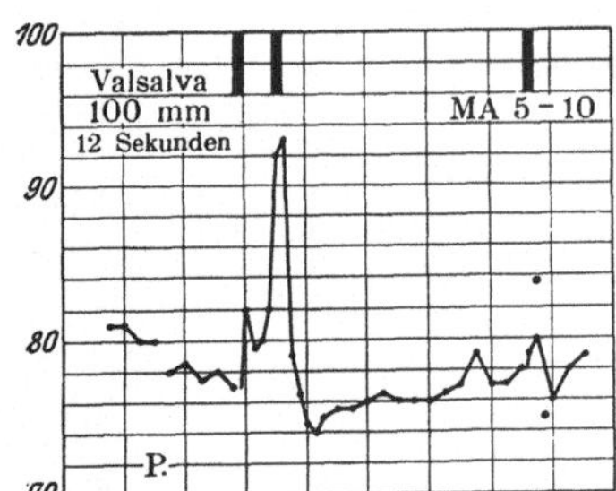

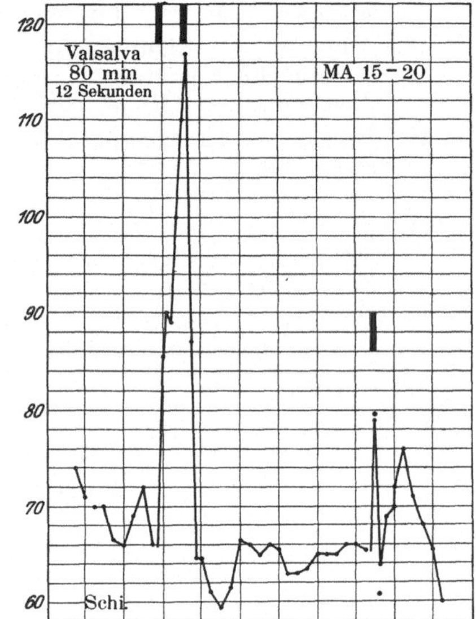

Altersstufe ca. 50.

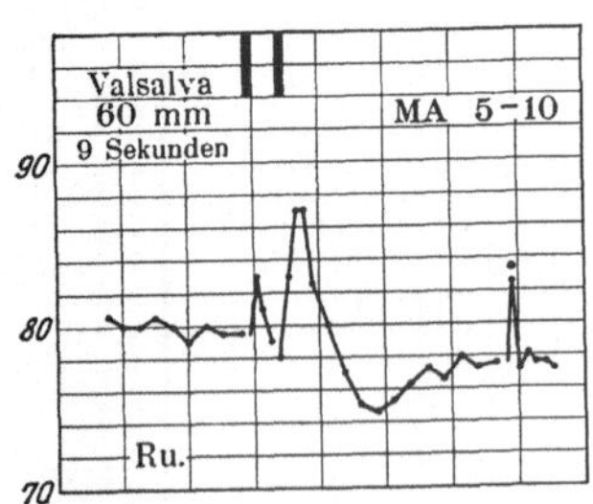

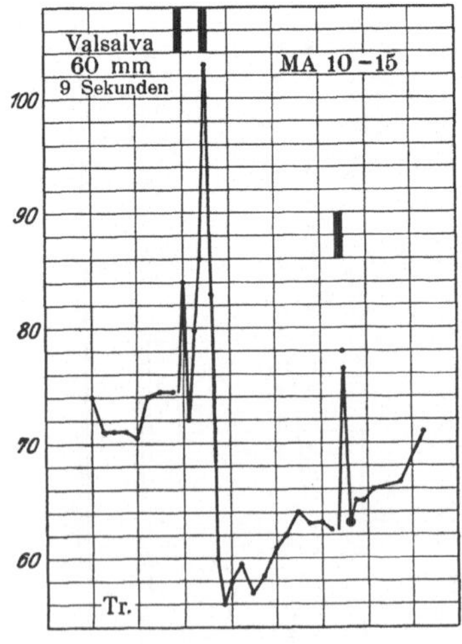

Nr. 30. Pog., 30 J. Cor nervosum. Kommt aus dem Feld zurück; er ist dort nervös zusammengeklappt, hat Angstzustände bekommen ähnlich der Angina pectoris. Neigung zu Tachykardie. — Mittelkräftig, Gärtner von Beruf.

Nr. 36. Pe., 34 J. Ulcus ventriculi, Cor nervosum. Hochgradige Neurasthenie. Der Arzt braucht nur ans Bett zu treten und er zittert wie Espenlaub, das Herz brennt durch. Es sollen vor 2 Jahren im Krankenhaus Anfälle paroxysmaler Tachykardie beobachtet sein. Jetzt ständige Pulsbeschleunigung. — Schreiber, schwächlich gebaut, schlapp; kleines Herz.

Nr. 47. Schi., 45 J. Potator strenuus mit polyneuritischen Beschwerden. Tremor manuum et linguae, vorquellende Augen. — Breitschultriger Hafenarbeiter, muskelstark. Entsprechendes Herz.

Nr. 49. Tr., 50 J. Neurasthenia gravis. Kommt ins Krankenhaus, nachdem ihn häuslicher Kummer (ein illegitimer Enkel, eine entgangene Erbschaft) um Schlaf und Gemütsruhe gebracht hat. — Grazil gebauter Mann; altes Tropfenherz, zum Kugelherzen erstarkt.

Das neurotische Moment also ist es, das diese Beispiele eint: sei es, daß eine Herzneurose geradezu im Mittelpunkte steht, sei es, daß sie Teilsymptom ist einer Neurasthenie oder Begleiter bei Magenstörungen, bei Darmstörungen neurotischer Art usf. Klinisch manifestiert sich die Herzneurose in dauernder Pulsbeschleunigung — hier gibt es die größten Ausschläge wie bei Nr. 34 mit ihrem Klaftem um 100 Pulse — oder in einer Neigung wenigstens zu Tachykardiereaktionen auf geringsten Anlaß hin; in Sensationen über dem Herzen, in Herzklopfen, Stichen, Oppressionsgefühl usw. Theoretisch würde sie aufzufassen sein als ein Ausstrahlen zentraler Empfindlichkeit auf das Herz. Der Valsalvasche Versuch würde damit die Bedeutung gewinnen einer provokatorischen Probe auf diese zentrale Empfindlichkeit, auf das Cor nervosum schlechthin oder auch nur auf eine besondere Gruppe nervöser Herzen; jene fatale Identität nervöser und debiler Herzsymptome meidend, die den üblichen Belastungsproben des großen Kreislaufes eigen ist (s. u.), und andererseits das nervöse Herz mit kräftigerem Griff herausholend aus der Schar Gleichalteriger als etwa die Lungenvagusprüfung.

Für den weiteren Ausbau der Prüfung lassen sich ein paar Richtlinien ziehen. Eine gleichmäßigere Gestaltung, die eine allgemeine Vergleichsbasis schaffen muß, ist erwünscht; und damit das Zurückgehen auf kurze Zeit und niedrigeren Druckwert, der von jedem erreicht werden kann. Wie der dosierte Valsalva früherer Kapitel zeigt, genügt ja auch eine Prüfung mit 40 mm Hg 6 Sekunden lang für empfindliche Herzen. — Erst das Übergehen zu einem derartig vorsichtig dosierten Valsalva erlaubt auch das öftere Wiederholen des Versuchs (frühestens nach $^1/_4$ Stunde Pause).

Ein zweites Ziel ist die Erhöhung der Empfindlichkeit. Hohe Pulsfrequenz disponiert unzweideutig zu stärkerem Ausschlag (s. Folge 11), ganz zu schweigen davon, daß ein Verlangsamungstyp sich dem Beobachter energischer aufdrängt: vielleicht wäre also generell bei künstlicher Tachykardie zu prüfen, wo hohe Ausgangsfrequenz nicht schon gegeben ist.

Bewegungstachykardie ist bereits im Bilde vorgeführt (siehe 11. Folge). Anknüpfend an ein früheres Tierexperiment sei eine zweite Tachykardieform besprochen, die Frequenzsteigerung durch beschleunigte und vertiefte Respirationen. Beim Canis vom 12. XII. 1913 (Prot. Nr. 4) hatte die Steigerung des Atemvolumens aufs doppelte ein langsames Ansteigen der Frequenz zur Folge bis hinauf schließlich zur Vaguslähmungsfrequenz; dabei war gleichsam der Widerstand der Zentren durchzufühlen in periodischen Rückschlägen auf niedere Pulswerte — Wallungen der Pulsfrequenz, die erst nach einer Viertelstunde der vertieften Atmung zum Schwinden kamen. — Nun, diese respiratorische Tachykardie, von den gleichen Wellenbildungen begleitet, läßt sich auch beim Menschen erreichen. Die tiefen Respirationen werden freilich sehr bald als lästig empfunden und ein Hinaufsteigen bis zur Vaguslähmungsfrequenz dürfte praktisch unmöglich sein.

Die bequemste Form endlich ist die Atropintachykardie etwa $^1/_2$ bis 1 Stunde nach 1 mg Atropin, die ja den Vorzug hat neben Eliminierung der Primärquote eine sekundäre Empfindlichkeitserhöhung zu setzen. Man vergleiche hier die Kurven der Folge 13 und 14, hier mit geringer, dort mit starker Füllungsempfindlichkeit.

III. Beziehungen zur Qualität des Herzmuskels.

(28. und 29. Folge.)

Es erübrigt noch, unter den erdenkbaren Entstehungsmöglichkeiten gerade für den sekundären Ausschlag im Valsalva die Debilitas cordis zu erwähnen und als Ursache auszuschließen. Die Abbildungen der Folgen 28 und 29, die zu dieser Frage Stellung nehmen, greifen auf die Beispiele des Hauptteils zurück und wählen unter den dort kurz geschilderten Aorteninsuffizienzen je 3 in gut kompensiertem und in schlecht kompensiertem Zustand, zur Ergänzung die Dilatatio cordis des Nephritikers Me. (Nr. 80). Damit ist zugleich der dispositionelle Gedanke des früheren Abschnittes aufgenommen: wie wirkt Hypertrophie, wie das Versagen des Herzens bei hypertrophischem und nicht hypertrophischem Herzen?

Die Antwort lautet für den primären Anteil nicht anders wie früher im Lungenvagusabschnitt — wie ja zu erwarten war. Vom sekundären Ausschlaganteil aber ist zu sagen: nein, das schlechte Herz hat keine großen Exkursionen; im Gegenteil — auch hier scheint es eine Sperre zu geben bei Debilitas cordis, Hypertrophie andererseits, bei gut kompensiertem Herzen, läßt auch große Ausschläge zu, wenn die nervöse Disposition gegeben ist trotz verringerter Exprimierbarkeit.

a) Aorteninsuffizienzen. — Die obere Reihe entspricht den gut kompensierten Herzen. Der primäre Anteil ist bei allen 3 Beispielen deutlich, bei Sto. sogar für die Altersstufe recht kräftig — wie ja auch der Lungenvagusausschlag bei ihm ein großer ist. Aber auch ein starker Sekundärausschlag ist offenbar möglich (Pat. Ro.).

Die untere Reihe zeigt 3 Herzen an der Grenze der Dekompensation — in vergleichbarem Alter einer jeweils vergleichbaren Valsalvabelastung ausgesetzt; die Ausschläge sind primär wie sekundär minimal. Näher einzugehen lohnt sich besonders auf das Gegenüber der Pat. Ra. (Nr. 75) und Ro. (Nr. 70). Röntgenologisch der gleiche Eindruck der Herzentleerbarkeit; dem Habitus nach beide zusammengehörend als mittelkräftige Sitzmenschen. Wenn Ro. (Nr. 70) als ausgesprochene vegetative Neurose zu bezeichnen ist, so hat Pat. Ra. (Nr. 75) als äußerst reizbar und ängstlich zu gelten; und ein deutlicher Sekundärausschlag wäre wohl zu erwarten. Der fehlt aber, das schlechte Herz liefert überhaupt sehr geringe Reaktionen. Ich verweise auf den sehr geringen Lungenvagusausschlag, auf die ausbleibende Atropinbeschleunigung nach 1 mg, auf den minimalen Kraftprobenausschlag.

b) Dilatatio cordis bei 23jährigem Nephritiker. — Bei schwerer akuter Nephritis setzt starke Dilatation schnell ein. Das linke Bild zeigt den Valsalvaeffekt (30 mm 6 Sekunden) — einen geringen Ausschlag. Dabei röntgenologisch bei gleichem Versuch recht beträchtliche Herzverkleinerung.

3 Monate später, nach guter Erholung des Herzens, das freilich noch immer dilatiert ist, weit stärkerer Ausschlag, sowohl was den Lungenvagusanteil angeht wie den Füllungsanteil.

28. Folge:

Aorteninsuffizienzen in verschiedenem Kompensationszustand.
Obere Reihe: gut kompensiert. Untere Reihe: Grenze der Dekompensation.

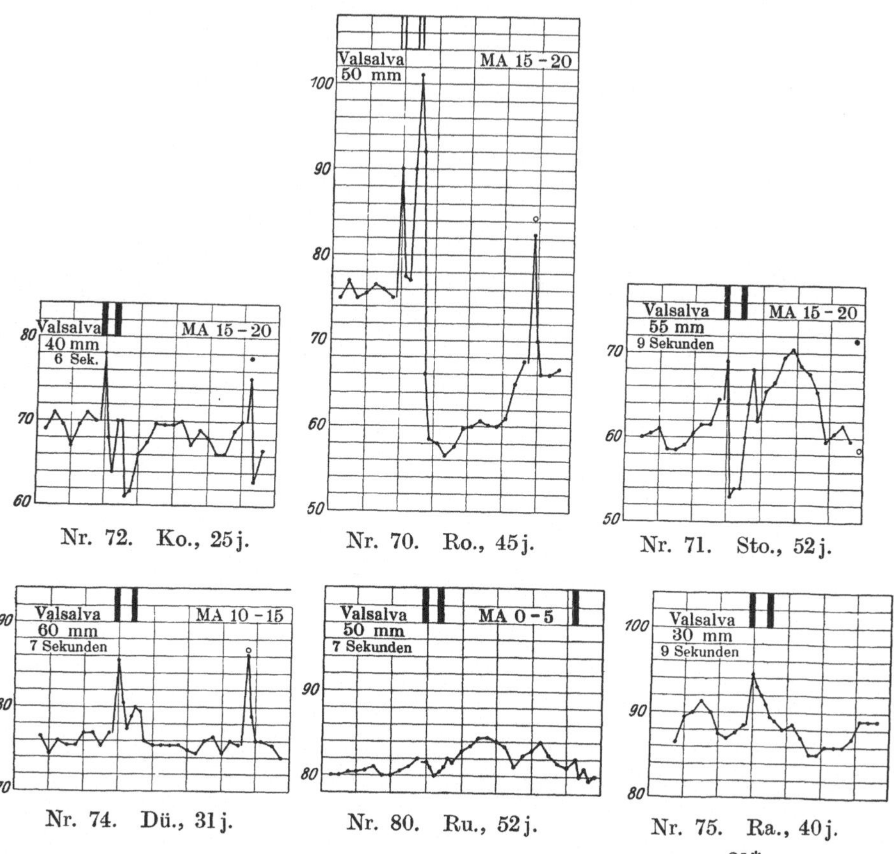

Nr. 72. Ko., 25j. Nr. 70. Ro., 45j. Nr. 71. Sto., 52j.

Nr. 74. Dü., 31j. Nr. 80. Ru., 52j. Nr. 75. Ra., 40j.

Die unteren beiden Bilder zeigen gleich großen Kraftprobenausschlag zur Zeit des schlechten und des gebesserten Herzens.

29. Folge:

Akute Dilatation. Pat. Me., Nr. 80.
Oben: Valsalva; unten: Kraftprobe.

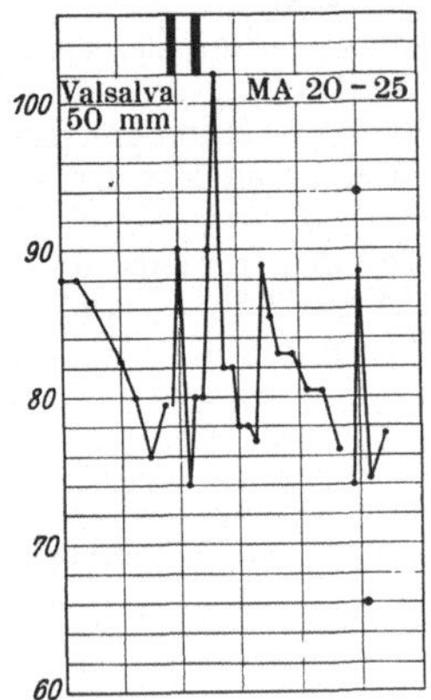

Valsalva nach Besserung.

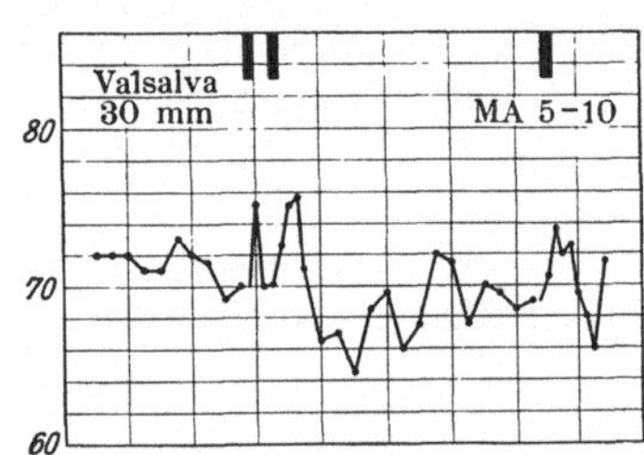

Valsalva im debilen Stadium.

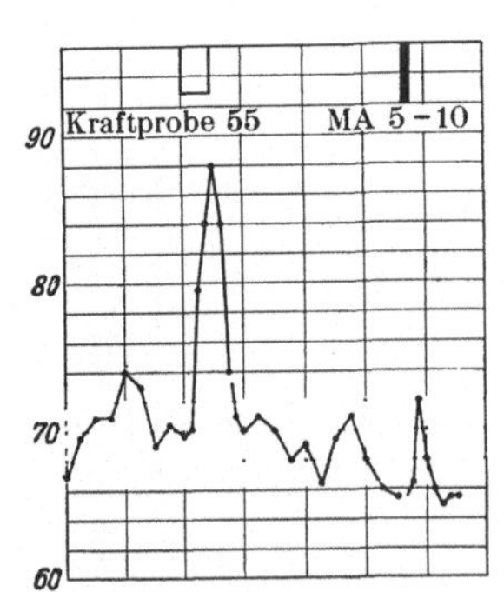

Kraftprobe im debilen Stadium

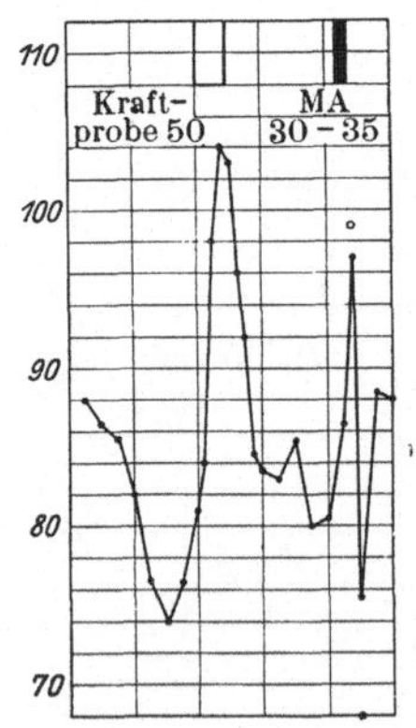

Kraftprobe nach Besserung.

Umrechnung der Pulslängen.

20 = 1,5	40 = 0,75	60 = 0,50^{0}	80 = 0,37^{5}
20,5 = 1,46	40,5 = 0,74	60,5 = 0,49^{6}	80,5 = 0,37^{3}
21 = 1,42	41 = 0,73^{1}	61 = 0,49^{2}	81 = 0,37^{0}
21,5 = 1,39	41,5 = 0,72	61,5 = 0,48^{8}	81,5 = 0,36^{8}
22 = 1,36	42 = 0,71^{4}	62 = 0,48^{4}	82 = 0,36^{6}
22,5 = 1,32	42,5 = 0,70^{8}	62,5 = 0,48^{0}	82,5 = 0,36^{4}
23 = 1,30	43 = 0,70	63 = 0,47^{5}	83 = 0,36^{1}
23,5 = 1,27	43,5 = 0,69^{0}	63,5 = 0,47^{0}	83,5 = 0,35^{9}
24 = 1,25	44 = 0,68^{2}	64 = 0,46^{8}	84 = 0,35^{7}
24,5 = 1,23	44,5 = 0,67^{4}	64,5 = 0,46^{5}	84,5 = 0,35^{5}
25 = 1,20	45 = 0,66^{7}	65 = 0,46^{1}	85 = 0,35^{3}
25,5 = 1,17	45,5 = 0,65^{9}	65,5 = 0,45^{8}	85,5 = 0,35^{1}
26 = 1,15	46 = 0,65^{2}	66 = 0,45^{5}	86 = 0,34^{9}
26,5 = 1,13	46,5 = 0,64^{5}	66,5 = 0,45^{1}	86,5 = 0,34^{7}
27 = 1,11	47 = 0,63^{8}	67 = 0,44^{8}	87 = 0,34^{5}
27,5 = 1,09	47,5 = 0,63^{1}	67,5 = 0,44^{4}	87,5 = 0,34^{3}
28 = 1,07	48 = 0,62^{5}	68 = 0,44^{1}	88 = 0,34
28,5 = 1,05	48,5 = 0,61^{8}	68,5 = 0,43^{8}	88,5 = 0,33^{9}
29 = 1,03	49 = 0,61^{2}	69 = 0,43^{4}	89 = 0,33^{7}
29,5 = 1,02	49,5 = 0,60^{5}	69,5 = 0,43^{1}	89,5 = 0,33^{5}
30 = 1,00	50 = 0,60^{0}	70 = 0,42^{9}	90 = 0,33^{3}
30,5 = 0,98	50,5 = 0,59^{4}	70,5 = 0,42^{4}	90,5 = 0,33^{2}
31 = 0,96	51 = 0,58^{8}	71 = 0,42^{2}	91 = 0,33^{0}
31,5 = 0,95	51,5 = 0,58^{2}	71,5 = 0,41^{9}	91,5 = 0,32^{8}
32 = 0,93	52 = 0,57^{6}	72 = 0,41^{7}	92 = 0,32^{6}
32,5 = 0,92	52,5 = 0,57^{0}	72,5 = 0,41^{4}	29,5 = 0,32^{4}
33 = 0,90	53 = 0,56^{6}	73 = 0,41^{1}	93 = 0,32^{2}
33,5 = 0,89	53,5 = 0,56^{0}	73,5 = 0,40^{8}	93,5 = 0,32^{0}
34 = 0,88	54 = 0,55^{5}	74 = 0,40^{5}	94 = 0,31^{9}
34,5 = 0,86	54,5 = 0,55^{0}	74,5 = 0,40^{3}	94,5 = 0,31^{7}
35 = 0,85	55 = 0,54^{5}	75 = 0,40^{0}	95 = 0,31^{6}
35,5 = 0,84	55,5 = 0,54	75,5 = 0,39^{8}	95,5 = 0,31^{4}
36 = 0,83	56 = 0,53^{5}	76 = 0,39^{5}	96 = 0,31^{2}
36,5 = 0,82	56,5 = 0,53^{1}	76,5 = 0,39^{2}	96,5 = 0,31^{0}
37 = 0,80	57 = 0,52^{6}	77 = 0,38^{9}	97 = 0,30^{9}
37,5 = 0,80	57,5 = 0,52^{2}	77,5 = 0,38^{7}	97,5 = 0,30^{8}
38 = 0,78	58 = 0,51^{7}	78 = 0,38^{5}	98 = 0,30^{6}
38,5 = 0,77	58,5 = 0,51^{3}	78,5 = 0,38^{2}	98,5 = 0,30^{4}
39 = 0,76	59 = 0,50^{8}	79 = 0,37^{9}	99 = 0,30^{3}
39,5 = 0,75	59,5 = 0,50^{4}	79,5 = 0,37^{7}	99,5 = 0,30^{1}

100	= 0,30	110	= $0,27^{3}$	120	= $0,25^{0}$	130	= $0,23^{0}$
100,5	= $0,29^{9}$	110,5	= $0,27^{1}$	120,5	= $0,24^{9}$	130,5	= $0,22^{9}$
101	= $0,29^{8}$	111	= $0,27^{0}$	121	= $0,24^{8}$	131	= $0,22^{9}$
101,5	= $0,29^{6}$	111,5	= $0,26^{9}$	121,5	= $0,24^{6}$	131,5	= $0,22^{7}$
102	= $0,29^{4}$	112	= $0,26^{8}$	122	= $0,24^{5}$	132	= $0,22^{7}$
102,5	= $0,29^{3}$	112,5	= $0,26^{7}$	122,5	= $0,24^{3}$	132,5	= $0,22^{6}$
103	= $0,29^{1}$	113	= $0,26^{4}$	123	= $0,24^{3}$	133	= $0,22^{5}$
103,5	= $0,29^{0}$	113,5	= $0,26^{6}$	123,5	= $0,24^{3}$	133,5	= $0,22^{4}$
104	= $0,28^{8}$	114	= $0,26^{3}$	124	= $0,24^{1}$	134	= $0,22^{3}$
104,5	= $0,28^{7}$	114,5	= $0,26^{3}$	124,5	= $0,24^{0}$	134,5	= $0,22^{3}$
105	= $0,28^{5}$	115	= $0,26^{0}$	125	= $0,24^{0}$	135	= $0,22^{2}$
105,5	= $0,28^{4}$	115,5	= $0,25^{8}$	125,5	= $0,23^{9}$	135,5	= $0,22^{1}$
106	= $0,28^{3}$	116	= $0,25^{8}$	126	= $0,23^{8}$	136	= $0,22^{0}$
106,5	= $0,28^{1}$	116,5	= $0,25^{7}$	126,5	= $0,23^{7}$	136,5	= $0,21^{9}$
107	= $0,28^{0}$	117	= $0,25^{6}$	127	= $0,23^{6}$	137	= $0,21^{8}$
107,5	= $0,27^{9}$	117,5	= $0,25^{5}$	127,5	= $0,23^{5}$	137,5	= $0,21^{8}$
108	= $0,27^{7}$	118	= $0,25^{4}$	128	= $0,23^{4}$	138	= $0,21^{7}$
108,5	= $0,27^{6}$	118,5	= $0,25^{4}$	128,5	= $0,23^{3}$	138,5	= $0,21^{6}$
109	= $0,27^{5}$	119	= $0,25^{2}$	129	= $0,23^{2}$	139	= $0,21^{5}$
109,5	= $0,27^{3}$	119,5	= $0,25^{2}$	129,5	= $0,23^{1}$	139,5	= $0,21^{5}$

Atmungs-Pathologie und -Therapie. Von Dr. **Ludwig Hofbauer.** Mit 144 Textabbildungen. 1921. GZ. 12

Atmungsgymnastik und Atmungstherapie. Von Dr. med. et jur. **Franz Kirchberg,** leitender Arzt des Berliner Ambulatoriums für Massage. Mit 78 Abbildungen im Text und auf 4 Tafeln. 1913. GZ. 6,6

Die Methoden der künstlichen Atmung und ihre Anwendung in historisch-kritischer Beleuchtung mit besonderer Berücksichtigung der Wiederbelebungsmethoden von Ertrunkenen und Erstickten. Von Dr. **G. van Eysselsteijn,** Direktor des Universitätskrankenhauses in Groningen. Mit einem Vorwort von Professor K. F. Wenckebach in Straßburg i. E. 1912. GZ. 3,2

Die Lungensaugmaske in Theorie und Praxis. Physikalische Behandlung von Lungenkrankheiten, Blutarmut, Keuchhusten, Asthma, Kreislaufstörungen und Schlaflosigkeit. Von Stabsarzt Dr. **E. Kuhn.** Mit 24 Textabbildungen. 1911. GZ. 1

Die Krankheiten der oberen Luftwege. Aus der Praxis für die Praxis. Von **Moritz Schmidt.** Vierte, umgearbeitete Auflage von Professor Dr. **Edmund Meyer** in Berlin. Mit 180 Textfiguren, 1 Heliogravüre und 5 Tafeln in Farbendruck. 1909. Gebunden GZ. 22

Untersuchungen über den Kunstgesang. Atem- und Kehlkopfbewegungen. Von Dr. **Max Nadoleczny,** Privatdozent an der Universität München. Mit 69 Textabbildungen und 13 Tabellen. Erscheint Anfang 1923.

Über künstliche Atmung mit und ohne Zufuhr von hochprozentigem Sauerstoff. Von Professor Dr. **A. Loewy** und Geh. San.-Rat Professor Dr. **G. Meyer.** Mit einem Beitrag von A. Kohlrausch. Mit 19 Abbildungen. 1919. GZ. 3,75

Tiefatmen für unsere Gesundheit. Von Dr. **S. Otabe.** Mit 1 Tafel und 3 Abbildungen im Text. 1914. GZ. 1,60

Die Grundzahlen (GZ.) entsprechen den ungefähren Vorkriegspreisen und ergeben mit dem jeweiligen Entwertungsfaktor (Umrechnungsschlüssel) vervielfacht den Verkaufspreis. Über den zur Zeit geltenden Umrechnungsschlüssel geben alle Buchhandlungen sowie der Verlag bereitwilligst Auskunft.